Medical and Psychosocial
Care of the Cancer Survivor
Edited by Kenneth D. Miller, MD

がんサバイバー

医学・心理・社会的アプローチでがん治療を結いなおす

［監訳］勝俣範之　日本医科大学武蔵小杉病院教授・腫瘍内科
［訳　］金　容壱　聖隷浜松病院・化学療法科
　　　　大山万容　京都大学大学院・人間・環境学研究科

医学書院

ORIGINAL ENGLISH LANGUAGE EDITION PUBLISHED BY
　　Jones & Bartlett Learning
　　40 Tall Pine Drive
　　Sudbury, MA 01776
COPYRIGHT　2010
ALL　RIGHTS　RESERVED

Authorized translation of the original English language edition
"Medical and Psychosocial Care of the Cancer Survivor"
edited by Kenneth D. Miller, MD
Copyright © 2010 by Jones & Bartlett Learning
© First Japanese edition 2012 by IGAKU-SHOIN, Ltd., Tokyo

Printed and bound in Japan

がんサバイバー
　──医学・心理・社会的アプローチでがん治療を結いなおす

発　　行	2012年6月15日　第1版第1刷
監訳者	勝俣範之（かつまたのりゆき）
訳　者	金　容壱（きむ よんいる）・大山万容（おおやま まよ）
発行者	株式会社　医学書院
	代表取締役　金原　優
	〒113-8719　東京都文京区本郷1-28-23
	電話　03-3817-5600（社内案内）
印刷・製本	真興社

本書の複製権・翻訳権・上映権・譲渡権・公衆送信権（送信可能化権を含む）
は㈱医学書院が保有します．

ISBN978-4-260-01522-6

本書を無断で複製する行為（複写，スキャン，デジタルデータ化など）は，「私
的使用のための複製」など著作権法上の限られた例外を除き禁じられています．
大学，病院，診療所，企業などにおいて，業務上使用する目的（診療，研究活
動を含む）で上記の行為を行うことは，その使用範囲が内部的であっても，私的
使用には該当せず，違法です．また私的使用に該当する場合であっても，代行
業者等の第三者に依頼して上記の行為を行うことは違法となります．

JCOPY 〈㈳出版者著作権管理機構　委託出版物〉
本書の無断複写は著作権法上での例外を除き禁じられています．
複写される場合は，そのつど事前に，㈳出版者著作権管理機構
（電話 03-3513-6969，FAX 03-3513-6979，info@jcopy.or.jp）の
許諾を得てください．

監訳の序

　がんサバイバーは，がんが治癒した人だけを意味するのではなく，がんと診断された直後から，治療中の人，また，その家族，介護者も含めて定義されている（全米がんサバイバーシップ連合）．その意味では，サバイバー（生存者）というよりも，がん体験者あるいは，がん経験者といったほうが理解しやすいかもしれない．現在米国では，1,200万人を超えるがんサバイバーが存在しているとされる．米国では古くからがんサバイバーに対するさまざまな取り組みがなされてきており，国立がん研究所（National Cancer Institute；NCI）にも，1996年にがんサバイバーシップ室（Office of Cancer Survivorship；OCS）が設置され，がんサバイバーシップに関する研究・教育の推進を行ってきている．

　わが国では，2006年にがん対策基本法が制定されたが，がんサバイバーシップに対する取り組みはまだまだ遅れているといえる．本書は，がんサバイバーに対する医学・心理・社会的アプローチによるケアについて記された日本語での初めてのテキストである．本書の特徴としては，がんサバイバーのさまざまな問題に対して，エビデンス・ベーストに詳細に記述されている点が挙げられ，要所に実例が「症例」として紹介されているため，日常診療を実践するうえで，かなり参考になると思われる．また，わが国でも取り組みが遅れているセクシュアリティの問題，子育ての問題，家族と介護者の問題にまで記載は及んでおり，今後大いに参照されるようになると思われる．

　本書は，腫瘍内科医であるDr. Millerによって編集されており，現場の臨床医として，患者さんの目線でなければ書けなかった内容がちりばめられている．同じく腫瘍内科医である聖隷浜松病院の金　容壱医師が，臨床現場で直面

し，日頃悩んできた患者さんのケアについて，丁寧に答えが書いてあると，私に紹介してくださったのが本書である．金医師の患者さんに対する熱い想いがなければこの訳書は存在し得なかった．驚くべき短期間で翻訳実務をしてくださった金医師と，二人三脚で翻訳書独特の不自然さから放たれた美しい日本語を訳出してくださった大山万容さんに敬意を表する．

　腫瘍内科医は，抗がん薬を投与するだけの専門医ではない．がん患者さんのあらゆる問題に対して，ともに悩み，ともに闘っていく患者さんのよきパートナーとなることが真の腫瘍内科医になるためのミッションである．本書は，そのような腫瘍内科医にとってのバイブルとなるであろうし，また，その他がんに関わる医師，看護師，薬剤師他，がん患者さんに関わるあらゆる医療者，また患者さん，患者グループの多くの方々に読まれ，わが国で，がんサバイバーシップを医療者，患者さんとともに考え，取り組んでいくための道標となってくれることを期待したい．

2012年4月

勝俣範之

目次

序章 ··· xxi

第1部　総論 ·· 1

1. がんサバイバーの課題 ··· 2
2. がんサバイバーシップの現在 ··· 7
   要旨　7／序論　7／成功の代償　10／なぜがんサバイバーシップという概念が
   重要なのか　13／がんサバイバーから得られる教訓　13／結論　17

第2部　心理的問題 ·· 19

3. がんの症状がもたらす負担：気分障害・痛み・倦怠感・睡眠障害の管理
   ··· 20
   要旨　20／序論　20／がんサバイバーは普通の生活を取り戻し続ける　21／疾
   患特有の症状はサバイバーシップに積み残されることがある　22／気分障
   害　22／倦怠感と睡眠障害　23／痛み　24／まとめと推奨されるいくつかのこ
   と　25
4. がんサバイバーにおける心的外傷後ストレス ······················ 28
   要旨　28／序論　29／ウェルネス・コミュニティについて　29／慢性疾患と

してのがん　31／ウェルネス・コミュニティによる苦悩の研究：理論的モデルのためのケース　33／社会認知処理モデル　36

5. がん経験に利点を発見する：心的外傷後の成長 41

要旨　41／序論　42／トラウマ的経験としてのがん　42／ベネフィット・ファインディングの現象　43／ベネフィット・ファインディングの測定　45／ベネフィット・ファインディング：現実の変化なのか？　動機づけされた幻想なのか？　46／どのようなサバイバーが最も恩恵を見つけやすいか　47／ベネフィット・ファインディングとメンタル・ヘルスの関係　48／サバイバーのベネフィット・ファインディングを促進する介入　49／まとめと医療者への提言　50

6. がん後のセクシュアリティと性的愛情表現 54

要旨　54／がん関連の性的問題の有病率と類型　54／診断と治療の選択肢　57／性的機能障害について支援を求める男女は少ない　59／がん関連の性的機能障害についての援助希求行動（男性）　60／男性のための介入　60／がん関連の性的機能障害についての援助希求行動（女性）　61／女性のための介入　62／結論　63

7. がんを経た後の男性セクシュアリティと妊孕性 66

要旨　66／序論　66／妊孕性温存　69／セクシュアリティへのがん治療による影響　70／精子の冷凍保存の問題　73／精巣がんサバイバーにおけるボディ・イメージと性機能　74／勃起機能障害　74／患者のセクシュアリティと性的愛情表現に関するコミュニケーション　75／コミュニケーション成功のために推奨されること　76／プライマリ・ケアにおける自己アセスメント　77／まとめ　78

8. がんサバイバーにおける妊孕性と親になること 82

要旨　82／序論　82／がん関連不妊の有病率　83／男性におけるがん関連不妊の関連要因　84／女性におけるがん関連不妊　88／男女のための実践ガイドラインの必要性　91／がん後に養子をとることについてのカウンセリング　91

9. 前立腺がん患者の治療選択とQOL 97

要旨　97／序論　97／治療手段　98／治療手段とQOLの問題　101／初期前立腺がんと診断された患者のための治療方針決定のプロセス　105／治療方針決定と後悔　106／結論　108

10. がんサバイバーのための遺伝カウンセリングと遺伝子検査 ………… 112
   要旨 *112*／序論 *112*／家系図の抽出 *113*／がんサバイバーへのリスク・アセスメント *115*／がん遺伝子カウンセリング *117*／有益な遺伝検査 *119*／がん発症の生涯リスク *121*／経過観察とリスク軽減の方策 *122*／保険における差別的待遇 *125*／がんサバイバーの心理的・社会的問題 *126*／結論 *127*

11. サバイバーシップにおける子育ての課題 …………………………… 132
   要旨 *132*／序論 *132*／よくある懸念と疑問 *135*／医療者への実践的アドバイス *148*／結論 *151*

12. 家族と介護者：力強い味方であること──社会・コミュニティの視点
   ………………………………………………………………………… 154
   要旨 *154*／序論 *154*／介護のストレスは大きい *155*／筆者らの研究の知見 *157*／介護者のバーンアウト *161*／オンラインでの介護者サポート *162*／結論 *167*

第3部　疫学的問題 ……………………………………………… 171

13. 身体活動と乳がんの予防・予後 ……………………………………… 172
   要旨 *172*／序論 *172*／生物学的機序と中間エンドポイント *174*／がん診断後に身体活動を増やすための戦略 *180*／まとめ *181*

14. がんサバイバーの食事と予防医学 …………………………………… 183
   要旨 *183*／序論 *183*／食事と活動のガイドライン *185*／サプリメント *192*／結論 *195*

15. 「二次がん」の疫学 …………………………………………………… 198
   要旨 *198*／序論 *199*／成人のがんサバイバーにおける代表的な「二次がん」 *200*／結論 *212*

16. 放射線治療に関連する悪性腫瘍 ……………………………………… 219
   要旨 *219*／序論 *220*／ホジキン病の治療法の変遷 *221*／現代におけるホジキン病の治療 *226*／ホジキン病の放射線療法後の乳がんリスク *231*／放射線治療の適応への影響 *234*／実践的考察 *235*

17. 化学療法に関連する悪性腫瘍：白血病，非ホジキンリンパ腫と固形腫瘍 ··· 239
　要旨　239／序論　240／ホジキン病　242／精巣がん　243／乳がん　244／得られた教訓　245／実践的考察　246
18. 小児がんを経た成人サバイバーにおける健康上の問題 ············· 249
　要旨　249／慢性的な健康上の問題　249／治療と健康ニーズに関するサバイバーの知識　250／医療の利用　251／健康保険と雇用　251／ケア・モデル　252／結論　257

第4部　医学的問題 ··· 263

19. がん治療による心臓への長期的影響 ···································· 264
　要旨　264／序論　265／化学療法　266／放射線治療　270／心保護　274／結論　277
20. がんサバイバーにおける肺障害 ·· 282
　要旨　282／序論　282／化学療法と放射線治療の短期的な毒性　283／晩期・長期的肺障害　284／放射線治療　289／長期にわたり考慮する点　291／結論　293
21. がんサバイバーにおける消化管障害と肝障害 ························· 295
　要旨　295／序論　295／消化管の正常機能と役割　296／放射線性食道炎　297／胃　297／小腸　298／放射線性大腸炎　299／肝臓　299／移植片対宿主病　300／二次性鉄過剰　301／肝中心静脈閉塞症　301
22. がん治療における神経障害 ·· 304
　要旨　304／手術　304／放射線治療　305／化学療法　308
23. がんサバイバーにおける腎障害 ·· 321
　要旨　321／腎障害の確認と診断　322／がん患者における腎障害の原因　325／腎障害の臨床的コース　328
24. がんによる眼症状 ··· 330
　要旨　330／序論　330／がんの眼転移　331／白血病とリンパ腫　332／がん

の全身症状からくる眼症状　333／日和見感染症　334／化学療法における眼症状　336／放射線治療による眼症状　339／骨髄移植による眼症状　340／腫瘍随伴性眼障害　342／全身悪性腫瘍による様々な眼症状　343／まとめ　344

25. がん治療による聴覚障害 …………………………………………………… 347
　　要旨　347／生活の質の問題　347／放射線治療の後遺症　349／化学療法の後遺症　351／治療　352

26. がん治療による内分泌障害 ………………………………………………… 355
　　要旨　355／副腎　355／性腺機能　357／下垂体　359／甲状腺　362／骨粗鬆症　363／まとめ　364

27. がんサバイバーにおける骨・筋・皮膚の問題 …………………………… 366
　　要旨　366／序論　366／化学療法後リウマチ　368／薬物および放射線誘発性の筋骨格系障害と結合組織疾患　369／骨障害　372／リウマチと悪性腫瘍　374／結論　375

28. 認知機能障害―「ケモブレイン」………………………………………… 378
　　要旨　378／序論　379／背景　380／病態生理学　383／現在進行中の，そして未来の研究　384／認知リハビリテーションと治療　385

29. がんサバイバーにおける妊孕性保護 ……………………………………… 388
　　要旨　388／序論　388／確立された治療法　390／実験的な治療戦略　391／まとめ　396

30. 手術後リンパ浮腫：評価と治療 …………………………………………… 401
　　要旨　401／リンパ器系とがん治療　401／二次性リンパ浮腫の定義と種類　402／二次性リンパ浮腫の評価と鑑別診断　402／二次性リンパ浮腫の治療　405／二次性リンパ浮腫の予防　405／二次性リンパ浮腫に関する研究の動向　405

31. 結論 …………………………………………………………………………… 409

訳者あとがき …………………………………………………………………… 413
索引 ……………………………………………………………………………… 417

執筆者一覧

編集

Kenneth D. Miller, MD
Director
Lance Armstrong Survivorship Program
Dana-Farber Cancer Institute
Assistant Professor
Harvard Medical School
Boston, MA

執筆

Ron Afshari Adelman, MD, MPH, FACS
Associate Professor of Ophthalmology
Yale University School of Medicine
New Haven, CT

Joachim Baehring, MD
Associate Professor of Neurology, Medicine, and Neurosurgery
Yale University School of Medicine
New Haven, CT

Natan Bar-Chama, MD
Associate Professor of Urology
Department of Urology
Mount Sinai School of Medicine
New York, NY

Laura A. Bayer, PhD
Staff Psychologist
Clinical Health Psychology Section, VA Connecticut Healthcare System
Assistant Clinical Professor of Psychiatry
Yale University School of Medicine
New Haven, CT

Dalliah Black, MD, FACS
Breast Surgical Oncologist
The Hoffberger Breast Center
Mercy Medical Center
Baltimore, MD

Rachel Blitzblau, MD, PhD
Resident
Department of Therapeutic Radiology
Yale University School of Medicine
New Haven, CT

Jason G. Bromer, MD
Instructor
Yale University School of Medicine
New Haven, CT

Michael A. Diefenbach, PhD
Associate Professor
Departments of Urology and Oncological Sciences
Mount Sinai School of Medicine
New York, NY

Debra L. Friedman, MD
Associate Professor of Pediatrics
E. Bronson Ingram Chair in Pediatric Oncology
Leader, Cancer Control and Prevention Program
Vanderbilt Ingram Cancer Center
Nashville, TN

Stephanie M. George, MPH, MA
Predoctoral Fellow
Nutritional Epidemiology Branch, National Cancer Institute
Yale School of Public Health
New Haven, CT

Sahar Ghassemi, MD
Instructor
Section of Digestive Diseases
Yale University
New Haven, CT

Mitch Golant, PhD
Senior VP Research and Training
The Wellness Community
Washington, DC

Natalie V. Haskins, MAT
Director
Public Education and Awareness
The Wellness Community
Washington, DC

Elizabeth H. Holt, MD, PhD
Assistant Professor of Medicine
Section of Endocrinology
Yale University School of Medicine
New Haven, CT

Melinda L. Irwin, PhD, MPH
Associate Professor of Epidemiology and Public Health
Yale University School of Medicine
New Haven, CT

Paul Jacobsen, PhD
Director
Psychosocial and Palliative Care Program
H. Lee Moffitt Cancer Center and Research Institute
Professor of Psychology and Oncology
University of South Florida
Tampa, FL

Heather S.L. Jim, PhD
Assistant Professor
Health Outcomes and Behavior Program
H. Lee Moffitt Cancer Center and Research Institute
Tampa, FL

Robert D. Kerns, PhD
National Program Director for Pain Management
VA Central Office
Director
Pain Research, Informatics, Medical Comorbidities and Education (PRIME) Center
VA Connecticut
Professor of Psychiatry, Neurology, and Psychology
Yale University School of Medicine
New Haven, CT

Rex L. Mahnensmith, MD
Professor of Internal Medicine
Clinical Director of Nephrology
Medical Director of Dialysis
Yale University School of Medicine
New Haven, CT

Vaughn L. Mankey, MD
Assistant Director of Medical Student Education in Psychiatry
Marjorie E. Korff PACT Program (Parenting at a Challenging Time)
Child/Adolescent and Adult Staff Psychiatrist
Massachusetts General Hospital

Harvard Medical School
Boston, MA

Peter W. Marks, MD, PhD
Associate Professor of Medicine
Yale University School of Medicine
New Haven, CT

Ellen T. Matloff, MS
Research Scientist
Department of Genetics
Director, Cancer Genetic Counseling
Yale University Cancer Center/Yale University School of Medicine
New Haven, CT

Susan T. Mayne, PhD
Professor of Epidemiology
Yale University School of Public Health
Associate Director
Yale Cancer Center
New Haven, CT

Elias Michaelides, MD
Assistant Professor
Departments of Surgery and Pediatrics
Yale University School of Medicine
New Haven, CT

Cara Miller, BS
Graduate Fellow
Department of Clinical Psychology
Gallaudet University
Washington, DC

Andrea K. Ng, MD, MPH
Associate Professor of Radiation Oncology
Brigham and Women's Hospital
Dana-Farber Cancer Institute
Harvard Medical School
Boston, MA

Elias Obedid, MD, MPH
Medical Director
Hospital of Saint Raphael
Assistant Clinical Professor
Yale University School of Medicine
New Haven, CT

Paula K. Rauch, MD
Director
Marjorie E. Korff PACT Program (Parenting At a Challenging Time)
Chief
Child Psychiatry Consultation Service to Pediatrics
Massachusetts General Hospital
and
Associate Professor of Psychiatry
Harvard Medical School
Boston, MA

Kenneth B. Roberts, MD
Associate Professor
Department of Therapeutic Radiology
Yale University School of Medicine
New Haven, CT

Lynda E. Rosenfeld, MD
Associate Professor of Medicine and Pediatrics
Yale University School of Medicine
Attending Physician
Yale-New Haven Hospital

New Haven, CT

Leslie R. Schover, PhD
Professor of Behavioral Science
Department of Behavioral Science
Division of Cancer Prevention
The University of Texas M. D. Anderson Cancer Center
Houston, TX

Emre Seli, MD
Assistant Professor
Associate Director for Research, Division of Reproductive Endocrinology and Infertility
Director, Oocyte Donation and Gestational Surrogacy Program
Department of Obstetrics, Gynecology, and Reproductive Sciences
Yale University School of Medicine
New Haven, CT

Rajeev K. Seth, MD
Vitreo-Retinal Surgical Fellow
Department of Ophthalmology
Yale University School of Medicine
New Haven, CT

Antoine G. Sreih, MD
Rheumatology Section
Yale University School of Medicine
New Haven, CT

Lynn Tanoue, MD
Professor of Medicine
Section of Pulmonary and Critical Care Medicine
Yale University School of Medicine
Medical Director, Yale Cancer Center Thoracic Oncology Program
New Haven, CT

Megan Taylor-Ford
Manager
Patient Education & Outreach
The Wellness Community
Washington, DC

Lois B. Travis, MD, ScD
Director
Rubin Center for Cancer Survivorship
Professor
Department of Radiation Oncology
James P. Wilmot Cancer Center
University of Rochester Medical Center
Rochester, NY

Gina A. Turner, PhD
Post Doctoral Fellow
Department of Oncological Sciences
Mount Sinai School of Medicine
New York, NY

Guido Wollmann, MD
Associate Research Scientist
Department of Neurosurgery
Yale University School of Medicine
New Haven, CT

謝辞

　伴侶を得てもうすぐ30年，腫瘍内科医として20年，そしてがんサバイバーの夫として約10年がたとうとしている．以下の方々に感謝の意を捧げたい．まずはJoan．がんサバイバーシップが本当のところ何であるかを教えてくれたことに，そして3人の娘と筆者とともに過ごすなかで助けともなっているあなたの強さ，決断力，偽りなき勇気に．そして筆者と同じくがんサバイバー，また一説によるところの「コ・サバイバー」であるCara, Julie, Kim．3人の気高く，朗らかで，愛にあふれた娘たちを心から誇りに思う．

　30年にわたり骨肉腫のサバイバーであるJeffrey Keith氏．
　Jeffは米国を義足で走って横断するという偉業を達成した最初の人間である．3年前，そのすばらしい着想と弛まぬ努力で史上初となる成人がんサバイバーシップ・プログラムをコネチカットで展開した．Jeff, イェールで開催されたコネチカット・チャレンジ・キャンサー・サバイバーシップ・プログラムが，あなたの努力の何よりの金字塔である．もちろん負けず劣らずの情熱を湛えたJohn Ragland氏，Bob Mazzone氏，および何百人ものサイクリストたちの奮闘があることを忘れることはない．同様に，Rick Edelson医師，Ed Chu医師をはじめとするイェールでの同僚たち．Maura Harrigan氏，Scott Capposa氏，Lina Chase氏，Tom Quinn氏をはじめとする，ともに臨床プログラムを手作りした仲間たち．

　本書各章において，その知識とノウハウを授けて下さった執筆者の方々に深甚なる謝意を表する．がんサバイバーにケアを提供する医療者のもとへ，できうる限り多くの知識を広めていくことが筆者らの目的とするところである．同

様に，本書刊行を受け入れ，実現して下さった Jones and Bartlett 社編集の Chris Davis 氏，制作の Daniel Stone 氏に深謝する．

Kenneth D. Miller, MD

序章

Preface

「治療によってがん生存者（がんサバイバー）がさらに何年もの人生を重ねられるようになったとき，次のわれわれの使命は得られた歳月をサバイバーが可能な限り高い質で生きられるよう支援することである」*

　ケネディ大統領が凶弾に倒れたと聞いたとき，自分が何処にいたかを覚えている人は多い．2001年9月11日にワールド・トレード・センターが攻撃されたとき，自分が何処にいたかを多くの人が覚えている．これと同様に多くの人は，自分が，あるいは友人や愛する人が，がんであると診断された瞬間のことを，あるいはその瞬間に至るまでの時間を鮮明に記憶している．それを迫りくる恐怖と表現する人もいるし，「静脈の中に氷水を注入されたよう」と形容する人もいる．診断の日は，その後に続く治療や治療の終了までの日々と同じように，まさに「忘れることのできない」日となる．ありがたいことに，がんサバイバーの多数はがんとともに生き，がんを乗り越え，がんを過去として，診断や治療に費やした日々よりも長く生きることができるようになった．Natalie Spingarn はこう書いている．「がんサバイバーというねばり強い人たちは目新しいが，いたる所にいる．彼らはオフィスに，そして工場にいる．自転車に乗ったりクルーズをしたり，テニスコートや海岸やボーリング場にもいる．彼らはどの年齢層にも，どんな体型や大きさの人にも，どんな人種にもいるし，ふつう外見からは区別できない．時に，彼らが障害と付き合うために工夫した生き方

＊出典：Spingarn, Natalie. The New Cancer Survivors. Living with Grace, Fighting with Spirit. Johns Hopkins University Press, 1999.

からそれとわかることもある」．

　がんサバイバーは「特徴ある各々の期間（seasons of survivorship）」を経ることになる．医師である Fitzhugh Mullen は3つの期間について次のように『ニューイングランド・ジャーナル・オブ・メディシン』(The New England Journal of Medicine) に記述している．急性生存期では，診断・検査・治療が行われる．次に延長生存期ではがんの再発が監視されることになる．最後の恒常的生存期では健康への自信を取り戻し，この時期はわれわれの望むだけ，おそらく一生のうちの相当期間続いていく．この記述から20年が経った今，診断・検査・予後の面で起こってきた多くの変化に照らし，Dr. Mullen の概念を再考してみてもよいと思われる．急性生存期は，いまだ診断と検査が非常に濃厚に行われる時期である．次に来るのは移行生存期とでも呼ぶべき時期であり，治療が終わって延長生存期が始まる時期である．延長生存期にあたるがん生存者は，異種混淆の集団となる．再発するかもしれないがんとともに生きるがそれ以上の治療が必要ない人もいれば，「維持された寛解状態」にあり，イマチニブなどの分子標的薬を用いた治療の継続が必要な人もいる．さらに，「がんと共生する」ことを決意し，実際に長い年月を元気に暮らす人もいる．日々の臨床実践において，がんサバイバーの今も大多数は「恒常的生存期」である．しかしながら，恒常的生存者もまた非常に多種多様な様相を呈する．まず，がんは消失していても「がんから自由」ではない人たちがいる．つまり，がんそのものや治療による後遺症，晩期毒性の影響を受ける人たちがいる．一方で，最初のがんと関係するとも関係しないともいえるがんが発症する人もおり，さらにはがん治療が原因となって二次がんが生じる人もいる．がんサバイバーは非常にためらいがちに「自分は治った」と言うが，それでもありがたいことに多くの人たちは長く，健康な生活を送っている．

　がんサバイバーシップ・ケアとは，われわれが行うがんサバイバーへの「通常の」ケアの奥深くにあるエッセンスである．サバイバーシップについて医療者に問えば，「いつもやってます」と多くが答えるだろうし，実際にそうしているのだ．よいがんサバイバーシップ・ケアは特別なプログラムとして展開される必要はない．しかし理想的にはがんサバイバーのニーズにこたえるために，がん生存期の各段階で次の生存期を予期しつつ企画され，千差万別なケアの現

場で実行されるべきものである．がんサバイバーのニーズは数として少ないかもしれないし，また遠大すぎるものかもしれない．医学的なニードかもしれないし，心理社会的，法的，実存的，あるいは経済的なものであるかもしれない．またその類型や強さは時間とともに変化するものである．

　対象となるサバイバーが個人であってもグループであっても，本書の読者ががんサバイバー・ケアにおける心理社会的・医学的・疫学的な課題について幅広い知識を得られるように作られたのがこのマニュアルである．本書で読者はがんサバイバーにおける様々な最先端のトピック，同様にサバイバーシップ・ケア実践の標準治療（state of the art）を理解し修めることができる．このマニュアルによって読者が知識を増し，より自信をもって各々の生存期におけるがんサバイバー・ケアに臨めることを期待する．目指す処は，がんから生き延びること，さらには心身ともに健康ながんサバイバーシップの達成である．

Kenneth D. Miller, MD

第1部

総論
Introduction

1 がんサバイバーの課題

Challenges in Cancer Survivorship

Kenneth D. Miller, MD

　がんと診断されたその瞬間に人はがんサバイバー（がん生存者，cancer survivor）となり，一生サバイバーであり続ける——これは1984年に全米がんサバイバーシップ連合（National Coalition for Cancer Survivorship）が生み出した定義であり，のちに米国国立がん研究所に採用され，現在では1,200万人の米国人とその家族・介護者に用いられている．この定義を歓迎する人は多いが，不快感を抱く人もいる．「がんサバイバー」という言葉は長期寛解状態にある人，もしくは治癒した人に使うべきであって，そうなるはるか以前にこのような名称を用いると，自らの健康を過信してしまうのでないかと考える人もいる．あるいは，「サバイバー（生存者）」という言葉は，歴史的にホロコーストに関係していたり，自然災害に際して用いられていたりするため，これを使うことを避ける人もいる．したがってがんサバイバーに代わる別の言葉が使われることもある．たとえば「がんベテラン」[*1]，「がんヴィクター（勝利者）」，「がんヒーロー」などなど．

　「がんサバイバーシップ（Cancer Survivorship）」という言葉は，「がんサバイバー」と異なり，人ではなく過程を表す言葉であるために，より受け入れられやすいと思われる．がんサバイバーシップの過程はがん診断の瞬間に始まり，時間とともに変化していく．「サバイバーシップ」という言葉が重要なのは，その語の含意するものが，人ががんと診断されたときに直面する課題や決定と，その人が5年後，10年後，20年後にまた直面する課題・決定との間を，ある程度結び付けるからである．たとえば，小児の白血病治療で難しい決定が

[*1] 英語のベテラン "veteran" は退役軍人の意．

なされた場合，その影響はその子の青年期や成人期にまで及ぶことになる．治療目的のひとつは治癒であるが，「成功の代償」すなわち治療の短期・長期の二次的影響についても関心が広がってきている．がん治療におけるトレンドのひとつは治療強度と治療密度を増すことであるが，同時に効果を落とすことなく治療の毒性を減らす努力が続けられている．小児白血病の場合には予防的全脳照射の使用はもはや無条件に行われるものではなくなり，乳がん女性の治療で用いるアントラサイクリンの総量は減り，妊孕性（にんようせい）の保護も考慮されるようになってきた．

　どの年齢層，どの体型，いかなる人種，民族，宗教においてもがんと診断される人は存在し，そして診断，治療，その結果はまた人それぞれである．がんサバイバーシップに関して，ある特定の進路を決めるのは難しい．がんサバイバーにとって，がんと，彼らの年齢，そしてそれらの相互作用が影響を及ぼす経験的な段階があるためである．医学的にこのような段階には次のものが含まれる．

1. 診断前の時期：症状は生じつつあるかもしれないがいまだ潜在化している
2. 診断の瞬間とそれに関連した心的外傷
3. 治療の段階：その治療の期間・強度は様々
4. 治療後の移行段階：積極的な治療から経過観察段階へ移行するまで
5. 長い経過観察の段階：検査・治療の頻度が減る
6. がんに関係しない長期にわたる生活：一部の人にとってのみ

　それぞれの段階で，身体・心理・社会的な課題や変化が合わさり，互いに関係しあう複雑な様相を呈する．このような段階は「サバイバーシップの期間」と呼ばれ，1990年に医師であるFitzhugh Mullenが『ニューイングランド・ジャーナル・オブ・メディシン』(The New England Journal of Medicine)で用いたものである．

　がんサバイバーのたどる遍歴は個性的で，鮮烈で，人生をも変えうる旅であり，医療者が医学・心理学・疫学的観点から理解すべき重要なものである．ある種のがんは治療が比較的短くすみ，「生命にかかわらないもの」である場合も

ある．たとえば85歳女性の微小な非浸潤性乳がんに対して，広めに乳腺腫瘍摘出術を行い，放射線や化学療法，ホルモン療法を行わない場合がそれに当たる．それとは逆に，長く濃密な治療もある．45歳女性で乳がんに対し術前化学療法を行い，外科手術，放射線治療，さらにはホルモン療法を行う場合である．あるいは急性白血病の治療の後，同種間骨髄移植を受けることになる患者もいるだろう．

　がんサバイバーに対して行う医療は，性別・年齢・診断・治療が多種多様であるために複雑なものになる．本書ではがんサバイバーがよく直面する医学的問題とともに，ある程度まれなものについての情報を提供していく．多くのがんサバイバーは治療による長期的影響を受けない．しかし一方で，放射線治療と化学療法を併用した後，冠動脈や弁膜，心伝導系，心膜を首座とする心疾患，肺線維症，甲状腺機能不全，乳がん，治療関連白血病などといった無数のリスクを抱えることになるホジキン病サバイバーのような人たちもいるのだ．

　がんサバイバーの心理的問題を理解することもまた，医療者にとって重要である．再発の恐怖は大きな課題で，恐怖が実際のリスクと反比例していることさえある．非浸潤性の小さな乳がんを患った女性が，浸潤性で大きく，リンパ節転移が多数認められる乳がんの女性よりも再発リスクに対してずっと大きな恐怖を感じる場合もある．その他，抑うつ，不安，家族構造や家庭内力動の変化，セクシュアリティや性的愛情表現にかかわる問題がある．サバイバーシップはがんサバイバーの家庭の子どもや，家族，介護者にも関わるものであるが，その在り方についてはそれほど理解されているわけではない．しかし患者家族の経験は，患者自身にとってもその家族の後の人生においても重要な意味を持つことになる．がんの診断後に起こる問題に，もともと存在していた経済的問題，結婚生活のストレスや離婚も含まれる．がんサバイバーの子どもたちが著しいストレス反応を示すこともあり，それは予想できることもあれば予想もできない場合もある．がんの診断は，コミュニティ全体にポジティブにもネガティブにも「波及効果/連鎖反応」をもたらすのである．

　がんサバイバーシップは個人にとどまらず，公衆衛生の問題でもある．もし現役のがん治療医全員が毎年，幸運にも長期サバイバーとして生きている新しい患者を頻繁に診察し続けたとしたら，新たにがんの診断が下された患者を診

る時間が結果的に減ってしまう．一般診療を行い，かつ加齢に関わる特定の問題に強いプライマリ・ケア医に，がんサバイバーのケアの一部を移行させていくような戦略を，医療全体の制度として徐々に採用する必要がある．この点においては，毎年がんと診断された人の15～20％は二次がん[*2]や三次がんであるということに留意すべきである．続発性の重複がん[*3]のスクリーニングは常にがん検診ガイドラインに基づきながら行われるが，これはがんサバイバーのケアにおいて最も重要とされなければならず，なにより遺伝リスクや初めの腫瘍に関連するある種の悪性腫瘍のリスクの上昇，がん治療による二次がんなどのリスクといった，がんサバイバー独特のニーズを反映していなくてはならない．

がんサバイバーシップはまた「教育の好機」でもありうる．つまり，がんサバイバーは健康行動を変えたり，別のがんや心疾患のリスクを減らしたりすることができるのだ．禁煙，よりよい食生活，運動量を増やすことなどは，万人にとって重要な目標となると同時に特にがんサバイバーにとってはより強く達成すべき目標であるといえるかもしれない．それに加えて，再発だけではなく他の一般的ながん，つまり乳がん，結腸がん，前立腺がん，子宮頸がんなどのスクリーニングも重要である．したがって医療者はよりよい健康を促進する機会を得ているといえるのだ．

最後に，がんによる外傷後ストレス（post-traumatic stress）は存在するが，がんサバイバーには外傷後ストレスにより成長する可能性がある，と述べる必要がある．がんサバイバーはしばしば人生の新たな目的意識を目指し，また生きるということに対してより大きな感謝の念を抱く．「薔薇の香りをかぐのに時間をかける」という表現はクリシェ（cliché）[*4]でもあるが，多くのがんサバイバーにとってそれはまさに真の経験でもあるのだ．がんサバイバーは自己価値の向上を感じ，自分自身やまた様々な課題に取り組むための自分の能力に対して，より大きな自己確信を持つこともある．

[*2, 3] "second malignancy"という語には注意されたい．同じ"second malignancy"であっても腫瘍治療の晩期毒性として生じる悪性腫瘍を指す場合は二次がん，同じ臓器に再度新たに原発巣が生じる場合は異時性がん，他の臓器に新たに原発巣が生じる場合を（続発性の）重複がんと訳す．

[*4] クリシェ（cliché）はフランス語で"決まり文句"の意．

本書は臨床腫瘍医，プライマリ・ケア医，がん専門看護師，APN（米国の上級実践看護師制度）の看護師，ソーシャル・ワーカー，心理士，その他の医療関係職種を主な読者対象としている．次の3つの主要な領域を取り上げている．

1. がんサバイバーシップにおける心理的問題：患者自身と家族，介護者を巻き込みがんサバイバーがたどってゆく情動的な遍歴に焦点を当てた．本書のこの部分は精神腫瘍学の専門家によって書かれており，その多くががんサバイバーの家族システム，経時的な心理社会的変化，外傷後ストレス，そして外傷後の成長に焦点を当てている．

2. がんサバイバーシップにおける医学的問題：がんとがん治療を経験したサバイバーが後に直面する最も一般的な問題に焦点を当てた．この部分は最も重要な医学的課題について述べている．たとえば，心疾患のすべての病名について網羅的に記述するよりは，本書はサバイバーにおいてよくみられる一般的な心疾患についてより詳細な記述をしている．

3. がんサバイバーにおける疫学的問題：一般的な二次がんと，化学療法や放射線治療によって生じる二次がんのリスクに焦点を当てた．さらに，この部分では栄養学や運動療法が二次予防に果たす役割についても述べる．

幸運なことにがんサバイバーの数はさらに増え続けている．彼らが直面する問題や課題に対して効果的に対処することは，医療者にとって優先度の高い課題であり続けるだろう．

2 がんサバイバーシップの現在

Cancer Survivorship Today

Kenneth D. Miller, MD

要旨

　現在，がんサバイバーは全米に約1,200万人いるとされているが，幸運なことにがんの早期発見と治療の向上のためにその数は増え続けている．診断され治療を受けることでがんサバイバーのほとんどは良好に回復するが，「がんは消失したが，がんから自由にはなれない」人たち，つまりがんを経験したことで医学的，心理学的，またその他の影響を受け続ける人々もいる．こういった問題を予防し，認識し，また対処していくことは，サバイバーが最良のQOL（quality of life）を享受するうえで最重要のテーマである．
　がんサバイバーから，またサバイバーについて，多くの教訓が得られている．ひとつは，がんとは「教育の好機」であるということである．すなわちがんを経た後，食生活，運動，禁煙などといったサバイバーの健康行動に変化が生じ得るようになり，それが生涯にわたる健康増進に寄与するのである．

序論

　がんサバイバーの総数は目覚ましく増加している（図2-1）．この変化はサバイバーの定義がより広くなったことを反映しているが，それ以上にがんと診断された人たちが，がんが消失した状態で，あるいは慢性疾患としてのがんを

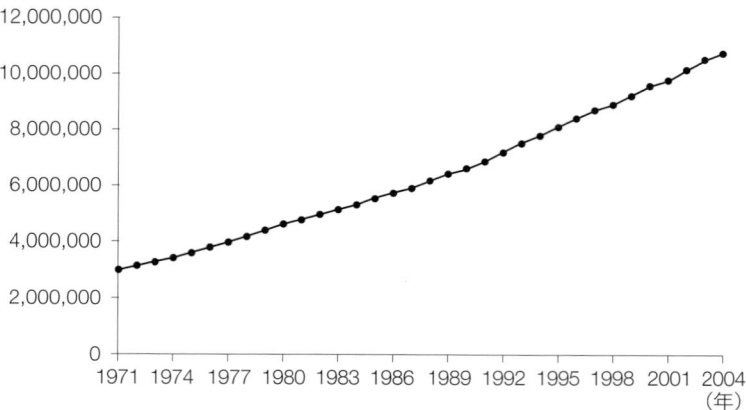

図2-1 米国におけるがんサバイバーの推定数（1971〜2004）
(Ries LAG, Melbert D, Krapcho M, et al. eds. *SEER Cancer Statistics Review, 1975-2004*. National Cancer Institute Web site. http://seer.cancer.gov/csr/1975_2004.Published November 2006. Updated November 15, 2007. より作成. 2008年11月18日にアクセス)

抱えながらも，生き延びる確率が増したことにある．早期発見，最新かつより効果的な治療，適切な緩和ケアなどのすべてがここに結びついている．

　より多くの人々ががん診断の後，長期生存する（**図2-2**）．現在ではがんの診断を受けた成人の65％は診断時より5年間，それが子どもであれば75％が10年間生存する[1,2]．また現時点での全がんサバイバーのうち，14％は20年かそれ以前にがんの診断を受けた人である[3]．サバイバーを構成する人のうち最大の集団は女性乳がんサバイバーであり，全米人口の3.6％に当たる．その次に前立腺がんと結腸・直腸がん[*1]が続くが[1,4]，これらのグループを合わせれば全米総サバイバー数の50％を占めることになる（**図2-3**）．これらのデータを詳細に検討すると，いくつか興味深い視点が得られる．たとえば，肺がんは非常に広く認められるが，残念ながら長期サバイバー数は比較的少ない．またサバイバー人口の19％を占めるもうひとつの大きなグループは結腸・直腸がんの治療を受けた人々である[2,5]．しかしながら，乳がんのサバイバーに比べると，概して肺がんや結腸・直腸がんのサバイバーは一団となって声高に権利を主張することはない．

[*1] 日本語では合わせて"大腸がん"とすることが多い．

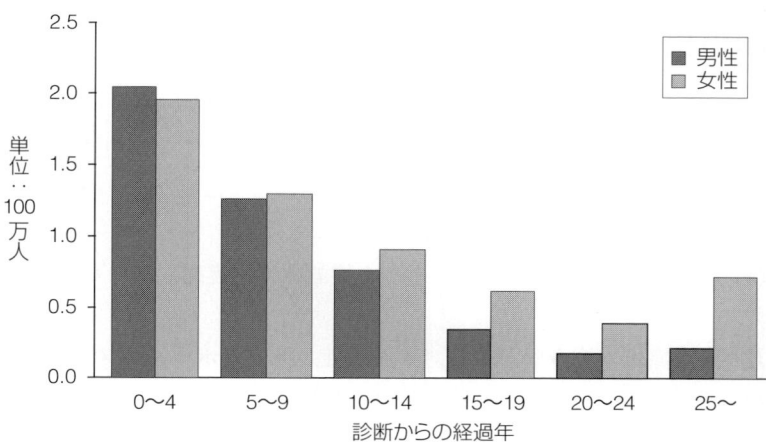

図2-2 診断からの時間と性別毎にみた，米国でがんと診断されて生き延びている人の推定数（2004年1月1日時点）
(Ries LAG, Melbert D, Krapcho M, et al, eds. *SEER Cancer Statistics Review, 1975-2004*. National Cancer Institute Web site. http://seer.cancer.gov/csr/1975_2004. Published November 2006. Updated November 15, 2007. より作成. 2008年11月18日にアクセス)

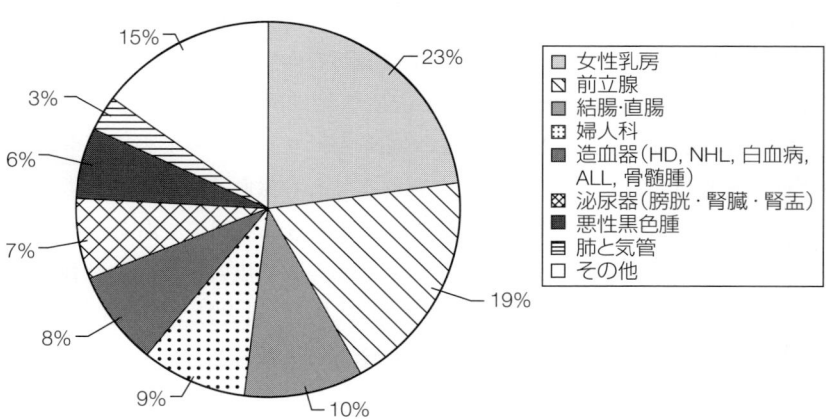

図2-3 米国における，原発巣毎のがんと診断されて生き延びている人の推定数（2004年1月1日時点）
(Ries LAG, Melbert D, Krapcho M, et al, eds. *SEER Cancer Statistics Review, 1975-2004*. National Cancer Institute Web site. http://seer.cancer.gov/csr/1975_2004. Published November 2006. Updated November 15, 2007. より作成. 2008年11月18日にアクセス)

成功の代償

　がんサバイバーシップの期間は時間が経つにつれて長くなるわけだが，個々人にとって，またその家族や介護者にとってその遍歴は異なる．一般に，がんとその治療の影響には次の3つがある．
　身体的/医学的影響（例：二次がん，心機能障害，疼痛，リンパ浮腫，性的障害）
　心理的影響（例：抑うつ，不安，不確実性，孤立，ボディイメージの変化）**および社会的影響**（例：人間関係の変化，健康保険や生命保険に関する懸念，休職/失業，復学，経済的負担）
　実存的/霊的影響（例：人生の目的・意味に対する自覚，命に対する感謝）

　がんが個人に及ぼす**医学的影響**には関連する多くの要因がある．例えばがんサバイバーの年齢や合併症，診断名，がんの部位，治療の種類（手術・放射線治療・化学療法），治療の強度，がん治療後の年数と年齢による影響などである．研究が示すところによると，がんサバイバーは生活動作にもより困難を感じがちである（**図2-4**）[6]．特定の臓器系に関わる疾患もみられる．たとえば，本書の第19章（p.265）でLynda Rosenfeld医師は次のように記している．「がん治療による心臓合併症は比較的まれであるが，サバイバーでの罹患率・死亡率の主たる要因であり，中にはがんの再発よりも心臓血管疾患で死亡するリスクが高くなる人もいる」．肺障害も同様によくみられる問題である．本書にもあるように「化学療法を受けた患者の最大20％，胸部放射を受けた患者では最大50％に何らかの長期的な肺障害が生じる[7-11]」．過去数十年に立ち返っても，がんと診断された人たちがそのがんを超えて生きることはまれであったため，このような合併症が付随することがほとんどなかったか，あるいは見つけられず，治療もされなかったのだろう．しかしながら現在では，多くのがんサバイバーが存在し，またその数が増加していることに伴い，治療による短期的・長期的影響が，本質的にあらゆる臓器において同定されるようになってきている．がんサバイバーがより長く生き延びるようになったため，治療から経

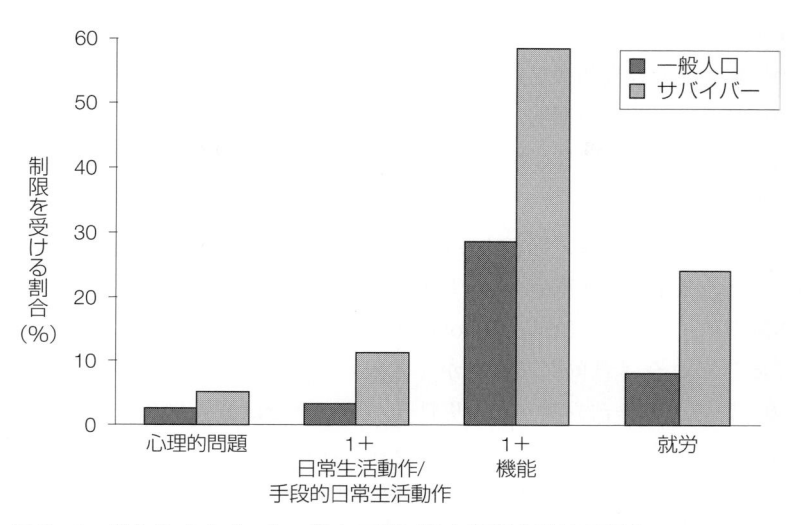

図2-4 がんサバイバーと一般人口別に見た制限を受ける割合
〔Hewitt M, Rowland JH, Yancik R：Cancer survivors in the United States：age, health, and disability. *J Gerontol*. 2003；58（1）：82 より作成〕

過した時間，がんサバイバーの年齢，過去の治療が相互に関係し新たな問題が生じるようになるとも考えられている．加えて，モノクローナル抗体，小分子化合物などの新規薬剤[*2]による毒性の発生率についてはいまだ知られていない．

　二次がん，異時性の続発性悪性腫瘍のリスクについてもより関連がみられるようになってきている．原因として大量化学療法の副作用，サバイバーの生命予後の延長，さらには年齢による悪性腫瘍の罹患率の増加が挙げられる．本書の第15章（p.198）でNgとTravisは次のように記している．「二次がん，またはそれ以上の重複がんを発症する患者数も増え続けており，その診断を受けた人の数は，がんの1/6（16％）にのぼると米国国立がん研究所（NCI）による，『がん登録プログラム〔SEER（Surveillance, Epidemiology, and End Results）Program〕，2004年』[3)]で報告された．さらに，固形腫瘍は長期サバイバーのグループの多くにおいて，とりわけホジキン病の患者においては，死亡の主要な原因である[12)]」．

---
*2 総称し「分子標的薬」と呼ばれる．

がんサバイバーにおける心理社会的影響は同様に，もともと存在していた個人の情緒生活や社会的関係性，社会的支援などにも関連しているし，同じくがんそのものにも，治療期間，治療強度などの治療のあり方にも関係している．結腸がんの術後に外来化学療法を受ける女性患者の体験は，前立腺切除手術を受けた男性患者や，35歳の急性白血病で6週間入院した患者の経験とは大きく異なったものである．同じように，彼ら1人ひとりにとっての短期・長期における心理社会的「後遺症」もやはり大きく異なってくるだろう．たとえば本書の第6章 (p. 54) で Leslie Schover 医師はセクシュアリティに関して次のように記している．「性的問題は乳がんと婦人科がんサバイバーのうち少なくとも50%にみられ，前立腺がんの男性サバイバーでは最大90%にみられる[13]．大腸がんの治療後では，外科手術の術式，性別，年齢にもよるが，30〜70%の患者が治療後の性生活の質の低下を経験する[14]」．

本書の第12章 (p. 156) では，Mitch Golant 医師と Natalie Haskins ががん経験のいくつかの重要な情緒的後遺症について記している．

> がん患者の多くにとって深刻な心理社会的ストレッサーは，望まない孤独，コントロールの喪失，および希望の喪失である．望まない孤独が起こるのは告知の瞬間である．もし医師に「あなたはがんです」と言われたらどう感じるか想像してみるとよい．実際，患者は社会的つながりの中で自分が他人と違ってしまったと感じるだけでなく，この経験は患者自身と家族である介護者の間の親密性をも変えてしまうこともある．コントロールの喪失とは，よく無力感とも表されるが，とりわけ患者が自分自身の身体の中にがんがあることを認識したとき，そして決めかねるような治療法に直面して何が正しい方法なのかがわからないときに起こるものである．希望の喪失とは治療がうまく行ったり行かなかったりするときや治療の副作用（倦怠感・痛み・嘔気）に関連しており，とりわけ悪い知らせを受け取ったときに起こる．

がんサバイバーシップの実存的影響はおそらく行われた研究が最も少ない領域ではあるが，深遠な課題であろう．がんサバイバーはがんの経験を経て大きく個人的に成長したと語ることが多い．本書の第5章 (p. 41) で Jim と Jacobsen は次のように記す．「そしてこれらの恩恵は，サバイバーやその家族が長く耐えている多くの困難と共存しうる．がんに由来する恐れ・不確定性・喪失がきっかけとなって，かえってより深い人生の意味を探求したり，古くからの悩みごとを新鮮な視点で考えられるようになったりしたという証言が得られてい

る．その結果，サバイバーはしばしば，告知後の人生が以前にはなかった豊かさや深さを帯びるようになったと語る」．

なぜがんサバイバーシップという概念が重要なのか

　以前，サバイバーは「過去5年間病気でない人」という定義であったため，興味と関心の対象は5年の空白を経た後に始まるがんとがん治療の影響であった．しかしがんサバイバーの再定義によって，がん診断をされた人がその瞬間からサバイバーに含まれるようになった．そうすると診断の瞬間にQOLに関わる懸念に対応することの必要性が強調されるようになり，治療による長期の二次的影響を扱うために5年も待つまでもないと主張されるようになった．診断や治療はサバイバーシップの行程のほんの一部にすぎず，そのような観点を治療計画に反映すべきであるとする運動は，小児腫瘍学が先駆けとなって始まった．

　エビデンスに基づいた進歩のみならず，治療選択が長期的な影響を二次的に及ぼすことが知られるようになり，がん治療のパターンは変化してきた．例をいくつか挙げよう．
- ▶術前化学療法と放射線療法により，成人の骨肉腫治療で患肢温存術が可能になる．
- ▶心筋症と白血病のリスクを減らす目的で，乳がんにおいてはアントラサイクリンを含むレジメンを避ける術後化学療法が注目されるようになる．
- ▶精子バンクや卵子保存を化学療法の開始前に検討するようになる．

がんサバイバーから得られる教訓

　がんサバイバーと関わることで，医療者と研究者は多くの教訓を得てきた．米国国立がん研究所がんサバイバーシップ室・室長であるJulia Rowland医師が最近イェールがんセンターで行った講演[15]では，次の教訓が示された．

教訓1：がんが消失した状態はがんから自由であることを意味しない．
教訓2：回復へ移行する時期はストレスが多い．
教訓3：割を食っているにも関わらずサバイバーはがんの経験に対して驚くべき**回復力（レジリエンス）**を見せるし，がんの経験から**得るものがある**と言えるときさえある．
教訓4：鍵となる要因の多くは，最適適応と結びついている．
教訓5：多くの人にとって，がんは「教育の好機」となりうる[16]．

教訓1

　がんの治療後も症状が続くことがある．がんサバイバーはしばしば「私のがんは消えたけど，がんから自由になったとは思えない」という．術後の痛み，化学療法に伴う嘔気・嘔吐，脱毛など，患者が経験する急性症状のほとんどは消散する．対照的に，がんとその治療の影響が数週間，数か月，数年後まで長引いて消えないがんサバイバーもいる．治療中や治療直後に症状が認められる場合もあるが，長い潜伏期間の後に発生する場合もある．慢性的な術後疼痛症候群や化学療法後の神経障害，慢性疲労，認知機能障害（「あるいはケモブレイン（chemobrain）」），関節痛・筋肉痛（化学療法後リウマチ）などがある．

　持続する症状とは別に，疾患の再発，異時性の悪性腫瘍や心血管疾患，肥満/糖尿病，骨粗鬆症がサバイバーでは生じやすくなっている．

　サバイバーの中には治療の晩期毒性がわずかですむ人もいるが，多くの疾患が生じてしまう人もいる．卒中，心血管疾患，その他生命を脅かす後遺症は早期の介入により大きな違いを生むことがあり，モニターしておく必要がある．

教訓2

　数か月間にわたって週1回は腫瘍治療医あるいは腫瘍専門看護師にかかってきた患者が，治療終了の3か月後にまた受診するよういわれることがある．この時期は快気祝の時期だが，同時に多くの患者にとって次の様々な理由により，ストレスを感じる時期でもあるからである．がんがぶり返すのではないか

という恐怖や，継続中の経過観察への懸念，支持的な環境を失うこと，治療のために健康であると思える感覚を持ちにくくなること，さらに社会的には様々に果たすべきことが出てくる．これらは「復帰」問題と呼ばれることが多い．

次に何が来るかを患者に伝え，サバイバーシップにおける次の時期への移行に備えられるよう導くことは医療者にとってそういつもできることではない．こういった回復への移行が困難なものであると認め，経過観察におけるケア計画を立てることが非常に重要である．

教訓3

人生においてきわめて困難な時間を通り抜けた後では自己効力感と自己評価が向上し，人生に対して以前より感謝するようになる．このように大多数のがんサバイバーが語ることは注目されてよい．これは人が逆境や信じられないほどに辛い人生経験からも，何らかの意味を見い出そうとするためにもたらされるひとつの恩恵であり，多くの人ががんから生き残って至った境地として報告するものなのである．

教訓4

Rowland医師をはじめとする専門家たちは，鍵となる要因の多くは最適適応と結びついていると報告し，以下のことが真実であると明らかにした．
▶標準治療を選択し，受けることは重要である．
▶自分自身のケアについて積極的に関与すると結果がよりよくなる．自分のケアに積極的にかかわり，どんな治療であろうとそれに参加しようとし，自分にできることをしようという姿勢で臨むと，治療中・後ともよりよい効果が期待できる．
▶運動をするなど活動的であることは重要である．
▶社会的な支援ネットワークを得てそれを利用することはよりよい結果をもたらす．社会支援には非健康的な転帰が生じてもそれを和らげるはたらきがあるため，社会支援を得てネットワークを構築することは非常に重要である．

表2-1 ライフスタイル改善とその影響

	食事療法	運動	禁煙
抑うつ	＋	＋＋	
倦怠感	＋	＋＋	
肥満・骨粗鬆症など	＋	＋＋＋	＋
生活機能レベルの低下	＋	＋＋＋	＋＋
糖尿病・心疾患・二次がんなど	＋＋＋	＋＋＋	＋＋＋

(Demark-Wahnefried W, Aziz NM, Rowland JH, et al. Riding the crest of the teachable moment：promoting long-term health after the diagnosis of cancer. *J Clin Oncol.* 2005；23：5458-5460.)

実際には，自分に利用できるネットワークがそこにあると信じるだけでも大きな意味を持つ．
▶人生における目的や意味について自分自身の考えを持つことも役に立つ．これを宗教に関わるものとしてとらえる研究もあるが，個人の課題を遂行するなかで人生の目的に自覚が生じるとする，宗教に限らないとらえ方をする研究もある．

自己表現の方法を学ぶこともまた重要であるとする刺激的な研究もある．自己表現の過程において人は意味を見つけたり，人生に今何が起こっているのかを理解したりするからだ．

教訓5

まさか自分がそうなるかもしれないとは思わないまま，人はがんになることが多い．なった後でがんサバイバーは自己効力感を取り戻し，そして健康に関するリスクを減らしたいと願い，食生活を見直し，ビタミンやハーブを摂り，太極拳や瞑想やヨガをやってみるようになる．

抑うつや倦怠感，あるいは脂肪などの体組成やボディイメージの変化，生活機能レベル，併発する疾患といった問題にはライフスタイルへの介入が深い影響を与える可能性がある．Wendy Demark-Wahnefried がまとめたこれらのライフスタイルの変化が引き起こす影響については，**表2-1**を参照されたい．

結論

　個人が耳にする中で最も恐ろしいもののひとつが，自分自身あるいは愛する人ががんになった，という言葉だろう．幸運なことに，がんはより多くの人々にとって治療可能な疾患になり，またがんが消えた状態で，あるいは慢性疾患としてのがんとともに，生き延びるチャンスも増えてきた．現在ではがんサバイバーの定義は，診断の瞬間からその人の残りの人生すべての時間を含むものとなり，かつ患者の家族や介護者にとっての経験も含むものとなった．がんサバイバーの概念は，治療がその後の健康に与える影響や，治療選択の結果についての理解をより強調するものであり，希望をいやますものでもある．サバイバーシップの期間について理解を深めることで，がんが消えた状態になることだけではなく，QOLも向上させていくことが望まれている．

■引用文献

1) Hewitt M, Greenfield S, Stovall E. From cancer patient to cancer survivor：lost in transition. Washington, DC：Institute of Medicine and National Research Council of the National Academies；2006.
2) Hewitt M, Weiner SL, Simone JV. Childhood cancer survivors：improving care and quality of life. Washington, DC：The National Academies Press；2003.
3) Ries LAG, Melbert D, Krapcho M, et al, eds. *SEER Cancer Statistics Review, 1975-2004*, National Cancer Institute Web site. http://seer.cancer.gov/csr/1975_2004. Published November 2006. Updated November 15, 2007. Accessed November 18, 2008.
4) President's Cancer Panel. Living beyond cancer：finding a new balance. Bethesda, MD：National Cancer Institute；2004.
5) Lance Armstrong Foundation. Centers for Disease Control and Prevention. A national action plan for cancer survivorship：advancing public health strategies. Atlanta, GA：U. S. Department of Health and Human Services, Centers for Disease Control and Prevention；2004.
6) Hewitt M, Rowland JH, Yancik R. Cancer survivors in the United States：age, health, and disability. *J Gerontol*. 2003；58 (1)：82.
7) Putterman C, Polliack A. Late cardiovascular and pulmonary complications of therapy in Hodgkin's disease：report of three unusual cases, with a review of relevant literature. *Leuk Lymphoma*. 1992；7 (1-2)：109-115.

8) Brice P, Tredaniel J, Monsuez JJ, et al. Cardiopulmonary toxicity after three courses of ABVD and mediastinal irradiation in favorable Hodgkin's disease. *Ann Oncol.* 1991；2 (suppl 2)：73-76.
9) Hohl RJ, Schilsky RL. Nonmalignant complications of therapy for Hodgkin's disease. *Hematol Oncol Clin North Am.* 1989；3 (2)：331-343.
10) Moreno M, Aristu J, Ramos LI, et al. Predictive factors for radiation-induced pulmonary toxicity after three-dimensional conformal chemoradiation in locally advanced non-small-cell lung cancer. *Clin Transl Oncol.* 2007；9 (9)：596-602.
11) Sleijfer S. Bleomycin-induced pneumonitis. *Chest.* 2001；120：617-624.
12) Dores G, Schonfeld S, Chen J, et al. Long-term cause-specific mortality among 41,146 one-year survivors of Hodgkin lymphoma (HL). *Proc Am Soc Clin Oncol.* 2005；23：562.
13) Schover LR. Reproductive complications and sexual dysfunction in the cancer patient. In： Chang AE, Ganz PA, Hayes DF, et al, eds. *Oncology：An Evidence-Based Approach.* New York： Springer-Verlag；2005：1580-1600.
14) Schover LR, Fouladi RT, Warneke CL, et al. Defining sexual outcomes after treatment for localized prostate cancer. *Cancer.* 2002；(95)：1773-1785.
15) Rowland J. What cancer survivors are telling us. New Haven, CT： Defining Excellence in Cancer Survivorship, Yale Cancer Center；January 14-15, 2008.
16) Demark-Wahnefried W, Aziz NM, Rowland JH, et al. Riding the crest of the teachable moment： promoting long-term health after the diagnosis of cancer. *J Clin Oncol.* 2005；23：5814-5830.

第2部

心理的問題
Phychological Issues

3 がんの症状がもたらす負担：気分障害・痛み・倦怠感・睡眠障害の管理

Symptom Burden in Cancer Survivorship : Managing Mood, Pain, Fatigue, and Sleep Disturbances

Robert D. Kerns, PhD
Laura A. Bayer, PhD

要旨

　がんサバイバーは一般に，治療が終わると「普通の」QOL を取り戻す．サバイバーにもたらされるがん症状による負担は，倦怠感や痛みのように疾患特有の生理的作用に関連した症状であることが多い．一部のがん人口にとって，再発は QOL の後退につながるものとなる．最も一般的な症状である気分障害・痛み・倦怠感・抑うつに対しては，有効な治療法がある．症状への初期の介入や，サバイバーシップの諸問題に関する議論は，当初の治療計画に含まれている必要がある．

序論

　がんへの最適適応を成しとげる過程は非常に複雑で，かつ変動しやすい．次に挙げる逸話が描き出すのは，ある患者の病気体験の複雑さである．がんは人の身体的な健康や活力だけではなく，アイデンティティや自分自身の死について実感するといった具合に，様々なレベルに影響を与えることがある．それは家族・友人，同僚へと広がる社会的ネットワークにおけるその人の役割や責任にも影響しうる．筆者らの研究所の博士課程に所属する南アフリカ出身の医師が，最近送ってくれた E メールを以下に挙げたい．

なかなか苦労させられる人生です……数か月前，私は妊娠中にがんの恐怖を経験しました．そのときは放射線被曝で，やや遅い段階での自然流産という結果になりました．ありがたいことに，私はまた妊娠できたのですが，今回はハイリスク妊娠です……私はまだ南アフリカで寝たきりの状態ですが，以前よりはまだましな状態だといえます．素晴らしいニュースは，赤ちゃんが元気でいることと，私もいずれ，遅くとも出産後には，元気になるだろうということです．自分がまた子どもを持てるというこの喜びに，家族の言いつくせないほどのサポートに，そして私自身のユーモアの感覚と回復力とに，とても感謝しています．おかげでこの辛い時期をどうにか過ごしていられるのですから．

がんサバイバーは普通の生活を取り戻し続ける

　上に挙げたEメールからの引用はがんサバイバーが経験する回復力（レジリエンス）をもかいまみせてくれている．がんは人生の様々な領域に複雑な影響を与えるが，回復へ向かう力は患者の病気体験の中で最も大きなテーマである．最近の縦断研究によれば，がんサバイバーのほとんどは自分のQOLを取り戻すことができる[1]．乳がん患者に関する研究では，サバイバーは治療終了後まもなく（1年以内に[2]）活動性と全体的なQOLを取り戻し，また時間の経過とともにがんの影響は弱くなることがわかった．なお再発やそれに続く治療があるとさらなる負担が生じるため，再発したがんサバイバーは様々なQOL領域における点数が低くなる[1,3-4]．

　また別の追跡調査では，がんサバイバーの多くは職場に復帰し，がんを患う以前の役割や活動を取り戻すことが指摘されている．Taskila-Abrandtと共同研究者によると，がんサバイバー全体では一般と比べて雇用されている人は9％少なかった．ただしそれはがんの種類によって有意に異なっており[5]，大腸がんと前立腺がんのサバイバーでは就業率の低下はみられなかったが，肺がんのサバイバーでは一般に比べ37％も少なかった．

疾患特有の症状はサバイバーシップに積み残されることがある

　サバイバーシップにおいてくすぶり続ける症状があるとき，それはたとえばリンパ浮腫やセクシュアリティの問題のように疾患特有かつ治療関連であることが多い[6,7]．症状の強さは，がんや用いられた治療手段によっても異なってくる．倦怠感・睡眠障害，疼痛は尾を引きやすい症状であり，長期間サバイバーシップに積み残されることがある[1,8]．

　慢性的な痛み・睡眠障害・倦怠感・気分障害の関係は複雑で，互いに絡み合っている[9]．たとえば，抑うつは睡眠障害や倦怠感と結びついていることが多い．慢性的な痛みは抑うつ・倦怠感・睡眠障害の一因となることが知られている．これらに内的関連性があると，症状は残りやすくなるが，1つひとつの症状自体は運動療法による活動性の向上や認知行動療法といった，人の行動に焦点を当てた治療戦略が奏効する．

気分障害

　告知の後，患者に通常，不安と抑うつが生じる．これらの情動は強いものだが，短期間で終わることが多い[2]．Deshieldsと共同研究者は，治療完了後の数週間のうちに気分とQOLが有意に向上することを示している．困難を感じ続ける人々にとってのサバイバーシップの心理学的問題には，再発の恐怖，セクシュアリティの問題，サバイバーへと移行することの難しさ，復職の厳しさなどがある[8]．

　抑うつや気分障害を同定し，適切に治療することは，全体的な回復のために重要なことである．肺がん，消化器系のがん患者が診断時に感じる抑うつは，治療後6か月，12か月時点でのストレスを予見する唯一かつ最重要な要因である[10-12]．抑うつは，痛み，倦怠感，全体的な症状の強さと関連し，絡み合っている．抑うつは意思決定にも影響し，よくない臨床結果とも確実に関係して

いる．特に抑うつのリスクが高いのは，若者，社会的に孤立している人，あるいは抑うつや不安の既往歴がある人である．

抑うつ，不安，その他の心理的ストレスは，治療に反応しやすいことが多い．効果的な治療としては支援グループ，認知行動療法，向精神薬処方などが含まれる．専門家が主導する支援グループ*があると心理機能が向上することはランダム化比較試験においても認められている[13]．支援グループの有益さはがんの種類にかかわらず，とりわけ12週以上開かれ活動するグループにおいて証明されている．支援グループに加えて，個人の認知行動療法はサバイバーシップの問題に対する短期治療として有効である．

がん治療やサバイバーシップはストレスの多い経験であるため，しばしば短期の情動的ストレスと結び付けられる一方で，多くのがんサバイバーは予期せずもたらされることとなった恩恵についても報告している．たとえば人生の目的についての意識や，希望，そして霊性の回復などである[1,8]．

倦怠感と睡眠障害

倦怠感と睡眠障害は，がん種を問わずサバイバーシップにおいて最もよく報告される症状である[9]．乳がんサバイバーでは，1/3の人々が治療後1年以上にわたって強い倦怠感を経験する[14]．倦怠感は時間とともに改善する．NeytとAlbrechtは長期（5年以上）の乳がんサバイバーでは，短期のサバイバーよりも倦怠感の訴えが有意に少ないことを示した．倦怠感は気分，社会関係，日常の活動，全体的なQOLに悪影響を及ぼす．抑うつの場合と同じように，独身で低収入の人たちはより倦怠感に襲われやすい．こうした人口統計的要因は，おそらく慢性的ストレスやその悪影響への緩衝材としての，あるいはそれらを和らげるよう働く社会的資源が乏しいことを意味している[15,16]．

がんに関連した倦怠感の原因はまだ不明である．最も考えられる要因は，悪

---

* 支援グループには自助グループもあるが，ここでは精神療法の中の集団精神療法として行われる支援グループを指している．医師，看護師，心理士などが主導する参加者10数人程度までのグループである（4章，p. 28～参照）．

性腫瘍またはがん治療に反応して免疫システムが活性化することであろう．倦怠感に関する病因やメカニズムについては研究が続くが，活動性を増すことや行動療法的な対処が有効であることが知られている．がん治療終了時に活動レベルが低いと，6か月後の倦怠感が予見される[16]．乳がんサバイバーにおいては，運動や認知行動療法はどちらも倦怠感や不眠症の軽減に効果的である[17-19]．慢性疼痛と同じく，倦怠感や睡眠障害においても，将来の展望や抑うつ症状に加え，活動レベルや睡眠の問題をも同時に扱うことのできる生物心理社会的治療モデルが適切である．

痛み

　過去20年間にがん治療や緩和ケアの一環として，痛みへの対処に関して非常に注目されてきたにもかかわらず，サバイバーシップにおける慢性疼痛の有病率はあまり知られていない．生存可能性を最適化させるような治療（外科手術・放射線治療・化学療法）はしばしば，繰り返し生じる痛みあるいは持続的な痛みをもたらす．開胸手術を受けた人の50％，乳房の手術を受けた人の25％に慢性的な痛みが起こる[20, 21]．頭部や頸部のがんでは，1年目のがんサバイバーのうち約40％が痛みを報告し，治療後5年目の長期がんサバイバーの15％に痛みは持続する[20]．

　サバイバーシップにおける慢性疼痛を予防するためには，最初の治療の時点で，深刻な痛みの緩和に早期から介入することが必要である．開胸手術を受けたサバイバーの18か月追跡調査によると，52％が慢性的痛みを報告したが，持続する痛みを予想できた有意唯一の要因は，術後の痛みであった[22]．治療に関わる他の要因で慢性的痛みに関連付けられるものには，慢性疼痛の既往歴と治療手技（すなわち放射線治療と化学療法）がある．心理的な要因としては受動的なコーピング・スタイル，不安，疾病利得などがある．

　サバイバーシップにおける効果的な治療には，生物心理社会モデルが提示する領域横断的かつ多方面的なアプローチが必要である．サバイバーには慢性疼痛や痛みの急激な悪化に対処するために，生理的機序に基づくアプローチを続

け，場合によってはペイン・クリニックへ紹介する必要がある．心理面でのケアには，痛みを対処すべき問題であると認めてもらえたと感じられるような情動的サポートが含まれる．サバイバーは能動的なコーピング・スタイルを取れるよう励まされ，自己統制感を高めなくてはならない．慢性疼痛への対処に不適応を示す人々には，認知行動療法の紹介が考慮されるべきである．受動的・依存的な人たち，知らず知らず自虐的行動しかとれなくなっている人たち，あるいは自分の痛みの具合を過剰に大げさに言いたてる人たちにもそれは当てはまる．

まとめと推奨されるいくつかのこと

　ひとたび慢性疾患としてのがんに取り組むと，最初の診断の段階からサバイバーシップの問題に対処することがいかに重要であるかそこに疑いの余地はない．扱うべき重要点としては，がん生存率について知ること，回復や最適適応の計画を立てることが含まれる．加えて，症状が持続するリスクや長期症状による潜在的負担のリスクについても取り上げられなくてはならない．

　米国医学研究所の 2005 年報告書「がん患者からがんサバイバーへ：移行期の喪失 (From Cancer Patient to Cancer Survivor：Lost in Translation)」では，最初のがん治療を完了した患者として，「サバイバーシップ・ケア・プラン」を立てることを推奨している[23]．載せておくべき情報として以下が挙げられている．

- ▶がんの種類，受けた治療とそれがもたらすかもしれない影響
- ▶推奨される検診のタイミングと内容についての詳細
- ▶予防的行動と，健康と元気をどのように維持するかという点に関して，推薦されること
- ▶地域で利用できる心理社会的サービス

■参考文献

- "*Facing Forward*：*Life After Cancer Treatment*"．—患者用パンフレット

http://www.cancer.gov/cancertopics/life-after-treatment
米国国立がん研究所のサイトよりダウンロードできる．症状の対処方法と治療終了後の移行について述べられている．
- "Cancer-Related Fatigue"　NCCN ガイドライン（腫瘍）より（2007）
http://www.nccn.org/JNCCN/toc/2007nov.asp#fatigue
- "Distress Management"　NCCN ガイドライン（腫瘍）より（2007）
http://www.nccn.org/professionals/physician_gls/PDF/distress.pdf

■引用文献

1) Helgeson VS, Tomich PL. Surviving cancer : a comparison of 5-year diseasefree breast cancer survivors with healthy women. *Psycho-Oncol.* 2004 ; 14 : 307-317.
2) Deshields TL, Tibbs T, Fan M, Bayer L, Taylor ME, Fisher EB. Ending treatment : the course of emotional adjustment and quality of life among breast cancer survivors immediately following radiation therapy. *Support Care Cancer.* 2005 ; 13 : 1018-1026.
3) Northouse LL, Mood D, Kershaw T, et al. 2002. Quality of life of women with recurrent breast cancer and their family members. *J Clin Oncol.* 2002 ; 20 : 4050-4064.
4) Oh S, Heflin L, Meyerowitz BE, Desmond KA, Rowland JH, Ganz PA. Quality of life of breast cancer survivors after a recurrence : a follow-up study. *Breast Cancer Res Treatment.* 2004 ; 87 : 45-57.
5) Taskila-Abrandt T, Pukkala E, Martikainen R, et al. Employment status on Finnish cancer patients in 1997. *Psycho-Oncology.* 2005 ; 14 : 221-226.
6) Ganz PA, Desmond KA, Leedham B, Rowland JH, Meyerowitz BE, Belin TR. Quality of life in long-term, disease-free survivors of breast cancer : a follow-up study. *J Natl Cancer Inst.* 2002 ; 94 : 39-49.
7) Kleinberg L, Wallner K, Roy J, et al. Treatment-related symptoms during the first year following transperineal 125I prostate implantation. *Int J Radiat Oncol Biol Phys.* 1994 ; 28 : 985-990.
8) Dow KH, Ferrell BR, Leigh S, Ly J, Gulasekaram P. An evaluation of the quality of life among long-term survivors of breast cancer. *Breast Cancer Res Treatment.* 1999 ; 39 : 261-273.
9) Fossa SD, Dahl AA, Loge JH. Fatigue, anxiety, and depression in longterm survivors of testicular cancer. *J Clin Oncol.* 2003 ; 21 : 1249-1254.
10) Akechi T, Okuyama T, Akizuki N, et al. Course of psychological distress and its predictors in advanced non-small cell lung cancer patients. *Psycho-Oncol.* 2006 ; 15 : 463-473.
11) Nordin K, Glimelius B. Predicting delayed anxiety and depression in patients with gastrointestinal cancer. *Br J Cancer.* 1999 ; 79 : 525-529.
12) Uchitomi Y, Mikami I, Magai K, et al. Depression and psychological distress in pa-

tients during the year after curative resection on non-small lung cancer. *J Clin Oncol.* 2003；21：69-77.
13) Gottlieb BH, Wachala ED. Cancer support groups：a critical review of empirical studies. *Psycho-Oncol.* 2007；16：379-400.
14) Bower JE, Ganz PA, Desmond KA, Rowland JH, Meyerowitz BE, Belin TR. Fatigue in breast cancer survivors：occurrence, correlates, and impact on quality of life. *J Clin Oncol.* 2000；18：743-753.
15) Bower JE, Ganz PA, Aziz N, Fahey JL. Fatigue and proinflammatory cytokine activity in breast cancer survivors. *Psychosom Med.* 2002；64：604-611.
16) Donovan KA, Small BJ, Andrykowski MA, Munster P, Jacobsen PB. Utility of a cognitive-behavioral model to predict fatigue following breast cancer treatment. *Health Psychol.* 2007；26：464-472.
17) Courneya KS, Friedenreich CM, Sela RA, Quinney HA, Rhodes RE, Handman M. The group psychotherapy and home-based exercise (Group- Hope) trial in cancer survivors：physical fitness and quality of life outcomes. *Psycho-Oncol.* 2003；12：357-374.
18) Davidson JR, Waisberg JL, Brundage MD, MacLean AW. Nonpharmacological group treatment of insomnia：a preliminary study with cancer survivors. *Psycho-Oncol.* 2001；10：389-397.
19) McNeely ML, Campbell KL, Rowe BH, Klassen TP, Mackey JR, Courneya KS. Effects of exercise on breast cancer patients and survivors：a systematic review and meta-analysis. *CMAJ.* 2006；175：34-41.
20) Burton AW, Fanciullo GJ, Deasley RD, Fisch MJ. Chronic pain in the cancer survivor：a new frontier. *Pain Med.* 2007；8：189-198.
21) Tasmuth T, von Smitten K, Hietanen P, Kataja M, Kalso E. Pain and other symptoms after different treatment modalities of breast cancer. *Ann Oncol.* 1995；6：453-459.
22) Katz J, Jackson M, Kavanagh BP, Sandler AN. Acute pain after thoracic surgery predicts long-term post-thoracotomy pain. *Clin J Pain.* 1996；12：50-55.
23) Hewitt M, Greenfield S, Stovall E, eds. Committee on cancer survivorship：improving care and quality of life. In：*From Cancer Patient to Cancer Survivor：Lost in Transition.* Washington, DC：The National Academies Press；2005.

4 がんサバイバーにおける心的外傷後ストレス
Post-Traumatic Stress in Cancer Survivors

Mitch Golant, PhD
Megan Taylor-Ford

要旨

　専門家にファシリテート[*1]された支援グループは,がん患者の情動的ストレスおよび心的外傷後ストレス症候群を軽減させることがわかってきている.ウェルネス・コミュニティ(The Wellness Community;TWC)[*2]モデルや,多くの地域のがん支援機構において,鍵を握るのが支援グループである.TWCは世界の24都市およびインターネット上の「ウェルネス・コミュニティ・オンライン(The Wellness Community Online)」(後述)に支援グループを持つ,根拠(エビデンス)に基づいた組織である.がん患者がそのプログラムに参加することでいかによい変化がもたらされるかを理論的枠組みにおいて説明できるようにすることがTWCの核心部分であるといえる.同様に,がん患者のうち85%近くが地域医療において治療を受けることを考え合わせると,がんを抱える人々のための支援グループの効果を理解し,検証することも重要である.このためTWCはこれまでに社会的支援と心的外傷後ストレス症候群,そして苦悩の関係を評価するためのいくつかの研究に関わってきたが,その後これらの研究の知見にがんへの情動的適応に関する社会認知処理モ

[*1] 会議やミーティングなどで発言や参加を促したり,話の流れを整理したり,参加者の認識の一致を確認したりして合意形成や相互理解をサポートすることにより,組織や参加者の活性化,協働を促進させること.
[*2] 2009年7月にTWCはGilda's Club Worldwideと合同でCancer Support Communityを結成して継続活動中.

デルが適用されるようになってきた．支援グループはこのモデルによってがんに伴う苦悩と心的外傷後ストレスをどのように軽減するかをより深く理解し，また地域密着型の支援機構に対してどのように貢献するかを決めることが可能になるのである．がんの影響を受ける人々が，ほかの人の前で感情を表出することで苦悩や心的外傷後ストレスを軽減できる，安全な環境を提供するためには，専門家にファシリテートされた支援グループが非常に重要な役割を担っているということがここに理論化されたのである．

序論

　本章の目的は，腫瘍学のサバイバーシップ運動に関わる心理社会的問題について，臨床的に議論することである．具体的には，がん経験を持つ人々の心的外傷後ストレスと苦悩を軽減するためのウェルネス・コミュニティ（TWC）の理論モデルについて論じる．本章は三部に分かれる．第一部ではTWCの背景について述べる．第二部では苦悩および心的外傷後ストレスを軽減するための支援の役割に関して，TWCが見出した知見について論じる．第三部ではSteve Lepore により開発された社会認知処理モデルについて概説する．筆者らの研究による知見をより包括的に理解・説明するものとして，TWCではこのモデルを採用した．国立がん研究所がんサバイバーシップ部門のDiana Jeffery 博士にはとりわけ感謝したい．彼女はTWCがこの理論的モデルを考察・採用するにあたり，ご尽力くださった．根拠に基づいた組織であるTWCには，その支援・プログラムに参加しているがん患者にいかに変化が生じるかを説明する理論的枠組みが不可欠なのである．

ウェルネス・コミュニティについて

　ウェルネス・コミュニティ（TWC）は国際的な非営利団体で，がんに罹った人々やその家族，友人のために無償で支援，教育，そして希望を与えることを

目的としている．専門家の指導による支援グループ，教育的ワークショップ，栄養・運動プログラム，心–身体教室への参加を通じ，がんの影響を受ける人々が自己の統制感を取り戻し，孤立を遠ざけ，がんのステージにかかわらず希望回復に不可欠なスキルを学ぶことが目標である．TWCががんと闘う人々が互いに結びつき，互いから学びあえるよう，自宅のような環境を提供している点は実に重要である．TWCではすべてのプログラムが無料で，資格を持った医療専門家により提供される．さらに，TWCにおいて中核となるすべてのプログラムやトレーニング・カリキュラムは全米を通じて一貫しているため，国の決めるプログラムや構想をスムーズに全組織に及ぼせる．

がんの影響を受ける人々に心理社会的支援を行うに際し，最も信頼できる基準としてのTWCモデルを確立することが，TWCのビジョンである．このビジョンはTWCの雄弁でありながらもシンプルな行動哲学「アクティブな（能動的・主体的に活動する）患者（Patient Active Concept）」によっても裏打ちされている．そこでは，「がんからの回復のために闘おうとする患者は，QOLを向上させ，回復の可能性も向上させられるのだ」と明言されている．自らを**アクティブな患者**とみなす人は，医師や医療チームだけによるのではなく患者自身も回復への闘いに参加しているととらえるのである．

TWCが提供するプログラムやサービスには以下のとおり，核となる10の原則がある．

・「アクティブな患者」コンセプトに焦点を当てる
・地域に根差す
・無料である
・すべてのがんとすべての家族を含む
・従来の医学的治療を補完する
・根拠（エビデンス）に基づく
・質を保証し表明する
・専門的にファシリテートされたプログラムを提供する
・協働的である
・がん教育プログラムを承認する

TWCは全米で患者および専門家のための教育プログラムを提供している．

プログラムの中には患者教育ブックレットや専門家による教育的ワークショップ，オンラインのコンテンツ，専門家のための双方向の教育コンポーネントとしてのポッドキャストや継続的教育課程などがある．

TWC は「ウェルネス・コミュニティ・オンライン」（→ TWC Online, www.thewellnesscommunity.org[*3]）においても大きな存在感を示している．2002 年に立ちあげられたオンラインは 2006 年には実数で 243,000 人の訪問を受けた．提供されているオンライン支援グループには，たとえば各腫瘍別グループ，がん種にとらわれないグループ，介護者グループ，10 代のグループ，10 代の親グループ，スペイン語話者グループ，遺族グループがある．

2006 年には TWC の支援グループ数は実際の施設で行われるグループやオンライン上のものを含めて 13,486 にのぼっている．そのうち約 9,000 が患者グループ，4,400 以上が介護者グループで，これらのグループには 7 万人以上の訪問者がある．加えて TWC は 2,343 の教育的ワークショップと，6,354 の運動とストレス・マネジメント教室を全米の施設で提供してきた．

慢性疾患としてのがん

今日全米に約 120 万人ものがんサバイバーがいるという希望あふれる統計について考えてみよう[1]．早期発見や治療の向上によって，がんは多くの人がそれとともに何年も生きるような慢性疾患となりつつある．がんと診断されて治療を受ける人の中には再発を経験したり，あるいは 2 度 3 度と治療を重ねることになったりする人さえいる．診断／再発と治療のパターンがこれほど長期化し拡大し続ける今，がんサバイバーシップの概念は明らかに，われわれの統合されたがん治療モデルの最重要部分になりつつある．生存期間の延長，がんサバイバー数の増加という現実を前に，がんサバイバーシップという概念そのものの変化を認識することは，喫緊の課題である．したがって，治療の包括的モデルを考えるならば，がんの続く期間においてがんサバイバーとその介護者

---

*3 2012 年 4 月現在，Cancer Support Community として継続している．
　（www.cancersupportcommunity.org）

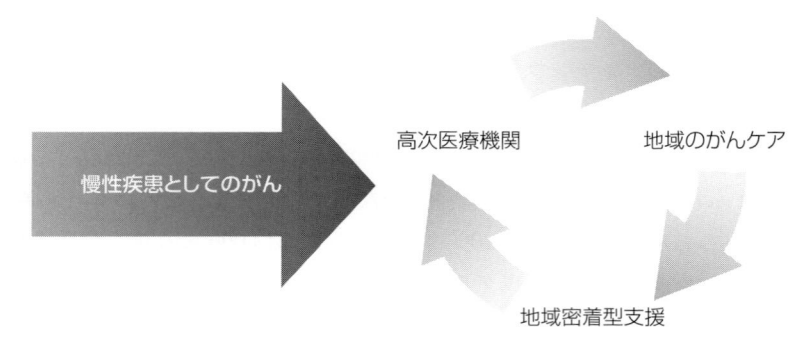

図4-1 慢性疾患としてのがん

が行き着くことになる．援助を含めた幅広いニーズの範囲について明確にしておくことが重要である．

慢性疾患としてがんをとらえるとき，3つの重要なケアからなる総合モデルが必要である（**図4-1**）．3つとは高次医療機関，地域のがんケア，地域密着型支援である．

このモデルにおいて，高次医療機関とは米国国立がん研究所が指定した包括的がんセンターを指す．これらのセンターで提供されるがん関連サービスはすべての領域をカバーしており，支援グループや個人カウンセリング，教育的ワークショップなどの心理社会的支援サービスも含まれている．高次医療機関は，腫瘍からその心理的反応に至るまで，がん経験のすべてを治療するという印象的かつ効果的な目標を持ってはいるが，施設としてはほんの少数の限られたがん患者しかケアできず，大多数の患者へのサービスは提供されていない．実際，米国におけるがんケアのほとんどが地域がん治療センターで行われている．しかし高次医療機関とは違い，地域がん治療センターでは，場所・資金・スタッフ・臨床的専門的知識の不足といった資源上の制約のため，支援サービスは万全というわけではない．その結果，患者にとっても地域間の格差が存在するため，TWCのような地域密着型の支援機構は大いに必要とされているのである．

がんの性質が致死の病から慢性疾患へと進化するにつれ，ニーズのほうも質的に変化する．たとえば，地域がん治療センターではがんサバイバーの約85％に対し治療を行っている．これらのサバイバーのうち多くは以前に比べ

て早い段階で治療後に復職するようになり，また治療を受けながら働き続ける人もいる．このように比較的アクティブで「健康的な」患者が増え，また仕事や家族としての役割も外的圧力となり，患者が治療後も支援サービスを受けに戻ってくることは（それが可能であるときでさえ）あまりない．なかには，治療中のいやな記憶が呼び起こされるため，あるいはそのようなサービスを受ける経済的余裕がないために，わざと医療センターや病院へ戻ることを避ける人々もいる．したがって，地域密着型支援の必要性はますます高まっている．

ウェルネス・コミュニティによる苦悩の研究：理論的モデルのためのケース

　ウェルネス・コミュニティ・モデルにおける第1の特性は対面での支援グループにある．TWCにとって，がん患者における支援グループの有効性を検証することは非常に重要である．そのため，TWCは社会的支援と苦悩の関係を評価する研究に関わってきた．後に述べるすべての研究において共通するのは，支援，とりわけ支援グループという環境の中で授受された支援は，がんサバイバーの苦悩を軽減するとする仮説である．

　TWCで提供された支援サービスががん患者のQOLの向上にどのように貢献するのかを説明する理論的モデルの必要性が強く感じられた．特に，TWCの土台を成している個人とグループに対する支援がもたらす良好な影響について説明できるモデルを見つけ，あるいは作り上げる責任があると思われた．

　苦悩はがんに対する反応としてごくありふれたものであるが，心的外傷後ストレス障害であると診断されるがん患者は全体の6～10%に過ぎない[2]．したがって，TWCではこの苦悩やがんの診断/治療に関連した他のトラウマ的な症候の軽減と，社会的支援の間に関係があるのかどうかの調査を試みた．TWCは次の4つの研究に参加し，この関係を証明してきた．

研究1：支援グループは侵入思考の緩衝となる（2001）

Mardi Horowitz, Nancy Wilner, William Alvarez によって作成された IES[*4] によると，トラウマ的出来事に対する反応として最もよく聞かれる症状は侵入思考と回避であることがわかった[3]．TWC はこの知見を応用して，がんの経験が侵入思考および回避（これらはトラウマ様の症候として言及される）の主たる要因になると考えた．がんをくぐりぬけて生きる人々にとって，侵入思考は死への恐怖感，診断された日付の同月同日が近づくにつれて生じる不安思考，再発への圧倒的恐怖などとして経験される．そしてがんの影響を受ける人々は，これらの侵入思考にあらがうため回避の手段を取ることがある．たとえば病院のそばを通ると治療に関するいやな思い出が湧き起こるので回り道したり，病気を思い出してしまうので治療そのものをさぼったり，がんについて話したくないために友人の支援を無視する，といったことである．「侵入思考の緩衝としての支援グループ」相関研究では，IES を用いて，がんによる侵入思考と回避の影響の測定を試みた．

上記の研究では，再発時にどの支援グループにも属していなかったがん患者に比べ支援グループに参加していた患者は，侵入思考の経験がより少なかった．さらに支援グループ参加患者は次のように語った：

▶ グループに支えられていると感じる
▶ 本当の気持ちを言語化しやすい
▶ 治療方法の決定において自己コントロール感が向上した
▶ 寂しさが減った

こうしたすべての体験が侵入思考に緩衝として働いているとみられた．このような初期段階での知見から，TWC は支援グループで提供されるサービスが，がんに影響される人々に良好な効果をもたらすという確信を持つに至った[4]．

[*4] Impact of Event Scale：心的外傷後ストレス症候群の有無や程度を検査するスケールである．

研究2：地域がん支援グループにおける気分障害：情動抑圧の役割と闘志（2003）

第2の相関研究において，TWCは，最良の状態を期待すると同時に最悪の場合にも備えるよう促した地域支援グループにおいて，患者の全体的苦悩が軽減したことを見出した．この知見の重要性は，単に「前向きに」考えるだけではなく，自分自身のがん経験のいやな面を含めて現実的に評価して受け入れる患者が，疾患に対してよりよくコーピングできるという点にある[5]．

研究3：乳がん女性患者へのオンライン支援グループの効果：効果測定のためのパイロット・スタディ（2003）

この研究でTWCは，乳がんの女性患者で，専門的にファシリテートされたオンラインの支援グループに参加した人たちの心的外傷後の成長が以下の3つの領域において有意に向上したことを見出した．すなわち，新たな可能性をみること，生きることへの熱意，霊性である．またこれらの患者では抑うつも減少した．オンライン支援グループのように非伝統的な環境で受けた新しい形の支援であっても，抑うつの減少や心的外傷体験の中で「光明を見つけようとする」能力に結びつくことを示唆した点で，この研究は重要なものであった[6]．

研究4：がん支援グループは生理学的ストレスを軽減するか？　ランダム化比較試験（2007）

このランダム化比較試験において，TWCの支援グループに属する女性が，支持的-表現療法を受ける女性に比べ，心的外傷後ストレスの症候が有意に減少し，自分で変化を起こし，がんに対して新たな態度を確立し，情報/資源に対しよりよくアクセスし，担当医とよりよい提携関係を結ぶことが有意に増えたことを見出した．

まとめると，これら4つの研究は，支援グループが侵入思考や回避といった心的外傷に伴うストレス因を減少させ，がんの影響を受けた人々のQOLの向上という良好な作用を及ぼすことを示す強力な論拠となった．これらはさらに，TWCが直面していた次なる問いにつながった．なぜ支援グループはそのメンバーのQOLを向上するのか？　この問いに答えるためにTWCは理論的

モデルである社会認知処理モデルに向かうこととなった[7].

社会認知処理モデル

　以上の先行研究を徹底的に検証した後，あらためて TWC はこれらの研究から現れた良好な結果を説明し，かつ「アクティブな患者」コンセプトを補完するようなモデルを文献の中に探し求めた．その結果，Stephen Lepore 博士が *Psychosocial Interventions for Cancer* で紹介したがんへの情動的順応の社会的認知処理モデルが，TWC の研究知見を最もよく説明することがわかった[8]．つまりがん告知後の順応の過程を明らかにし，良好な支援相互作用（社会的支援）を持つ患者と不良な支援相互作用（社会的抑圧）を持つ患者とを比較することで，社会的認知処理モデルは地域密着の支援機構における支援グループの持つ価値に光を当てるのである．

がん告知に順応する過程

　苦悩とは，認知的，行動的，社会的，情動的，霊的（実存的）な諸機能に影響を与え得る不快な情動的経験として定義されるが，それはがんに罹った人々の反応としてありふれたものである[9]．時に，苦悩によってがんの身体的症状にうまく対処できる能力が衰えることがあるが，それでは患者が治療を受ける可能性を引き下げてしまうかもしれない．がんとは人生の長きにわたって経験される複合的なトラウマ的出来事であり，告知や，治療，副作用，再発への恐怖，死への恐怖といった数多くの不快な経験により定義されるものである．情動的苦悩があえて報告されることは少ないが，これは最もありふれたがんの有害反応である．ゆえに医療地域場においては，がんの旅路において甚大な被害をもたらすこの要素に細心の注意をはらうべきである[9]．

　苦悩の症状は，悲しみと恐怖，怒り，不幸感から深刻な抑うつ，パニック，消耗するほどの不安という，感情の広い領域に及ぶ．したがって医療者にとって，これらの症状の強さをモニターしておくことはきわめて重要なことであ

る．さらに，苦悩には確かな症状と確かではない症状があることを認識しておくことも大切である．前者には持続的な抑うつや怒りの気分，悲しみ，恐れ，圧倒的不安，様々な活動における喜びが欠落することなどがある．これらは苦悩の一般的症状であり，がんの告知のような心的外傷経験に直接関連することがもっとも多い．その他の症状，たとえば倦怠感，不眠，摂食障害，性欲減退などは苦悩の症状でもありうるが，治療の副作用の可能性もあるために確かな症状ではないことがある．いずれにしても，確か不確かにはよらずこれらの症候は QOL を低下させる．

認知処理理論が示唆するのは，苦悩とは，個人の世界観とトラウマ的出来事の意味あるいは経験のあいだに生じる，圧倒的で耐えがたいほどの不協和に連動しているものだということである[10]．がんは個人の世界観を根本的に変えてしまうため，多くの人が人生や人間関係，そして自分自身についての核となる原点を問いなおすようになる．たとえば，自分が健康で長く生きるだろうと信じていた人には，がんの告知は強烈な打撃になる．がんは人間に，自分が死すべき存在であるという事実を認識させようと迫ってくるのだ．

理論的には，個人が以前から持っていた世界観を認知的統合（たとえば，直面化・熟慮・再評価）によってがんの診断と一致させることで苦悩の軽減がもたらされる[11-16]．さらに認知的統合には同化と順応という2つのカテゴリーがある．同化とは，トラウマ的出来事を，個人の世界観や人生観に合うように再検討することである．たとえば，がんと診断されたとき，自分の身体はもはや自分ではコントロールできないのだと感じる人がいるかもしれない．しかし，確かに実際の悪性腫瘍はコントロールできないかもしれないが，食生活や，運動生活，治療方針の決定は自分でコントロールできるという理解を経ることで，患者はトラウマ的ながんの現実を自分の世界観やメンタル・スキーマに同化させることができる．一方の順応とはトラウマ的状況に自分のメンタル・モデルを合わせることをいう．たとえば，患者が初めはがんを完全になくしたいと望んでいても，時間が経つにつれその目標が達成されないことを知ると，順応を通して世界観を変更し，がんを慢性疾患として除去することはできないがその代わりに共存することができるようなものとして理解するようになるかもしれない．同化・順応は両者ともトラウマ的出来事に意味を発見することを助

ける働きをする[8]．

　加えて，認知的統合は侵入思考と回避という2つのコーピング・メカニズムの間を揺れ動くことがある．侵入思考には，通常の思考プロセスを妨害するほどに強く，押し入るような思考が含まれる．順応すると，回避は侵入思考をやりくりするためのコーピング戦略となる（たとえば，病院の近くを運転することは避ける，治療について考えないようにする，病気について議論しない，などの行動）．侵入思考は個人がトラウマ的経験を統合して達成・解決・理解の感覚を持とうとする意思の表れなのである．したがって，侵入思考と回避は情動的苦悩だけではなく，不完全な認知処理を表すものでもある[12]．

認知処理における社会的相互作用の役割

　社会認知処理モデルが理論化するのは，社会的相互行為が認知的統合や達成の成功と失敗とに決定的な役割を果たすという点である．社会的支援は良好で，肯定的な，共感的な社会的相互行為として定義できる[8]．支援的な相互行為にはトラウマ的出来事を語ることが含まれるが，その結果，認知処理と知的統合がもたらされる．支援は個人の感情を認め[17]，強いストレス経験に対し新たな解決策を提示し[18]，よりよいコーピング・スキルを与えることで[19]，認知処理を助ける．逆に，トラウマ的出来事の開示に対する社会的な抑圧は非支援的な社会的相互作用をもたらし，人がストレスとなっている事象について語ることをためらわせる[8]．たとえば，支援的でありたいと願ってはいても，介護者や家族にも何といえばよいかわからないことがある．がんの闘病がいかに多事多難であるか承知していながら，思わず「心配するな，大丈夫だ」と言うかもしれない．加えて，家族が怖じけづき，愛するがん患者との間に距離を置こうとするかもしれない．こういった状況はサバイバーの感情表現をためらわせることになる．結局，トラウマ的出来事に関する開示に対する社会的な抑圧は情動抑圧に繋がり，がんに関連したトラウマについての効果的な認知処理を妨げ，結局のところ心理的苦悩は長引いてしまう[8]．

支援グループの重要性

　まとめると，がん患者が診断（告知）・治療・治療の副作用といった一連の過程を歩む際に，切実に必要としている情動的な支援を家族や友人が与えることができないのであれば，経験を分かち合える他者とともに感情を表現できる安全な環境を個々人に提供できるという点で，専門家にファシリテートされた支援グループは大きな役割を担うことになる．支援グループはトラウマ的出来事に向き合い，熟慮し，再評価するよう励まし，時にはサバイバーが支援グループとは別の場で経験した社会的制約をも和らげ，それによって情動的な同化と適合を助ける．力のある支援グループであればまた，安全な感情表現のための場を作り上げていくだろう．こういった感情表現のための安全な環境は，個人的セラピーや心理教育的プログラムやオンライン支援グループ，対面支援グループなど他の多くの状況にも拡張されうる．結論としてはTWCのような地域密着型の支援プログラムは，サバイバーに，他のサバイバーと一堂に会するための場所を提供し，がん闘病に連動した苦悩を軽減させる役割を果たすのである．

■引用文献

1) Cancer survivorship research. National Cancer Institute Office of Cancer Survivorship Web site. http://www.cancercontrol.cancer.gov/ocs/prevalence/prevalence.html. Accessed November 13, 2008.
2) Green BL, Rowland JH, Krupnick JL, et al. Prevalence of posttraumatic stress disorder (PTSD) in women with breast cancer. *Psychosom*. 1998；32：102-111.
3) Horowitz M, Wilner N, Alvarez W. Impact of event scale：a measure of subjective stress. *Psychosom Med*. 1979；41：209-218.
4) Golant M, Giese-Davis J, Benjamin H, et al. Gender difference, group support's buffering effect on intrusion symptoms after cancer diagnosis. In：Society of Behavioral Medicine 22nd Annual Meeting；March 21-24, 2001；Seattle, WA.
5) Cordova M, Giese-Davis J, Golant M, et al. Mood disturbance in community cancer support groups：the role of emotional suppression and fighting spirit. *J Psychosom Res*. 2003；55：461-467.
6) Lieberman M, Golant M, Giese-Davis J, et al. Electronic support groups for breast carcinoma：a clinical trial of effectiveness. *Cancer*. 2003；97(4)：920-925.

7) Giese-Davis J, Kronenwetter C, Golant M, et al. Cancer support groups : different models, different participant experiences. *Group Dynamics : Theory, Research and Practice*. In press.
8) Lepore, SJ. A social-cognitive processing model of emotional adjustment to cancer. In : Baum A, Anderson B, eds. *Psychosocial Interventions for Cancer*. Washington, DC : APA ; 2001 : 99-118.
9) Jacobsen PB, Donovan KA, Trask PC, et al. Screening for psychological distress in ambulatory cancer patients. *Cancer*. 2005 ; 103 (7) : 1494-1502.
10) Epstine S. The self-concept, the traumatic neurosis and the structure of personality. In : Ozer D, Healy JN, Stewart AJ, eds. *Perspectives on Personality*. Greenwich, CT : JAI Press ; 1991 : 80-95.
11) Janoff-Bulman R. *Shattered Assumptions : Toward a New Psychology of Trauma*. New York : Free Press ; 1992.
12) Horowitz M. *Stress Response Syndromes*. 2nd ed. New York : Jason Aronson ; 1986.
13) McCann IL, Pearlman LA. *Psychological Trauma and the Adult Survivor : Theory, Therapy, and Transformation*. New York : Brunner/Mazel ; 1990.
14) Parkes CM. Psycho-social transitions : a field study. *Soc Sci Med*. 1971 ; 5 : 101-115.
15) Rachman S. Emotional processing. *Behav Res Ther*. 1980 ; 18 : 51-60.
16) van der Kolk BA, van der Hart O. The intrusive past : the flexibility of memory and the engraving of trauma. *Am Imago*. 1991 ; 48 : 425-454.
17) Silver RL, Wortman CB. Coping with undesirable life events. In : Garber J, Seligman MEP, eds. *Human Helplessness : Theory and Applications*. New York : Academic Press ; 1980 : 279-340.
18) Silver RC, Boon C, Stones MH. Searching for meaning in misfortune : making sense of incest. *J Soc Issues*. 1983 ; 39 : 81-102.
19) Lepore SJ. Cynicism, social support, and cardiovascular reactivity. *Health Psychol*. 1995 ; 14 : 210-216.

5 がん経験に利点を発見する：心的外傷後の成長

Finding Benefits in the Cancer Experience：Post-Traumatic Growth（PTG）

Heather S. L. Jim, PhD
Paul Jacobsen, PhD

「真実は，がんが私の身の上に起こった最高の出来事だということだ．なぜ自分がこの病気になったのかはわからないが，それでもがんは驚くほどよい結果をもたらしたし，私はそこから逃げたいとは思わない．たとえ1日でも，人生の中で最も重要で決定的な出来事を変えたいなどと，どうして思えるだろうか？」[1]

Lance Armstrong [*1]

要旨

がんは恐ろしい病気であると考えられることがしばしばだが，冒頭の引用に示されるように，サバイバーは必ずしもがんをネガティブにばかりとらえるわけではない．大多数のサバイバーは，人生の複数の領域[*2]にがんの結果としてもたらされる恩恵を数えることができる[2]．そしてこれらの恩恵は，サバイバーやその家族が長く耐えている多くの困難と共存しうる．がんに由来する恐怖・不確定性・喪失がきっかけとなって，かえってより深い意味を探求したり，古くからの悩みごとを新鮮な視点で考えられるようになったりしたという証言が得られている．その結果，サバイバーはしばしば，告知後の人生が以前にはなかった豊かさや深さを帯びるようになったと語る．

[*1] 精巣がんを克服し，ツール・ド・フランスで7年連続総合優勝を果たしたロードレース選手．がんサバイバーを支援する団体を設立し尽力している．
[*2] 死生観や家族，仕事といった人生の側面．

序論

　本章ではがんと診断された人々のベネフィット・ファインディング（benefit-finding[*3]）について焦点を当てる．まずトラウマ的経験としてのがんについて理論的に概観したのち，ベネフィット・ファインディングについて定義し記述する．ベネフィット・ファインディングの測定の方法についてもレビューする．次に，サバイバーに認識された恩恵が現実の変化を表すものなのか，それとも動機付けられた幻想であるのかという点について論じる．その後，どのようなサバイバーががん経験から恩恵を見つけやすいのかを検討する．ベネフィット・ファインディングと精神的健康の関係や，ベネフィット・ファインディングを促進するような介入についても論じる．最後に，まとめと医療者への提言を行う．

トラウマ的経験としてのがん

　生命を脅かす場合もある病気であるために，人生におけるトラウマ的な出来事になりうるという特徴ががんにはある[3]．がんを患うことで失うかもしれないものとして，身体の健康や幸福，生活動作に人の手を借りないこと，妊孕性（子を産み生ませることができること），そして雇用が考えられるだろう．これらの喪失の多くが一時的なものにとどまり，しばしば身体に傷や，治療の晩期作用，その他がんとの闘病のしるしを抱えつつも，患者が立ち直ることができるのであれば最良といえる．しかし最悪の場合は，これらの喪失によって患者の人生は恒久的に変わってしまう．
　がん診断と治療による心的外傷後ストレス障害は比較的少ないが[4]，患者が何らかの心的外傷ストレス症状を訴えることは，特に診断段階ではまれではない．これらの症状には，がんについての侵入思考[*4]や，がんを思い出させる

[*3] 直訳すると「恩恵を発見すること」の意．
[*4] 瞬間的に想起される，意思とは無関係な思考のこと．第4章（p. 34）参照．

ものを避けようと腐心することが含まれる[5,6]．ゆえに交通事故や自然災害といったトラウマ的な出来事に関する適応モデルががんにも応用されてきた[7,8]．これらのモデルによると，西洋文化圏では人々は一般に，世界は公平で予測できるものであり，人生とは意味深く秩序立っていて，自己とは価値がありコントロールできるものだといった一連の前提に従って生きている．これと対照的に，がん告知は不公平で予測不可能で，個人が全くコントロールできないものとして感じられることがある．たとえば妻のがん告知を受けたC. S. Lewisは，神について次のように記述している．「目の前で扉がバタンと閉められ，内側からかんぬきをかける音，そして二重にかける音が聞こえた」[9]と．患者は「なぜこんなことが私に起こったのか？」と問いかけては苦しむことがある．結局，患者は自分の病気を，病気になる前には当然だと思っていた人生のイメージに調和させていくしかない．自分の病気という現実に適応するために新しい人生のイメージを築き上げるか，もしくは世界や自分自身についてポジティブなイメージを維持するために，がんの意味付けを変更するかである[10]．

ベネフィット・ファインディングの現象

　ベネフィット・ファインディングとは，以前のポジティブな人生のイメージを維持するためにがんの意味付けを変更しようとする努力のことである．ベネフィット・ファインディングは心的外傷後成長（post-traumatic growth；PTG）[11]やストレス関連成長（stress-related growth）[12]，意味付け（meaning-making）[13]としても知られているが，がんを人格の成長のための機会としてとらえなおすことを指す．Davisとその共著者らは，ベネフィット・ファインディングとは「私がこの経験から私自身について，また人生における人との関係について何を学んだか」[13]という問いかけの結果として呼び起こされることを示唆している．ベネフィット・ファインディングでいう恩恵とは，直接的にがんそのものでも，病気と付き合う努力を通じて得られる間接的なものでもありうる[14]．恩恵とは，診断の前にあったものを遙かにしのぐと思われる新しくて前向きなもののことである．TedeschiとCalhounが書いているように，ベ

表 5-1　よく報告されるがんの恩恵

社会的資源
　　配偶者や家族への愛情の深化
　　家族や友人との関係性の向上
　　人との結びつきのために費やす時間と努力の向上
個人的資源
　　より肯定的な人生観
　　満たされる宗教心
　　他者に対する共感性・同情・興味の向上
コーピング・スキル
　　環境の受容力の向上
　　物事をありのままに受け入れることを学ぶ
　　ストレスに対するより効果的なコーピング

〔Schaefer JA, Moos RH. Life crises and personal growth. In：Carpenter BN, ed. *Personal Coping：Theory, Research, and Application*. Westport, CT：Praeger；1992：149-170.〕

ネフィット・ファインディングとは「単に診断前に戻ることではなく，成長の経験であり，それは人によっては極めて深い体験なのである」[11]．

　サバイバーはよく人生の3つの領域における恩恵を報告する．社会的資源の増加，個人的資源の増加，コーピング・スキルの向上である[15]（**表5-1**）．社会的資源の増加にはいくつかの形態があり，たとえば配偶者への愛情の深まり[16]，家族や友人との関係性の向上[17]，人との結びつきのために費やす時間の増加がある．個人的資源の増加には，より肯定的な人生観[16]，満たされる宗教心[16]，人生に対する満足感[18]，他者に対する共感性・同情・感受性の向上[17]がある．最後3つ目のコーピング・スキルには，変えることのできない物事を受け入れること，物事をありのままに受け入れることを学ぶこと，ストレスや問題に対してより効果的にコーピングすることが含まれる[19]．

　こうした恩恵の実例として，症例を取り上げよう．サバイバーは2005年に卵巣がんと診断された59歳の女性である．初めに外科手術と化学療法を受け，現在は2コースの化学療法を受けている．彼女はがんの前と現在とでは自分自身の態度がはっきり異なっているという．診断前の自身について彼女は次のように述べる．

辛い境遇におちいる中で，私は自分自身を被害者だと思っていました．落ち込んだり，うらんだり，いやなことを独りつぶやいていたりしたせいで，がんになってしまったのだと思っています．がんと診断されたとき，私は後ろ向きな考え方の責任を取ったわけです．よくなるためには自分の思考を変えなくてはならないという結論に達しました．やってきたことのかなめは，毎日，前向きな事柄を書き出すための時間を取っていることです．自分が健康であることを心に描き，聖書から心に響く節を引用し，人生で祝福すべき多くの物事に対して感謝の気持ちを書くのです．今では以前よりずっと人生に感謝しています．家族との関係もとてもよくなりました．他の方に知ってもらいたいことは，物事を後ろ向きに考えることで自分の人生を無駄にしてほしくないことです．人生に感謝するため，がんになるのを待つ必要などないのですから．

ベネフィット・ファインディングの測定

　ベネフィット・ファインディングは質的手法[2, 20]および量的手法[21-23]で測定されてきた．質的インタビューの典型的な方法としては，サバイバーにがん経験から得られたどんな変化[20]や恩恵[2]でも描写してもらうものがある．回答は複数の独立した評価者によって分類される[2, 20]．質的インタビューはベネフィット・ファインディングにおける恩恵のありうるべき側面をすべて適切に評価することができるが，研究に時間がかかるうえ，信頼性と妥当性を欠くことが多い．一方，量的尺度はある恩恵に関して患者がそれらをどの程度経験したかを問うものである．よく用いられる量的尺度には心的外傷後成長尺度（Posttraumatic Growth Inventory；PTGI）[24]およびBehrの正の寄与尺度（Positive Contributions Scale；PCS）[19, 25, 26]がある．PTGIは次の5つの下位尺度，すなわち他者への関わり，新たな可能性，個人的な強さ，霊的変化，人生への感謝からなる[24]．PCSは単一の尺度からなる[19, 25]．これらの尺度は両方とも別の調査対象（PTGIは心的外傷の被害者，PCSは障害者の家族）でベネフィット・ファインディングを測定する目的で作成されたが，がん患者のために修正されたものである．

ベネフィット・ファインディング：現実の変化なのか？動機づけされた幻想なのか？

　ベネフィット・ファインディング研究における重要な論点として，それがどの程度まで現実の変化を表すのか，というものがある．これまでに示唆されてきているのは，ベネフィット・ファインディングそれ自体は変化ではなく，むしろ社会的な望ましさ[19]や，時間経過で人が成長するという当たり前の成り行き[21, 27]，あるいは動機づけられた幻想[28, 29]をみているだけだ，というものである．「動機付けられた幻想」とは，人は常に一貫し，統合されたアイデンティティを維持する必要がある，とする理論を指す[30]．それによると，がんの診断のようなアイデンティティに関わる脅威があると，人は自尊心を維持し高めるための方法を見つけるように動かざるを得ない[29]．そのひとつの方法として，時がたつにつれ現在の自らの個人特性が好ましい方向に成長していると信じるために，過去と現在の自分を比較してみたり，もしくは逆に自分の過去の個人特性を低く評価したりすることがある[28]．学部学生を対象としたMcFarlandとAlvaroの研究によると，トラウマ的なライフ・イベントの被害者たちはその出来事より以前の個人特性を蔑視することで，現在の個人特性が向上していると感じていた[28]．なお，その出来事で感じられる脅威の程度は，個人特性が向上する感覚の程度と相関していた．サバイバーのがんの恩恵の報告をコントロール群（がんではない人）の報告と同じ期間で比較した研究では，サバイバーはより多くの恩恵を報告していた[16, 21]．同様に，Widowsと共著者らは，骨髄移植を受けたサバイバーにおいて，現実の変化ではないが経年変化で苦悩が軽減したと感じられた度合いが大きいほど，心的外傷後成長と関連することを見出した[31]．

　以上の研究とは対照的に，ベネフィット・ファインディングが現実の変化を反映しているとする論もある．患者の報告する恩恵はその家族・友人たちの報告で裏付けられるとするエビデンスがあるのだ．学部学生を対象とした研究では，過去の最もストレスフルな経験から得られたと個人が認知している恩恵が，家族や友人が観察したその人の恩恵と有意に相関していた[12]．乳がん患者

の研究では，患者の報告する恩恵は，彼女たちの夫がその患者の恩恵として挙げたものと有意な相関があった[32]．同様に，患者が自分の夫の恩恵として報告したものは，夫自身が自分の恩恵として報告したものと有意に相関していた．現実の変化か動機付けされた幻想かという議論は，その両サイドからそれぞれを擁護するエビデンスがあるため，決着は遠いといえる[27]．

どのようなサバイバーが最も恩恵を見つけやすいか

　ベネフィット・ファインディングは，サバイバー自身，サバイバーの置かれた環境，がんそのもの，サバイバーのコーピング戦略に関係する諸要因に影響されるようである．サバイバー自身の要因について述べると，若年者[31,33]，人種的・民族的マイノリティに属する人々[19,22]により強く恩恵がもたらされると報告されている．性差はベネフィット・ファインディングには関係しないようである[17,34,35]．ベネフィット・ファインディングと社会経済的地位の関連性については，関係があるとする研究もあれば[20,21]関係がないとする研究もあり[19]，不明である．同様に，恩恵を認識することに関して学歴は正にも[2]負にも[31]相関する．環境要因については，社会的支援が有用らしいといえる[21,35]．がん関連要因としては，より重篤ながんであること[20,22]，および診断から経過した時間が長いほど[2,21]，恩恵を見出すことと関連するようである．サバイ

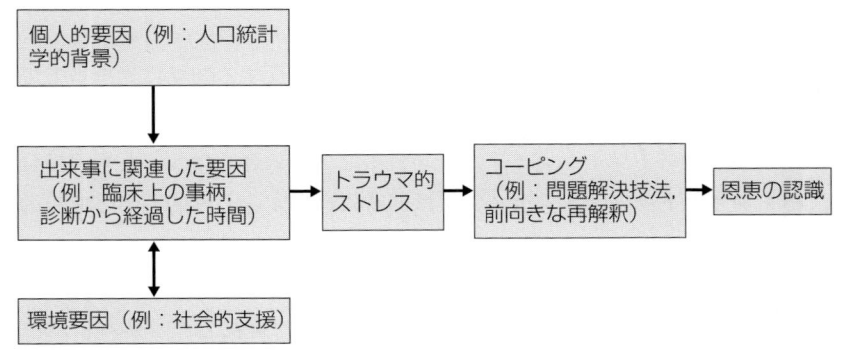

図5-1　がんサバイバーにおけるベネフィット・ファインディング・モデル

バーが受けた治療の種類はベネフィット・ファインディングを予測しないようである[20, 21, 36]．最後にコーピング戦略については，問題解決技法，前向きな再解釈，楽しめる活動に参加することが，より大きな恩恵の気付きと関連している[2, 17, 31]（図5-1）．

ベネフィット・ファインディングとメンタル・ヘルスの関係

　ベネフィット・ファインディングとメンタル・ヘルスの関係については多くの議論がなされてきた．ベネフィット・ファインディングがメンタル・ヘルスの向上と関係しているとする研究では，たとえばCarverとAntoniは，外科手術後1年目にベネフィット・ファインディングが得られた患者は，初期の苦悩と抑うつと比較した場合，4～7年後の苦悩と抑うつが少なかったと報告している[37]．加えて，様々な悪いライフ・イベントにおけるベネフィット・ファインディングを検証するメタ分析からは，ベネフィット・ファインディングはその出来事に関連した苦悩を強め，しかし抑うつを減少させるとされた[38]．その一方で，ベネフィット・ファインディングとメンタル・ヘルスには関係がないとする研究もある[2, 21, 31]．それどころか，逆の相関関係を示す研究もある．たとえば，進行乳がんの女性患者においてTomichとHelgesonは，診断後4か月時点でのベネフィット・ファインディングは診断後7か月でのメンタル・ヘルスの悪化を予測するとした[19]．

　Lechnerと共著者らによる研究結果はこれらの相反する知見に光を当てている[22]．彼らは外科手術後1年目の乳がんサバイバーと，手術後5～8年経過したサバイバーのベネフィット・ファインディングを調査した．どちらの場合でも，ベネフィット・ファインディングは同時に存在する心理的適応と曲線的な関係を示した．すなわち，よりよく適応している場合にはベネフィット・ファインディング度は高いか，低いかだが，適応がうまくいっていない場合には中間的であった．この結果をLechnerらは次のように解釈した．サバイバーの中にはがんを脅威だと解釈しそこなったために，ベネフィット・ファインディ

ングへと向かう推進力が生じなかった人がいる．ベネフィット・ファインディングが中間的であった人たちはベネフィット・ファインディングと適応の両方に苦心してきた人たちであるが，ベネフィット・ファインディングも適応もうまくいったと報告する人たちは乳がんの脅威のコーピングに成功してきた人たちである．この解釈は，がんを脅威だと認知することと，より多く恩恵を認識することとが関連していると報告する諸研究と矛盾しない[2, 21]．Lechner らはベネフィット・ファインディングとメンタルヘルスの真の関係が曲線的なものならば，線的関係を調べようとする研究の結果はまちまちなものになることを指摘している[22]．すなわち，曲線の一方にあてはまるサバイバーをサンプルとした研究と，他方に当てはまるサバイバーをサンプルとした研究では，それぞれ正と負の結果を出すことになり，また，その両方のサバイバーをサンプルとした研究では，関連性を見出すことができないわけである．

サバイバーのベネフィット・ファインディングを促進する介入

　ベネフィット・ファインディングとメンタル・ヘルスの関係は依然不明である．しかし，次の２つのタイプの心理社会的介入ががんサバイバーのベネフィット・ファインディングを促進することが確かめられている．すなわち，書くことによる感情の開示と認知行動的ストレス・マネジメントである．書くことによる感情の開示に関する研究[39]では，サバイバーは３つの群にランダム化され，それぞれ自らの乳がんについての前向きな考えや感情，自分の乳がんについての最も深い考えや感情，乳がん経験の事実について書くよう求められた．前向きな感情について書いたサバイバーの群は，がん経験の事実のみを書いたサバイバーの群よりも，身体的な合併症のために受診する回数が少なかった．加えて，回避が多いサバイバーが前向きな感情について書いた場合，経験する苦悩が少なかった[39]．

　認知行動的ストレス・マネジメントのベネフィット・ファインディングに関する効果については，乳がん[25]と前立腺がん[23]のサバイバーで調査されてき

た．双方の研究で同じ介入がなされている．そこではコーピング・スキル訓練，リラクゼーション・エクササイズ，葛藤解決，情動表現を含む週2時間，計10回のグループ・セッションが行われた．コントロール群は同様の介入であるが，短縮された教育的な半日のセミナーに参加した．前立腺がんの研究では，2週間後の追跡調査で実験群にはベネフィット・ファインディングの向上がみられたが，コントロール群にはみられなかった[23]．乳がんの研究では，6か月後と12か月後の追跡調査で，介入によるベネフィット・ファインディングへの有益な効果がみられた[25]．また介入によって，QOL[23]や情動的な健康の向上[25]，前向きな感情[25]という結果が出た．これらの知見から，ベネフィット・ファインディングの向上は前向きな心理状態という結果に関係していることが示唆される．しかしながら，ベネフィット・ファインディングがこういった結果に寄与しているのかということは不明である．ベネフィット・ファインディングとメンタル・ヘルスの間の相矛盾する事実を考えると，ベネフィット・ファインディングを目標とした介入を勧告するのは時期尚早であろう．ベネフィット・ファインディングが適応の向上に真に寄与するのかどうかの結論を出すのには，さらなる研究が必要である．

まとめと医療者への提言

サバイバーが，がんの経験を通じて社会的資源・個人的資源を豊かに得，コーピング・スキルも向上するという恩恵を得たと考えることはよくある．なお，若者，人種・民族的マイノリティ，より重篤な病気，より負担の強い治療計画を受ける人々で恩恵の報告がなされやすい．また，診断から時間が長いことと，コーピング戦略を積極的に用いていることは，より大きな恩恵をもたらす．ベネフィット・ファインディングが現実の変化なのか動機付けされた幻想なのかという議論は，ある意味では重要ではない．もしもサバイバーがベネフィット・ファインディングによって，かすかな希望が強められ，苦悩に意味を見出し，がんによってもたらされたダメージによりスムーズに対処していけると思えるのであれば，そこには価値があるのである．これがベネフィット・

ファインディングの直感的な魅力であり，おそらく心理的適応に関連付けられるような強固なエビデンスがないにもかかわらずベネフィット・ファインディングの介入がなされてきたことの理由である．医療者はベネフィット・ファインディングに対して，報告された恩恵を拒絶するでもなく，がん経験に楽天的な解釈を押しつけるでもない，中道的なアプローチをとるのがよいだろう．医療者は患者の報告する恩恵を認めるべきだが，一方で患者は恩恵を発見すべきだ，といった印象を与えるべきではない．最終的に，がんが人生において前向きな変化を起こしたのかどうかを決めるのはサバイバー自身である．

■引用文献

1) Armstrong L, Jenkins S. *It's Not About the Bike : My Journey Back to Life*. New York：G.P. Putnam's Sons；2000.
2) Sears SR, Stanton AL, Danoff-Burg S. The yellow brick road and the emerald city：benefit finding, positive reappraisal coping, and posttraumatic growth in women with early-stage breast cancer. *Health Psychol*. 2003；22（5）：487-497.
3) American Psychiatric Association. *Diagnostic and Statistical Manual of Mental Disorders*. 4 th ed. Washington, DC：Author；1994.
4) Shelby, RA, Golden-Kreutz DM, Andersen BL. Mismatch of posttraumatic stress disorder（PTSD）symptoms and DSM-Ⅳ symptom clusters in a cancer sample：exploratory factor analysis of the PTSD Checklist-Civilian Version. *J Trauma Stress*. 2005；18（4）：347-357.
5) Butler LD, Koopman C, Classen C, Spiegel D. Traumatic stress, life events, and emotional support in women with metastatic breast cancer：cancer-related traumatic stress symptoms associated with past and current stressors. *Health Psychol*. 1999；18（6）：555-560.
6) Koopman C, Butler LD, Classen C, et al. Traumatic stress symptoms among women with recently diagnosed primary breast cancer. *J Trauma Stress*. 2002；15（4）：277-287.
7) Janoff-Bulman R, Frieze IH. A theoretical perspective for understanding reactions to victimization. *J Soc Issues*. 1983；39（2）：1-17.
8) Taylor SE. Adjustment to threatening events：a theory of cognitive adaptation. *Am Psychol*. 1983；38：1161-1173.
9) Lewis CS. *A Grief Observed*. New York：Barton；1961.
10) Jim HS, Richardson SA, Golden-Kreutz DM, Andersen BL. Strategies used in coping with a cancer diagnosis predict meaning in life for survivors. *Health Psychol*. 2006；25（6）：753-761.

11) Tedeschi RG, Calhoun LG. Posttraumatic growth : conceptual foundations and empirical evidence. *Psychol Inq.* 2004 ; 15 (1) : 1-18.
12) Park CL, Cohen LH, Murch RL. Assessment and prediction of stressrelated growth. *J Pers.* 1996 ; 64 (1) : 71-105.
13) Davis CG, Nolen-Hoeksema S, Larson J. Making sense of loss and benefiting from the experience : two construals of meaning. *J Pers Soc Psychol.* 1998 ; 75 (2) : 561-574.
14) Zoellner T, Maercker A. Posttraumatic growth in clinical psychology — a critical review and introduction of a two component model. *Clin Psychol Rev.* 2006 ; 26 (5) : 626-653.
15) Schaefer JA, Moos RH. Life crises and personal growth. In : Carpenter BN, ed. *Personal Coping : Theory, Research, and Application.* Westport, CT : Praeger ; 1992 : 149-170.
16) Andrykowski MA, Brady MJ, Hunt JW. Positive psychosocial adjustment in potential bone marrow transplant recipients : cancer as a psychosocial transition. *Psycho-Oncol.* 1993 ; 2 : 261-276.
17) Collins RL, Taylor SE, Skokan LA. A better world or a shattered vision? Changes in life perspectives following victimization. *Soc Cognit.* 1990 ; 8 : 263-285.
18) Thompson SC, Pitts J. Factors relating to a person's ability to find meaning after a diagnosis of cancer. *J Psychosoc Oncol.* 1993 ; 11 (3) : 1-21.
19) Tomich PL, Helgeson VS. Is finding something good in the bad always good? Benefit finding among women with breast cancer. *Health Psychol.* 2004 ; 23 (1) : 16-23.
20) Carpenter JS, Brockopp DY, Andrykowski MA. Self-transformation as a factor in the self-esteem and well-being of breast cancer survivors. *J Adv Nurs.* 1999 ; 29 (6) : 1402-1411.
21) Cordova MJ, Cunningham LL, Carlson CR, Andrykowski MA. Posttraumatic growth following breast cancer : a controlled comparison study. *Health Psychol.* 2001 ; 20 (3) : 176-185.
22) Lechner SC, Carver CS, Antoni MH, Weaver KE, Phillips KM. Curvilinear associations between benefit finding and psychosocial adjustment to breast cancer. *J Consult Clin Psychol.* 2006 ; 74 (5) : 828-840.
23) Penedo FJ, Dahn JR, Molton I, et al. Cognitive-behavioral stress management improves stress-management skills and quality of life in men recovering from treatment of prostate carcinoma. *Cancer.* 2004 ; 100 (1) : 192-200.
24) Tedeschi RG, Calhoun LG. The Posttraumatic Growth Inventory : measuring the positive legacy of trauma. *J Trauma Stress.* 1996 ; 9 (3) : 455-471.
25) Antoni MH, Lehman JM, Kilbourn KM, et al. Cognitive-behavioral stress management intervention decreases the prevalence of depression and enhances benefit finding among women under treatment for early-stage breast cancer. *Health Psychol.* 2001 ; 20 (1) : 20-32.
26) Behr SK, Murphy DL, Summers JA. *User's Manual : Kansas Inventory of Parental*

Perceptions. Lawrence：University of Kansas；1992.
27) Wortman CB. Posttraumatic growth：progress and problems. *Psychol Inq*. 2004；15：81-90.
28) McFarland C, Alvaro C. The impact of motivation on temporal comparisons：coping with traumatic events by perceiving personal growth. *J Pers Soc Psychol*. 2000；79(3)：327-343.
29) Taylor SE, Brown JD. Illusion and well-being：a social psychological perspective on mental health. *Psychol Bull*. 1988；103(2)：193-210.
30) Albert S. Temporal comparison theory. *Psychol Rev*. 1977；84：485-503.
31) Widows MR, Jacobsen PB, Booth-Jones M, Fields KK. Predictors of posttraumatic growth following bone marrow transplantation for cancer. *Health Psychol*. 2005；24(3)：266-273.
32) Weiss T. Posttraumatic growth in women with breast cancer and their husbands：an intersubjective validation study. *J Psychosoc Oncol*. 2002；20(2)：65-80.
33) Manne S, Ostroff J, Winkel G, Goldstein L, Fox K, Grana G. Posttraumatic growth after breast cancer：patient, partner, and couple perspectives. *Psychosom Med*. 2004；66(3)：442-454.
34) Klauer T, Ferring D, Filipp S. "Still stable after all this . . . ?"：temporal comparisons in coping with severe and chronic illness. *Int J Behav Dev*. 1998；22：339-355.
35) Schulz U, Mohamed NE. Turning the tide：benefit finding after cancer surgery. *Soc Sci Med*. 2004；59(3)：653-662.
36) Cruess DG, Antoni MH, McGregor BA, et al. Cognitive-behavioral stress management reduces serum cortisol by enhancing benefit finding among women being treated for early stage breast cancer. *Psychosom Med*. 2000；62(3)：304-308.
37) Carver CS, Antoni MH. Finding benefit in breast cancer during the year after diagnosis predicts better adjustment 5 to 8 years after diagnosis. *Health Psychol*. 2004；23(6)：595-598.
38) Helgeson VS, Reynolds KA, Tomich PL. A meta-analytic review of benefit finding and growth. *J Consult Clin Psychol*. 2006；74(5)：797-816.
39) Stanton AL, Danoff-Burg S, Sworowski LA, et al. Randomized, controlled trial of written emotional expression and benefit finding in breast cancer patients. *J Clin Oncol*. 2002；20(20)：4160-4168.

6 がん後のセクシュアリティと性的愛情表現

Sexuality and Intimacy After Cancer

Leslie R. Schover, PhD

要旨

　現在米国のがんサバイバー120万人のうち50％が乳がん，前立腺がん，婦人科がん，大腸がんの経験者である．この約50万人の男女のうち少なくとも半数が，受けたがん治療に直接関連した，長期にわたる深刻な性機能障害に悩んでいる．最も多い症状としては性欲の喪失，男性の勃起障害（ED），女性での腟乾燥，こわばり，性交痛がある．短期の心理教育学的介入により良好な結果が得られることが最近の研究で報告されているが，大多数のがんサバイバーは自分の性的問題に関して専門家や多職種によるケアを受けていない．

がん関連の性的問題の有病率と類型

　性的問題は乳がんと婦人科がんサバイバーのうち少なくとも50％にみられ，前立腺がんの男性サバイバーでは最大90％にみられる[1,2]．大腸がんの治療後では，外科手術の術式，性別，年齢にもよるが，30〜70％の患者が性生活の質の低下を経験する[1]．米国国立がん研究所のがんサバイバーシップ室によると，現在米国で生存している約120万人のがんサバイバーのうち，このような性機能障害を伴いうる部位のサバイバーが50％を占める[3]．骨盤内や乳房以外の部位のがんで生じる性機能障害の割合は低いが，少なくとも20％の男女が

がん治療後に新たな性的問題が生じたと報告する[1]．

男性にも女性にも当てはまる典型的な機能障害としては，性欲の喪失や性的興奮・快感を得づらいことが挙げられる．その他，勃起障害は男性によく生じる問題であり，女性においては突然の閉経に伴う性的変化——腟の伸縮性や腟潤滑液の減少，その結果生じる性交時痛がみられる[4]．オーガズム達成困難は男性に比して女性でよりみられるが，それは性欲や性的興奮が少ないことに付随する問題であることがままある[1]．

表6-1は，がんとその治療に関連した性的問題として多いものと，それらを引き起こす最も典型的な要因についてまとめたものである．これらの問題の大多数は性的機能の基にあるホルモン系・神経系・血管という循環器系の損傷

表6-1　がん関連の性的問題

問題	男性に多い決定的要因	女性に多い決定的要因
性欲が全般的に喪失してしまう（性交渉時の主観的な快感の喪失を含む）	・勃起障害の心理的苦痛 ・処方されている薬物：抗うつ薬，抗不安薬，制吐薬，オピオイド系鎮痛薬，降圧薬 ・倦怠感 ・抑うつ ・進行前立腺がんに対する抗アンドロゲン療法 ・がん治療後の性機能低下	・性交疼痛による性交渉の回避 ・処方されている薬物：抗うつ薬，抗不安薬，制吐薬，オピオイド系鎮痛薬 ・卵巣機能不全による性ホルモン低下（可能性）：両側卵巣切除，骨盤への放射線照射，大量化学療法もしくはアルキル化薬による化学療法（36歳以上で多い） ・自分の性的魅力に関する心理的苦痛 ・抑うつ ・倦怠感
男性の勃起機能障害（ED），女性の腟乾燥・腟のこわばり・性交痛	・拡大手術による骨盤神経の損傷（根治的前立腺切除術，膀胱全摘術，骨盤内臓全摘術，腹会陰式切除術） ・根治術あるいは骨盤への放射線治療による男性器の血管への損傷 ・性機能低下（抗アンドロゲン療法，大量化学療法，小児白血病における精巣への放射線治療） ・合併症（糖尿病，高血圧，心血管疾患）による小血管の障害に関連するもの	・卵巣機能不全によるエストロゲンの減少：両側卵巣摘出術，骨盤への放射線療法，大量もしくはアルキル化薬による化学療法（36歳以上で多い） ・がんが閉経後に生じたためエストロゲン補充療法を中断すること ・放射線治療による腟内粘膜・内壁への局所的影響（伸縮性，腟潤滑液の減少，放射線による潰瘍，腟の癒着または狭窄） ・化学療法中の腟の急性粘膜症 ・腟の移植片対宿主病（この症候群を呈する女性の20％以上に当てはまる）

（つづく）

と関連している．残念ながら，これらの損傷は深刻で長引くものであることが多い．がん後の情動的苦悩とは異なり，性機能障害は時が経つにつれ改善するものではなく，適切な介入が行われなければ回復しない問題なのである[1]．**表6-1**に挙げられている要因は，リスト上部が最も頻度が高く，リスト下部に至るにしたがって頻度は少なくなる．

> ◆ **事例 6-1**
>
> ボブは 61 歳のアフリカ系の工場労働者で，病期 B，グリーソン・スコア (Gleason score) 6 の前立腺がんと診断された．彼は両側神経温存前立腺全摘手術を受けたが，回復の後，自分が勃起した固いペニスを維持できないことを知って非常に落胆した．性的に興奮するとほんの少し膨張するだけで，勃起と

表 6-1　（つづき）

問題	男性に多い決定的要因	女性に多い決定的要因
オーガズムに達するのが難しい（快感と感覚を得るのが難しい）	・勃起を伴わないオーガズムの経験がない，もしくは経験したくない ・進行前立腺がんにおける抗アンドロゲン療法による性的な刺激・快感の減少 ・脊髄・脳髄の腫瘍による性的経路妨害 ・全摘出手術による性感帯の喪失	・性交渉時にがん関連イメージやがんが意識されて気が散り，性的興奮の邪魔になる ・乳房切除や外陰部切除による性感帯の喪失 ・脊髄・脳髄の腫瘍による性的伝導路の妨害
精液射精のないオーガズム	・骨盤部の外科手術による前立腺および精嚢の切除（前立腺全摘出，膀胱切除，骨盤内容全摘術） ・前立腺がんの放射線治療による前立腺，精嚢損傷のため精液が産生されない ・抗アンドロゲン療法による精液産生の減少 ・外科手術により後腹膜の交感神経節が損傷される（精巣がんにおける後腹膜リンパ節郭清術もしくは化学療法後の残存腫瘍摘出術） ・外科手術による S 状結腸付近の交感神経損傷	・女性には該当しない

呼べる程度まで維持することができなかったのである．ボブの泌尿器科担当医はタダラフィル[*1]を処方したが，5回中1回成功するかどうかで，挿入に十分な勃起にはつながらなかった．

ボブは同じマンション棟に住むある女性と長い期間，関係を持っていたが，ほかの女性とも時々デートしていた．がんと診断されるまで彼はより若い女性を惹きつける魅力がある自分に誇りを持っていたが，今では自分のEDに非常に当惑し（また自分の住む地域でゴシップとなることを恐れるあまり），新しく女性をデートに誘うことができなくなってしまった．恋人はボブに結婚を迫っていたが，彼のほうはそこまでの覚悟はできていなかった．ボブは恋人のことを，いい人だが，愛撫はほとんどしてくれないし，ふつうのセックスとは正常位で行うものだと信じているような「教会通いの善女」と表現した．

ボブは支援グループに参加し，ほかのサバイバーと自分の問題について語りあい，再び泌尿器科担当医を受診した．治療の代替案について長い議論をしたあと，ボブは膨張性の補充物をペニスに移植する手術を受けることにした．結果は技術的にも心理社会的にも素晴らしいものであった．ボブは再び「本物の男」の気分を味わった．がん以前に比べて勃起が少なくとも1インチ（約2.54 cm）短いことが残念ではあったが，ボブの勃起は固く，また様々な体位で性交を楽しむことができるようになった．困った出来事はひとつだけ，亀頭の皮膚に炎症を起こしたことがあったということである．それはパートナーを喜ばせようとして自分のオーガズムの後20分間もペニスを突き立て続けたためだと，彼はインタビューで語っている．ボブは今や，今後の出会いでは量よりも質を大事にしようという意見である．

診断と治療の選択肢

表6-2は，がん関連性的機能障害に対する現在の診断および治療選択肢をまとめたものである．ここに挙げたサービスのうちいくつかは限られた時期のみに当てはまる．たとえば，カウンセリング（初期診療を行う医師の診断時に行われる）がそれにあたる．カウンセリングは患者自身が性的機能を保存するようながん治療が自分に実行可能かどうか考える手助けをする．一方，治療期

[*1] シアリス®．PDE5阻害作用を持つED治療薬（p. 59参照）．

表 6-2 がん関連の性的問題に対する診断と治療オプション

選択肢	がん診断から治療開始まで	積極的がん治療中	積極的がん治療後
性機能保存の可能性のあるがん治療選択のためのカウンセリング	○		
性歴の評価と現在の機能/懸念	○	○	○
性的懸念に対する個別カウンセリング	○	○	○
性的懸念に対するカップル・カウンセリング	○	○	○
性的懸念に対するピア[*2]・カウンセリング	○	○	○
性的懸念に対するグループ・カウンセリング		○	○
器質的な勃起障害の原因のスクリーニング(ドプラ法,RigiScan による検査など)	○	○	○
性行為中の痛みの原因のスクリーニング(必要に応じて内診や画像検査)	○	○	○
性欲喪失に関与する要因のスクリーニング(ホルモンレベルの測定,抑うつ,倦怠感,薬物の副作用,ボディ・イメージ,関係性の葛藤など)	○	○	○
勃起障害(ED)の医学的治療〔PDE5 阻害薬(ED治療薬),陰圧式勃起補助具,陰茎注射療法など〕			○
ED の外科的手術(陰茎補充物,陰茎弯曲矯正)			○
ED 治療を性生活に取り入れるためのカップル・カウンセリング			○
性交疼痛の医学的治療(腟湿潤液に関するカウンセリング,保湿剤,局所的ホルモン療法,腟拡張器,男性への α 遮断薬使用など)			○
性的疼痛の外科的手術(癒着剥離術,腟再建,尿道狭窄治療など)			○
移植片対宿主病による腟の瘢痕の評価と治療			○

間中の患者にいつでも関連するサービスもある.たとえば性欲喪失の悩みを評価することがそれにあたる.これらの問題の大多数には器質的な障害と性機能障害による情動面への影響が関わっているため,婦人科系または泌尿器科系の診断と,精神腫瘍学とセックス・セラピー療法の訓練を受けたメンタル・ヘルスの専門家によるカウンセリングを組み合わせた治療計画が最適となる.残念

---
*2 サバイバー同士によるカウンセリング.

ながら，そのような治療計画はとりわけ時間のかかるメンタル・ヘルス・サービスに関しては民間保険では十分に償還されないことがある．大規模ながんセンターあるいは都市部以外では知識が豊富な医療従事者を見つけることは困難で，実際，多職種が関わるがん関連の性機能不全の治療が行える診療所は非常にまれである．

性的機能障害について支援を求める男女は少ない

　疾患の有無にかかわらず29か国27,500人，40〜80歳までの成人を対象とした調査が行われた．質問紙を用いて，性的問題の有無，およびそのために医療機関から援助を受けようとしたかどうかの回答を求めた[5]．結果，性的問題と援助希求行動の割合に地域によるそれほどの違いはなかった．全体として男性の43％，女性の49％が前年に持続的な性的問題があったと報告したが，医学的援助を求めたのは性的問題を抱えた人のうち男性では18％，女性では19％に過ぎなかった．心理的援助を求めた人はさらに少なかった（1〜12％）．英語圏（カナダ・米国・豪州・ニュージーランド・南アフリカ）の回答者の半数が，医師は患者の性的機能についてルーチンとして尋ねるべきだと答えたが，前年に医師からセクシュアリティについて訊かれたことのある人はいずれの性別でも10％に過ぎなかった．

　しかしながらPDE5阻害薬（ED治療薬）の発売と普及によって，より多くの男性がEDのために医師を受診するようになった．先進国8か国で4,422人のEDを患う男性を対象とした調査によると，そのうち58％が受診しており，41％がPDE5阻害薬を具体的に要求していた[6]．診療所で行われた別の国際調査によると，調査対象となったEDの男性患者1,930人のうち46％が援助を求めたことがあり，うち56％が米国人であった[7]．

がん関連の性的機能障害についての援助希求行動（男性）

がん治療後のEDのために援助を求める男性の割合は，がんに関連なくEDを発症した患者における援助希求行動の割合に近い．クリーブランド・クリニック基金のデータベースによると，局所にとどまる前立腺がんの治療後の男性1,200人のうち，59％がEDの治療を試したことがあり，52％がPDE5阻害薬の使用を望んでいた[8]．前立腺がん予後調査による5年データもそれに極めて似ており，全体としてEDの援助希求行動の割合は52％であった[9]．この2つの調査では，前立腺がんサバイバーのPDE5阻害薬使用が成功裏に終わることは少なく，しかしより侵襲性の高い治療を試すことは望まないサバイバーが多数であると結論付けている．実際にEDの治療を試した人も高い確率で処方通りの服薬をしなくなる[8,9]．最近のレビュー論文も以上の2研究と結論が一致しており，前立腺がん後の性機能障害の治療を試みようとしているカップルの性的満足を向上させるためには，より広範なセックス・リハビリテーションの生物心理社会的モデルが必要であることを示唆している[10]．

男性のための介入

筆者らは，前立腺がん後の性的機能障害に対して短期の包括的な心理教育的介入を提供する試みを行ってきているが，結果，少なくとも短期では，参加した男性とそのパートナーの性的満足度と，EDの薬物治療を受ける男性の割合を有意に向上させることを示してきた[11]．介入はパートナーも対象とするもので，カップルの間で性的コミュニケーションと愛情表現を増やすこと，女性の更年期障害への対処，パートナーにED治療への同意を得ること，カップル間の性的な決まりごとに新しい治療を調和させる際のトラブルシューティング，といったものに焦点を当てている．筆者らはこのプログラムをより安価かつ簡便に普及させるために，インターネット版の評価を行っているところである．

がん関連の性的機能障害についての援助希求行動（女性）

　女性の場合，性的問題の援助希求行動には，さらに高い障壁があるようである．インターネット調査に回答した高学歴の米国女性たちでさえ，性的問題を抱えた人の40％しか医療専門家に相談しなかった[12]．その下位集団のうち，医師が自分の性的問題について親身に聴いてくれたと答えた人は半数以下であり，何らかの治療方法がとられたのは14％に過ぎなかった．この問題については42％が婦人科医を，24％が総合医を受診した．

　元々混雑した腫瘍内科で，さらに時間的なプレッシャーを感じながらでは，女性のがんサバイバーが受ける性的問題のケアは，なおいっそう行き届かず終わる傾向にある．包括的がんセンターの患者教育部門による2002年の調査では，セクシュアリティに関するカウンセリングを提供している施設は14％に過ぎなかった[13]．閉経前の乳がんと診断されたノースウェストの高学歴女性166人のうち，性機能の子細について直接話し合えなかったのは当然としても，閉経が早まることについてさえ，医師から説明を受けたと答えた人は68％にとどまった[14]．同様の回答者を対象とした豪州の調査でも，86％の女性が腫瘍内科医と閉経について話しあう機会はあったと答えたが，多くは受けた情報の量とタイミングに対して不満を抱いていた[15]．乳がん治療を受けた39名のレズビアンとバイセクシュアルを対象としたインタビューでは，彼女らの72％は腫瘍内科医に対して自ら性指向（sexual orientation）について開示していたが，医療者から患者の性指向に関して尋ねることは全くないことが明らかになった[16]．セックス・カウンセリングのためばかりではなく，レズビアンの女性は乳がん・心血管疾患・抑うつのリスクが高いため，医療者が女性の性指向を把握しておくことは重要である[17]．

　他の英語圏の先進国においても状況は似たようなものである．英国では，多職種のオンコロジー・チームのメンバーによる調査で，患者が性的問題について話し合える相手はしばしば専門看護師のみであるということがわかった[18]．同じ研究者らによる卵巣がんの女性をケアする医療者を対象とした調査では，患者とセクシュアリティについて話し合ったのは腫瘍専門医の25％，看護師

では 20% に過ぎなかった．この話題を持ち出せない大きな理由は，知識がないこと，支援や治療を依頼するリソースが不足していることである[19]．豪州の複数の放射線治療施設で行われた調査では，腟拡張器が腟狭窄を予防するという点に関してコンセンサスがあるにもかかわらず[20]，がん治療後の腟狭窄の有病率の認識や腟拡張器を使用する女性にどのようなアドバイスをするかについては一貫してさえいないことがわかった[21]．さらに，腟がんおよび子宮頸がんの長期サバイバー 200 人を対象とした最近の調査では，62% がオンコロジー・チームとセクシュアリティについて話し合ったという記憶を持っていなかった[22]．追跡調査の平均期間は 27 年であったにもかかわらず，これらの女性は，何らかのカウンセリングを受けたことがある人たちに比べて深刻な性的問題を経験していることが多い．

女性のための介入

がん後の女性の性機能を向上させるため介入を試みた研究は少ない．カナダのグループは主として若い女性のために，腟拡張器に慣れさせ，望ましい使用回数に近づけるための支援と教育を行った[23]．結果，看護師による短期間の介入で乳がんサバイバーの性的機能が向上し，更年期障害が減少することがわかった[24]．アフリカ系米国人の乳がんサバイバーを対象とした調査では，ワークブックに記載した内容に基づいた 3 回のピア・カウンセリングが同様の結果をもたらしている[25]．早期の婦人科系がんのサバイバーに対して行われたパイロット的な心理教育的プログラムは，ハンドアウトを用い，心理士の 3 回のカウンセリングを受けるものであったが，性的機能の向上に役立った[26]．これらのプログラムで決定的だったのは性器の解剖学的構造，機能，がん治療の影響について女性に正確な情報を伝えることであったといえる．女性サバイバーが自分の性的ニーズを満たすためには，ことにパートナーとともに取り組めるよう，サバイバーを力づけ励ますこともまた重要な点である．がんを患うことで，パートナーにとっての自分の性的魅力が減るのではないかという恐怖に，サバイバーが打ち勝つためである．

◆ 事例 6-2

　ジェニーは 59 歳女性で，1 日 2 箱のたばこを 40 年間吸い続けてきたのち，膀胱がんを発症した．回腸導管尿路変更術を伴う膀胱全摘術を受けた．腫瘍が広範であり，膀胱・尿道を含め腟前壁を一括切除された．腟は両壁を垂直に縫い合わせる形で再建され，奥行きは適度だが幅は狭くなった．

　ジェニーと夫は，がん診断までは何の問題も無く，だいたい週に 1～2 回セックスをしていた．外科手術後にセックスを再開しようとしたとき，ジェニーはクリトリスへの愛撫を楽しみオーガズムに達することはまだできるが，性交時に挿入しようとすると，腟が乾燥して狭く，たいへんな苦痛を伴うことに気がついた．ジェニーは閉経後であったため，エストラジオールが微量・持続で分泌する腟内リングが処方された．同時に，長さと直径が人差し指大のものから勃起したペニスの大きさまでの，4 つの腟拡張器セットを渡された．セックス・カウンセラーがジェニーに腟入口の筋肉の認識の仕方と，それを緊張させたり弛緩させたりする方法を教えた．ジェニーはリラックスすると，乾燥と摩擦を最小化するため水様の腟湿潤剤を用い，最も小さい腟拡張器を入れることができた．数週間後にはより大きな拡張器を，痛みを感じることなく入れることができるようになった．そのあとジェニーは夫の手を取って自分でリラックスするよう努めながら，湿潤剤を付けた拡張器の装着方法を夫に教えた．2 か月のうちにジェニーは再び性交を楽しむことができるようになった．低用量の腟内エストロゲンは続けているが，セックスのときには，挿入の方向と深さをジェニー自身でコントロールできる体位を取ると，彼女は自己コントロール感をより持てるようになった．

結論

　がん関連の性的問題の有病率と原因については多くのことがわかってきており，多くの患者が短期のカウンセリングによって性的機能の向上を報告してきてはいるが，それでもなお，がんサバイバーにとって性的介入をより身近なものにするにはまだまだ道が遠いといえる．

■引用文献

1) Schover LR. Reproductive complications and sexual dysfunction in the cancer patient. In：Chang AE, Ganz PA, Hayes DF, et al., eds. *Oncology：An Evidence-Based Approach*. New York：Springer-Verlag；2005：1580-1600.
2) Schover LR, Fouladi RT, Warneke CL, et al. Defining sexual outcomes after treatment for localized prostate cancer. *Cancer*. 2002；95：1773-1785.
3) Cancer survivorship research. National Cancer Institute Office of Cancer Survivorship Web site. http：//www.cancercontrol.cancer.gov/ocs/prevalence/prevalence.html. Accessed November 13, 2008.
4) Ganz PA, Rowland JH, Desmond K, et al. Life after breast cancer：understanding women's health-related quality of life and sexual functioning. *J Clin Oncol*. 1998；16：501-514.
5) Moreira ED, Brock G, Glasser DB, et al. Help-seeking behaviour for sexual problems：the Global Study of Sexual Attitudes and Behaviors. *Int J Clin Pract*. 2005；59：6-16.
6) Rosen RC, Fisher WA, Eardley I, et al. The multinational Men's Attitudes to Life Events and Sexuality (MALES) study：I. prevalence of erectile dysfunction and related health concerns in the general population. *Curr Med Res Opin*. 2004；20：607-617.
7) Shabsigh R, Perelman MA, Laumann EO, Lockhart DC. Drivers and barriers to seeking treatment for erectile dysfunction：a comparison of six countries. *BJU Int*. 2004；94：1055-1065.
8) Schover LR, Fouladi RT, Warneke CL, et al. The use of treatments for erectile dysfunction among survivors of prostate carcinoma. *Cancer*. 2002；95：2397-2407.
9) Stephenson RA, Mori M, Hsieh Y, et al. Treatment of erectile dysfunction following therapy for clinically localized prostate cancer：patient reported use and outcomes from the Surveillance, Epidemiology, and End Results Prostate Cancer Outcomes Study. *J Urol*. 2005；174：646-650.
10) Matthew AG, Goldman A, Trachtenberg J, et al. Sexual dysfunction after radical prostatectomy：prevalence, treatments, restricted use of treatments, and distress. *J Urol*. 2005；174：2105-2110.
11) Canada AL, Neese L, Sui D, Schover LR. A pilot intervention to enhance sexual rehabilitation for couples after treatment for localized prostate cancer. *Cancer*. 2005；104：2689-2700.
12) Berman L, Berman J, Felder S, et al. Seeking help for sexual function complaints：what gynecologists need to know about the female patient's experience. *Fertil Steril*. 2003；79：572-576.
13) Tesauro GM, Rowland JH, Lustig C. Survivorship resources for posttreatment cancer survivors. *Cancer Pract*. 2002；10：277-283.
14) Duffy CM, Allen SM, Clark MA. Discussions regarding reproductive health for young women with breast cancer undergoing chemotherapy. *J Clin Oncol*. 2005；23：766-

773.
15) Thewes B, Meiser B, Taylor A, et al. Fertility- and menopause-related information needs of younger women with a diagnosis of early breast cancer. *J Clin Oncol*. 2005；23：5155-5165.
16) Boemer U, Case P. Physicians don't ask, sometimes patients tell. Disclosure of sexual orientation among women with breast carcinoma. *Cancer*. 2004；101：1882-1889.
17) Case P, Austin SB, Hunter DJ, et al. Sexual orientation, health risk factors, and physical functioning in the Nurses' Health Study Ⅱ. *J Womens Health (Larchmt)*. 2004；13：1033-1047.
18) Catt S, Fallowfield L, Jenkins V, et al. The informational roles and psychological health of members of 10 oncology multidisciplinary teams in the UK. *Br J Cancer*. 2005. http://www.nature.com/bjc/journal/v93/n10/abs/6602816a.html. Published October 18, 2005. Accessed November 13, 2008.
19) Stead ML, Brown JM, Fallowfield L, Selby P. Lack of communication between healthcare professionals and women with ovarian cancer about sexual issues. *Br J Cancer*. 2003；88：666-671.
20) Denton AS, Maher EJ. Interventions for the physical aspects of sexual dysfunction in women following pelvic radiotherapy. *The Cochrane Library*. 2003；3：1-26. http://www.cochrane.org/reviews/en/ab003750.html. Published January 20, 2003. Accessed November 13, 2008.
21) Lancaster L. Preventing vaginal stenosis after brachytherapy for gynaecological cancer：an overview of Australian practices. *Eur J Oncol Nurs*. 2005；8：30-39.
22) Lindau ST, Gavrilova N, Anderson D. Sexual morbidity in very long term survivors of vaginal and cervical cancer：a comparison to national norms. *Gynecol Oncol*. 2007；106：413-418.
23) Jeffries SA, Robinson JW, Craighead PS, Keats MR. An effective group psychoeducational intervention for improving compliance with vaginal dilation：a randomized controlled trial. *Int J Radiat Oncol Biol Phys*. 2006；65：404-411.
24) Zibecchi L, Greendale GA, Ganz PA. Continuing education：comprehensive menopausal assessment：an approach to managing vasomotor and urogenital symptoms in breast cancer survivors. *Oncol Nurs Forum*. 2003；30：393-407.
25) Schover LR, Jenkins R, Sui D, et al. A randomized trial of peer counseling on reproductive health in African American breast cancer survivors. *J Clin Oncol*. 2006；24：1620-1626.
26) Brotto LA, Heiman JR, Goff B, et al. A psychoeducational intervention for sexual dysfunction in women with gynecologic cancer. *Arch Sex Behav*. 2008；37 (2)：317-319.

7 がんを経た後の男性セクシュアリティと妊孕性

Male Sexuality and Fertility After Cancer

Michael A. Diefenbach, PhD
Gina A. Turner, PhD
Natan Bar-Chama, MD

要旨

　セクシュアリティは我々の生活のあらゆる面に現れるものであり，我々の行動やものごとの進め方を広く規定している．がん発症は，次の3つの領域もしくは過程において男性セクシュアリティに影響する．すなわち1) セクシュアリティへのがんの直接的な影響，2) セクシュアリティへのがん治療による間接的な影響，3) 患者のセクシュアリティに対する考え方・感じ方に影響する心理社会的要因である．本章では，がんとセクシュアリティに関する研究の中で最も注目されており，かつ経験的なエビデンスの集積がある3つの領域について論じる．すなわちがんが影響を及ぼす，妊孕性(にんようせい)，勃起機能障害，ボディ・イメージである．まず導入としてこれらの問題に対して医療者がよく用いるアプローチと方法について紹介し，最後に患者と医療者間でオープンなコミュニケーションが行われることの重要性について論じる．

序論

　セクシュアリティは我々の人生のすべての側面に関わっている．結局のところそれは我々の存在理由なのである．セクシュアリティは我々の行動や物事の進め方に広く関わっている．たとえば生理学的・心理的・社会的・文化的・政

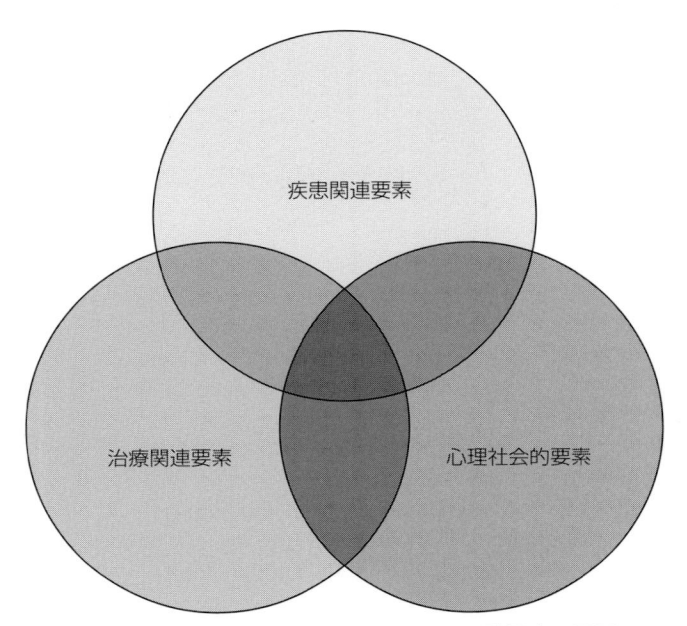

図7-1 がんを経た後のセクシュアリティに影響する要因

治的側面である.さらには哲学的・倫理的・道徳的・神学的・法的・霊的な考え方に至るまで関わっているといえる.

がんを経た後の男性セクシュアリティは重要であり,いくつかの方向からアプローチ可能な広い領域でもある.**図7-1**のベン図に,本章での筆者らのアプローチの概要を示した.

- 一番目の円「疾患関連要素」は,がんが直接セクシュアリティに影響しうることを表している.最もわかりやすい例は精巣がんである.
- 二番目の円「治療関連要素」は,がん治療のセクシュアリティへの影響を表している.例えば,患者の妊孕性に重篤な影響を与える可能性のあるアルキル化薬による化学療法の影響などが含まれる.
- 三番目の円「心理社会的要素」はセクシュアリティに対する患者の考え方や感じ方に影響する心理社会的要素のことである.身体知覚の変化,性欲喪失,男性における勃起機能障害(ED)などがそれに当たる.

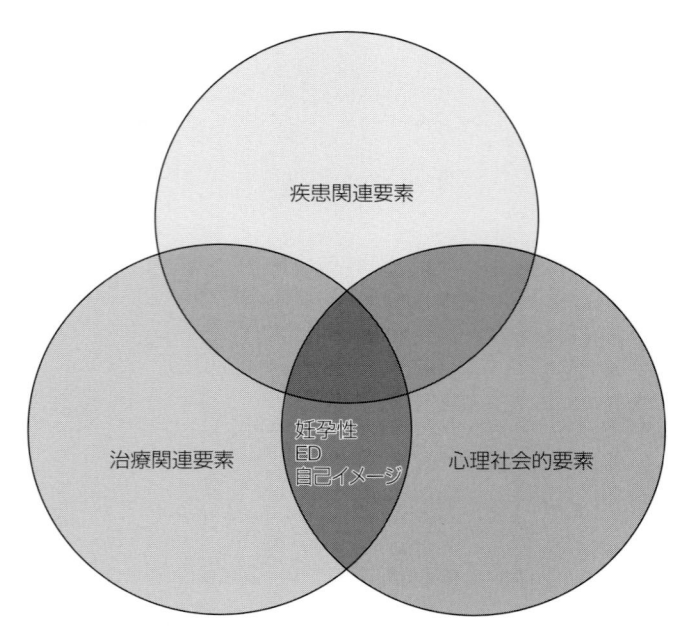

図7-2 円が重なる部分—学術研究による少なからぬエビデンスが存在する領域

3つの円が重なる部分（すなわち，ベン図の共通部分）は学術研究による少なからぬエビデンスが存在する領域である（**図7-2**）．なお，年齢のようにセクシュアリティに影響することがわかっている別の普遍的要素は，この組織図にすでに一部として組み込まれている．

セクシュアリティとがんとに関わる問題は，高齢の人々のみの問題というわけではない．例えば精巣がんは平均して20～34歳の男性に発症し，この年代では非常に一般的で，すべての悪性疾患の19%を占める．幸いにも精巣がんの治癒率は高い．放射線療法と化学療法により90%を超える患者が治癒し，がんが再発する確率（それも病巣と反対側の精巣に再発する場合が多い）は約5%に過ぎない．

妊孕性温存

　妊孕性は若い男性にとって重大な懸念事項である．妊孕性に直接影響を与えるがんとして，精巣がん，リンパ腫（例：ホジキン病および非ホジキンリンパ腫），白血病，軟部肉腫が挙げられる．これらのがんは，程度は様々であるが無精子症（精子濃度がゼロとなる）または精子減少症（精液1mL当たりの精子が2千万以下となる）の可能性と結び付いている．その確率は以下のとおりである[1]．

▶精巣がん患者の28％
▶ホジキン病患者の25％
▶白血病患者の57％

　妊孕性温存の一例を精巣がん患者の治療にみることができる．放射線治療や化学療法，外科手術を追加することにより将来的に妊孕性が損なわれる．そこで妊孕性の低下を回避または防ぐために，抗がん治療を行わず慎重に経過観察するという方策もとられるようになってきた．さらに近年では，精子形成とホルモン機能を保護する目的で睾丸全摘手術の代わりに睾丸腫瘍の部分切除による精巣温存術を含む新しいアプローチが散発的に行われている[2]．しかしながら残存した睾丸組織における再発リスクがまだ不明であるという懸念がこの実験的アプローチにはある．

　予防的あるいは診断目的で後腹膜腔リンパ節郭清術を受けた精巣がん患者，同様に後腹膜リンパ節転移があり治療的にリンパ節郭清術が行われた患者でも，骨盤部を支配する自律神経に損傷が生じる場合がある．この余波を最小化させるために手術用テンプレートが開発され適宜用いられてはいるが，それでも常にうまくいくわけではない．交感神経系への損傷は射精不能（不能症），すなわち不妊という結果を起こしうる．しかし副交感神経はそのまま残るため，勃起機能の変化は起こらない．このような患者における不能症およびそれに由来する不妊症に対しては，電気射精（全身麻酔で行われる手術で神経を電気的に直接刺激し射精させる），もしくは手術で睾丸から直接精子を採取するという方法がある．これらの技術により，卵細胞質内精子注入法（intracytoplasmic sperm injection；ICSI）といった先進生殖工学で用いるだけの十分な精子を採取することができる．なお ICSI の成功において重要な要因は女性の年齢であり，精子の出所は関係しない．

セクシュアリティへのがん治療による影響

治療の向上によって，ますます多くのがんサバイバーが，セクシュアリティと妊孕性の問題に直面するようになってきた．表7-1 は様々ながんと治療に伴う妊孕性の転帰をまとめたものである[3]．

妊孕性温存の方法およびそれに関連する事柄を考慮せざるを得ない腫瘍内科医のために，米国臨床腫瘍学会（the American Society of Clinical Oncology；ASCO）は 9 人による委員会を設立しガイドラインの一覧を発表した[4]．委員会は症例報告，コホート研究，小規模な非ランダム化試験を含む 276 の論文をレビューした．大規模なランダム化試験研究は不足している．

ASCO 委員会ではまず，妊孕性温存に関してがん患者自身に十分な関心があるのかどうかが調査・検討され，妊孕性温存が彼らにとってきわめて重要な問題であることが見出された．患者は血のつながった子どもを持ちたいと望んでおり，その思いはとりわけ治癒した患者において強かった．しかしながら家族計画に関しては，患者自身の寿命の短縮，潜在的な生殖障害，あるいは子どもががんになるリスクという懸念が生じる可能性がある．表7-2 には妊孕性温存に関連する様々な方法を比較しまとめた[4]．

委員会の結論としては，がん治療の間に不妊になることはがんサバイバーの苦悩の重要な原因となる．今後の不妊を心配するあまり，消極的ながん治療が選択されやすくなる．

また委員会では小児患者のための特別な条件も検討され，両親または養育者からインフォームド・コンセントを必ず得なければならないとされた．不妊になる可能性が理解されていれば，小児患者の将来の妊孕性は，精子を採取しておくことによって温存できるかもしれない．患者が将来のある時点で子どもを持つかどうかという選択をする余地が残せることになる．

表 7-1 腫瘍の種類，治療，治療後の妊孕性

腫瘍の種類	治療	治療後の妊孕性
精巣がん	シスプラチン/カルボプラチン	55％に長期的無精子症
	シスプラチン 400 mg/m² ＋イホスファミド 30 g/m²	1 年以内に 64％，3〜5 年以内に 80％が正常に精子産生
ホジキン病	MVPP	無精子症は 90％超
	MOPP（3 コース）	5 コース以上に比べて回復が有意に高い
	ABVD	一時的な無精子症（18 か月で正常精子数に回復）；1 年後には 90％が正常精子産生
骨肉腫	イホスファミド 46 g/m²＋シスプラチン 560 mg/m²＋ドキソルビシン＋メトトレキサート	高容量のイホスファミド療法の患者は無精子症を発症することが多い
ユーイング肉腫または軟部肉腫	CYADIC/CYVADIC	40％の男性が治療後 5 年以内に正常精子レベルまで回復
直腸がん	骨盤への放射線治療（50 Gy）	永続的不妊または内分泌障害の危険が高い（性腺機能低下）
前立腺がん	小線源治療（恥骨融合部位で 10 mR/h の被曝）	精子数に変化なし
	外照射での放射線治療（前立腺部位に 70 Gy）	精子形成の損傷
膀胱上皮がん	膀胱内へ BCG 点滴注入	精子欠乏症
甲状腺がん	放射性ヨードの大量投与による治療	不妊のエビデンスなし

MVPP：ムスチン，ビンブラスチン，プロカルバジン，プレドニゾロン
MOPP：メクロレタミン，ビンクリスチン，プロカルバジン，プレドニゾン
ABVD：アドリアマイシン，ブレオマイシン，ビンブラスチン，ダカルバジン
CYADIC：シクロホスファミド，ドキソルビシン，ダカルバジン
CYVADIC：シクロホスファミド，ビンクリスチン，ドキソルビシン，ダカルバジン
BCG：Bacillus Calmette-Guerin

　ASCO 委員会では妊孕性温存のために治療開始前の精子の冷凍保存（将来に使用可能にするための冷凍）を提案することを推奨している．これは最も成功率が高く経験的にも妥当性のある方法である．ほかには，ホルモンレベルを操作し性腺保護する[*1]（精巣組織を保護するためのホルモン療法）方法があるが，

─────────
*1 性腺刺激ホルモン放出ホルモン・アゴニスト（GnRHa）を用いた性腺保護を指している．

表7-2 妊孕性介入選択肢の概要

介入	定義	コメント	懸念事項
マスターベーションによる精子冷凍保存（標準的）	マスターベーションで採取された精子の冷凍	男性における妊孕性保護技術として最も確立されている．男性がん患者の大規模コホート研究	外来処置：サンプル3本を3年間保存するのに約1,500ドルが必要．保存延長の場合は別料金*
その他の採取方法による精子冷凍保存（研究段階）	睾丸からの吸引もしくは摘出，麻酔下での電気射精，あるいはマスターベーション後の尿検体より採取された精子の冷凍	小規模なケースシリーズと症例報告	精巣から精子を取り出す．外来患者の外科処置
放射線治療における性腺遮蔽（標準的）	精巣への照射量を減らすため遮蔽用具を用いる	ケースシリーズ	限られた照射部位と解剖学的位置でのみ適用可能．生殖器への線量が増えないようするためには専門的知識が必要
精巣組織の冷凍保存，精巣異種移植，精原の分離（研究段階）	精巣組織または生殖細胞を冷凍し，がん治療後に移植する，もしくは動物の体内で成熟させる	ヒトにはまだ試されていない．動物モデルでは適用成功	外来患者の外科処置

＊費用は推定額．

一般に効果が薄い．その他，精巣組織または精原細胞の冷凍保存や精巣異種移植（がん治療後に再移植する）といった方法はいまだ実験段階である．

　冷凍保存した精液は後に前述のICSIに用いることができる．ICSIは精子をひとつだけ卵子に直接注入する方法である．この技術で非常に少ないサンプルでも成功するようになってきている．

　さらにASCO委員会では，がん治療による不妊の危険性について医療者が議論することを推奨しており，妊孕性温存に関する質問やがん治療の成功については患者側に説明される必要があり，医療者は患者に生殖専門家と心理サービス提供者を紹介することに対してオープンであるべきだとしている．

精子の冷凍保存の問題

　精子の冷凍保存は男性の妊孕性温存のために推奨される方法であるが，医療者が常に情報提供しているわけではない．多くの医療者には精子の冷凍保存についての専門的知識と，患者の懸念に対応する時間が不足している．また診察では妊孕性に関わることよりも患者の生き残りに関わることのほうを優先させがちである．さらに，長期間にわたる保存に関しては医療者が誤った知識を持っていることがしばしばある[5,6]．

　患者の側から見た精子冷凍保存へのハードルには，所在地や場所などの制約，および心理面での懸念がある．患者は妊孕性の問題に対処するために治療を遅らせたくないと思うかもしれないし，また治療時において妊孕性は優先して考慮すべき大きな問題ではないと考えるかもしれない．情報不足に加え，経済的制約，また，保険がきかないことも精子冷凍保存の適用をしばしば妨げる．

　精子冷凍保存を行った精巣がんの男性患者129人を調査した記述的研究では，31人（24％）が精子保存し，2人（6％）が自分の精子を使って子どもを作り，12人（9％）が自然に子どもを作ることができた[7]．この研究では若い男性ほど精子を保存する傾向が有意に高いことも見出した．精子を保存する費用は0～1,000ドルの幅があるが中央値は300ドルであり，年間維持費は0～1,200ドルの幅があるが，中央値は300ドルであった．別の研究では精巣がん患者のうち精子冷凍保存をしているのは最大で全体の30％と報告している．

　精子冷凍保存の別のハードルには，医療者とこの話題について話し合うことの難しさがある．Chappleとその共著者らはがん治療を受けた男性21人に妊孕性に関してインタビューを行った[8]．このうち18人が自分の疾患について詳細に話した．彼らは，精子保存について話し合うことは難しくとまどったと話し，治療方針の決定のプロセスはしばしば非常に性急であったと語った．適切なカウンセラーが不足していたとも感じていた．

　まとめると，妊孕性に関する懸念はがん患者によくみられるものである．精子冷凍保存は妊孕性温存のための確立された方法であるが，現在のところ患者の利用はかなり低い．精子冷凍保存の使用率の低さの原因は，その利用可能

性・費用・使用法に関して患者と医療者の間で情報格差があることであると考えることができる．

精巣がんサバイバーにおけるボディ・イメージと性機能

　精巣がんサバイバーにとってボディ・イメージと性機能は重要な懸念事項である．精巣がんがこの2つの領域に与える影響は，157人の患者がセクシュアリティについてのアンケートに回答した研究からみることができる[9]．回答した患者78%のうち，58%が自分の身体は変わってしまったと答えた．また参加者の90%は定期的にセックスしていると答えたが，同時に性的興味の低下（21%），性的快楽の低下（20%），勃起に関する問題（17%）を報告した．

　がんの後に外見が変わることもボディ・イメージの変化，さらには社会的引きこもりへ繋がることがある[10]．ホジキン病や骨肉腫などのがんを患った青年期の男性を対象とした複数の症例研究では，ボディ・イメージが変化していたことがわかった．患者はそのような感情を次のような言葉にする．「僕は普通に見えない」「自分は醜い」「病気っぽく見える」．こういった自己イメージのために傷つきやすくなると（「みんなが僕のことを見てる」），社会的回避や社会的交流の低下に繋がる懸念が生じる[11]．

勃起機能障害

　勃起機能障害（ED）は十分な性行為を行うための適切な勃起を維持できないことと定義される[12]．EDは，前立腺全摘出術を受けた（39〜79歳までの）様々な民族的背景を持つ人々からなる米国人男性を対象とした大規模調査で報告されている通り，前立腺がん治療で起こりやすい副作用のひとつである．これら1,291人の男性のうち，59.9%が18か月目にEDとなっていた[13]．別の研究では，外部照射放射線治療の追跡調査で，患者の約1/3がEDを患っていた．（この研究の平均年齢は68歳であったので）年齢層を調整すればこのEDの割合

は前立腺全摘術を受けた患者の ED の割合に匹敵する[14]．

　小線源治療は，他に比べて性機能への影響が少ない治療法である．Mabjeesh とその共著者らは，永続的な前立腺小線源治療を受けた 378 人の患者の追跡調査を行った[15]．このうち 131 人の患者は移植前に性交能力を持っており，このうち 80％ は治療後 3 年までで自分の性機能に満足していた．満足したと答えた人は，小線源治療の前と同じように性交できているか，または小線源治療の後でもシルデナフィル[*2] による治療を受けることで性交できている人たちである．

患者のセクシュアリティと性的愛情表現に関するコミュニケーション

　男性 94 人のグループで評価された深刻な ED は，次のような QOL が低下する多くの転帰と関連があった．性交渉の決まった相手がいない，悪感情，孤独，性的自己効力感の低下，心理的な適応力の低下，結婚生活が幸せでない，性交中の不安，抑うつである[16]．しかしながら，ED が苦悩の大きな原因であるにもかかわらず，患者のセクシュアリティや性的愛情表現について語り合うことは医療者にとっても患者にとっても難しい．ある量的研究で，がんサバイバー 50 人と医療専門家 32 人がこの問題についてインタビューに答えている[17]．衝撃的であったのは，患者が基本的な情報さえうまく探すことができなかったと答えている点である．次のような悩みを患者は語っている．「化学療法の後も，セックスってできるんでしょうか？……ずっとその答えがないか探してたんだけど……もう諦めてますよ」．自分が普通なのかどうかを悩む人もいる．インタビュー中，患者はこんな質問をした．「やっぱり治療がうまくいかなかったんでしょうか．私は身体が変わってしまったし，頭の中も変わってしまったし．こんなふうに自分をすごく醜いと感じるのは，普通のことなんですか？」

　この極めて重要な話題について患者は，医療者の方からストレートな情報を

---

*2　バイアグラ®．PDE5 阻害薬（ED 治療薬）．

もらいたいと思っていた．「そういう（性愛）関係は，私の人生にとって本当に重要な部分なんです．肉体的にだけじゃなくて，精神的にも．このことは誰にも理解されていないように感じます」．患者はまた，医療者が患者のセクシュアリティよりも生存を優先したのだと感じていた．医療者の専門的意見を信頼していると述べた患者は，次のように考えていた．「もしそれ（＝セクシュアリティ，性愛）が本当に重要なことなら，先生は話してくれたはずでしょう」．

医療専門家の方にはまた異なる意見があった．生死に関わることではないような話題を持ち出すことについて気が進まないと言う者もいた．「セックスについて，どうやって話せばいいんです？　話すべきもっと重要なことがあるでしょう」．医療専門家は病気と闘うという自分たちの目標を患者も共有していると思っていた．中にはこの話題を積極的に避けようとする者もいた．「私は自分の限界について承知しているつもりです．こんな話題は誰か別の人が扱うべきでしょう」．この話題を避けることで，彼らは自分の権威を守り，弱い自分を隠すことができるのだ．「私はセックスをタブー視する厳格な家庭で育ったものですから」

この話題を持ち出すことに付随するリスクについての心配もある．「違う文化圏から来た患者の場合，私はすごく苦心するんです．彼らを攻撃しているんじゃないか，とね．本当に自分が無知であるような気になりますよ」．このような懸念はとりわけ医療専門家が患者に対して，患者の年齢・性別・診断・文化などに基づいてステレオタイプな見方をしているとき，よりひどいものとなる．また別の懸念は，訴訟の脅威である．医療専門家は，患者を混乱させ，場合によっては法的措置をとられることを恐れ，医学的な言葉遣いを隠れみのに，ある種の話題について言及することを避ける場合がある．

コミュニケーション成功のために推奨されること

医療専門家は自分の患者にこのような敏感な話題をどのように持ち出すべきなのだろうか？　成功するコミュニケーションとは患者中心で協議的なものである．ある医療専門家の言葉を借りると「自分自身のセクシュアリティを自分

が受け入れられるほど，患者に対してもより快適でいられる」．セクシュアリティについて話すための医療者のための技術やツールといったものもある．性歴について取り上げる場合，医療者は男性の性的サイクルにおける欲動・興奮・オーガズム・回復といった各段階について点検すべきである．医師は各段階について，必要に応じて一般的な用語を用いることに注意しながら，焦点を絞った質問をするべきである．

　焦点化された質問にはたとえば次のようなものがある．
- ▶欲動：「そういう気分になったり，性欲を感じたり，性的なことを考えたり性的な空想をしたりすることはまだありますか？」
- ▶興奮：「勃起したり，勃起を維持したり，あるいは固くなったり，固くなったままでいたりすることに問題はありませんか？　両方とも難しいですか？」「それは，あなたが自分で触ったときにそういう問題が起こりますか，それともパートナーといるときですか？」

　いくつか異なる言い方で質問してみるのも患者が経験している問題を明らかにするのに役立つ．たとえば，追加の質問をすることで，早漏・遅漏・逆行射精（放出した精子が尿道ではなく膀胱に入る）のうちどれに当たるのかを同定することができる．早漏をEDと混同する男性もいるためだ．

　オーガズムに関して問うべき質問にはたとえば次のようなものがある．
- ▶「自分の射精が早すぎると感じますか？」
- ▶「オーガズムに達したり射精をしたりすることに困難を感じることはありますか？」
- ▶「射精の前後に勃起がなくなりますか？」

プライマリ・ケアにおける自己アセスメント

　IIEF-5勃起機能テストはEDの診断ツールである国際勃起機能スコア（International Index of Erectile Function；IIEF）を簡略化した5項目のリストである[18]．セルフチェックを簡単に行え，視力・識字に問題がある場合には医療者が読み上げることもできる．このテストは日常の問診時に行うこともでき

表 7-3 国際勃起機能スコア（IIEF-5）

最近 6 か月間で，該当するものを選択し合計してください*.

1. 勃起する自信の程度はどれくらいありましたか？	1	2	3	4	5
2. 性的刺激によって勃起したとき，何回挿入可能な硬さになりましたか？	1	2	3	4	5
3. 性交中，挿入後に何回勃起を維持できましたか？	1	2	3	4	5
4. 性交中，性交を終了するまで勃起を維持するのは，どれくらい困難でしたか？	1	2	3	4	5
5. 性交を試みたときに，何回満足できましたか？	1	2	3	4	5

*1〜5 までのスコア：1 ＝非常に少ない，5 ＝非常に多い

〔Rosen RC, Cappelleri JC, Smith MD, Lipsky J, Peña BM. Development and evaluation of an abridged, 5-item version of the International Index of Erectile Function（IIEF-5）as a diagnostic tool for erectile dysfunction. *Int J Impotence Res*. 1999；11：319-326.〕

る．表 7-3 を参照されたい．

　Heruti と共同研究者はイスラエル国防軍の職業軍人調査センターにおいて，男性性的健康尺度（Sexual Health Inventory for Men；SHIM）を導入した[19]．SHIM 質問紙は，病歴聴取の際に用いる電子化された質問紙に組み込まれた．定期的な調査を行うプラットフォームはプライバシーを十分に保護しつつ，性的健康が一般的な健康を構成する自然で基本的な要素であることを強調し，かつ性機能障害が隠れた疾患の早期サインであると位置付けている．健康診断に ED 質問紙を加えることで，より多くの男性の，ED に限らず隠れた疾患の早期治療を可能にするかもしれない．

まとめ

　がんによるセクシュアリティへの悪影響は疾患そのものによってもその治療によっても引き起こされる．性機能障害はストレスと不安，ボディ・イメージの変化，性欲の低下，勃起困難，性的満足の減少，性接触頻度の減少，性的自己効力感の減少に結びついている．

　患者のパートナーおよび患者自身における心理的負荷が多いと，コミュニケーションや関係性の変調に至る可能性がある．また，医療者からも医療シス

がんを経た後の男性セクシュアリティと妊孕性　79

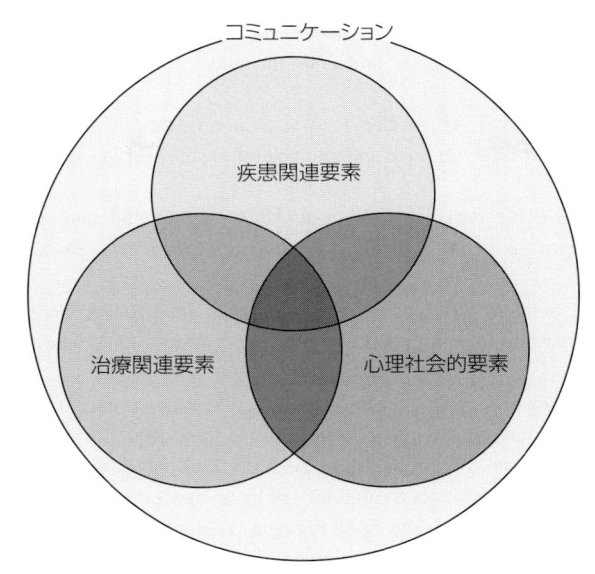

図7-3　コミュニケーション

テムからもサポートが得られないと患者は感じるかもしれない[20-22]．

　患者と医療者の間でのオープンなコミュニケーションはがんがもたらすセクシュアリティへの悪影響を軽減することができる．患者はセクシュアリティの話題を医師が持ち出すことはよもやあるまいと考え，医師もまた患者が自由に自分の性的な悩みについて語ってくれるとは期待せずにいる．しかし医師と患者の双方が自分から積極的にこの重要な話題を持ち出す必要があろう．医療者の側では，セクシュアリティについて話せるような空気を作るために安全な場所の設定をしたりオープンな雰囲気を作ったりすることで，コミュニケーションをより円滑にすることができる（**図7-3**）．患者の側では，たとえば医療者との面会の前に質問や懸念事項をノートに書いておくというのもよいだろう．最後に，研究者には患者と医療者の間のコミュニケーションを向上させるためのよい方法を練り，それを評価するという仕事が求められている．

■ 引用文献

1) Chung IJ, Knee G, Efymow B, Blasco L, Patrizio P. Sperm cryopreservation for male

patients with cancer. *Eur J Obstet Gynecol Reprod Biol.* 2004 ; 113 (suppl) : S7-11.
2) Paduch DA. Testicular cancer and male infertility. *Curr Opin Urol.* 2006 ; 16 : 419-427.
3) Trottmann M, Becker AJ, Stadler T, et al. Semen quality in men with malignant diseases before and after therapy and the role of cryopreservation. *Eur Urol.* 2007 ; 52 (2) : 355-367.
4) Lee SJ, Schover LR, Partridge AH, et al. ASCO recommendations on fertility preservation in cancer patients : guideline summary. *J Clin Oncol.* 2006 ; 24 (18) : 2917-2931.
5) Schover LR, Schover KB, Lichtin A, Lipshultz LI, Jeha S. Oncologists' attitudes and practices regarding banking sperm before cancer treatment. *J Clin Oncol.* 2002 ; 20 : 1890-1897.
6) Reebals JF, Brown R, Buckner EB. Nurse practice issues regarding sperm banking in adolescent male cancer patients. *J Pediatr Oncol Nurs.* 2006 ; 23 (4) : 182-188.
7) Girasole CR, Cookson MS, Smith JA Jr, Ivey BS, Roth BJ, Chang SS. Sperm banking : use and outcomes in patients treated for testicular cancer. *BJU Int.* 2007 ; 99 : 33-36.
8) Chapple A, Salinas M, Ziebland S, McPherson A, MacFarlane A. Fertility issues : the perceptions and experiences of young men recently diagnosed and treated for cancer. *J Adolesc Health.* 2007 ; 40 (1) : 69-75.
9) Incrocci L, Hop W, Wijnmaalen A, Slob A. Treatment outcome, body image, and sexual functioning after orchiectomy and radiotherapy for stage I-II testicular seminoma. *Int J Radiat Oncol Biol Phys.* 2002 ; 53 : 1165-1173.
10) Enskär K, Carlsson M, Golsäter M, Hamrin E. Symptom distress and life situation in adolescents with cancer. *Cancer Nursing.* 1997 ; 20 (1) : 23-33.
11) Larouche SS, Chin-Peuckert L. Changes in body image experienced by adolescents with cancer. *J Pediatr Oncol Nurs.* 2006 ; 23 (4) : 200-209.
12) Marwick C. Survey says patients expect little physician help on sex. *JAMA.* 1999 ; 281 (23) : 2173-2174.
13) Stanford JL, Feng Z, Hamilton AS, et al. Urinary and sexual function after radical prostatectomy for clinically localized prostate cancer. *JAMA.* 2000 ; 283 : 354-360.
14) Mantz CA, Song P, Farhangi E, et al. Potency probability following conformal megavoltage radiotherapy using conventional doses for localized prostate cancer. *Int J Radiat Oncol Biol Phys.* 1997 ; 37 : 551-557.
15) Mabjeesh N, Chen J, Beri A, Stenger A, Matzkin H. Sexual function after permanent 125 I-brachytherapy for prostate cancer. *Int J Impotence Res.* 2005 ; 17 : 96-101.
16) Latini DM, Peson DF, Wallace KL, Lupek DP, Lue TF. Clinical and psychosocial characteristics of men with erectile dysfunction : baseline data from ExCEED. *J Sex Med.* 2006 ; 3 : 1059-1067.
17) Hordern AJ, Street AF. Communicating about patient sexuality and intimacy after cancer : mismatched expectations and unmet needs. *Med J Aust.* 2007 ; 186 : 224-227.

18) Rosen RC, Cappelleri JC, Smith MD, Lipsky J, Peña BM. Development and evaluation of an abridged, 5-item version of the International Index of Erectile Function (IIEF-5) as a diagnostic tool for erectile dysfunction. *Int J Impotence Res*. 1999；11：319-326.
19) Heruti RJ, Yossef M, Shochat T. Screening for erectile dysfunction as part of periodic exams — concept and implementation. *Int J Impotence Res*. 2004；16：1-5.
20) Bar-Chama N, Schiff J, Yavorsky R, Diefenbach MA. Erectile dysfunction and infertility. *Curr Sex Health Rep*. 2007；4：20-23.
21) Newton CR, Sherrard W, Glavac I. The fertility problem inventory：measuring perceived infertility-related stress. *Fertil Steril*. 1999；72：54-62.
22) Fassino S, Piero A, Boggio S, Piccioni V, Garzaro L. Anxiety, depression and anger suppression in infertile couples：a controlled study. *Hum Reprod*. 2002；17 (11)：2986-2994.

8 がんサバイバーにおける妊孕性と親になること

Fertility and Parenthood in Cancer Survivors

Leslie R. Schover, PhD

要旨

　がんサバイバーシップが顕著な課題となるにつれ，子どもをもうけることが難しくなることや若いサバイバーの生殖能力の低下，不妊の問題について認識が広まってきた．新しい生殖技術により，妊孕性温存，妊娠中のがん治療，がんサバイバーのための生殖細胞の冷凍保存には新たな選択肢がもたらされてきた．しかしながら，生殖能力の低下や，子どもを持つために代替方法を採ることによる不妊治療の心理・社会的な影響については，もっと注目される必要があり，さらなる研究が必要である．

序論

　過去数年の間に，がん治療後の不妊の問題は世間の注目を集めてきた．大統領府がん審議会は 2004 年の報告書で，すべての男女および子どもの親は，がん治療によって妊孕性もしくは出産能力に損傷が与えられる可能性がある場合にはそれを知らされるべきだとした[1]．がんを経た後のほかの QOL に関しては，患者権利擁護団体の Fertile Hope が，がんを経て親となることの重みを精力的に広めた功績があるといえる．Fertile Hope のウェブサイトやパンフレット，会議では，がんになった親やがんサバイバーのための情報が提供され

るばかりか,経済的補助さえ行われている.

　妊孕性の問題についてはがん専門医も注目している.米国国立衛生研究所 (National Institute of Health;NIH) の補助金を受け,2004年にテキサス大学M. D.アンダーソンがんセンターでがん後の子育てに関する領域横断的な会議が開かれたが,そこには13か国から参加者があった.その議事録はランス・アームストロング財団の助成により,*Journal of the National Cancer Institute Monographs* の34号として2005年に出版された.米国生殖医学会 (American Society for Reproductive Medicine;ASRM) には今では妊孕性温存を専門的に扱う部会があり,確立された技術および実験段階の技術のための倫理的問題に関する統一見解報告書を出版している[2].米国臨床腫瘍学会 (American Society of Clinical Oncology;ASCO) はがんと妊孕性温存に関する専門委員会を立ち上げ,会員のための実践的推奨を出版している[3].

がん関連不妊の有病率

　2001年の米国国民健康調査 (NHIS) によると,18～44歳の成人のうちがんと診断されていたのは2.2%であった[4].2000年の国勢調査から推定するに[5],子育て世代の米国人のうち約250万人ががんサバイバーである.妊孕性の問題に直面した人の数を知るのはより難しいが,おそらく大多数は性腺を障害しうる化学療法を受け,それよりは少ない人々が生殖能力に影響する外科手術もしくは放射線療法を受け,妊孕性のリスクを負っているだろう.

　がんと妊孕性の問題が顕在化した要因のひとつには,米国人家庭における子育てが高齢化したという点があろう.30代で出産する女性の割合が増えてきており,30～34歳の間に出産する人が9.56%,35～39歳の間に出産する人は4.14%に達している[6].40～44歳の間に出産する人の割合は1981年から2倍以上に増えており,0.81%に達した.2000年の米国国勢調査によれば,子どもを持たない女性の割合は30～34歳では1980年に19.8%であったものが2000年には28.1%に跳ね上がり,35～39歳では12.1～20.1%にまで増えた[7].つまり,がんの発症が増え始める年齢に妊娠する女性が増えていること

になる．父親になる年齢についてはデータが少ないが，1995年米国では結婚時に男性は女性よりも平均して2.7歳年上であった[8]．つまり現在，男性ががんにより妊孕性に影響を受けるリスクは，パートナーが高齢であるという要因のみをみても，より大きくなっているといえる．

男性におけるがん関連不妊の関連要因

　がん治療で男性不妊が生じることもあるが，悪性腫瘍そのもので精子産生が減少することもある．精巣がんは15～40歳の男性に最もよくみられるがんであり，米国では毎年8,000人が新たに精巣がんと診断されている[9]．このがんは，不妊とも関連する停留精巣（睾丸）の男性により多くみられる．一見正常な睾丸に見える男性であっても，精巣がんと診断される男性の多くが，病巣と反対側の精巣での組織異常や精子産生の減少がみられる[10]．しかし両側性の精巣がんは精巣がん患者の1％未満であり，残った精巣に15年以内に2回目の浸潤性がんを発症する人の割合は1.9％未満である[11]．デンマークで行われたデータベース研究では1945～1980年の間に生まれた男性のうち，精巣がんを発症した3,530人は，発症しなかったデンマーク人男性と比べて妊孕性が有意に低いことを見出した[12]．妊孕性はがんと診断される二年前に特に低下し，非セミノーマ腫瘍でも同様に少なかった．ある米国の不妊クリニックで異常精液分析を行った3,847人の男性のうち，精巣がんになる人の割合は予想された数値よりも20倍高く，精巣がんを早期発見できる不妊専門家の必要性が改めて明らかになった[13]．

　精巣がんのほかに10代や若い男性に多いがんには，非ホジキンリンパ腫，ホジキン病，白血病，肉腫，悪性黒色腫，結腸・直腸癌，中枢神経系腫瘍がある[14]．一般にがんと診断された若い男性は精子数やその運動性が少ないことが多いが，それはおそらく診断時の高熱や，診断検査のための麻酔，あるいは腫瘍に関連するその他の要因のためであろう[15]．10代前半の少年の精液の質は，10代後半～20代のがん患者の精液の質と類似している[16]．

　精子のDNA損傷の検査は，DNA二重鎖切断あるいは細胞核の遺伝物質の

凝縮度を測定する．がんと診断されて間もない男性の精子は健康な男性の精子に比べてDNA損傷がより多い[17, 18]．このような異常により自然にも人工的にも，子どもを作る能力は低くなる[19]．

がん治療後の男性妊孕性

多くのがん治療で，一時的あるいは永久的に男性の妊孕性が損なわれる．骨盤あるいは生殖器のがんの外科手術で生殖器系の最も重要な部位が切除される場合がある．例としては精巣がんまたは進行した前立腺がんで行われる両側精巣切除がある．前立腺がんにかかる男性というとすでに子作りの年齢を超えていると思いがちだが，前立腺特異抗原（PSA）によるスクリーニングを行っている国々では前立腺がん診断の平均年齢は下がってきており，その中には子どもを持つことを希望する人もいる[20]．前立腺がんまたは膀胱がんの全摘手術では前立腺と精嚢を摘出するため，精液も作れなくなる．精巣がんの病期診断で後腹膜リンパ節郭清術を行う際に神経温存術式を用いると，明らかな不妊要因となる逆行性射精を防ぐことができる．しかしながら，残存腫瘍の切除で化学療法の後にこの外科手術を行っても，神経はすでに損傷を受けていることが多く，結果として精液を伴わずオーガズムのみ得られることがある[21]．直腸がんの外科手術もこれに類似した妊孕性の障害が起こりうる[22]．

化学療法薬や，睾丸に近い部位を標的とした放射線療法も男性の妊孕性を低下させることがある[23, 24]．白金系薬剤*1を含むアルキル化薬*2は精子産生に最も破壊的に作用する[21]．投与量が増えるほど，精原細胞（成熟精子細胞を産生する幹細胞）がすべて破壊される可能性が大きくなり，これによって男性は永久に無精子症（精液中に精子細胞が全くなくなる）となる．アドリアマイシン，ブレオマイシン，ビンブラスチン，ダカルバジンのように妊孕性温存のためのレジメン（処方）も構築されてきてはいるが，再発あるいは進行した状態ではより毒性の強いレジメンが必要である場合がある[25]．

---

*1　プラチナ（白金）原子を含む構造式の抗がん薬の総称．シスプラチン，カルボプラチンなどがある．
*2　アルキル化によりDNA損傷をもたらすことで細胞障害作用を持つ抗がん薬の総称．イホマイド，シクロホスファミドなどがある．

睾丸への放射線照射量が多くなるほど，精子産生は大きく損傷を受ける．骨髄移植前に全身照射を受けた男性は一般に永続的無精子症となる[24]．思春期以前の白血病患児に睾丸への放射線療法を行う場合も，妊孕性は大きな打撃を受ける[26]．しかし最近では前立腺がんの小線源治療を受けた男性において精子産生が良好な回復を見せることが報告されてきている[27,28]．

がんサバイバーは一般に，化学療法もしくは骨盤部の放射線療法を受けた後では精子の数と運動性が低下する傾向にある[24,29]．しかし，がん発症前の精子数の減少と運動性の低下の程度から，がん治療後に妊孕性が回復しづらいことが確実に予測されるわけではない．精巣がん患者は治療前の精子凝縮度（精液1mL中の総数）が最も低いが，治療後に精液中に精子細胞がみられるようになることが最も多い[29]．しかし，治療後に精子総数が最も低くなった患者では回復に最も時間がかかる．がん診断時に無精子症であった42人の男性を対象とし，中央値9年の追跡研究を行った最近の研究では，血のつながった子どもを持ちたいと望んだ17人中12人がそれに成功している[30]．

精子のDNA損傷はがん治療後にも悪化するが，DNA回復も起こる[18,19]．DNA障害の多くはがん治療に精子が直接さらされた場合に生じるが，その後2年間にわたってその異常は改善しつつも持続した[31]．したがって，一度でも化学療法や骨盤部の放射線治療を受けた場合には精子保存は推奨されない．ほとんどの腫瘍内科医はがん治療後に子どもを作るには6〜12か月待つことを勧める[19]．小児がんの長期サバイバー33人を健康な66名のコントロール群と比べた研究では，精子にDNA異常が多くみられるわけではなかった[26]．しかしがんサバイバーの30％が無精子症であり，精液の質が正常なのは33％に過ぎない．

精子保存の利用低迷

精子保存は長年がん治療前の男性が利用できる方法であったが，1990年代前半に卵胞質内精子注入法による体外受精が成功し，冷凍と解凍を生き延びる精子がほんの少しあれば生殖補助医療に使えるようになったことで，ずっと実用的かつ成功率の高い方法となった[32,33]．適切な精液検体は毎日採取できるの

で，がん治療を遅らせる必要はない．1回のみの射精で保存された精液で将来にわたって血のつながった子どもを持つ機会が得られる．12歳の少年であっても，肉体的にも情動的にも成熟していて精液検体を提供できる場合がままあるため，この選択肢については必ず伝える必要がある[34]．しかしながら，大規模ながんセンターを受診した200人の男性患者を対象とした調査では，そのうち精子保存について情報を与えられたと回答したのは半数に過ぎないことがわかった．精子保存をしなかった理由として最多であったのは（がん診断時に既に家族設計が終わっている場合を除くと），診断時にそれについて教えられなかったから，というものであった．精子保存を行わなかった男性の25％がこの理由を挙げていた[33]．この調査と対をなす，腫瘍内科部門の教員と専門修練医を対象とした調査では，妊孕性を低下させるかもしれない治療を受けるすべてのがん患者に精子保存について伝えるべきだという点に関し，ほぼ全員が同意しているにもかかわらず，医師の48％がまったく伝えていないか，該当する自分の患者の10％未満にしか伝えていなかった[35]．

男性患者に精子保存について話しづらい主な要因に，回答した医師の半数が挙げたのは，診療に忙しくその話題を取り上げるだけの時間がないこと，大多数の患者は精子を保存するだけの経済的余裕がないだろうという思い込み（実際に精子保存をしなかった男性のうちこれを理由に挙げたのは7％に過ぎない）[33]，適切な精子バンクをどうやって見つければよいかわからない，であった．血液・腫瘍内科医は，急性白血病や高悪性度リンパ腫のように早急な治療が必要であったり予後が悪かったりする患者に対しては，精子保存についてより話さない傾向があった．なおがんのケアでよくみられることであるが，医師から精子保存について説明を受けた男性は自分自身でその方法を見つけ出した人よりも精子保存をする傾向が有意に高かった[33]．この重要な課題に関して，医療者と患者のコミュニケーションを促進させるための教材が必要なのは明らかである．

◆ 事例8-1

ビルは15歳の高校生で急性白血病と診断された．可能な限り早急に化学療法を始めるよう指示を受けた．ビルと母親は，腫瘍内科医から，ビルが将来的

に不妊になるかもしれないこと，精子を保存できることを伝えられた．ビルの母親にはそれが素晴らしい方法に思えたし，しかも両親ともに歯科医であったため，家族にはこの経費を支払える経済的余裕があった．しかしビルは，精子バンクに行くのが嫌だった．彼は両親のどちらともマスターベーションについて話したことはなかったし，シャイなティーンエイジャーで，デートをしたこともまだなかった．しかも高熱が続いておりセックスのことを考える余裕などとてもなかった．

　腫瘍内科医はビルに，精子検体を取るにはたった1日で済むこと，しかもそれだけで，将来自分が血のつながった子どもを持つ選択肢があるか，それとも精子提供を受けるか養子をとるかを選ばなくてはならないという違いが出ることを説明した．ビルの母親は彼を精子バンクに連れていった．母親が待合室で待つ中，険しい表情の看護師がビルを試験室に案内した．看護師は精子採取のための無菌カップと，使用感のある男性雑誌を何冊もたばねてビルに渡した．20分試してはみたが，ビルは自分が射精どころか，勃起さえ維持できないことに気がついた．彼は涙に暮れて精子バンクを後にし，病院へ戻った．

女性におけるがん関連不妊

　不妊とがんリスクの関係について行われた最近のエビデンスに基づくレビュー論文では，不妊診断を受けた女性では境界悪性卵巣腫瘍がやや多くなると結論づけられた[36]．不妊の女性は浸潤性卵巣がんになるリスクが高くなるのかどうかはあまり明らかではないが，一度も妊娠したことのない女性や子宮内膜症の女性ではその割合が高くなりうる．対照的に不妊は乳がんのリスク要因ではないようである[36]．ほとんどのコホート研究やケースコントロール研究において，女性の不妊治療で用いる排卵誘発薬とそれに引き続くがんの発生リスクの関係は報告されていない[37]．

がん治療後の女性妊孕性

　骨盤のがんへの外科治療では，生殖器官系の重要な部位が除去されることが

ある.たとえば婦人科がんの治療の一部として行われる,または BRCA 変異の女性に乳がんまたは卵巣がんの予防の一環として行われる両側卵巣摘出の場合がそうである[38].骨盤への放射線治療が妊孕性を脅かすのは,分裂している配偶子や卵胞は,がん細胞と同じように一般に脆弱な増殖状態であるためである[39].子宮頸がん治療,または骨髄移植の準備としての全身照射は,放射線関連不妊に至ることが最も多い.

化学療法で用いる薬剤もやはり配偶子形成を妨害する.成熟しつつある卵母細胞は急成長するがん細胞を攻撃する毒物に対して脆弱なためである[40, 41].アルキル化薬(白金系抗がん薬を含む)は最も妊孕性を損なう.女性の永続的な卵巣機能不全は,蓄積投与量および加齢につれて起こりやすくなり,そのことは卵胞総数の減少,閉鎖卵胞,卵巣の線維化によって確認できる[42].残念だが,ほとんどの研究では妊孕性の粗い指標として月経継続/再開を用いている.卵巣予備能力をより正確に予測するものはまだないが,エコーでの測定と化学マーカーである抗ミューラー管ホルモン(AMH)を組み合わせる方法で有望な結果が得られるようになっている[43].がん治療時の年齢,放射線量と分割数を用いて卵巣予備能力を計算する方法も有用であることが示されてきている[44].

女性妊孕性温存の選択肢

女性のための妊孕性保護は,がん治療前に受精卵を凍結する方法を除けば,いまだにごく実験的なものである[23].早急な治療が必要ではない女性はがん治療前に体外受精をして胚を凍結保存することができるが,これらを用いても将来的な妊娠可能性は完全ではなく,男性パートナーを持たない患者がこの選択の利点を活かすためには精子の提供を受ける必要がある[45].乳がんの女性患者ではがん細胞が高い濃度のエストロゲンに曝されることを避けるため,排卵誘発薬としてアロマターゼ阻害薬やタモキシフェンを用いるような新しい治療方法が可能である[46].成熟した未受精の卵母細胞の冷凍保存はまた別の実験的な方法であるが,この技術によって生まれた子どもの数は世界中で 200 人ほどであり,紡錘体の遺伝的安定性や最適な冷凍技術に関して懸念が残る[45, 47, 48].冷凍保存目的で卵巣組織を摘出する試みが世界中の研究所で始まっている.卵巣

組織を自己移植あるいは異種移植までも行えば，より健康で成熟した卵母細胞を成長させられるのではないかという思惑がある[45, 47, 48]．悪性腫瘍の中には，理論的にはがん細胞が卵巣組織の中に隠れているかもしれないケースがある．冷凍保存された卵巣組織の自己移植によって生まれたとされる子どもの事例は，患者の病巣とは反対側の卵巣の機能が回復した兆しが見えたために，疑問視されている[49]．しかし自己移植についてはさらなる試みが続けられているが，最近では卵巣皮質片よりも卵巣全体を冷凍保存する方法が代替手段として示されてきている[48, 50]．

また別の議論が盛んな領域に，GnRH アゴニストを用いて一時的に閉経状態にさせ，がん治療中に卵巣を保護できるのかどうかという試みがある[45, 47, 48]．いくつか有望な結果が発表されてはいるが，それらには方法論的限界があり，また保護的効果の機序が未だ不明である．将来的には，化学保護として卵巣のアポトーシスを防ぐような小分子化合物を用いるようになるかもしれない．

ごく初期あるいは低悪性度の婦人科がんの女性では限定的な外科手術を受けることで妊孕性を温存できるかもしれない．たとえば卵巣がんの女性では子宮と病巣の反対側の卵巣を温存する，子宮頸がんの場合では子宮頸部切除術（子宮頸部のほとんどは除去するが子宮は温存する）という方法がある[47, 48]．骨盤部の放射線照射野から卵巣を外す外側卵巣転位術は選択肢であり，子宮頸がんまたはホジキン病の治療を受けた女性の約半数において卵巣機能を温存した[48, 51]．

女性に妊孕性温存に関して伝えること

実験的選択肢は様々にあるが，米国ではそのほとんどが保険でカバーされないため，女性の妊孕性温存に関して十分な情報が与えられていないことは意外ではない．乳がん治療を受けた若い女性を対象とした最近の 2 つの研究では，妊孕性に関して非常に大きな苦悩があること，またこの問題についての血液・腫瘍内科医とのコミュニケーションには不満があることが見出されている[52, 53]．裕福かつ教育を受けた女性で，閉経前の乳がん患者の権利擁護団体に属する人たちを対象とした調査では，72％が血液・腫瘍内科医と妊孕性について話し合ったという結論であったが，多くは患者のほうからその話題を切り出してい

た．また自分の懸念に対して適切に対処されたと感じたのは51％に過ぎなかった[53]．より多様なサンプルとして若い乳がん女性166人を対象とした研究では，医療者と妊孕性について話し合ったと記憶していた人は34％に過ぎなかった[52]．

男女のための実践ガイドラインの必要性

表8-1は妊孕性の低下と向き合うがん患者のために役立つ種々のサービスをまとめたものである．患者と血液・腫瘍内科医との間に妊孕性温存に関するよりよいコミュニケーションが切実に必要とされる一方で，それにとどまらず組織として以下の諸問題に対する実践ガイドラインを作り上げる必要がある．すなわち妊孕性の話題をいつ持ちだすべきか，実験段階にありしばしば患者に余分な費用を負担させることになる新しい治療手段についてどのように話し合うべきか，がんセンターからどのような選択肢が提示されるべきか，である．米国生殖医学会の倫理委員会は2005年にがんと妊孕性に関するガイドラインを発表した[2]．米国臨床腫瘍学会の医療技術委員会では，2006年に妊孕性温存のための実践的ガイドラインを発表している[3]．Fertile Hopeの作成した質の高い患者教材は，ウェブサイトにあり患者が簡単にアクセスすることができる．また同組織は妊孕性温存や治療のための経済的余裕のない患者のために経済的援助もしている（www.fertilehope.org）．

がん後に養子をとることについてのカウンセリング

さらなる問題は，がん治療後に妊孕性が残った場合に親になるための選択肢に関わるものである．第三者による生殖という選択（すなわち，精子または卵母細胞の提供，代理母の利用）およびがんサバイバーが養子をとる場合の障壁については，既に臨床で実践されている方法であるにもかかわらず，研究が強く求められている領域である[54]．がんサバイバーの妊娠合併症や子どもの健康

表8-1 妊孕性とがんに関連する診断と治療選択肢

選択肢	がん治療の時系列上の位置		
	がん診断から治療開始まで	積極的がん治療中	積極的がん治療後
妊孕性温存の可能性のあるがん治療選択のためのカウンセリング	○		
配偶子または胚の冷凍保存をするかどうか決定するためのカウンセリング	○		
妊孕性に関連する悩みのための個人カウンセリング	○	○	○
妊孕性に関連する悩みのためのカップル・カウンセリング	○	○	○
妊孕性に関連する悩みのためのピア・カウンセリング	○	○	○
妊孕性に関連する悩みのためのグループ・カウンセリング		○	○
卵巣予備能力の評価(卵巣超音波,ホルモンやAMHの測定,月経歴など)	○		○
男性妊孕性の評価(精液分析,診察など)	○		
今後,子孫の健康に影響しうる遺伝要因のスクリーニングおよび適切な場合は遺伝カウンセリング	○	○	○
精子保存	○		
精原細胞または精巣組織の保存	○		
無精子症の男性における精液の検査	○		○
治療前の人工受精,受精卵または卵母細胞の冷凍保存を紹介	○		
卵巣組織の冷凍保存	○		
がん治療中に性腺保護用薬剤を用いる実験的研究に関するカウンセリング	○		
子どもを作る前にハイリスク妊娠を扱う産科医によるスクリーニング(子宮の超音波検査,心肺機能検査など)を紹介			○
養子を取る,または精子・卵子提供を受けることに関するカウンセリング	○		○

に関する研究も増え続けている[55]．不妊カウンセリングを専門としたメンタル・ヘルス専門家は，養子縁組や第三者による生殖を考えている個人やカップルを助けることができる．このようなカウンセリングはパートナーの双方が自

分たちの選択について意見を一致させ，以下のことに対して準備しておくために非常に役立つ．すなわち，自分たちの子どもができた場合に，その子が非伝統的な方法で生まれてきた経緯について，いつどの程度話すべきなのか，その子と遺伝的に繋がった配偶子提供者に関する懸念事項，自分たちの両親・兄弟から疑問や反対を受けた場合にどのように対処するか，あるいは子どもを持たないことについて考えるのかどうか，である．

　最も重要なのは，がんサバイバーの数が倍増し生存できる年月も延長してきているため，がんを経た後の生殖に関する重要性が増え続けているという事実である．血液・腫瘍内科医は性機能および妊孕性を浮ついた，関係ない事柄とみなすことはもはやできない．それは，現在われわれのがん治療とは生殖に関する健康を深く，しばしば永久的に傷つけるようなものだからである．この問題を予防し回復させるための介入は，患者のQOLを大きく向上させるだろう．

■引用文献

1) Reuben SH. Living beyond cancer：finding a new balance：President's Cancer Panel 2003-2004 Annual Report. National Cancer Institute Web site：http://deainfo.nci.nih.gov/advisory/pcp/pcp03-04rpt/Survivorship.pdf. Published May 2004. Accessed November 14, 2008.
2) The Ethics Committee of the American Society for Reproductive Medicine. Fertility preservation and reproduction in cancer patients. *Fertil Steril*. 2005；83：1622-1628.
3) Lee SJ, Schover LR, Partridge AH, et al. American Society of Clinical Oncology recommendations on fertility preservation in cancer patients. *J Clin Oncol*. 2006；24：2917-2931.
4) Lucas JW, Schiller JS, Benson V. Summary health statistics for United States adults：National Health Interview Survey, 2001. *Vital Health Stat*. 2004；10 (218).
5) United States Census Bureau. *US Summary 2000*：*Census 2000 Profile*. Washington, DC：US Census Bureau；2002：Government publication C2KPROF00US.
6) MacDorman MF, Minino AM, Strobino DM, et al. Annual summary of vital statistics―2001. *Pediatrics*. 2002；110：1037-1052.
7) Bachu A, O'Connell M. *Fertility of American Women*：*June 2000*. Washington, DC：US Census Bureau；；2001：Current Population Reports, P20-543RV.
8) World Marriage Patterns 2000 (Wall Chart). United Nations Population Division of the Department of Economic and Social Affairs. United Nations Web Site：http://www.un.org/esa/population/publications/worldmarriage/worldmarriage.htm. Accessed November 14, 2008.

9) Garner MJ, Turner MC, Ghadirian P, et al. Epidemiology of testicular cancer : an overview. *Int J Cancer.* 2005 ; 116 : 331-339.
10) Hoei-Hansen CE, Holm M, Rajpert-De Meyts E, et al. Histological evidence of testicular dysgenesis in contralateral biopsies from 218 patients with testicular germ cell cancer. *J Pathol.* 2003 ; 200 : 370-374.
11) Fossa SD, Chen J, Schonfeld SJ, et al. Risk of contralateral testicular cancer : a population-based study of 29,515 U.S. men. *J Natl Cancer Inst.* 2005 ; 97 : 1056-1066.
12) Jacobsen R, Bostofte E, Engholm G, Hansen, et al. Fertility and offspring sex ratio of men who develop testicular cancer : a record linkage study. *Hum Reprod.* 2000 ; 15 : 1958-1961.
13) Raman JD, Nobert CF, Goldstein M. Increased incidence of testicular cancer in men presenting with infertility and abnormal semen analysis. *J Urol.* 2005 ; 174 : 1819-1822.
14) Pearce MS, Parker L, Windebank KP, et al. Cancer in adolescents and young adults aged 15-24 years : a report from the North of England young person's malignant disease registry, UK. *Pediatr Blood Cancer.* 2005 ; 45 : 687-693.
15) Chung K, Irani J, Knee G, et al. Sperm cryopreservation for male patients with cancer : an epidemiological analysis at the University of Pennsylvania. *Eur J Obstet Gynecol Reprod Biol.* 2004 ; 113 (suppl 1) : S7-S11.
16) Wallace WHB, Anderson RA, Irvine DS. Fertility preservation for young patients with cancer : who is at risk and what can be offered? *Lancet Oncol.* 2005 ; 6 : 209-218.
17) Kobayashi H, Larson K, Sharma RK, et al. DNA damage in patients with untreated cancer as measured by the sperm chromatin structure assay. *Fertil Steril.* 2001 ; 75 : 469-475.
18) O'Donovan M. An evaluation of chromatin condensation and DNA integrity in the spermatozoa of men with cancer before and after therapy. *Andrologia.* 2005 ; 3 : 83-90.
19) Morris ID. Sperm DNA damage and cancer treatment. *Int J Androl.* 2002 ; 25 : 255-261.
20) Varenhorst E, Garmo H, Holmberg L, et al. The National Prostate Cancer Register in Sweden 1998-2002 : trends in incidence, treatment and survival. *Scand J Urol Nephrol.* 2005 ; 39 : 117-123.
21) Saxman S. Doctor . . . will I still be able to have children? *J Natl Cancer Instit.* 2005 ; 97 : 1557-1559.
22) Havenga K, Maas CP, DeRuiter MC, et al. Avoiding long-term disturbance to bladder and sexual function in pelvic surgery, particularly with rectal cancer. *Semin Surg Oncol.* 2000 ; 18 : 235-243.
23) Agarwal A, Allamaneni SS. Disruption of spermatogenesis by the cancer disease process. *J Natl Cancer Inst Monogr.* 2005 ; 34 : 9-12.
24) Howell SJ, Shalet SM. Spermatogenesis after cancer treatment : damage and recov-

ery. *J Natl Cancer Inst Monogr.* 2005 ; 34 : 12-17.
25) Grigg A. The impact of conventional and high-dose therapy for lymphoma on fertility. *Clin Lymphoma.* 2004 ; 5 : 84-88.
26) Thomson AB, Campbell AJ, Irvine DS, et al. Semen quality and spermatozoal DNA integrity in survivors of childhood cancer : a case-control study. *Lancet.* 2002 ; 360 : 361-367.
27) Grocela J, Mauceri T, Zietman A. New life after prostate brachytherapy? Considering the fertile female partner of the brachytherapy patient. *BJU Int.* 2005 ; 96 : 781-782.
28) Mydlo JH, Lebed B. Does brachytherapy of the prostate affect sperm quality and/or fertility in younger men? *Scand J Urol Nephrol.* 2004 ; 38 : 221-224.
29) Bahadur G, Ozturk O, Muneer A, et al. Semen quality before and after gonadotoxic treatment. *Hum Reprod.* 2005 ; 20 : 774-781.
30) Ragni G, Arnoldi M, Somigliana E, et al. Reproductive prognosis in male patients with azoospermia at the time of cancer diagnosis. *Fertil Steril.* 2005 ; 83 : 1674-1679.
31) Wyrobek AJ, Schmid TE, Marchetti F. Relative susceptibilities of male germ cells to genetic defects induced by cancer chemotherapies. *J Natl Cancer Inst Monogr.* 2005 ; 34 : 31-35.
32) Ragni G, Somigliana E, Restelli L, et al. Sperm banking and rate of assisted reproduction treatment : insights from a 15-year cryopreservation program for male cancer patients. *Cancer.* 2003 ; 97 : 1624-1629.
33) Schover LR, Brey K, Lichtin A, et al. Knowledge and experience regarding cancer, infertility, and sperm banking in younger male survivors. *J Clin Oncol.* 2002 ; 20 : 1880-1889.
34) Bahadur G, Ling KL, Hart R, et al. Semen quality and cryopreservation in adolescent cancer patients. *Hum Reprod.* 2002 ; 17 : 3157-3161.
35) Schover LR, Brey K, Lichtin A, et al. Oncologists' attitudes and practices regarding banking sperm before cancer treatment. *J Clin Oncol.* 2002 ; 20 : 1890-1897.
36) Venn A, Healy D, McLachlan R. Cancer risks associated with the diagnosis of infertility. *Best Pract Res Clin Obstet Gynecol.* 2003 ; 17 : 343-367.
37) Doyle P, Maconochie N, Beral V, et al. Cancer incidence following treatment for infertility at a clinic in the UK. *Hum Reprod.* 2002 ; 17 : 2209-2213.
38) Kauff ND, Satagopan JM, Robson ME, et al. Risk-reducing salpingooophorectomy in women with a BRCA1 or BRCA2 mutation. *N Engl J Med.* 2002 ; 346 : 1609-1615.
39) Meirow D, Nugent D. The effects of radiotherapy and chemotherapy on female reproduction. *Hum Reprod Update.* 2001 ; 7 : 535-543.
40) Tilly JL, Kolesnick RN. Sphingolipids, apoptosis, cancer treatments and the ovary : investigating a crime against female fertility. *Biochim Biophys Acta.* 2002 ; 1585 : 135-138.
41) Blumenfeld Z. Preservation of fertility and ovarian function and minimalization of chemotherapy associated gonadotoxicity and premature ovarian failure : the role of inhib-

in-A and -B as markers. *Mol Cell Endocrinol.* 2002；187：93-105.
42) Minton SE, Munster PN. Chemotherapy-induced amenorrhea and fertility in women undergoing adjuvant treatment for breast cancer. *Cancer Control.* 2002；9：466-472.
43) Lutchman Singh K, Muttukrishna S, Stein RC, et al. (2007) Predictors of ovarian reserve in young women with breast cancer *BR J Cancer.* 2007；96：1808-1816.
44) Wallace WHB, Thomson AB, Kelsey TW. The radiosensitivity of the human oocyte. *Hum Reprod.* 2003；18：1171-1121.
45) Roberts JE, Oktay K. Fertility preservation：a comprehensive approach to the young woman with cancer. *J Natl Cancer Inst Monogr.* 2005；34：57-59.
46) Sönmezer M, Oktay, K. Assisted reproduction and fertility preservation techniques in cancer patients. *Curr Opin Endocrinal Diabetes Obes.* 2008；15：514-522.
47) Seli E, Tangir J. Fertility preservation options for female patients with malignancies. *Curr Opin Obstet Gynecol.* 2005；17：299-308.
48) Kim SS. Fertility preservation in female cancer patients：current developments and future directions. *Fertil Steril.* 2006；85：1-11.
49) Oktay K, Tilly J. Live birth after cryopreserved ovarian tissue autotransplantation. *Lancet.* 2004；364（9451）：2091-2093.
50) Imhof M, Hofstetter G, Bergmeister H, et al. Cryopreservation of a whole ovary as a strategy for restoring ovarian function. *J Assist Reprod Genet.* 2004；21：459-465.
51) Duffy CM, Allen SM, Clark MA. Discussions regarding reproductive health for young women with breast cancer undergoing chemotherapy. *J Clin Oncol.* 2005；23：766-773.
52) Gershenson D. Fertility-sparing surgery for malignancies in women. *J Natl Cancer Inst Monogr.* 2005；34：43-47.
53) Partridge AH, Gelber S, Peppercorn J, et al. Web-based survey of fertility issues in young women with breast cancer. *J Clin Oncol.* 2004；22：4174-4183.
54) Rosen A. Third-party reproduction and adoption in cancer patients. *J Natl Cancer Inst Monogr.* 2005；34：91-93.
55) Nagarajan R, Robison LL. Pregnancy outcomes in survivors of childhood cancer. *J Natl Cancer Inst Monogr.* 2005；34：72-76.

9 前立腺がん患者の治療選択とQOL

Treatment Choices and Quality of Life Among Prostate Cancer Patients

Micheal A. Diefenbach, PhD
Gina A. Turner, PhD

要旨

　生活の質（quality of life；QOL／クオリティ・オブ・ライフ）とは，普段の，または期待される身体的・社会的・情動的な健康の程度のことで，医学的状態またはその治療によって影響される．前立腺がんは米国の男性の33％が罹患する重要な健康問題である．前立腺がんは，疾患特異的QOL（排尿機能，性機能，排便機能など）にも，全般的QOL（倦怠感，体力の制約，社会的機能，情動的機能，疼痛など）にも大きく影響する．医療者と患者とではQOLがもたらすものについての考えが異なっている場合がある．医療者は治療で患者の寿命をどれだけ延長できるかと考えるのに対し，患者はその延長された時間においてどれだけ疾患や治療によって生活が左右されるのか，と考える．しかし一般的な治療のほとんどは，QOLに大きく影響するような多くの副作用を伴う．本章では治療の選択肢，その副作用とQOLへの影響，さらに治療方針決定までのプロセスについて論じる．

序論

　生活の質（QOL）とは，普段の，または期待される身体的・社会的・情動的な健康の程度のことで，医学的状態またはその治療によって影響される[1]．あ

る人のQOLは，身体的な能力または障害，社会的つながり，家族のつながり，あるいは心の感情の状態など，様々な領域から成り立っている．ある疾患，たとえば前立腺がんが，ある特定の健康領域，すなわち排尿機能・性機能・排便機能に与える影響について議論する際に，QOLは重要な意味を持つ．

　QOLは医療者と患者の双方にとって重要な概念である．しかし医療者と患者ではQOLの意味するところについて考え方が異なっていることがある．医療者にとっての主たる問題は治療で患者の寿命をどれだけ延長できるかという点であり，延長された人生の質についてはあまり重視しない．一方患者にとって最も重要なことは，延長された時間において自分の生活が疾患や治療によりどれだけ左右されることになるのか，という点である．研究が示すのは，患者にとってQOLは非常に重要な問題であり，患者の治療選択に影響するということである[2]．

　前立腺がんは米国の男性の33％が罹患する重要な健康問題である[3]．このがんは疾患特異的QOL（排尿機能，性機能，排便機能など）にも，全般的QOL（倦怠感，体力的制約，社会的機能，情動的機能，疼痛など）にも大きな影響を与える[4]．たとえば排尿障害や性的問題は，同年齢で前立腺がんの既往のない人と比べて前立腺がん治療を受けた人に多くみられる．

　局所的な前立腺がんと診断された男性はおおむね治療後も長く生きる．それにもかかわらずごく一般的な治療でQOLが大きく損なわれる可能性のある副作用が生じる場合が多い[2]．したがってほとんどの前立腺がん患者にとって，QOLは治療を選択する際の重要な検討項目となる．患者にとって（担当医師にとっても），個々の治療選択肢が，治療中，治療の直後，また治療のずっと後になってそれぞれどのようにQOLを損ないうるかを理解しておくことが重要になる．QOLについて調査した様々な研究について論じる前に，まずはよく選ばれる治療法について紹介しよう．

治療手段

　前立腺がんには治療法がいくつかある．担当医から特定の治療法を提示され

表9-1 患者自身の言葉から：治療法の選択

外科手術：
「担当医が外科手術を勧めてくれました．初めは手術なんて嫌だったんですが，妻も私もやっぱりがんを身体から取り去ってしまうほうがいいと思ったんです」

外照射での放射線治療：
「泌尿器科の先生と，放射線治療の先生とも話をしました．泌尿器科の先生は私には手術がいいとおっしゃいましたが，副作用の出る率が高いことが心配でした．放射線治療の先生は，放射線治療でも治癒する割合は同程度で，しかも手術に伴う副作用はないと教えてくれました」

小線源治療：
「これを選んだのは私の場合一番便利だったからです．病院で一晩過ごしただけで2日たたないうちに仕事に復帰できましたから」

経過観察：
「主治医によると私の前立腺がんは成長が遅いので，がんが問題になることがないまま私は何年も生きられるでしょうとのことでした．6か月ごとの検査は受けないといけませんが，治療を選んで副作用に対処しないといけないことを考えたら，ずっとましです」

る場合もあるし，また個人的な理由から自分で特定の治療を選ぶ場合もある（表9-1）．以下で4つの治療手段について論じる．

前立腺摘出手術

　前立腺摘出手術は前立腺がん治療において標準治療と考えられており，ごく一般的な治療法である．前立腺摘出手術は複雑かつ時間のかかる手術であり，たいていは全身麻酔が必要となる．手術には2～4時間かかり，前立腺およびそれを取り囲む組織が摘出される．可能な場合には医師は「神経温存術式」を行い，前立腺に近い神経の束や血管を切ってしまったり傷つけたりしないようにする．神経温存術が可能な場合とは，がんが勃起に必要な神経と離れていてかつ神経に広がっていない場合である．

　この手術により物理的に身体からがんが除去されるので，多くの患者は前立腺摘出手術を選択する．彼らにとってこの考え方はしっくりくるであろう．あるいは，放射線治療のように時間がかからないため外科手術のほうが便利だと考える患者もいる．

　腹腔鏡手術およびロボット手術は，前立腺摘出術で用いられる最新の装置と

手技である．腹腔鏡下前立腺摘出術では，腹腔鏡を補助として前立腺の全部または一部を摘出する．腹腔鏡とは細長い管状の器具で，先端にライトとレンズがついており，外科医は前立腺の拡大映像を見ながら手術することができる．手術では，腹腔鏡を挿入するためにへそa近くを小さく切開するほか，前立腺を摘出するための手術器具を挿入するために数か所を小切開する．こういった器具を操作するのにロボットが使われれば，ロボット前立腺摘出手術と呼ばれる．これらの手術は熟練した外科医の指導のもとで行われる．

外照射による放射線治療

外照射での放射線治療は別の呼称で呼ばれることもある（例：放射線治療，放射線，X線治療，放射線照射）．これは高エネルギーX線を使ってがん細胞を殺傷する局所治療であり，通常週に5日間，6〜7週間が必要である．手術と違い外照射による放射線治療は無痛で，放射線の音も，色も，匂いも感じない．放射線治療は治療方法にもよるが毎回30分ほどであり，放射線照射には1〜5分ほどしかかからない．正常な組織や臓器を保護するためにシールドが用いられる．

放射線治療での生存率は手術と同様である．手術と比較した場合の利点もいくつかある．すなわち，ED（勃起機能障害）や失禁にいたる割合は手術よりも小さい．外来診療で済み，入院する必要はない．麻酔や輸血の必要もなく手術の合併症の心配もない．患者の中には治療関連の倦怠感が出る人もいるが，ほとんどの患者は治療期間中も仕事をすることができ，活動的でいられる．

小線源治療

（シード線源永久挿入による）小線源治療とは放射線治療の一形態で，パラジウムまたはヨードでできた小さな円筒形の放射線源（シード線源）を前立腺に直接埋め込んで悪性腫瘍を内側から殺傷する方法である．移植は一般に外来診療で行われ，全身麻酔ではなく局所麻酔を用いるため早い回復が見込める．

医師によってはより強力なシード線源を一時的に挿入する場合もある．その

シード線源は数日間留置された後に除去される．このような一時的な挿入の場合には短期入院が必要となる．そうではなく永続的シードが使われる場合には，日帰りの手術で済む．

　小線源治療では他の放射線治療や手術といった治療法に匹敵する生存率が得られる．小線源治療の利点には次のようなものがある．すなわち，シード線源永久挿入治療の場合はたった一度の日帰り手術で済む．患者はシード線源挿入後もしくは退院後2，3日で通常の活動に戻り，治療中・治療後の痛み・不快感は最小で済む．

経過観察

　初期の前立腺がんで高齢，さらに前立腺がん以外に深刻な健康上の問題がある患者に対しては，医師は経過観察を勧める場合がある．70〜80歳代の男性はそれより若い男性に比べて外科手術や放射線治療を受けたがらない可能性がある．経過観察を選ぶ人も，定期的な前立腺特異抗原（PSA）の測定や直腸診といった定期的な診察・検査は受けることになる．その後の治療は，悪化する症状の具合，上昇したPSA値，より少ない副作用ですむ新しい治療法が適応できるかといったことを合わせて判断される．

治療手段とQOLの問題

　患者はしばしば「治療手段によって，副作用（のパターン）も変わってくるのだろうか」という疑問を抱く．前立腺がん患者の副作用を調査した研究からは，違いはあるということが確かに示されている[4]．

前立腺摘出手術

　前立腺の摘出手術を行った男性では，放射線治療（外照射および小線源治療）を選んだ男性に比べると，排尿障害および性機能障害が多くなる[5-7]．摘出手

術をした患者で，深刻な排尿問題は治療後最大34か月間続くことがあり[8]，中には5年も継続する人もいる．局所的前立腺がん患者1,288人を対象とした調査によると，14％が頻繁な尿漏れもしくは排尿コントロールが不能な状態にあり，挿入するだけの勃起を得られるのは28％に過ぎなかった[9]．「神経温存術式」が行われた場合，勃起機能障害（ED）は減少したが，やはり一時的なものも永続的なものを合わせEDは依然として生じうる．高齢の男性の多くは永続的EDになる可能性がある．

他のタイプの前立腺摘出手術に比べて，腹腔鏡手術またはロボット手術は副作用が少ないと思われる．この手術では入院日数は少なく，回復は早く，出血量も痛みも少なくてすむ．さらに性機能や排尿機能も温存できる可能性が高くなる．これらの機能への負担が少なくてすむのは，腹腔鏡を使うと手術部位が拡大し詳細に見えるためである．さらにロボット手術の場合はコントロールもよくなる．外科的精密さが加わることで，神経が温存されやすくなる．ただし唯一留意しておかなくてはならないことは，これらの技術は新しいため，標準的外科手術ほど効果の追跡がなされてはいない点である．

摘出手術を選択した患者が経験する卑近なQOLの問題であるが，術後10日間から3週間にわたって尿道カテーテルをつけて尿を体外に出さなくてはいけない．手術の後に疲れを感じたり弱ってしまったように感じたりすることもよくある．さらに外科手術には，（輸血が必要な）出血や，血栓症，心臓発作，感染といった合併症を起こすというリスクが少ないながらも存在する．最後に，摘出手術後の男性は精液を産生しなくなる．したがってオーガズムが射精を伴わなくなり，性的な楽しみに影響することがある．

外照射による放射線治療

外照射による放射線治療を受けた男性に，前立腺摘出手術を受けた男性よりも多く排便障害がみられる[10]．また，外照射による放射線治療から約6年が経過した男性を多数（正確には709名）調査したところ，コントロール群よりも，失禁および性的なQOLに関する障害が多くみられた[11]．

この治療方法を選んだ人には，多くの要因が関わってEDをきたすことがあ

る．重要な要因のひとつは腫瘍の大きさと位置である．腫瘍が大きいほど，あるいは勃起をコントロールする神経に近いほど，治療後にEDになる危険性が大きくなる．治療前の段階で，勃起しそれを維持する能力が強いほど，治療後もこの能力を保ちやすくなる．しかし，放射線は勃起をコントロールする神経およびペニスに血流をもたらす動脈に損傷を与えるため，治療を受けた男性の約40～60％が何らかの勃起障害を経験する．こういった副作用は治療完了後1～2年経過しても生じうる．副作用はすぐに生じないことが多い．

　外照射による放射線治療にはQOLに関わる別の問題もある．例えば治療中に患者がだるくなることはままある．さらに，放射線量によっては照射範囲の皮膚の炎症や，照射範囲の一時的または永続的な脱毛が起こることもある．膀胱炎や，直腸炎も時に生じる．

小線源治療

　小線源治療の副作用として倦怠感および排便の問題のほか，尿意切迫（急にトイレに行きたくなること），昼夜問わず起こる頻尿，排尿時の焼けるような痛みなど，膀胱に関する問題が起こることがある．またシード線源挿入後の1週間くらいは尿に血が混ざることがある．こういった副作用は時間と共に減り，頻繁には起こらない．

　EDは小線源治療では外照射の場合に比べ起こりにくい．小線源治療後，EDが起こるのは70歳以下の男性ではわずかな割合であり，70歳以上であれば少し割合が増える．勃起機能と排尿機能を3つの時点で測定した研究がある[12]．治療前の基準時には，小線源治療を受けた98人の患者のうち，73％に勃起能力があり，93％が排尿に問題がなかった．治療後6か月では，56％に勃起能力があり，排尿機能が維持されているのは86％であった．術後1年では，勃起能力があったのは59％で，排尿に問題がない割合は99％であった．施術前に十分な勃起ができていれば，術後に勃起困難を経験しないですむ見込みは大きくなる．しかし施術前に勃起に関する問題があれば，術後の問題が予想される．

　小線源治療で付け加えておくべき問題としては，移植を受けた患者は低エネ

ルギー放射線を放出するため,術後2〜4週間は2歳以下の子どもおよび妊娠中の女性との長時間の密な接触を避ける必要がある.

経過観察

経過観察する利点には排尿・排便機能に関する障害やEDなどの副作用が全くないということがある.患者の性生活が影響を受けることもないし,また患者はいつでも治療を開始することができる.経過観察を選択した患者には,病の徴候なく何年も生きている人も多い.多くの研究が見出してきたのは,5年,10年,さらには15年で見ても,経過観察を受けた男性(ほとんどは初期前立腺がんの高齢男性)の平均余命は,外科手術や放射線治療を受けた男性の平均余命とそれほど変わらないということである[13].

一方で,経過観察中にがんが予想よりも速く成長し前立腺を越えて広がる可能性もある.がんが前立腺を越えて広がると,手術でがんを除去できなくなる.あるいは,患者が歳をとるごとに手術や放射線治療が難しくなる.受けなくてはいけない検査や施術も増える.だいたい6か月ごとに,PSA検査と直腸診を,1年ごとに前立腺生検を受けなくてはいけない.

経過観察中にある種のQOLが低下しうる.ある研究では,局所的前立腺がんを持つ男性310人が全般的QOLの8領域中7領域において(年齢で調整した場合には6領域中4領域において)有意に低下したと報告し,性領域では加齢で予想されるよりも急激に低下した[14].

これらの知見を合わせると,前立腺がんへの様々な治療法に関する研究から示されるのは前立腺がんとその治療は患者の排尿機能・性的機能・排便機能に重大な影響を与え,治療法によらず排尿障害と性的な問題が起こる危険が大きいということである.しかしQOLの疾患特異的領域にはこれらの影響があるが,横断調査研究が示すのは,患者の一般的QOLに関しては前立腺がんもその治療も有意な影響を与えないということである[4,15].

初期前立腺がんと診断された患者のための治療方針決定のプロセス

　がん診断，がん治療，およびそれに伴う症状は非常に辛いものであり，患者の人生を破壊する力を持っている．研究が示すのは，前立腺がん，直腸がん，乳がん，卵巣がんの患者が感じる身体的・心理的症状はQOLの低下と苦悩の増幅に関わっているということである[16]．前立腺がん患者においてはとりわけ性的機能障害が深刻な苦悩の背景になっている[17]．

　一方，強い苦悩は一般的に意思決定や治療法に応じて患者自身から協力を得る際には重要である．不安のレベルは低くても高くても，患者にとって脅威となるような情報の処理を妨げる．不安が低いと脅威を無視しがちになるし[18]，不安が高いと否認や回避に結び付く[19]．また，男性の手術後の適応には知識が最も重要な要素であることが知られている[20]．

　初期の前立腺がんと診断された患者はがんの告知という情動的トラウマへの対処のみならず，複雑で，治療過程に関する脅威となることの多い情報を消化していくことになる．通常行われる治療法（前立腺摘出手術と放射線治療）には重大な副作用が生じうる．さらに，医師の間でも治療の推奨に関して意見が一致していないことがよくあり，自分が最も親しんでいる治療法を薦めがちである．このようにある人の意思決定は疾患と治療に対するその人自身の信念や態度に影響されるようになる．

　各々の治療法に対する賛成意見・反対意見はしばしば重複しており，明快な方針というものがないため，前立腺がん治療に対する患者のとらえ方（例えば，治療が簡便かどうか，あるいは排尿機能や性機能障害の受け止め方）は，意思決定プロセスにおいて重要である．このような状況では（治療成績重視の決定と異なり）「患者の選択重視の（preference-sensitive）決定」が求められ，個人的な目標や価値といったものがますます重要となる[21]．患者の選択重視の決定は個人の価値に重きを置くものであり，一方で治療成績重視の決定とは，明白でエビデンスに基づく情報，たとえば心筋梗塞リスクがある患者にアスピリンを使用するなど，特定の行為をサポートするような情報に基づくのである．

治療方針決定と後悔

　決定に到る難しさに寄与する要因は，決定後の後悔にも寄与する．後悔とはいくつかの方法で定義されている．
- ▶「喪失や欠落，誤りを残念に思い，認知的・情動的な苦痛を感じる状態」[22]
- ▶「決定を誤ったことに対する心理的反応」[23]
- ▶ 考え込んでしまうことや負の感情の相互作用で，現実の出来事と「そうであったかもしれない」出来事との比較を含む負の情動とは区別される[24]．

　治療法の選択にまつわる過去の決定について考えることによって引き起こされる後ろ向きな思考や負の情動は，前立腺がん患者によく起こる．早期前立腺がんの治療後 12～48 か月の間に調査を受けた 349 人の患者のうち，16％が治療選択を後悔していた[25]．別の研究でもこれらの知見が再現され，初期前立腺がんで治療を受けたことがある 96 人の患者のうち 16％が後悔していると答えた[26]．

　確認しておくべき重要なことは，後悔の念を抱く男性はそうでない男性に比べて，全般的 QOL も，疾患特異的健康関連 QOL も低くなっているということである．同様に，転移が生じた前立腺がん患者の後悔のレベルはさらに高かった．これらの患者の 23％が後悔しており，高いレベルの後悔は薬物的去勢に対して外科的去勢をする場合，嘔気があること，および QOL の低さと有意に関連していた[27]．

　別の研究で示されたのは，高いレベルの後悔は当初の治療決定時の困難さと正に相関し，治療決定への満足および全体的な QOL と負に相関していた[28]．同様に別の研究では[29]，とりわけ前立腺摘出手術を受けた人で，診断と治療の 6～12 か月後に決定に関する後悔の感情が有意に増加していた．

どうすれば QOL を向上させ，後悔する確率を減らせるのか？

　患者が現実的な期待や信念を持てるよう支えることで，患者の意思決定プロセスを向上させることを目指すのが一流の臨床である．医師は患者と協力し，

患者の価値観や目標に合わせた治療を推奨していることを確約すべきである．そのためには医師は患者の疾患についての思いや疾患のとらえ方を探らなければならなくなるだろう．さらに，医師は患者が治療によって生じる情動的・社会的影響やその帰結について備えられるように働きかけることが大切である．うまくいけば，この準備によって後悔のレベルを下げることができるだろう．Davisonとその共著者らは，男性が初めて前立腺がんと診断された74組のカップルに対し，個々人に合わせた情報を提供したところ，男性の心理的苦悩を少なくでき，かつそのパートナーにとっても有用で，治療の意思決定を行う際により積極的になってもらうことができたと結論している[30]．

情報がどのように伝えられるか（情報を伝えるタイミングや方法，医学的な情報の複雑さ，そしてもちろん患者の不安の程度）に配慮すれば患者がその情報を記憶にとどめやすくなることを，医師は心にとめておくべきである[31-33]．さらに患者自身にも時に複数のセカンド・オピニオンを得るなどしてできるだけ多くの情報を集める責任があり，それによって患者が自分自身の知識レベルを満足いくまで引き上げるようにするべきだと，医師は注意を促すべきである．

これに加えて患者は家族に対し，意思決定プロセスにおいて，また，そのつらい時期を気持ちの面で支えてほしいと伝えるべきである．ただし家族に話しさえすれば後悔を経験せずに済むというわけではない．したがって患者は自分で集めた情報を利用して，様々な治療方法の利点や欠点についてのリストを作るのもよいだろう．患者はこうすることでより明確に関連する諸問題について比較対照ができるようになると思われる．患者が自分の意思決定をする際に使える記入フォームを挙げた（図9-1）．ここには，患者はたとえば術後のEDの可能性といった特定の懸念事項を書き込み，そして治療方法によってその懸念が起こる見込みを1〜3の点数で書き込む．たとえば治療後のEDの可能性でいえば，外科手術の点数が最も低く（1：あまりよくない），経過観察が最も高くなる（3：よい）だろう．ここで重要なのは患者が自らの懸念や期待について書き込み，それぞれの治療法がそれらの懸念にどう関わるかということを，自分の受けた印象に基づいて点数化すべきだということである．完成したら，患者はこの記入フォームを担当医に見せて話し合いを続けるとよいだろう．ここで紹介したアプローチは前立腺がん患者を対象として現在評価中である．

図9-1 意思決定を助けるための記入フォーム

治療に関する心配	治療ごとに,自分はそれぞれの心配に何点つけるだろうか. 1=あまりよくない, 2=平均的, 3=よい			
	外科手術	放射線外照射	小線源治療	経過観察
1.				
2.				
3.				
4.				
5.				
6.				
7.				
8.				

　最後に,医療者は治療決定するための時間が間違いなくあるのだと話して患者を安心させるべきである.言うまでもないが治療法の相談はオープンで信頼できるような雰囲気の中でなされるべきであり,医療者は平易な言葉で,医学専門用語の多用を避けつつ話すべきである.治療選択に関する患者の知識,信念,期待の重要性を考えれば,医療者が患者の信念や期待について率直に尋ねることはきわめて重要である.このような質問をすることで,医師も患者の治療選択やその後の行動についてよりよく理解でき,かつ患者の誤解や非現実的な信念に対処することができるようにもなる.信念や期待について探る際はくれぐれも慎重にしなくてはならない.中には自分の信念を医師が見くびったり軽く見たりすることを恐れて,自分の考えを医師に伝えることを不快に感じる人もいるのだ.そしておそらく最も重要なのは,医療者と患者の間ではQOLで重視する部分が異なっているかもしれない,ということに医療者が気づく必要があるということである.

結論

　初めて前立腺がんと診断された患者は,QOLに深刻な影響を与えるような多くの難しい決断を迫られる.医療者は必要な治療に関連する情報を提示し,

治療や，将来的に前立腺がんサバイバーになったときの QOL に関して患者がいかなる信念や価値を抱いているのか探ることによって，このプロセスを経験する患者の支えになることができる．

■引用文献

1) Cella, DF. Measuring quality of life in palliative care. *Seminars in Oncology*. 1995；22 (2 Suppl 3)：73-81.
2) Diefenbach, MA, Dorsey J, Uzzo, RG, et al. Decision making strategies for patients with localized prostate cancer. *Semin Urol Oncol*. 2002；20 (1)：55-62.
3) Cancer Facts & Figures 2007. American Cancer Society Web site. http://www.cancer.org/downloads/STT/CAFF2007PWSecured.pdf. Accessed November 15, 2008.
4) Eton DT, Lepore SJ. Prostate cancer and quality of life：a review of the literature. *Psycho-Oncol*. 2002；11：307-326.
5) Brandeis JM, Litwin MS, Burnison CM, Reiter RE. Quality of life outcomes after brachytherapy for early stage prostate cancer. *J Urol*. 2000；163：851-857.
6) Eton DT, Lepore SJ, Helgeson VS. Early quality of life in patients with localized prostate carcinoma. *Cancer*. 2001；92：1451-1459.
7) Yarbro CH, Ferrans CE. Quality of life of patients with prostate cancer treated with surgery or radiation therapy. *Oncol Nurs Forum*. 1998；25：685-693.
8) Hollenbeck BK, Dunn RL, Wei JT, McLaughlin PW, Han M, Sanda MG. Neoadjuvant hormonal therapy and older age are associated with adverse sexual health-related quality-of-life outcome after prostate brachytherapy. *Urology*. 2002；59：480-484.
9) Penson DF, Feng Z, Kuniyuki A, et al. General quality of life 2 years following treatment for prostate cancer：what influences outcomes? Results from The Prostate Cancer Outcomes Study. *J Clin Oncol*. 2003；21：1147-1154.
10) Shrader-Bogen CL, Kjellberg JL, McPherson CP, Murray CL. Quality of life and treatment outcomes：prostate carcinoma patients' perspectives after prostatectomy or radiation therapy. *Cancer*. 1997；79：1977-1986.
11) Miller DC, Sanda MG, Dunn RL, et al. Long-term outcomes among localized prostate cancer survivors：health-related quality-of-life changes after radical prostatectomy, external radiation, and brachytherapy. *J Clin Oncol*. 2005；23 (14)：2772-2780.
12) Feigenberg S, Lee W, Desilvio M, et al. Health-related quality of life in men receiving prostate brachytherapy on RTOG 98-05. *Int J Radiat Oncol Biol Phys*. 2005；62 (4)：956-964.
13) Holmberg L, Bill-Axelson A, Helgesen F, et al. A randomized trial comparing radical prostatectomy with watchful waiting in early prostate cancer. *N Engl J Med*. 2002；347：781-789.
14) Arredondo S, Downs T, Lubeck D, et al. Watchful waiting and health related quality

of life for patients with localized prostate cancer : data from CaPSURE. *J Urol.* 2004 ; 172 (5) : 1830-1834.
15) Tefilli MV, Gheiler EL, Tiguert R, et al. Quality of life in patients undergoing salvage procedures for locally recurrent prostate cancer. *J Surg Oncol.* 1998 ; 69 : 156-161.
16) Portenoy RK, Thaler HT, Kornblith AB, et al. Symptom prevalence, characteristics and distress in a cancer population. *Qual Life Res.* 1994 ; 3 (3) : 183-189.
17) Helgason AR, Adolfsson J, Dickman P, Fredrikson M, Arver S, Steineck G. Waning sexual function — the most important disease-specific distress for patients with prostate cancer. *Br J Cancer.* 1996 ; 73 : 1417-1421.
18) Leventhal H. Findings and theory in the study of fear communications. In : Berkowitz L, ed. *Advances in Experimental Social Psychology.* Vol 5. New York : Academic Press ; 1970 : 120-186.
19) Miller SM, Roussi P, Altman D, Helm W, Steinberg A. Effects of coping style on psychological reactions of low-income, minority women to colposcopy. *J Reprod Med.* 1994 ; 39 : 711-718.
20) Burt J, Caelli K, Moore K, Anderson M. Radical prostatectomy : men's experiences and postoperative needs. *J Clin Nurs.* 2005 ; 14 (7) : 883-890.
21) O'Connor AM, Legare F, Stacey D. Risk communication in practice : the contribution of decision aids. *Br Med J.* 2003 ; 327 (7417) : 736-740.
22) Landman J. *Regret : The Persistence of the Possible.* New York : Oxford University Press ; 1993.
23) Bell DE. Disappointment in decision making under uncertainty. *Operat Res.* 1985 ; 33 : 1-27.
24) Connolly T, Reb J. Regret in cancer-related decisions. *Health Psychol.* 2005 ; 24 : 29-34.
25) Clark JA, Inui TS, Silliman RA, et al. Patients' perceptions of quality of life after treatment for early prostate cancer. *J Clin Oncol.* 2003 ; 21 : 3777-3784.
26) Hu J, Kwan L, Saigal CS, Litwin MS. Regret in men treated for localized prostate cancer. *J Urol.* 2003 ; 169 : 2279-2283.
27) Clark JA, Wray NP, Ashton CM. Living with treatment decisions : regrets and quality of life among men treated for metastatic prostate cancer. *J Clin Oncol.* 2001 ; 19 : 72-80.
28) Brehaut JC, O'Connor AM, Wood TJ, et al. Validation of a decision regret scale. *Med Decis Making.* 2003 ; 23 (4) : 281-292.
29) Diefenbach MA, Mohamed NE. Regret of treatment decision and its association with disease-specific quality of life following prostate cancer treatment. *Cancer Invest.* 2007 ; 25 : 449-457.
30) Davison BJ, Goldenberg SL, Gleave ME, Degner LF. Provision of individualized information to men and their partners to facilitate treatment decision making in prostate cancer. *Oncol Nurs Forum.* 2003 ; 30 (1) : 107-114.

31) Moore KN, Estey A. The early post-operative concerns of men after radical prostatectomy. *J Adv Nurs*. 1999 ; 29 : 1121-1129.
32) Valanis BG, Rumpler CH. Helping women choose breast cancer treatment alternatives. *Cancer Nurs*. 1985 ; 8 : 167-175.
33) Egiker SA, Kirscht JP, Becker MH. Understanding and improving patient compliance. *Ann Intern Med*. 1994 ; 100 : 258-268.

10 がんサバイバーのための遺伝カウンセリングと遺伝子検査
Genetic Counseling and Testing for Cancer Survivors

Ellen T. Matloff, MS

要旨

　がん遺伝カウンセリングと遺伝子検査は今では手術をするかどうかの意思決定やがんの化学予防，遺伝性腫瘍症候群のリスクが高い患者の経過観察を行う際に重要なツールとして認識されている．しかし，この比較的新しい技術について，ほとんどのがんサバイバーは診断時に知らされていない．これはがんサバイバーとその家族の将来的な健康管理においてなくてはならない情報になりうる．すべてのがんサバイバーは経過観察の際に家族性腫瘍のリスク因子に関して再評価を受けるべきである．リスクが高い人は遺伝カウンセリングや遺伝子検査という選択肢を知る機会が与えられるべきである．

序論

　臨床腫瘍学が発展するにつれ，がん患者を治療する技術が増えてきた．この進歩した技術には化学療法や放射線治療，新しい外科的技術などがあるが，これらはがんの診断と治療の時期の土台である．遺伝カウンセリングは治療計画を立てる際に重要であるが，リスクの高い患者においては，患者本人とその家族の長期的な健康管理においても不可欠なサービスになる．患者が診断時や治療の初期段階で遺伝カウンセリングと遺伝子検査について知らされなかったと

しても，患者自身の将来的ながんリスクを減らすため，あるいは患者の家族のがんリスクを見過ごさず特定するためにも，数か月，数年，さらに数十年後に遺伝カウンセリングや遺伝子検査を行うよう勧めることができる．他の医学的な選択肢とは違って，遺伝カウンセリングと遺伝子検査は高齢の患者および終末期疾患の患者にとっても意義がある．このため，がんサバイバーの経過観察では家族性腫瘍のリスク・アセスメントが含まれるべきである．リスクが高くなった患者は，がん診断からどれほど時間が経過していようとも，遺伝カウンセリングに紹介されるべきである．

家系図の抽出

　がん感受性遺伝子が変異して生じるがんはがん全体の5～10％に過ぎない[1]．詳細な家族歴があれば医療者は家族の誰に最も家族性腫瘍のリスクが高いかを解読することができる．家族歴は少なくとも3～4世代分あることが望ましい．しかし患者は自分の親戚について必ずしも正確な情報を知っているわけではないため，家族歴の作成には調査が必要な場合がある．がんを患った人についてはそれぞれ，がんの部位と診断時の年齢を記録しておく必要がある．治療歴および環境要因（例：放射線，職業上の関連因子，喫煙その他）がカギになることもある[2]．過去の手術歴，たとえば若い年齢での子宮全摘，卵巣切除術といったものも，その人が将来的に卵巣がん，子宮体がん，乳がんを発症する可能性を人為的に変えることになるため，情報収集する必要がある．なお，がん診断については時期を問わず可能な限りすべて，病理診断書で確認される必要がある．というのも誤った情報が少なからず見受けられるからである[3]．例えば患者が子宮体がんを卵巣がんと取り違えたり，大腸ポリープを大腸がんだと話したりすることはよく起こる．これらの違いは，患者には些細なことに見えるかもしれないが，リスク・アセスメントを大きく揺るがすことになる．

　母方の家族の乳がん，卵巣がん，子宮体がんの病歴のほうが，父方の病歴よりも何らかの意味で重大だという誤解が，家族歴を集める際によく認められ

る[4]．逆に，父方の前立腺がんの病歴の方が母方の病歴よりも重大な意味を持つと思っている人は多い．このような信念はどちらも完全に間違っている．母方の病歴も父方の病歴も同様に重要なのであって，両者の病歴がしっかりと調べられなくてはならない．

　家族病歴は，血族関係（近親婚関係），遺伝病，先天性異常，知的障害，複数回にわたる流産，乳児死亡についての情報を含んだ詳細なものである必要がある．特定の劣性遺伝病〔例：毛細血管拡張性運動失調症またはFanconi（ファンコーニ）貧血〕からわかるのは，健康な家族でもこの遺伝変異のコピーをただひとつ持っているだけでがん発症のリスクが増えるということである[5, 6]．その他の遺伝性障害〔遺伝性出血性毛細血管拡張症（hereditary hemorrhagic telangiectasia；HHT）など〕も，同じ遺伝子の変異によっておこる遺伝性腫瘍症候群と関連が深い（HHTは若年性ポリープ症を伴う）[7]．

　完全な家系図には配偶者とその家族のがんの病歴が含まれる．この要素は配偶者との間にできた子どものがん状態と関係があるほか，子どもがファンコーニ貧血のような深刻な遺伝病のリスクが高いかどうかを決める手立てにもなる[6]．BRCA2遺伝子コピーの2つがともに遺伝した子どもは，DNA修復の欠陥に特徴づけられる深刻な障害が知られており，先天性異常や再生不良性貧血，白血病，固形がんが生じる確率が高くなる[6]．家族歴における変更点が生じれば（例えば，親類が新たにがん診断をされた場合や，遺伝子検査を受けたときのその結果などを）知らせるよう，患者を奨励すべきである．というのもそれがリスク・アセスメントやカウンセリングを変えるかもしれないためである[4]．

◆ **事例 10-1**

　ジョンは65歳の大腸がんサバイバーで，診断されてから30年になる．定期的経過観察を受けたとき，消化器内科医は，もしもジョンが現在35歳で大腸がんと診断されていたら，遺伝カウンセリングを受けるよう紹介しただろうと言った．ジョンは自分の子どもたちの大腸がんリスクが高いのかどうかを知るため，遺伝カウンセリングに行くことに決めた．

　初回のカウンセリングでジョンは自分の家族には大腸がんの病歴は全くないと性急にカウンセラーに告げた．遺伝カウンセラーは詳細な家系図を抽出し，

ジョンの母親は1人っ子であったためジョンには母系のおばやおじ，いとこがいないことを知った．ジョンの母親は55歳で卵巣がんのため亡くなっており，ジョンの唯一の同胞である兄は，25歳のときに交通事故で死亡していた．ジョンの母系の祖母は65歳で子宮体がんと診断されたが，何年も後に心臓病で死亡していた．

　ジョンは卵巣がんも子宮体がんも遺伝性大腸がんの範疇に入りうることに気づいていなかった．彼は*MSH2*変異と*MLH1*変異の遺伝子検査を受け，自分は*MLH1*変異を持っていることを知った．続いてジョンの成人した子どもたちが検査を受け，1人息子が家族性*MLH1*変異を持っていることがわかり，消化器内科医のもとで注意深く経過観察を受けることになった．ジョンの3人の娘たちには家族性遺伝子変異がみられなったため，大腸がん，子宮体がん，卵巣がんのリスクは平均的であるということになる．

がんサバイバーへのリスク・アセスメント

　次に挙げるのは，家族性腫瘍のリスクが最も高い人を判別するために[4]医療者が使える7つの重要なリスク因子である．

1. 低年齢でのがん発症

　このリスク因子は**家族歴が手に入らない場合でも**，多種のがんで生殖細胞系変異と相関している[8]．たとえば，がん診断から20年経過した40歳の乳がんサバイバーの場合には，このリスク因子は看過されるかもしれない．しかしこの女性が変異保因者であるリスクは，現在20歳で乳がんを発症した女性のリスクと同じである．したがって，このがんサバイバーにも遺伝カウンセリングと遺伝子検査については同じ選択肢が提供される必要がある．

2. 同じがんが同系列の血縁上の複数の親族にみられる

　これらのがんは単一の変異によって引き起こされるとしても，必ずしも病理学的に同一の組織型である必要はない．最初の診断時に医療者の多くが家族歴を聴取する．がんサバイバーの場合，家族歴は変わるので，**1年ごとに更新するべきである**．自分の経過観察時に家族歴も更新することが重要であると認識していない患者もいるかもしれないので，それについては医療者から話を持ち

出すべきである．

3. 単一の遺伝子変異によって生じることが知られているがんが一家族の中で集簇している

単一の遺伝子異常によって引き起こされるがんには乳がん/卵巣がん/膵臓がん[*1]，結腸がん/卵巣がん/子宮体がん[*2]，乳がん/甲状腺がん/まれな皮膚腫瘍[*3]がある．医療者はこれらのパターンを認識し，これらのうち他のがんが家族になかったかどうか，患者に具体的に尋ねることが肝要である．患者は，たとえば自分の母親の子宮体がん歴が自分自身の早期発症型の大腸がんと関連していることを知らないかもしれない．

4. 同一個人が複数の原発性がんと診断されている

このリスク因子は，乳がんまたは大腸がんが異時性に多発している，あるいは各々異なるが単一の遺伝子変異によって引き起こされることが知られているがん（たとえば，同一個人における乳がんと卵巣がん，直腸がんと子宮体がん）がある場合に当てはまる．

5. 民族性

家系にユダヤ系の人がいる場合には，次の3つの遺伝子変異を持つリスクが高い．*BRCA1* と *BRCA2* 遺伝子[9]，および APCI 1307 K 対立遺伝子である[10]．乳がん，卵巣がん，膵臓がんになったすべての患者には，家系にユダヤ系の人がいるかどうか，明確に尋ねるべきである．ユダヤ系であるかどうかという情報は患者の姓や，初診時に書く問診票の「信仰する宗教欄」から推測されるべきではない．

6. 珍しい現れ方のがん（たとえば男性乳がんや多数の大腸ポリープ）

このリスクは，それのみがみられる場合に重要である．網膜芽細胞腫，甲状腺髄様がん，副腎皮質がんは珍しいがんでしばしば遺伝性であり，いずれの場合にも遺伝子の精密検査が必要である[11]．

[*1] *BRCA1*, *BRCA2* 遺伝子変異により生じる．
[*2] Lynch（リンチ）症候群〔遺伝性非ポリポーシス大腸癌（hereditary nonpolyposis colorectal cancer；HNPCC），DNA ミスマッチ修復に関わる遺伝子，*MLH1*, *MSH2*, *MSH6*, *PMS2* の変異により生じる〕
[*3] Cowden（カウデン）病（*PTEN* の変異により生じる）

7. 病理学的所見

病理学は，新しく発展しつつあるがんリスク・アセスメント法である．家族性腫瘍の家系においては，ある種のがんが大きな比率を占めるようである．たとえば，乳がんの中の髄様癌は *BRCA1* 変異のある家族で大きな比率を占め[12]，いわゆるトリプル・ネガティブの乳がん（ER−，PR−，HER2−）も *BRCA1* 変異の家族に多いことが初期のデータから示されている[13]．しかしこういった組織型ではない乳がん患者で変異の保因リスクが必ずしも低いというわけではない．逆に，境界悪性または粘液性卵巣がん患者は *BRCA1* および *BRCA2* 変異の保因者であるリスクは低いようである[14]．25歳未満で発症する甲状腺髄様がん，皮脂腺腫または皮脂腺がん，副腎皮質がんや，多発性の腺腫性，過誤腫性，若年性大腸ポリープは，他の珍しい遺伝性腫瘍症候群を予測するものであることが既に立証されている[11, 15]．

これらのリスク因子は家系全体の病歴に鑑みて考えられるべきであり，がんを発症していない成員数に対する比率バランスを取って重み付けされるべきである．成員数が少ない家族，あるいは親族に女性が少ない家族においては，リスク・アセスメントはしばしば限定されたものとなる．このような家族ではたったひとつのリスク因子の重みが大きくなる[16]．

あまり一般的ではないが極めて重要な知見は，珍しい遺伝性腫瘍症候群に関連する身体所見または先天性異常である．たとえばCowden（カウデン）病における良性皮膚疾患や甲状腺機能障害，Gorlin（ゴーリン）症候群における顎骨嚢胞[17]，家族性大腸腺腫症（familial adenomatous polyposis；FAP）における類線維腫や歯科的異常[2]がある．ここでもやはり，医療者がこれらの関連について気付いておくこと，また発注すべき遺伝子検査の内容にも影響が出てくるため，家族歴を尋ねる際にはがんサバイバーにこれらの所見について特異的な質問を行うことが重要である[4]．

がん遺伝カウンセリング

がん遺伝カウンセリングによって，その人の家族に発症したがんが家族性で

表10-1　がん遺伝カウンセリングのリソース

CancerNet
http://www.cancer.gov/search/geneticsservices/
がんのリスクカウンセリングと検査をどこで受けられるか調べてくれる（無料）

National Society of Genetic Counselors
http://www.nsgc.org
居住エリア内でのがんを専門とする遺伝子カウンセラーのリストを入手したいとき

ある可能性を評価することができ，もし家族性ならどの遺伝子に異常がある可能性が高いのかがわかる．遺伝カウンセリング会社による自信に満ち溢れた宣伝では，検査のプロセスを，特にこの領域で専門教育を受けていない医療者でも行えるような簡単なものであるかのように描き出している．しかしがんに関連する遺伝子は（$BRCA1$ と $BRCA2$ のほかにも）たくさんあり，検査結果の解釈はしばしば複雑である．たとえば，早期乳がんの患者で家族歴に甲状腺がん，甲状腺病，まれな皮膚所見がある場合には $BRCA1$ や $BRCA2$ よりも $PTEN$ 変異の保因者であるリスクが高い[18]．

遺伝子検査結果の解釈は誤りやすいことが複数の研究で報告されている[19,20]．結果解釈が誤っている場合，患者やその家族全体，それに医療従事者の関係する責務に与える影響はきわめて大きい．したがって可能な限り，（検査キットを販売している検査会社が提供する数時間のトレーニングとは違って）この領域で正式な訓練を受けた医療者が遺伝カウンセリングを行うことが重要である（**表10-1**）．

検査の前にすべての患者に対し，検査のリスク・利点・限界についての情報をインフォームド・コンセントの一環として伝えるべきである．患者が検査を希望すれば，カウンセラーは適切な遺伝子検査ができるラボを探し，保険の事前承諾を受け（特に 3,000 ドル以上かかるかもしれない検査の場合は重要），検体採取・輸送・結果解釈の手続きを後押しすることになる．結果を伝える面接では早期発見およびリスク軽減のための医学的な治療手段に関して詳細なカウンセリングが行われることになり，予防効果をみる臨床試験への参加や発症監視を行う，あるいは専門医へ紹介することもある．

検査から想定されたがんリスクは絶対的なものではなく，時間の経過による

家族歴や個人歴の更新，患者の加齢に伴い変化する．がんになる可能性を減らせる治療はしばしば過激な選択肢であり（例：薬物による化学予防や予防的外科手術），あらゆる年齢の患者すべてに適切であるわけではない．経過観察と健康管理の方策は患者の年齢，妊娠の既往，閉経の有無，リスク・カテゴリー，スクリーニングのしやすさ，個人の嗜好などに合わせて立てられなくてはならない．がん遺伝カウンセリングの最終目標は，患者の個人的な状況・ニーズ・環境に最も適合した管理計画を患者と医師が構築する一助となることである．この管理計画は時間の経過とともに再評価され更新される必要がある[4]．

有益な遺伝検査

　家系の中での遺伝子変異を特定するためには，いつであれ可能なときに変異の保因者である確率が最も高い**罹患した個人**が，最初に検査を受けるべきである．そういった人は通常，問題になっているがんに最も早い年齢で罹患している．家族性腫瘍の家系で家族性ではないがんが生じる可能性もありえるため，検査対象は注意深く選ばれるべきである．例えば若年発症型乳がんのみられる家系では，68歳で乳がんの診断を初めて受けた女性で検査を始めるのは理想的ではない．その女性のがんは孤発性であるかもしれないからである．

　残念なことだが，家族性腫瘍における中心人物の検査が，その人が非常に重症であったり，高齢であったり，治療中であったりする場合などでできないことがしばしばある．医療者や家族は，がんになった人のケアに集中しがちであるし，それは適切な態度である．しかしながら，もしもその人が遺伝検査の行われる前に死亡すると，他の家族にとってその有益な検査の機会は永遠に失われてしまうことになる．中心人物は，もし打診されれば，自分の家族を助けるための機会を喜んで利用しようとすることが多い．それが既にがん診断を受けた人であれば，遺伝子検査の全費用が保険でカバーされる可能性はそうでない人よりも高くなる．

　罹患した親族に遺伝子変異が見つかった場合，他の家族は同じ変異についてかなり正確に検査することができ，しかも費用は最初の家族性腫瘍の遺伝子変

表 10-2　DNA バンクのリソース

GeneTests™：遺伝子検査のリソース
　http://www.genetests.org
　現時点で利用できる検査会社（研究室）と検査法，DNA バンクについての情報が得られる
DNA バンク
　Oregon Health Sciences University
　Prevention Genetics
　www.preventiongenetics.com
　University of medicine and Dentistry of New Jersey

異を探索するときに受ける全検査に比べて格段に安くなる（例えば，3,200 ドルに対して 430 ドル）．家族性腫瘍の遺伝子変異を受け継いでいない人は「真陰性（true negative）」とされ，発がんの危険性は一般人口レベルまで下がる．家族性腫瘍の遺伝子変異で陽性との結果が出た人は，その人のがんリスク，経過観察または発がんリスクの軽減のための治療方策についてより正確な情報を与えられることになる[4]．

　罹患した親族に遺伝子変異が認められなければ，その家系にみられるがんは通常，次のうちどれかであると考えられる．(a) 遺伝性ではない，(b) 検出できない変異によるか，もしくは別の遺伝子の変異による．家族歴およびリスク因子を注意深く検討することで，どちらの解釈がより妥当であるかを判断することになる．この時点でさらなる遺伝子検査を発注する必要が出ることもある．がんが遺伝性であることが疑われるが変異が見つからない場合には，将来さらに向上した検査が利用できるようになったときに備えて，被検者に DNA バンクを提案すべきである（**表 10-2**）．検体は，家族のうち誰がその DNA を持っているかということを正確に伝える手紙とともに保存される．

◆ **事例 10-2**

　ジョイは 45 歳女性で彼女自身は病気ではないが，母親のリンダが 77 歳でステージ 3 の卵巣がんと最近診断され，腹式子宮全摘手術を受け現在は積極的な化学治療を受けている．母親が診断を受けたあとジョイは自分も卵巣がんを発症しないように予防的両側付属器切除術を受けたいと産婦人科医に申し出た．産婦人科医は家族歴を作成し，ジョイの母方のおばが 48 歳で乳がんのた

め死亡し，母方の祖父は 70 歳で膵臓がんのため死亡したことが明らかになった．この家族歴に基づき，医師はジョイに遺伝カウンセリングを紹介した．このケースを再検討した結果，遺伝カウンセラーは，変異保因者である可能性が最も高いのはリンダであり，母親のリンダから遺伝子検査を始めるよう提案した．ジョイは，すでに母親が治療中で気分が悪く落ち込んでいるというのに検査に巻き込むことがためらわれ，仮にもし家族のがんが遺伝性のものだと知ったら母親が罪悪感を持つのではないかと恐れた．カウンセラーはジョイに，家族の変異を特定するにはリンダから検査を始めるのが最も正確であること，そして検査で得られる情報はジョイやその 2 人の同胞，母方の 6 人のいとこ，さらに孫たちのメリットになるのだと説明した．

　ジョイは母親に検査について話すことにし，そうすることで家族全員のがん発症リスクを減らすことができるかもしれないと母親に説明した．リンダは初め打ちのめされたが，家族を助けるために自分にできることならばやりたいと思うようになった．リンダの保険会社は *BRCA1* と *BRCA2* の検査費用の償還に同意し，リンダは採血してそれを検査に送った．結果，彼女は *BRCA2* 遺伝子変異を持っており，彼女自身は卵巣がん診断の原因となるようなことは何もしていないことがわかった．保険会社は続いて第 1 度近親[*4]に遺伝子変異保因者のいるジョイの遺伝子検査の支払いに同意し，結果ジョイは変異を受け継いでいないことがわかった．彼女は「真陰性」とわかり，彼女のがんリスクは一般人口レベルにまで下がった．家族の女性の何人かが検査の結果陽性とわかり，乳がんの高リスク者として経過観察と予防的両側付属器切除術を受けることを選んだ．また親族の男性の 1 人が陽性であったため，乳がんと前立腺がんの監視を受けることになった．さらに彼の 25 歳の娘も遺伝子検査を受けるべきであることがわかった．

がん発症の生涯リスク

　遺伝性腫瘍症候群にはそれぞれに発がんの危険度，経過観察や治療といったリスク軽減をはかる方法がある．これらの症候群の概要については *Journal of Clinical Oncology* に発表されている[21]．次に最も一般的な 2 つの遺伝性腫瘍症候群について概説する．乳がん・卵巣がん症候群（*BRCA1* と *BRCA2* 遺伝

---
*4　first-degree relative. 遺伝子の 1/2 を共有する者で，両親・子ども・同胞がそれに当たる．

子の変異によって起こるもののうち最大のもの），そして遺伝性非ポリポーシス大腸癌（HNPCC）症候群である．

　BRCA1 と *BRCA2* 変異の保因者である女性は生涯乳がん発症リスクが 50～85％ であり，生涯卵巣がん発症リスクは 15～60％ である[9, 22, 23]．どちらのがんも発症リスクは加齢に伴って増えるが，診断時年齢は一般人口よりも低い[21, 24]．比較的リスクは低いが，卵管がんおよび原発性腹膜がんもこの症候群に入る[25, 26]．*BRCA2* 保因者は男性乳がんおよび膵臓がんの生涯発症リスクが高くなる[27, 28]．HNPCC 変異〔Lynch（リンチ）症候群としても知られる〕の保因者は生涯大腸がん発症リスクが 65～85％ になり，女性の保因者は子宮体がんの生涯リスクが少なくとも 40～60％，卵巣がんのリスクが最大 10～12％ になる[29, 30]．

経過観察とリスク軽減の方策

　遺伝性腫瘍症候群の変異保因者である患者には，より早期からより強力に行う発症監視，薬物による化学予防，および予防的外科手術という選択肢がある．

　発症監視の具体的な方策は新しい技術と長期的データの積み重ねにより常に発達している．*BRCA* 変異保因者の女性は毎年のマンモグラフィー検診，毎年もしくは半年ごとの乳房の触診，さらに毎月の乳がん自己触診を 25～35 歳までの間に開始することが推奨される[31]．胸部 MRI も発症監視において重要な役割を果たすことがある[32]．

　BRCA 変異保因者は乳がん発症リスクを減らすためにタモキシフェンを服用することもある．タモキシフェンは乳がんの家族歴がある女性に有効であることが証明されている[33, 34]．*BRCA* 変異保因者がタモキシフェンを予防的に内服した場合の有効性に関するデータは限られているが[35-37]，*BRCA* 変異保因者の乳がん患者が治療にタモキシフェンを使用した場合に病巣と反対側の乳がん発症のリスクが下がることを示すデータはある[38]．さらに，*BRCA2* 保因者で乳がんを発症した人の大多数はエストロゲン受容体陽性のがんである[39]ため，化学予防による効果が期待される．ただしこのような患者においてタモキシ

フェンの有効性について結論を出すには，さらなる研究が必要である．

　予防的両側乳房切除術は，リスクが高い女性で90％以上乳がん発生リスクを減らすようである[40]．遺伝子検査が利用できるようになる以前は，家族性腫瘍のリスクがその人にとって高いのかどうかということがわからないまま，がんのある家族ではリスクの高い組織を除去することが珍しいことではなかった．家族性腫瘍の家系でも50％は素因となる遺伝子を受け継がないため，その人たちは予防的外科手術や高リスク者に対する侵襲的な発症監視の手法から除外することができる．したがって，患者が遺伝カウンセリングを紹介され，可能であれば遺伝子検査を受けるまでは，予防的外科手術を行うべきでない[4, 41]．

　BRCA1, 2変異保因者である女性は病巣の反対側もしくは同側に異時性のがんを発症するリスクが高くなる[42]．このようなデータが出ているので，同側の異時性原発がんを発症するリスクが高い女性が乳房温存手術の選択肢を与えられることについては疑問視されている．このようにBRCA1, 2変異保因者であるかどうかが術式の決定に極めて深い影響を与えるので[41]，がん診断直後，手術や放射線治療が始まる前に，遺伝カウンセリングおよび遺伝子検査を行う患者が多い．この検査で陽性とわかり，予防的両側乳房切除を行うと，放射線治療やそれに伴う皮膚への副作用（乳房再建を複雑にさせる）を避けることができる．

　またBRCA1, 2変異保因者である女性が，卵巣がん・卵管がん・原発性腹膜がんを発症するリスクは，たとえ家系にそれを発症した人が1人もいない場合でも，高くなる．卵巣がんの発症監視は複雑であり，年に一度の経腟超音波検査およびCA-125の測定を25〜35歳の間に始めることが推奨される[31]．このような発症監視で卵巣がんをより早期に治療できる状態で見つけることの効果については，どのような集団であっても証明されてはいない．経口避妊薬がBRCA変異保因者の女性で卵巣がん発症リスクを減らすことを示す研究もある[43]．最近のデータでは，このような介入をしても，乳がん発症リスクの増加における有効性はあるものの少ないことがわかる[37, 44]．卵巣がんがスクリーニングおよび治療が困難であるため，有効性と危険性を天秤にかけるとまだ卵巣摘出に適した年齢ではない若いBRCA1, 2保因者には，経口避妊薬の使用が好ましい[45]．

予防的両側付属器切除術は現在では卵巣がん発症リスクを減らす最も効果的な手段であり，35歳以上もしくは今後妊娠を望まない BRCA1, 2 保因者には推奨される方法である[46]．この予防的外科手術は BRCA1, 2 保因者が今後の卵巣がん発症リスクを減らすうえで非常に効果的だが[47]，手術を受けた女性であっても腹膜原発腺がんを発症するリスクは少ないが残る[4, 25, 48]．卵巣がんは加齢に伴って増えるのであり，一般に信じられているように，閉経すればリスクが下がったり消えたりすることはない．

　女性の BRCA 保因者が予防的卵巣摘出手術を受けることを考慮すべき第2の，しかし重要な理由は，特に閉経前に行われた場合には，この手術が後の乳がん発症リスクも下げることができるためである[49, 50]．健康な閉経前の保因者がこの手術後に低用量ホルモン補充療法を受けた場合でさえ，乳がん発症リスクの減少が得られる[51]．初期のデータが示すところによると，BRCA 保因者が予防的卵巣摘出手術を受けてからタモキシフェンを利用した場合，乳がん発症リスクの軽減という意味ではあまりメリットがない可能性がある[52]．若い BRCA 保因者の女性において，2次的にエストロゲンを遮断することに伴う QOL の問題と，がん発症リスクの軽減効果を勘案するためには，さらなる研究が必要である．

　HNPCC 変異保因者における標準的な発症監視法は，1～3年に1回行う盲腸までの全結腸ファイバー検査であり，これは20～25歳の間に開始する必要がある[31]．大腸がんの化学予防という方策についての研究もいくつかあるが，臨床での使用が認可された薬剤はまだない．回腸直腸吻合術を用いる予防的結腸亜全摘術は HNPCC 保因者の治療選択肢のひとつであり，決定分析によればこの手術は発症監視のみの場合と比べて若い HNPCC 変異保因者の余命をやや延長させる可能性があることがわかった[53]．QOL の問題と，監視のみによってがんをより早期で治療可能なステージで見つけられる可能性とが引き比べられなければならない．

　子宮内膜がんの発症監視方法としては，子宮内膜吸引および超音波検査を25～35歳の間に開始する方策がある．HNPCC 保因者におけるこのような発症監視の効果は分かっていない．経口避妊薬は一般人口において卵巣がんと子宮内膜がんの発症リスクを減少させることが知られているが[54]，HNPCC 保因

者に対してこのような介入をした場合の影響，また結腸・直腸がんリスクへの影響については現在のところわかっていない．予防的子宮全摘術も選択肢のひとつである．この手術は HNPCC 症候群の女性の卵巣がんと子宮体がんリスクを両方とも有意に減少させる効果があることは最近のデータから示されているので，35歳以上あるいは今後妊娠する意思のない女性にはこの手術は考慮されるべきである[4, 30]．

遺伝カウンセリングと遺伝子検査は，von Hippel-Lindau（フォン ヒッペル・リンダウ）症候群や多発性内分泌腫瘍症候群，FAP といった珍しい腫瘍症候群の多くでも利用できる．これらの疾患の変異保因者とわかった患者に対する監視およびリスク軽減策によって，これらの症候群への罹患率やそれによる死亡率を下げることができる[4]．

保険における差別的待遇

がん遺伝子検査が初めて日常臨床に導入されたとき，患者と医療従事者の双方からの最も多い懸念は，保険における差別的待遇の問題であった[55, 56]．幸いにも健康保険の差別的待遇のリスクは過大に見積もられていたようで，そのような報告はほとんどない[57]．がんサバイバーは，すでに個人のがん病歴が医学的記録で明確に記載されているため，遺伝子検査のために保険差別を受けるリスクはかなり低い．

今ではほとんどの患者が遺伝カウンセリングと遺伝子検査の費用の支払いを健康保険会社に請求している．過去数年間で，さらに多くの保険会社が遺伝カウンセリングと検査の支払いをすることに同意している[58]．おそらくこれらのサービスおよびその後の予防的手術が費用効果的であるという決定分析に基づいてのことだろう[59]．しかし，がん診断を受けたことのない患者にとっては生命保険差別のリスクがあるかもしれない．患者と遺伝子検査を受ける前にこのようなリスクに関して話し合うべきである．

がんサバイバーの心理的・社会的問題

　がん遺伝カウンセリングと遺伝子検査の過程ではほとんどの患者に種々の心理的問題が生じる．家族のがんが正に遺伝的なものである可能性に気づくためである．家系図を描くという単純な作業でさえ，家系内に発症したがんのパターンを初めて図にして見るため，圧倒されてしまう患者もいる．

　しかしがんサバイバーでの遺伝子検査には，独特の心理・社会的問題が伴う事がある．情動的プロセスは，がん診断から5年以上が経過し，がん治療とその後の受診や検査，がんの再発の可能性がすでに過去のものとなったと感じている患者において特に複雑なものとなる．次に挙げたのは患者が抱くだろう懸念の主たるものと，医療者が触れるべき話題のポイントをまとめたものである．

▶患者：「どうして今，遺伝子検査をするんでしょう？　私はがんサバイバーです．この問題は私にはすでに処理済みなんです．なぜ今さらパンドラの箱を開けるようなことをするんですか？」

　医療者：「ご自身のがんが遺伝性だと知るのは，驚かれるでしょうし，それに苦しいはずです．特に，まだ診断から数年しか経ってない場合はそうでしょう．しかし，新しい治療方法があるわけですから，それを知る価値はあると思います．特にそうすることで，ご自身が将来的に別のがんを発症するリスクを減らすことができて，しかも家族を助けることができるのであれば」

▶患者：「他のがんのリスクがあるって，どういう意味ですか？」

　医療者：「そういわれると，がんサバイバーは誰でも辛くなると思います．しかし，あなたはすべてのがんのリスクが高いというわけではありませんし，この情報は，あなたが再びがんになるリスクを減らすために役立つのです．この情報を予定よりも早く知ることができれば，可能性を変えることができるのです」

▶患者：「すでに手術も化学療法も放射線治療も受けました．さらに予防的手術を受けたくはないのです」

　医療者：「これまでたくさん治療を受けてこられたわけですから，もう1回

手術を受けたくないお気持ちはよくわかります．しかし，予防的手術というのは選べる治療法のうちのひとつに過ぎません．遺伝子検査を受ければ必ず予防的手術を受けなくてはいけないわけではありません．もし変異が見つかった場合は色々な選択肢を確認しなくてはいけませんが，今受けておられるよりももっと綿密な発症監視や，がんリスクを下げるための薬といったものも，多くの患者さんが選んでおられる選択肢です」

▶患者：「私の子どもや，孫や，きょうだい，それに親戚がこの遺伝子変異を持っているかもしれないなんて，信じられません．私のせいでこの変異を皆に与えてしまったのだと思うと，すごく罪悪感があります」

医療者：「われわれはみんな子どもたちによい特徴と遺伝的変異の両方を伝えるのです．あなたのケースではたまたまこの情報がわかったというだけなんですよ．知は力なりと言うように，この情報はあなたの力になるのです．この情報はあなたから次の世代への贈り物といってもいいでしょう．この情報をもとにあなたの親類の方々はがん発症のリスクを減らせるのです．あなたは今，家族のがん遺産をよい方向に変えているのですよ」

結論

遺伝カウンセリングと遺伝子検査は，新しくがんと診断された患者に対する実地臨床になってきている．これらのサービスはがんサバイバーにとって，新たながん発症リスクを減らすという点でも家系全体を助けるという点でも素晴らしいメリットとなる．遺伝性腫瘍症候群のリスクが高いかどうかを見極めるために，医療者はすべてのがんサバイバーから完全な家系図を抽出し，更新するべきである．もしも高リスクであれば，遺伝カウンセリングと遺伝子検査，そして場合によってはDNAバンクを提案するべきである．

謝辞

本章の執筆にあたり，ご査読下さった以下の方に感謝する；
Danielle Campfield, MS, そして Martha Steadman Matloff, MD.

■引用文献

1) Claus E, Schildkraut J, Thompson W, Risch N. The genetic attributable risks of breast and ovarian cancer. *Cancer*. 1996；77：2318-2324.
2) Schneider K. *Counseling About Cancer：Strategies for Genetic Counseling*. 2nd ed. New York：John Wiley & Sons, Inc；2002.
3) Love R, Evan A, Josten D. The accuracy of patient reports of a family history. *J Chronic Dis*. 1985；38：289.
4) Matloff E. Genetic counseling. In：DeVita VT, Lawrence T, Rosenberg S, eds. *Cancer：Principles & Practice of Oncology*. 8th ed. Philadelphia：Lippincott Williams & Wilkins Publishers；2008.
5) Thompson D, Duedal S, Kirner J, McGuffog L, et al. Cancer risks and mortality in heterozygous ATM mutation carriers. *J Natl Cancer Inst*. 2005；97：813-822.
6) Alter B, Rosenberg P, Brody L. Clinical and molecular features associated with biallelic mutations in FANCD1/BRCA2. *J Med Genet*. 2007；44：1-9.
7) Korzenik J, Chung D, Digumarthy S, Badizadegan K. Case 33-2005：a 43-year-old man with lower gastrointestinal bleeding. *N Engl J Med*. 2005；353：1836-1844.
8) Loman N, Johannsson O, Kristoffersson U. Family history of breast and ovarian cancers and BRCA1 and BRCA2 mutations in a populationbased series of early-onset breast cancer. *J Natl Cancer Inst*. 2001；93：1215.
9) Struewing J, Hartge P, Wacholder S. The risk of cancer associated with specific mutations of BRCA1 and BRCA2 among Ashkenazi Jews. *N Engl J Med*. 1997；336：1401-1408.
10) Gryfe R, Nicola N, Lal G, Gallinger S, Redston M. Inherited colorectal polyposis and cancer risk of the APCI1307K polymorphism. *Am J Hum Genet*. 1999；64：378-384.
11) Plon S, Nathanson K. Inherited susceptibility for pediatric cancer. *Cancer*. 2005；11：255-267.
12) Eisinger F, Jacquemier J, Charpin C, et al. Mutations at BRCA1：the medullary breast carcinoma revisited. *Cancer Res*. 1998；58：1588-1592.
13) Kandel M, Stadler Z, Masciari S, et al. Prevalence of BRCA1 mutations in triple negative breast cancer (BC). In：*2006 42nd Annual ASCO Meeting*. Atlanta, GA；2006：508.
14) Risch H, McLaughlin J, Cole D, et al. Population BRCA1 and BRCA2 mutation frequencies and cancer penetrances：a kin-cohort study in Ontario, Canada. *J Natl Can-*

cer Inst. 2006 ; 98 : 1694-1706.
15) Matloff E, Brierley K, Chimera C. A clinician's guide to hereditary colon cancer. Cancer J. 2004 ; 10 : 280-287.
16) Weitzel J, Lagos V, Cullinane C, et al. Limited family structure and BRCA gene mutation status in single cases of breast cancer. JAMA. 2007 ; 297 : 2587-2595.
17) Gorlin R. Nevoid basal-cell carcinoma syndrome. Medicine. 1987 ; 66 : 98-113.
18) Eng C. Cowden syndrome. J Genet Counsel. 1997 ; 6 : 181-192.
19) Giardiello F, Brensinger J, Petersen G. The use and interpretation of commercial APC gene testing for familial adenomatous polyposis. N Engl J Med. 1997 ; 336 : 823-827.
20) Brierley K, Kim K, Matloff E. Obstetricians' and gynecologists' knowledge, interests, and current practices with regard to providing breast and ovarian cancer genetic counseling. J Genet Counsel. 2001 ; 10 : 438.
21) Garber J, Offit K. Hereditary cancer predisposition syndromes. J Clin Oncol. 2005 ; 23 : 276-292.
22) Ford D, Easton D, Bishop D. Risks of cancer in BRCA1 mutation carriers. Lancet. 1994 ; 343 : 692-695.
23) Antoniou A, Pharoah P, Narod S. Average risks of breast and ovarian cancer associated with BRCA1 or BRCA2 mutations detected in case series unselected for family history : a combined analyses of 22 studies. Am J Hum Genet. 2003 ; 72 : 1117.
24) Robson M, Offit K. Clinical practice. Management of an inherited predisposition to breast cancer. N Engl J Med. 2007 ; 357 : 154-162.
25) Piver M, Jishi M, Tsukada Y. Primary peritoneal carcinoma after prophylactic oophorectomy in women with a family history of ovarian cancer. Cancer. 1993 ; 71 : 2751-2755.
26) Aziz S, Kuperstein G, Rosen B. A genetic epidemiological study of carcincoma of the fallopian tube. Gynecol Oncol. 2001 ; 80 : 341.
27) van Asperen C, Brohet R, Meijers-Heijboer, et al. Cancer risks in BRCA2 families : estimates for sites other than breast and ovary. J Med Genet. 2005 ; 42 : 711-719.
28) Breast Cancer Linkage Consortium. Cancer risks in BRCA2 mutation carriers. J Natl Cancer Inst. 1999 ; 91 : 1310-1316.
29) Aarnio M, Mecklin JP, Aaltonen L. Lifetime risk of different cancers in hereditary non-polyposis colorectal cancer (HNPCC) syndrome. Int J Cancer. 1995 ; 64 : 430-433.
30) Schmeler K, Lynch H, Chen L, et al. Prophylactic surgery to reduce the risk of gynecologic cancers in the Lynch syndrome. N Engl J Med. 2006 ; 354 : 261-269.
31) Burke W, Daly M, Garber J, Botkin, et al. Recommendations for followup care of individuals with an inherited predisposition to cancer. II. BRCA1 and BRCA2. Cancer Genetics Studies Consortium. JAMA. 1997 ; 277 : 997-1003.
32) Warner E, Plewes D, Hill K, Causer, et al. Surveillance of BRCA1 and BRCA2 mutation carriers with magnetic resonance imaging, ultrasound, mammography, and clinical breast examination. JAMA. 2004 ; 202 : 1317-1325.

33) Powles T, Ashley S, Tidy A, Smith I, Dowsett M. Twenty-year follow-up of the Royal Marsden randomized, double-blinded tamoxifen breast cancer prevention trial. *J Natl Cancer Inst.* 2007；99：283-290.
34) Cuzick J, Forbes J, Sestak I, et al. Long-term results of tamoxifen prophylaxis for breast cancer：96 month follow-up of the randomized IBIS-I trial. *J Natl Cancer Inst.* 2007；99：272-282.
35) Fisher B, Constantino J, Wickerman D. Tamoxifen for the prevention of breast cancer：report of the National Surgical Adjuvant Breast and Bowel Project P-1 Study. *J Natl Cancer Inst.* 1998；90：1371-1388.
36) King M, Wieand S, Hale K. Tamoxifen and breast cancer incidence among women with inherited mutations in BRCA1 and BRCA2. *JAMA.* 2001；286：2251.
37) Narod S, Brunet J, Ghadirian P. Tamoxifen and risk of contralateral breast cancer in BRCA1 and BRCA2 mutation carriers：a case-control study. *Lancet.* 2000；356：1876.
38) Metcalfe K, Lynch H, Ghadirian P, et al. Contralateral breast cancer in BRCA1 and BRCA2 mutation carriers. *J Clin Oncol.* 2004；22：2328-2335.
39) Lakhani S, van de Vijver M, Jacquemier J, et al. The pathology of familial breast cancer：predictive value of immunohistochemical markers estrogen receptor, progesterone receptor, HER-2, and p53 in patients with mutations in BRCA1 and BRCA2. *J Clin Oncol.* 2002；20：2310-2318.
40) Hartmann L, Schaid D, Woods J. Efficacy of bilateral prophylactic mastectomy in women with a family history of breast cancer. *N Engl J Med.* 1999；340：77-84.
41) Matloff E. The breast surgeon's role in BRCA1 and BRCA2 testing. *Am J Surg.* 2000；180：294.
42) Turner B, Harold E, Matloff E. BRCA1/BRCA2 germline mutations in locally recurrent breast cancer patients after lumpectomy and radiation therapy：implications for breast-conserving management in patients with BRCA1/BRCA2 mutations. *J Clin Oncol.* 1999；17 (10)：3017-3024.
43) McLaug hlin J, Risch H, Lubinski J, et al. Reproductive risk factors for ovarian cancer in carriers of BRCA1 or BRCA2 mutations：a case-control study. *Lancet.* 2007；8：26-34.
44) Milne R, Knight J, John E, et al. Oral contraceptive use and risk of earlyonset breast cancer in carriers and noncarriers of BRCA1 and BRCA2 mutations. *Cancer Epidemiol Biomarkers Prev.* 2005；14：350-356.
45) Olopade O, Weber B. Breast cancer genetics：toward molecular characterization of individuals at increased risk for breast cancer. Part Ⅱ. *PPO Updates.* 1998；12：1-8.
46) Domchek S, Friebel T, Neuhausen S, et al. Mortality reduction after riskreducing bilateral salpingo-oophorectomy in a prospective cohort of BRCA1 and BRCA2 mutation carriers. *Lancet Oncol.* 2006；7：223-229.
47) Finch A, Beiner M, Lubinski J, et al. Salpingo-oophorectomy and the risk of ovarian, fallopian tube, and peritoneal cancers in women with a BRCA1 or BRCA2 mutation.

JAMA. 2006；296：185-192.
48) American College of Obstetrics and Gynecology. Breast-ovarian cancer screening. *Am J Obstet Gynecol*. 1996；176：1-2.
49) Rebbeck T, Lynch H, Neuhausen S. Prophylactic oophorectomy in carriers of BRCA1 or BRCA2 mutations. *N Engl J Med*. 2002；346：1616.
50) Kauff N, Satagopan J, Robson M. Risk-reducing salpingo-oophorectomy in women with a BRCA1 or BRCA2 mutation. *N Engl J Med*. 2002；346：1609.
51) Rebbeck T, Friebel T, Wagner T, et al. Effect of short-term hormone replacement therapy on breast cancer risk reduction after bilateral prophylactic oophorectomy in BRCA1 and BRCA2 mutation carriers：the PROSE study group. *J Clin Oncol*. 2005；23：7804-7810.
52) Gronwald J, Tung N, Foulkes W, et al. Tamoxifen and contralateral breast cancer in BRCA1 and BRCA2 carriers：an update. *Int J Cancer*. 2006；118 (9)：2281-2284.
53) Syngal S, Weeks J, Schrag D. Benefits of colonoscopic surveillance and prophylactic colectomy in patients with hereditary nonpolyposis colorectal cancer mutations. *Ann Intern Med*. 1998；129：787-796.
54) Silverberg S, Makowski E. Endometrial carcinoma in young women taking oral contraceptive agents. *Obstet Gynecol*. 1975；46：503-506.
55) Bluman L, Rimer B, Berry D. Attitudes, knowledge, and risk perceptions of women with breast and/or ovarian cancer considering testing for BRCA1 and BRCA2. *J Natl Cancer Inst*. 1999；17：1040-1046.
56) Matloff E, Shappell H, Brierley K, Bernhardt B, McKinnon W, Peshkin B. What would you do? Specialists' perspectives on cancer genetic testing, prophylactic surgery and insurance discrimination. *J Clin Oncol*. 2000；18：2484-2492.
57) Hall, M. Genetic discrimination. In：*North Carolina Genomics* & *Bioinformatics Consortium*. North Carolina；2003.
58) Manley S, Pennell R, Frank T. Insurance coverage of BRCA1 and BRCA2 sequence analysis. *J Genet Counsel*. 1998；7：A462.
59) Grann V, Whang W, Jabcobson J, Heitjan D, Antman K, Neugut A. Benefits and costs of screening Ashkenazi Jewish women for BRCA1 and BRCA2. *J Clin Oncol*. 1999；17：494-500.

11 サバイバーシップにおける子育ての課題
The Challenges of Parenting During Survivorship

Vaughn L. Mankey, MD
Paula K. Rauch, MD

要旨

　がんサバイバーのうち，世話が必要な子どもを育てている親である人はかなり多い．子どもの幸福と発達とは親にとってこの上なく重要な問題であり，多くの親は自分の疾患が子どもにどう影響するのかと思い悩む．がんサバイバーシップの様々な段階を通して起こる子育ての懸念や疑問のうち，一般的なもののいくつかを本章で明らかにする．こういった危惧に応えるためになすべきことを論じる際には，それぞれの子どもの気質と発達段階についても考慮を要する．サバイバーシップという経験で子育てが中心的役割を果たすことを医療者が知っておく必要性が高いことは強調されるべきである．本章では子育てというがんサバイバーシップでの難しい境遇において医療者が親たちにアドバイスできるよう，実践的なヒントが提供される．

序論

　1992年時点での米国国立がん研究所の推定では，がん患者の約24％にはその家庭に18歳以下の子どもがいるとされている[1]．その時点から様々のがん種で治療成績が向上し技術革新も生じたので，喜ばしいことにがんサバイバーの数は増え続けている．したがって家庭に世話が必要な子どものいる親であ

り，かつがんとともに生きているサバイバーである人々の絶対数もやはり増え続けていると想定してよいだろう．臨床経験から言えることだが，がんの診断を受けた親はまず初めに子どものことを心配する．実際多くの親が即座に「子どもにはどう話せばよいのか？」とか「私ががんになったせいで，子どもの生活がむちゃくちゃになるのではないか？」と悩み始める．がん診断の時期には子育ての懸念が生じるが，その数はますます増えてきており，どちらかというと普遍的な問題となってきているのにもかかわらず，この問題に関しては関心・研究・サービスがむしろ不足している．

がんは患者やその家族にとって非常に大きい心理社会的ストレスになるとよく言われる．がんになった親たちは，疾患に関連する症状や困難な治療計画と闘わなくてはならないだけでなく，自分に頼ってくる子どもの世話をするという仕事も抱えているのである．患者の中でも，小さな子どものいる親はそうでない患者よりも大きな苦悩を経験する[2]．豊富なデータによると，種々の心理社会的苦悩によって親は最適な子育てができなくなる．この苦悩は子どもに対して負の影響を長く与えうる．たとえば，親がうつになることで子どもは社会的・心理的・認知的領域において数々の悪影響を受けることが示されている[3,4]．うつは心理社会的苦悩のスペクトラムのうち最も深刻なものであるが，ほとんどの子どもは両親の行動や態度に表れる微妙なニュアンスにも気付いている．小さな子どもがいることは，がんになることによる心理社会的ストレスを増やし，親の苦悩は子どもに負の影響を与えることは明白である．

がんの経験はどの患者・家族にとっても独特のものであり，サバイバーシップの道のりも同様にそれぞれ異なるものである．サバイバーシップの定義は幅広く，がん診断の瞬間に始まり患者が生きている限り続くものとされており，がんを経験する家族の様々な経験もそこに含まれることになる．患者の中には一度も治癒することなく，最も延命可能性がありQOLを維持できそうな積極的治療を続けるしかない人もいる．このような治療の経過では，絶え間ない治療にめげず，再発が生じるかわからない不確定性とともに過ごすことになる．親の中には治癒したものの再発の可能性について心配し続ける人もいるだろう．検査前には様々なことを想像して不安が募り，経過観察時の画像検査や診察で無事であることがわかるたびに安心したり喜んだりするということが延々

と繰り返されるように思われるかもしれない．もし再発すれば，繰り返される治療とそれに関連するあらゆる闘いや疑念に直面し続けることになる．また別の場合では，寛解状態が何年も続いているが，自身や子どもの健康について心配がずっと続くという人もいるだろう．ここに挙げた例はサバイバーがたどる様々な道のりのほんの数例に過ぎない．

　告知されるときや積極的治療中，寛解に至ったとき，再発時，そして人生の終末期というがん闘病の様々な段階において，親や家族が向かい合う課題には共通するものも多い．また親や家族，そのケアをする医療者がサバイバーシップの経験として一丸となるような介入方法も存在する．問題と介入方法は家族の構造や子どもの年齢・発達段階によってそれぞれ異なることを心に留めておくべきである．親と医療者が親の疾患に対する子どもの反応を確かめ，子どもの回復力（レジリエンス）を守る計画を立てる際には，子ども1人ひとりの気質も重要な考察対象となる．

　このような課題に対応する際の医療者の役割は最初に形成された治療的関係性によって異なりうる．しかし医療者が，親ががんになった子どもががんサバイバーである親の生活において果たす役割の重要性について認識し対応していければ，患者ケアはよりよいものとなるだろう．がんサバイバーがよく抱く懸念や疑問点のいくつかについて知り，予期し，対応することは，がんを持つ親とその子どもたちにとって有用であることは疑いない．この目的のために，本章では以下を目標として立てる．

1. 親ががんに直面したときに抱くことの多い懸念や疑問点について，またその診断時から始まるサバイバーシップの複雑な道のりについて論じる．
2. がんサバイバーの人生において子どもが果たしている中心的な役割について確認し，医療者が最初の面談時に子どもと家族について質問することの必要性について説明する．
3. 親に対して，その子どもとのコミュニケーションの促進と支援を強化しようとする際には，子ども個々の発達段階および気質に合わせることの重要性について特記する．
4. サバイバーシップの過酷な時期に，同時に子育ても担う患者のケアをする医療者のための実践的なヒントを提供する．

よくある懸念と疑問

　がんサバイバーシップの様々な段階において，親のがんが子どもと家族に与える特定の影響を明らかにするための実証的で統一されたデータは不足している．しかし本章では今あるいくつかのデータを，ボストンにあるマサチューセッツ総合病院で Marjorie E. Korff により行われている「困難な時期の子育て (Parenting At a Challenging Time；PACT)」プログラムで収集された臨床経験と組み合わせてみたい．この親ガイダンス企画は独特で，11 年間にわたり，サバイバーシップの期間を通じがんになった親が直面するよくある課題やニーズに応え支援する経験を有している[*1]．

がん告知

　自分にがんがあると知らされるということは凄絶な体験であり，自分の疾患が子どもにどんな影響を与えるだろうかと心配する親にとって，そこから煩悶のドミノ倒しが始まることにもなる．親の懸念としては，診断について子どもにどう話せばいいのか，いつ伝えればよいのか，あるいはそもそも子どもにそれを知らせるべきなのか，といったものがある．多数の慈しみ深い親は子どもに知らせず，がんが家庭に及ぼす影響から子どもを守りたいという自衛の衝動に駆られる．しかしながら，がんと診断された事実を共有しないことで望ましくない結果がもたらされることはよくあり，子どもを助けるどころか傷つけてしまうことがある．たとえば，親の診断を知らされない子どもは疎外され，心配し，混乱することがある．Rosenheim と Reicher は親のがん診断を教えてもらえなかった子どもが，それを知らされた子どもに比べてより不安が強まる様子を描き出している[5]．

　親の中には，自分の側でとにかく努力して病気を隠し通すことができれば，子どもに言わずに済ませられるのではないかと考える人もいる．しかしながら，子どもは鋭い目と敏感な耳を持った観察者として，たいていは親や家族力

[*1] Marjorie E. Korff による PACT プログラムの詳細は www.mghpact.org より得られる．

動におけるほんの微細な変化にさえ気がついており，大人の会話を漏れ聞いていることもままある．これらの変化を説明するだけの情報が与えられなければ，子どもはその原因について，大人に導かれることなくたった1人で想像したり心配したりしなくてはならない．年齢や気質にもよるが，子どもは病気の原因，意味や予後について誤った想定を無限に考えてしまう．たとえば，やんちゃな5歳の男の子は母親が病気なのは自分が言いつけに背いて家の中にカエルを持ちこんだせいだと心配するかもしれない．あるいは内気な9歳の女の子はその謎の病気は伝染するのだと思い，それに接触しないように家族を避けるようになるかもしれない．

親に関する死活的に重要な情報を他人から漏れ聞くことで，子どもはうろたえ疎外感を覚えることになる．病気について教えてくれないのだから，親の病気は深刻であるに違いないと思う子どももいる．またかやの外に追いやられ対話の窓口を断たれたことで，親にとって自分は重要な存在ではない，あるいは理解できるほど利口ではないと評価されているのだと思ってしまうこともある．このようなプロセスは子どもと親との間に不信や隠匿，わだかまりをもたらしてしまう．最終的に自分たちの生活が大きく左右される重要な情報は，家族の1人ひとりに知る資格があるのである．

自らが「がん」であることを，さらには○○がんであるという特定の診断名を子どもと分かち合う親は，誠実なコミュニケーションのための場を作り上げたことになる．「おケガ」や「イタイ，イタイ」や，「しんどいよ」といった婉曲表現は，子どもが実際に自分の気分が悪いときによく使う表現であるため，混乱を避けるには本当の病名を使うことが有用である．親のがんは，子どもがよくかかるような病気とは別物だということをはっきりさせておくことは重要であり，そのためには明確な特定の病名を用いる方がよい．

がんについて知らせるタイミングに悩む親もいる．たとえば，親が診断を受けた時期にちょうど子どもが重要な試験などといった人生に関わる大きなイベントを目前にしていたら，家族はそれについて話すのは先延ばしにしたほうがいいと思うかもしれない．家族の置かれた状況によってはがん診断に関して話し合うことを多少は先延ばしにするのもやむを得ない場合もあるが，しかし原則としてその知らせは迅速に，誠実かつ年齢に適した方法で子どもと共有され

るべきである．子どもに明確な情報と安心を与えられるように，はっきりとした診断に基づき最初の治療計画が確立するまでは情報共有を待ちたいと思う親もいるかもしれない．しかし，親の様子が変わったり，いつもやっていることをやらなくなったり，家事がこれまでとは違うスケジュールで行われるだけで，子どもは一体どうしてなのだろうと思い始める．正確な診断や治療計画が定まっていない時点でも，子どもの観察や疑問点は受け入れてあげなくてはならない．子どもにも，現在わかっているだけのことや，あやふやなことをもっと調べるための今後の計画について知らせてやることはできる．場合によっては，最良の計画を決めるためにはがんをしっかり調べることが必要で，それには少し時間がかかるのだと子どもに説明することもできるだろう．親と主治医はできることはすべてやるつもりだということを話して子どもを安心させてやるのも意義がある．ひとたび誠実なやり方で会話が始められれば，残りの闘病期間中もその後も，患者の疾患についてのコミュニケーションは維持される．

積極的治療

医療者と同様に親もがん治療の行程が様々な意味で厄介だということは知っている．毒性のある薬剤による身体的負担，頻回の通院のストレス，仕事や家庭でのスケジュールと役割の変化，心理的ストレスといったものは，治療に関連する厄介事のうちのほんの数例に過ぎない．親は，自分の疾患と治療が子どもにとっても重荷となっているのではないかと感じるという．がんの症状または抗がん薬や放射線による副作用のために，自分がもし子どもの面倒を見られなくなったら一体誰が見てくれるのだろうと，親は思い悩む．辛い症状がある親は，普段の活動の中で一体どうすれば子どもを最大限支えてあげられるのか，子どもの日常の身体的・感情的要求に応えてあげられるかと心配することが多い．このような懸念は，子どもにとってのもう一方の親（分担養育者）からの支援があまり得られないシングルマザー（ファーザー）においてより大きくなる．しかしながら，がん患者の介護者もまた苦悩が大きく，病気になりやすいことは注意されるべきであり[6,7]，養育義務は一方の分担養育者にいくことがしばしばである．したがって両親がいる家族でも，どちらの親も苦悩が大

きくなりそれが家庭では子どもに影響することもありうる.

　深刻な病にあっては，親や家族の支援ネットワークがきわめて重要なものとなる．サバイバーシップ期間中継続するかどうかは別として，初期に支援の申し出があることは珍しいことではない．もしも援助が受け入れられ，それが効果的であれば，家族は試練の多い期間を通じて励ましが得られることになる．家族が必要としている援助が実際にどのようなものなのか，助けたいと思っている人にとって明らかでないこともある．親によっては，何かしてあげられることはないかという申し出に対応したり電話に出たりするだけでも，フルタイムの仕事のように感じられて重荷に感じる人もいる．親ががんである家族には，このような対応を助けられる少数の核となるメンバーで構成された小さな支援・管理チームがあるとよい．たとえば「いたわり隊長（captain of kindness）」や「伝言大臣（minister of information）」といった役割を，家族以外の親しい友人や親戚にお願いすることができる[8]．こうした役目を引き受けた人は，援助の申し出や食事，カープール*2などの采配を肩がわりし親の負担を減らすことができ，親自身が承認した最新の情報をコミュニティの重要なメンバーに伝えることができる．このようなアプローチをすれば，支援の全体的な管理やそれを申し出る人とのコミュニケーションに要するエネルギーや努力の量を減らせるばかりでなく，親と子どもにとって必要で大切な，守られた家族の時間を増やすことにも役立つ．

　子どもの日々の生活が大きく変化しないように，両親には可能な限り普段の家事・行事を維持するよう促すべきである．秩序があり予測が可能であることで，どの年齢の子どもたちも落ち着くし守られているように感じることができる．しかし具体的な方法は子どもの年齢によって大きく異なる．たとえば乳幼児には，基本的欲求が満たされることと健康な愛着関係を形成し維持できる一貫した養育者がいることが必要である．したがって定期的に来ることができて乳幼児の日課（たとえば授乳や午睡，あやすこと）に合わせてあげられるような少数の養育者がほかにいてくれることが最適である．しかし10代の子どもであれば運動や試合などを休まないでいられるかどうかが最大の懸念であるかもしれず，通学など（車での移動）で助けてくれる友人がいることが重要であ

---

*2　通学の送り迎えなどのため自家用車を相乗りすること．

ろう.

　親の身体的な変化に子どもがどう反応するだろうかという懸念はよくある．積極的治療中，親は副作用によって髪が抜けたり，体重が急激に増減したり，皮膚が変化したりすることがある．それとは別に吐気や嘔吐，倦怠感などの身体症状が出る場合もある．繰り返すが，よちよち歩きの子どもでもこのような変化には気付くものであり，子どもの反応は年齢と気質によって様々である．同じ4歳児でも髪を失った親を見て怖がる子がいる一方で，親の禿げた頭の感触が大好きになってそこに触りたがる子もいるだろう．この種の変化に対する最良のアプローチのひとつが，前もって心の準備（プレパレーション）を行うことである．医療者はよく患者に対して起こりうる副作用とリスクについて話すが，そのうちのいくつか（とりわけ起こる可能性が最も高くて気付かれやすいもの）については，親から子どもに対して，子の年齢に適した話し方で，説明することができる．

　たとえば，10歳の息子と一緒にバスケットボールのシュートをする習慣のあった父親が，化学療法後の2日間ソファに寝てテレビを見るばかりで何の説明も息子にしなければ，子どもは心配になり始める．お父さんは自分に対して怒っているのかも，とか，もうお父さんは自分とは一緒に遊びたくないのだ，と思うかもしれない．あるいは父親のがんが悪化していてお父さんはもうすぐ死んでしまうのだと思うかもしれない．そうではなく，父親は息子に前もって次のように説明することができたはずである．化学療法の後の2日間はとても疲れてしまうこと，それはとても強い薬を使うからであること，だから普段喜んで息子と一緒にする遊びも，それをするだけのエネルギーがなくなってしまうこと．このように話しておけば息子も状況をずっとよく理解することができ，苦悩も減ることだろう．さらに加えて父親は，息子と一緒に過ごす時間をとても大切に思っていること，体調が回復したらすぐにでもこれまで通りの生活を取り戻したいと強く思っていること，そしてこんなに強い薬を使っている主な理由は，がんと闘って，いつでも元気でいられるようになるためなのだということを言い含めることもできる．こうした心の準備を応用していけば，ほかにも親の外見や行動の変化にも対応できる．

　オープンで年齢に適したコミュニケーションは積極的治療のあいだ常に必要

であり，子どもが診断と初期計画を知った直後にも始めることができる．心の準備の応用はこのようなコミュニケーションの一部であるが，さらなる重要な要素としては子どもに常に現在の健康状態および治療状態について知らせ，子どもが何か変化に気がついたか，その変化についてどう思うか，今起こっていることについて何か心配や懸念や疑問はないかと尋ねることがある．どんな質問が来ても，親はそれを温かく前向きに受け止めるのがよい．子どもは驚くべき答えを返したり，親が想像したこともないような質問をしたり，あるいは親が答えられない問いかけをしたりすることもある．そのような質問に対しては次のように答えることができる．「いい質問だね，訊いてくれてよかったと思っているよ．答えは今すぐにはわからないから，ちょっと考えてみるね（あるいは，『お医者さん／看護師さん／ソーシャル・ワーカーなどに訊いてみるね』）．それから返事するからね」．

　積極的治療中のみならずサバイバーシップの全段階で，子どもの行動を心配する親もいる．親が病気になったときにはよくある範囲での変化は予想できる場合がある．親が病気の間，子どもが時に悲しそうであったり，いらついているように見えたりするが，全体的にはやるべき事柄が十分できているのなら，親の病気に関連した情動的影響を正常な範囲で受けているものと考えられる．しかしながら子どもの気分や行動面で重大な変化が生じたとすると，子どもが親の病気に対応するためにひどく苦しんでいるサインかもしれない．こういった変化が生じてそれが長引くようであれば，それは子どもにさらなる支援が必要だという親に対する警告である．

　行動の変化を理解する場合にも，発達段階および気質を考慮することは大切である．感受性の高い8歳の男の子は母親が病気の間，彼女に対して少し依存的になるかもしれないが，それは必ずしも問題にはならない．しかしもしこの子が母親と離れるのを非常に嫌がり，学校に行きたくないと言うようになり，以前のように友人の家に行くこともしなくなったら，困難な時期を乗り切るためにその子はさらなる援助を必要としていると考えられる．出かけることが好きで社交的な16歳の女の子が，父親が病気になった後で友人と過ごす時間がより多くなったというのは，正常であろう．しかし，その子が門限を破るようになったり，家族からますます孤立したり，学校で問題を起こすようになった

表 11-1　子どもに第三者による支援が必要な場合

いつ：
- 数週間のあいだ継続して子どもの態度や気分が変化したように思える．
- 子どもの行動や毎日の習慣が変化したり，学校や家庭，友人との間でいつもできていたことができなくなったりした．
- 子どもと親との間に常に深刻な葛藤がある．
- 子どもが悪くなったり以前あった状態がぶり返したりする兆しがある
- 子どもからさらなる支援を求める．
- 子どもが危険行動を起こす，または希死念慮のような安全性に関わる懸念がある．もし安全が懸念される場合には早急な評価が必要．

どのように：
- 子どものかかりつけ小児科医に適切なメンタル・ヘルス医を紹介してもらう．
- 保険会社に連絡しその領域において頼ることのできる医師を探す．
- 子どもの学校に支援を依頼する．
- 地方自治体の支援サービスに相談する．子どもに支援を提供できる地域リソースを知っておくことは医療者にとって役に立つ．
- 安全性に懸念が生じた場合にはすぐに子どもを（たとえば緊急治療室で）診察させる．

りしたら，父親の病気に対処することに彼女が困難を覚えている可能性がある．

　ストイックな性格で自分の感情をあまり話したがらない子どもが，病気について，あるいはそれについてどう感じているかといったことをあまり話さないのは，よくあることだろう．このようなケースでは，子どもの行動や機能性（いつもできていたことがどこまでできるか）が，彼らが親の病気にどれほど対処できているのか親が評価するための主要な手段となる．病気の親のケアに当たる医療者は，子どもにサポートが必要になったときにそれを提供できるような地域のリソースを知っておくべきである．支援を提供できるリソースにはたとえば学校や小児科医，コミュニティ・センターといったものがある．もしも子どもが抑うつや不安で苦しんでいたり，機能性に重大な変化が生じたりした場合には，子どもはメンタル・ヘルスの専門家に紹介されるべきである．危険な行動や少しでも安全性に関わる懸念があった場合もやはり，早急にメンタル・ヘルス診断を行うべきである（**表11-1**）．

寛解中

　寛解に達するとホッとすることができるが，がんの心配や懸念が即時に解消することはたいていはない．患者は再発のどんな徴候や症状をも見逃すまいと健康に注意を払い監視し続けるかもしれない．多くの人はがんが再発するのではないかという懸念を抱き続け，将来が全く確かでないと思い続ける[9]．親によっては自分の病歴から子どももがんを発症しやすいのではと思い悩み，子どもが示すあらゆる徴候に敏感になる人もいる．ある種のがんでは子どもが遺伝カウンセリングを受けるかどうかも検討されるべきであるため，親はこの件についても懸念や疑問点を抱くことになる．遺伝カウンセラーへの紹介は医学的リスクを考えれば有用かもしれないが，検査結果がもたらしうる子どもの情動面・発達面への影響について親と医療者は十分に配慮しておくべきである．遺伝検査の結果で子どもが慎重に発症監視されるか治療すべきだとする結論が出る場合に，子どもへの検査は有益だとされる[8]．遺伝検査の前に，子どもに検査を行ううえでの賛成意見，反対意見，およびその動機について注意深く判断されるべきである．

　がん告知や治療のストレスに間近でさらされながら，回復の間も親は間歇的に行われる検査とその結果待ち，結果に順応するというサイクルに入ることで，さらなる重圧を感じるだろう．予期不安や気持ちの浮き沈みは甚だしくなりうる．このような親の心理的な動揺に子どもが気付いて，子どもまで情動的に不安定になるのではないかと心配する親もいる．経過観察の診断に通う間も，子どもの行事と家庭のいつものやり方を変えないようにしてあげることは，子どもが安定感や庇護されているという感覚を保つために有用である．

　回復期間中，家族全体に影響を与える重大な生活上の変更を患者が決意すると，別の重荷が生じる場合がある．たとえば回復した親がよりやりがいのある仕事に就くことにして，それによって収入が減るという場合がある．この親は自分の決定によって子どもにどんな影響があるのかと心配するかもしれない．しかし，子どもとは生得的に親を尊敬するものであり，親からの指導を期待している．親が重要な家庭の変化を予期しそれを子どもに説明すれば，子どもはたいてい理解することができる．子どもによっては変わる前の方がよかったと

いうかもしれないが，子どもがその変化によって何を失い過去と現在からどのような妥協に落ち着いたのかということを学ぶのは，親にとって有用なことである．

　親がよくなってきていることを子どもが受け入れられなかったり信じられなくなったりしていると，心配になる親もいる．子どもは親が経過観察のために通院する必要があることを引き合いに出して，親を心配し続けるかもしれない．寛解期にいたった親は子どもに対して，がんはもうなくなったけれど，がんが戻ってこないようにお医者さんに調べてもらっているのだ，と話して聞かせることができる．親の状態については最新の情報を知らせ，何か変化があれば必ず子どもに伝えるからねと言ってやることもできる．今心配するようなことは何もないのだと子どもに伝えて安心させるとともに，子どもに前もって，もしも悪い知らせがあった場合には，いつどこでどんなふうに，誰からそれを知らせてほしいかということを尋ねておくと役立つだろう．

再発または「二次がん」が起こったとき

　がんが再発したとか，新しいがんが見つかった，などという知らせをどんな親も聞きたいとは思わない．その場合，初めにがんと診断されたときと同じように，その筋書きで病気が進むならば今後自分や子どもがどうなってしまうのか，といった多くの懸念や疑問を親は持つことになる．再発したことで，自分の最終的な予後はより悪いものになるのだと恐れ，さらなるストレスを感じる親もいる．罪悪感や失敗したという感覚を持つこともよくある[10]．しかし一方で，再発したときに初めに診断されたときより心配は少なくなったと答える親もおり[11]，次に何が来るかが予想できるだけましだと思う人もいる．医療者が銘記すべきことは，親の懸念の程度は，再発したことによる現実の医学的状態と予後とは，直接関連していることもあれば関連しないこともあるということである．懸念とは時間が経ち環境が変わるのにしたがって変化するものであるため，患者自身やその家族に関する患者の懸念を訊いておくことはその前の段階と同じくこの段階においても必要である．

　理想的には，たとえば寛解中などで悪い知らせが何もないうちに，あるいは

治療中であれば親の体調がよいときなどに，もし悪い知らせがあったらどのように聞きたいかと，親が子どもに尋ねておくのがよい．このように前もって話し合っておくことで，再発など悪い知らせについて，1人ひとりの子どもに合った最もストレスの少ない方法で親はそれを伝える準備ができる．たとえば離れて暮らしている大学生の子どもの場合，大きな試験の日が迫っているときには悪い知らせを伝えるのを数週間遅らせてほしいかどうか，高校生の子どもなら，悪い知らせを聞くのは週末の午後，家族全員が揃ったときがいいと思うかどうか，そういったことを知ることは有用である．そのときの状況がどんなものであれ，とにかくすぐに伝えてほしいと思う子どももいるだろうし，そういう知らせは特別な時間に，特別な方法で，特別な人から伝えてほしいと思う子どももいるだろう．子どもの希望を尊重することで，悪い知らせを聞いた子どもが受ける緊張を最小化させることができる．しかし，もしも親の状態が急激に悪化するようなときには，最適なタイミングを待てないかもしれないため，子どもにはすぐに知らせるべきである．

親も子どもも同じように，再発したがんまたは「二次がん」が初めのがんと比べ，どこが同じでどこが違うのかがこんがらがってしまうかもしれない．たとえば，腫瘍の位置が異なれば，患者の症状はどれも全く異なったものになりえる．親と子どもはまた治療が始まることや，再発や「二次がん」が親の予後にどのような意味を持つことになるかということを心配するかもしれない．これらの疑問点を明らかにするために医療者が親に情報を提供するように，親もまた子どもに対し，再発や「二次がん」を取り巻く事実について，オープンで，誠実に，年齢に適したやり方でコミュニケーションをはかるよう推奨されるべきである．がんと次のステップの計画の理解は子どもにとって貴重である．

終末期

寛解に至っているがんサバイバーは，人生の終末に関する問題に早くから向き合う必要がないだろう．しかし一方では，がんの進行と治療が急であっても穏やかであっても，本人や家族の望みより早くサバイバーシップのこの段階に向き合わなくてはならない人もいる．多くの親が，死について子どもにどう話

せばよいのか，あるいは「死んでしまうの？」という問いかけに対してどう答えればよいのか悩む．これは実に多くの理由から答えるのが難しい問いである．自分が子どもを残して死ぬという想定について，親がこうむる情動的苦悩は察するに余りある．この段階では実存的な課題と信仰の課題からも問題が出てくる．様々な年齢の子どもに対して，各々が理解できるように，死と，そのあとに何がやってくるのかということについて説明することはさらなるジレンマを伴う．こういった概念は抽象的思考が必要であり，子どもが死について理解するのはそれぞれの発達段階によるところが非常に大きいためである．就学前の子どもなら，死は可逆的なもので，親はまた生き返るかもしれないと考えることがある．小学生の子どもであれば，死が永続的であることを理解できるだろうが，それがもたらす様々な水準での意味や喪失については理解できないかもしれない．思春期〜青年期の子どもには大人と同じように死を複雑に理解する能力がある[12]．

　子どもが死について尋ねた場合，その質問に答えるための最初の一歩は，何を，そしてどうして尋ねようとしているのか，という点を明確にすることである．親はその質問の背後にある質問について理解しようと努めるべきである．それを明らかにするためには，「それについてどう思う？」と尋ねるのもよい方法だろう．4歳の男の子であれば，もし母親がいなくなってしまったら，毎晩母親が読んでくれている本は一体誰が読んでくれるのかということが本当に知りたいのかもしれない．15歳の少女であれば，もし父親が死んでしまったら家族は引っ越さなくてはならないのか，住宅ローンは払えなくなるのではないかと心配なのかもしれない．本当の質問について理解することで親は，子どもが実際に知りたくて理解できること以上のこまごまとしたややこしい話をせずとも質問の背後にある懸念に直接答えてあげることができる．

　サバイバーシップの終末期には，子どもに心の準備をさせるという願いや必要性と同様に，子どもを守りたいという強い希望を親は再び持つことになる．子どもから対話が上手だと評価されているような親でさえ，死の可能性については開示したがらない[13]．親に次のことを指摘するのは重要なことである．不確定性の中では，希望を持ち楽観的でいることは，現実的かつ誠実であることと矛盾しないのだと．親はいついつまでは大丈夫だと医療者が考えている期間

を「平穏期間」として確保することから始めよう．平穏期間を子どもに伝えることができ，たとえこの先がんによって親に死がもたらされることが本当にありそうでも，その時間だけは心配を和らげることができる．このようなケースでは親は子どもに次のように言うことができる．「治療は思ったほどはうまくいかなかったんだ．だからお医者さんたちは，私がいつかがんで死ぬことになると言っている．でも来月そうなってしまうとは思わないよ」．親はまた子どもに，自分の外見や機能のうえで最も起こりそうで，子どもでも気がつくであろう変化について，子どもが心の準備をできるよう前もって情報を与えておくこともできる．

　この段階に親が感じる現実的な心配事項には，法的・経済的なものもある．シングルの親であれば公式な養育計画を立てて子ども1人ひとりに親となる人物が確実にいるようにしておく必要がある．財務書類も作成し，それが正確で最新のものであり，親が死んだ後に遺志を遂行できる別の成人に委託されていることを，親自身がチェックしておくべきである．こういった問題については子どもも密かに心配している場合があるので，関連する質問を子どもからも出しやすくすることが強く推奨される．子どもが特に質問しない場合であっても，将来は特定の大人がいて彼らの身体的・情動的ニーズを満たしてくれるのだと教えられることは安心につながる．子どもによっては十分に成熟しており，たとえばシングル・マザーに育てられている16歳の子どもが，彼女の死後，家族のなかの誰と一緒に暮らすのかといった計画立案に参加するなど，こういった計画を立てるときに関われることもある．

　サバイバーシップのこの段階には治療決定の問題もあり，それはさらに複雑に，決断も困難になりうる．もしもさらなる治療で治癒が得られるなら，親は子どもに自分が今でもよくなるためにできることはすべてやろうとしているということ，そして医療者のアドバイスを注意深く守っているのだということを話してやれる．もしも治療が緩和的なものであれば，これ以上治療をしても病気はよくならないが，それで家族で一緒に過ごす時間が増えるのだということを説明してやれる．緩和治療では親の症状を和らげもするため親にできることがより増える場合がある．

　それぞれの家族には，積極治療を中止する決断に影響する様々な要因が独自

の形である．子育て中の親であるということは，治療決断に影響する一要因であることは覚えておくほうがよい．多くの親はQOLを引き換えにしても生存に有利な治療を取りたいと望む[14]．この段階で親の治療に影響する要因について話し合っておくことは，患者の本当の心配事や懸念を明らかにするために有意義である．時には医療者は親に対して，これ以上の治療はQOLを上げることにも生存を延長させることにもならず，有害な副作用をもたらすだけなので避けた方がいいとアドバイスすることもある．子どもに対して，いつ，どうして治療が終わったのかを説明することは力になる．多くの子どもは，自分の親が納得できる治療はすべてやって積極的に治癒を求めてきたということを知る資格があるためだ．

ホスピスケアの選択について，それが子どもにどういう影響を与えるのかと親は苦悩しがちである．親によっては，もし自分がわが家で死ぬことを選んだら，子どもにとってその体験がトラウマになるのではないかと心配する．一方で，もし自分が入院病棟で死ぬことを選んだら，家族とともに安らげるわが家で最後の数日間を過ごすことができず，子どもは親に何が起こっているのかがわからないのではないかと心配する親もいる．この問題には簡単に出せるような答えはなく，正しい答えは家族とその状況によって違ってくる．この決定を行ううえでも，子どもの発達段階と気質へ配慮するのはもちろん，オープンなコミュニケーションと心の準備をさせることが再び大切な原則となる．怖がりで心配屋の7歳の少女には，いくらコミュニケーションと心の準備があったとしても，父親が彼女の隣室で死につつあると思うことは刺激が強すぎて恐怖になりえる．一方で，愛らしい盛りの3歳の男の子なら，隣室に寝ている母親のところへ行って，たとえ彼女にはもう息子を抱きしめ返すことができなくても，母親をハグしたいと思うかもしれない．この子であれば脳腫瘍のせいで母親はいつでも眠たいのだという説明を受け入れることもできるだろう．在宅ホスピスが選択された場合には，死にゆく親は，主たる生活の場ではないが近い寝室，あるいは扉を閉めることのできる部屋で気持ちよくいられるようにされるのがベストであり，その方が子どもは親のもとへ行きたいと思ったときに行くことができるようになる．

子どもが成長するにつれて子どもは自分のことを忘れてしまうのではないか

という心配を死にゆく親は口にする．しかしながら，親の死から長い年月が経ってからも，多くの子どもは病死した親の残したふさわしく愛情あふれる遺品となる贈り物を享受し続けるものであり，しかもそれはずっと残る思い出となる．手紙やアルバム，ビデオ，それに類似した個人的な遺品には，親がどのような人であったか，どれほど子どものことを愛していたか，子育てにおいて何が気に入っていたか，子どものどういう特徴や強さを素晴らしいと思っていたか，といったことが表れているので，子どもにとって宝物となる．親の生まれ育ちを話してくれる人や友人の名前を挙げておくと，その人は子どもが人生の旅路の途中でいつでも訪ねることのできる生きた遺産となる．子どもが成長するに伴って，人生の様々な段階で親について特定の疑問を持つことがあるかもしれない．家族や親しい友人などは思い出を共有しているので，病死した親の生まれ育ちを詳細に描き出してあげられることが多い．

医療者への実践的アドバイス

がんになった親のケアをする医療者は，患者が持つ子育てへの懸念に対応することを，様々な理由から難しいと感じるかもしれない．患者に子どものことについて尋ねるのはプライバシーに立ち入りすぎるか，あるいは関係のないことだと思う医療者もいる．あるいは親に何を尋ねたらよいか，また彼らの子どもについての質問に何と答えてよいかわからないと思う医療者もいる．あるいは時間に追われているように感じ，患者の子どもについての会話は感情の「パンドラの箱」を開けることになるのではと心配する者もいる．医療者にどんな課題があるとしても，がんになった親のほとんどが自分の病気が子どもにどう影響するのかを懸念していることは明白である．これらの懸念によって親の心理社会的健康は影響されるかもしれず，がんの広範な影響は家族全体に及ぶこともあり，時としてさらなる支援が必要となることもあるのだ．したがって，子育ての懸念に対応するという課題を乗り越えることのできる医療者はより質の高い，より完全なケアを提供することができる．次に挙げた実践的アドバイスはこのプロセスにおいて医療者を助けるため，また親と話し合いを進めるた

めの，基本的なガイドラインを示したものである．

1. 患者に子どもがいるかどうか尋ねる．この質問は全員に行う問診のひとつに考えられるべきである．問診でよくされるように，返答が「はい」であれば医療者はさらに追加質問をすることになる．医療者はまず親の視点からみた子どもたち 1 人ひとりについて少し教えてもらえないかと言ってみるとよい．子どもの全体的な活動状態を査定するために，子どもの年齢，気質，問題への対処スタイル，趣味，学校のこと，活動のこと，社会的な関わりなどについて尋ねることは有用である．親はほぼ全員がそうしたいと思っているにもかかわらず，医療者との間で自分の家族についての話題を自分から持ち出すことをためらうものである[15]．医療者が患者の家族について話し合おうと努力することで，患者との間により深い信頼関係が構築されやすくなる．親であることは，たとえば QOL を犠牲にしても生存に有利な治療を選ぶことを希望するといったように[14]，治療の意思決定にも影響することがあるので，この情報は医療者にとって重要である．

2. サバイバーシップの過程を通じ患者に子どもとのコミュニケーションを促す．家族の一員として，子どもは親の病気がどのように進行するかということについてまさに当事者なのである．子どもは親の病気について，年齢に合った，本当の情報を知る資格があり，親からのオープンなコミュニケーションによってそれを知るのが最良の方法である．このようなコミュニケーションによって，家庭内での信頼感や安心感，一体感が高められるが，それらはすべてこの困難な状況においてはたいへん重要なものである．子どもは親に対してどんなことでも尋ねるように励まされるべきである．子どもが本当に尋ねたいことは何なのかを見極めようとすることで，親が子どもに必要なことを理解するのに役立つ．もしもはっきりと答えがわからない場合には，親はその質問を受け止めて，答えを探してみて後からしっかりと返事をするから，ということを子どもに伝えればよい．

3. 各々の子どもの発達段階と気質とを考慮する．これを実践することが親を指導する際の要点である．というのも，発達段階と気質から，子どもが親の病気をどのように理解し処理できるのか，どのような支援が最も有用そうであるかがわかるためである．さらに，子どもの反応が典型的で予想で

きるものか，それとも追加する別の評価が必要になる反応なのかを医療者が見極めるのにも役に立つ．

4. 親が子どものために日常の生活スタイルと行事を維持するよう勧める．子どもはおおむね次に何が起こるかわかっている場合により安心でき，リラックスできる．親は子どもを安定させるために日常性を補強しておく必要も時にはある．たとえばサッカーをする思春期の子どものためにカープールを頼んだり，元気いっぱいの幼児のために定期的にベビーシッター代わりを務める親しい友人や親戚を見つけるなどである．

5. 家族の支援システムを最適化できるよう親を助ける．よい支援を受けている親は治療に専念でき，子どもをよりよく支えることができる．親が支援を受けられるリソースには色々なものがある．医療者はソーシャル・ワーカーや支援グループ，インターネット上のブログ，書籍，聖職者，セラピスト，精神科医に相談できるようにアドバイスすることができる．医療者はまた家族に家族以外の人にも援助を求めるよう促し，このような困難な時期には支援を得ることができるし，それは適切な事なのだということに気付かせることができる．

6. 友人や親しい人たちの支援に振り回されたり彼らがお節介になりすぎたりしないように，まとまりのあるネットワークを作り上げるよう家族に促す．家族だけの時間を持つことは重要で，悪意のない人々がしょっちゅう電話をしたり訪ねて来たりするようではそういった時間を持ちにくい．

7. 子どもの様子について何か心配な点はないか，親に直接尋ねる．子どもにさらなる支援が必要かどうかを見極めるためにこの問いは便利である．もし子どもの学校の成績や運動への参加，社会に対する関心，行動，態度，気分，食欲，睡眠といったいつもの能力や行動に支障が出てきた場合，さらなる支援が必要になる可能性がある．こういった領域における問題は子どもの普段の問題対処能力では太刀打ちできないというサインかもしれない．医療者はメンタル・ヘルス専門家や小児科医，学校といった様々な場所に対し子どものためのさらなる援助を求めることができる（表11-2）．

表 11-2　医療者への実践的助言

- 世話すべき子どもがいるかどうかスクリーニングする.
- 家族の子どもに対して,誠実で年齢に適したコミュニケーションをする.
- 発達段階および気質に配慮する.
- いつもの日常の生活スタイルをできる限り維持するよう勧める.
- 家族の支援システムを最適化し,組織化する.
- リスクの高い子どもを見つけ出し,必要があれば専門家へ紹介する.

結論

　がん患者であると同時に子育て中の親である者は多数存在し,増え続けている.サバイバーシップの全過程を通じて,子どもがいるということは,がんがあるという極めて困難な環境にさらに重圧が加わるということでもある.がんになった親はまず,自分のがんによって子どもがどう影響されるのかを心配する.したがって,患者に子どもがいるのかどうかを確認することは十全な心理社会的査定における本質的な部分なのである.米国医学研究所は,がんサバイバーの全過程を通じ,経過に応じて再評価したり必要に応じてサービスを改善させたりすることを推奨するのと同じだけ,最初の心理社会的査定とケアをも推奨している[16].このことからもわかるように患者に子どもについて質問することは欠かさず行われるべきなのである.このような実践によって第一義的に患者である親を助けるのみならず,困難を抱えた子どもを発見し彼らのために適切な施設やさらなる支援を紹介することができるだろう.

　本章では親ががんサバイバーシップの中で抱く一般的な懸念や疑問点の多くについて論じ,それらに対応するための最良の実践方法およびガイドラインのいくつかを示した.これらの課題は実に困難であるが,そのような環境に置かれた家族は驚くほどの回復力を示すこともある.医療者は家族のコミュニケーション,心構え,継続する結束に貢献し,家族外からの支援を模索し組織化するよう促すことで,親と子の内在的な回復力を強化する重要な役割を担うことができる.多くの家族は共通して,がんサバイバーシップのあいだ肩を寄せ合って得た教訓に,その後の人生で別の難題に直面したときに導きとなるよう

な価値ある原則を見出したと感じとるようである．

謝辞

以下の方々に謝辞をささげる；Cynthia W. Moore, PhD, Anna C. Muriel, MD, MPH, Susan S. Swick, MD, MPH, そして Stephen Durant, EdD

■引用文献

1) National Cancer Institute. *National Health Interview Survey. Division of Cancer Control and Population Sciences.* Washington, DC：Office of Cancer Survivorship；1992.
2) Bloom JR, Kessler L. Risk and timing of counseling and support interventions for younger women with breast cancer. *J Natl Cancer Inst Monogr*. 1994；16：199-206.
3) Beardslee WR, Versage EM, Gladstone TRG. Children of affectively ill parents：a review of the past 10 years. *J Am Acad Child Adolesc Psychiatry*. 1998；37 (11)：1134-1141.
4) Burke L. The impact of maternal depression on familial relationships. *Int Rev Psychiatry*. 2003；15：243-255.
5) Rosenheim E, Reicher R. Informing children about a parent's terminal illness. *J Child Psychol Psychiatry*. 1985；26：995-998.
6) Braun M, Mikulincer M, Rydall A, Walsh A, Rodin G. Hidden morbidity in cancer：spouse caregivers. *J Clin Oncol*. 2007；25 (30)：4829-4834.
7) Northouse LL, Mood DW, Montie JE, et al. Living with prostate cancer：patients' and spouses' psychosocial status and quality of life. *J Clin Oncol*. 2007；25 (27)：4171-4177.
8) Rauch PK, Muriel AC. *Raising an Emotionally Healthy Child When a Parent Is Sick.* New York, NY：McGraw-Hill；2006.
9) Lee-Jones C, Humphris G, Dixon R, Hatcher MB. Fear of cancer recurrence — a literature review and cognitive formulation to explain exacerbation of recurrence fears. *Psycho-Oncol*. 1997；6 (2)：95-105.
10) Mahon SM, Cella DF, Donovan MI. Psychosocial adjustment to recurrent cancer. *Oncol Nurs Forum*. 1990；17 (suppl 3)：47-52.
11) Yang HC, Thornton LM, Shapiro CL, Andersen BL. Surviving recurrence：psychological and quality-of-life recovery. *Cancer*. 2008；112 (5)：1178-1187.
12) Muriel AC, Rauch PK. Talking with families and children about the death of a parent. In：Hanks G, Cherny N, Kaasa S, Portenoy R, Christakis N, Fallon M, eds. *Oxford Textbook of Palliative Medicine*. 4th ed., Section 7. UK：Oxford University Press. In press.
13) Siegel K, Raveis V, Karus D. Patterns of communication with children when a parent

has cancer. In : Baider L, Cooper C, Kaplan DeNour A, eds. *Cancer in the Family*. Chichester, England : John Wiley & Sons, Ltd ; 1996 : 109-128.
14) Yellen SB, Cella DF. Someone to live for : social well-being, parenthood status, and decision-making in oncology. *J Clin Oncol*. 1995 ; 13 : 1255-1264.
15) Detmar SB, Aaronson NK, Wever LDV, Muller M, Schornagel JH. How are you feeling? Who wants to know? Patients' and oncologists' preferences for discussing health-related quality-of-life issues. *J Clin Oncol*. 2000 ; 18 : 3295-3301.
16) Institute of Medicine of The National Academies. *Cancer Care for the Whole Patient : Meeting Psychosocial Health Needs*. Washington, DC : National Academies Press ; October 2007.

12 家族と介護者:力強い味方であること —社会・コミュニティの視点

Family and Caregivers of Cancer Survivors :
Being a Strengthened Ally — A Community Perspective

Mitch Golant, PhD
Natalie V. Haskins, MAT

要旨

　過去10年間の患者ケアは目立って変化してきた．がんを患った500人を対象とした最近の研究では，61％が治療を受けながら仕事を続けていた[1]．さらに，とりわけ医師や看護師といったがん治療に関わる人材に対する需要が増加しているため，入院期間は短縮化してきている．今日ではがん患者の85％近くが地域ベースの医療を受けている．しかしながら全国的に見るとがんの研究施設やサバイバーシップ・センターのほとんどは米国立がん研究所が選定した大規模総合がんセンターに置かれている[2]．患者が実際に治療を受けている現場に専門的な支持療法を提供できるようにすることは喫緊の課題である．サバイバーシップは幸いにも長期化し続けており，がん患者はより長い人生を最大限に生きることができるようになったのだから．

序論

　地元で受ける治療が増え，入院期間が短縮化し，サバイバーシップが長期化したことによって，家族で介護にあたる者(配偶者，子ども，友人，パートナー，きょうだいなど，大切な人ががん診断を受けたため，その人とともに闘病の前線に立つ人々)の負担は増えている．本章では，がんを患った近しい人

のケアをする主たる介護者（患者のケアを直接行う人）に焦点を当てる．

　本章では様々な情報を紹介するが，その文脈を理解するために，ウェルネス・コミュニティ（The Wellness Community；TWC）について理解しておくことが不可欠である（第4章，p. 28 参照）．TWC は1982年に創設されたがん患者とその家族のために心理社会的支援を行う無料の公共事業であり，現在では海外やオンライン（The Wellness Community Online；TWC オンライン）を含め24の拠点がある．TWC ではすべてのプログラムが無料で提供されており，ソーシャル・ワーカーや心理臨床家，看護師，心理学者などを含む様々な医療専門家の布陣によってファシリテートされている．

　TWC はがん患者と同様，がんになった大切な人のケアをする介護者のニーズにも対応している．患者のための教材やプログラムとともに介護者情報も提供しており，さらに介護者のための週1回の支援グループもある．興味深いことに，平均すると筆者らの実際の建物施設では4つの患者支援グループに対し1つの介護者支援グループがあるのだが，TWC オンラインでは患者対介護者の支援グループが2対1になる．

　なぜオンラインでの介護者支援グループと，実際に顔を突き合わせる形での支援グループにはこれほど差があるのだろうか．これは筆者らの考察すべき重要な問題であり，本章において筆者らの行ったがんと就労に関する研究と，がん介護についての調査の結果から答えが導かれる．しかしながらそれはおそらく，過去10年のうちに医療が本質的に変化したことによるものである．介護者の負担が増えている以上，遠隔コミュニケーションのような新技術を通してケアに繋がることは患者のニーズに対応するためのひとつの方法である．

介護のストレスは大きい

　がんサバイバーシップの割合が大きくなり，がんを慢性疾患として扱う医療専門家が増えてきた．疾患の病期や治療にもよるが，慢性疾患としてがんを扱うということは治療がより長期化するということであり，患者やその介護者には著しい身体的・心理的負担が生じることになる．患者の機能的運動能力，臓

器機能，容姿，キャリア，家族と社会における役割，自己イメージがそれぞれ低下することで，介護者は直接的に影響を受ける．また，検診の技術が向上したことでより早期にがんを発見できるようになり，治療が発展し，生存率が上がり，外来で治療される傾向が強まってきた．その結果，専門職ではない介護者がより長期にわたってより複雑なケアを行うようになってきている[3]．

　介護に関するたいていの研究は，患者の特定のニーズに基づいて，身体的・心理的・社会もしくは経済的な一連の必要性に沿って分析する．最も逼迫した患者のニーズが何であるかにもよるが，これらがひとつずつ順を追ってではなく，全部一度に介護者の負担となっていく場合がある[4,5]．

　多数の研究によれば，介護者の負担もがん患者が経験する次の3つの段階のいずれかと関連したものである[6]．初期の急性期においては，家族（介護者と患者）は長く苦しい時期にある．彼らは診断された現実に適応するためにひとつにまとまっている．初期の段階が過ぎ最初の治療が終わると，患者は病院から解放されることになる．この段階で介護者はこれまでとは違った責任を受け持つことになる．外来での治療をサポートするといった複雑な仕事から，さらに，単純でうんざりするような用事，つまり家事の負担が増えたり，買い物・送り迎えという用事が新しく増えたりする．最後に家族にとって分かれ目となる段階がやってきて，サバイバーシップを進むか，そうでなければ死別のプロセスが始まることになる[3]．

　がん患者の多くにとって深刻な心理社会的ストレッサーは，望まない孤独，コントロールの喪失，および希望の喪失である．**望まない孤独**が起こるのは告知の瞬間である．もし医師に「あなたはがんです」と言われたらどう感じるか想像してみるとよい．実際，患者は社会的つながりの中で自分が他人と違ってしまったと感じるだけでなく，この経験は患者自身と家族である介護者の間の親密性をも変えてしまうこともある．**コントロールの喪失**とは，よく無力感とも表されるが，とりわけ患者が自分自身の身体の中にがんがあることを認識したとき，そして決めかねるような治療法に直面して何が正しい方法なのかがわからないときに起こるものである．**希望の喪失**とは治療がうまく行ったり行かなかったりするときや治療の副作用（倦怠感・痛み・嘔気）に関連しており，とりわけ悪い知らせを受け取ったときに起こる．

介護者もこれと同じような難題に直面する．しかしながら，介護者は多くの場合自分の不安を表出するはけ口を見つけられず，そのため感情が抑圧され，がんになった大切な人物との距離やいぶかりの感情が生まれることがある．オンラインの介護者グループに参加した人の次のセリフを借りれば，「(時々私は) 自分の全生活が彼の病気の周りを回っているだけで，自分には彼の世話をする以外に何の価値もないような感じがする」のである．TWC が 26 年以上にわたってがん患者とその介護者に支援サービスを提供してきた中で，筆者らはこういった悩みを安全で支援的なグループという環境の中で他人と共有することが，感情や悩みをかみ砕くために有用であることを学んできた．

Oberst と James はがん患者とその配偶者 (主たる介護者であることが多い) を対象にした縦断研究で，患者の苦悩は時間が経過するにつれて減少するが，介護者の苦悩は減少しないということを示した[7]．オハイオ州立大学の Janice Kiecolt-Glaser と Ronald Glaser が米国科学アカデミーに提出した研究では，慢性的なストレスによって人の免疫システムが弱体化される際の主要な化学的な経路が明らかになった[8]．長期にわたって介護している者はその役割を終えても 3 年間は免疫力が低下することを示した初期の研究を，この研究は裏付けるものとなっている．つまりがんのような慢性疾患にかかった人を介護する人は自分自身が深刻な健康問題を被るリスクが増えるということである[8]．

筆者らの研究の知見

2007 年 5 月に TWC は KRC 研究と合同で 202 人のがん患者，がんサバイバー，その介護者を対象とした全国オンライン調査を行い (がん患者/サバイバーへのインタビューが 137 件，介護者へのインタビューが 65 件)，大切な人物の介護をする人が被る特定のストレッサーと悩みを明らかにすることができた．がん患者の 68％ が自分の主たる介護者は自分の配偶者またはパートナーであると答えた．約 3/4 に当たる人 (73％) がほとんど毎日介護されていると答えた．その 20％ が 4 年以上にわたって介護していると答え，61％ は進行がんまたは転移がんの患者を介護していた[9]．

表 12-1　介護者の役割

	がん患者/サバイバー	介護者
	すべて/かなり/多少の支援を行うと答えた人の割合	
感情的な支援	93%（全支援は 58%）	100%（全支援は 69%）
移動の手伝い	92%（全支援は 33%）	84%（全支援は 39%）
食事の用意	88%（全支援は 26%）	90%（全支援は 36%）
家事の手伝い	86%（全支援は 28%）	95%（全支援は 37%）
経済的援助	68%（全支援は 39%）	59%（全支援は 23%）
家計のやりくり/監督	57%（全支援は 32%）	70%（全支援は 33%）

表 12-2　介護が介護者の個人的生活に与える影響

	がん患者/サバイバー	介護者
	介護者にとって非常に/とても/やや困難と答えた人の割合	
個人的日課	47% （あまり/全く困難でない人は 53%）	**84%** （あまり/全く困難でない人は 16%）
友人との交際	31% （あまり/全く困難でない人は 69%）	**73%** （あまり/全く困難でない人は 27%）
身体的健康	28% （あまり/全く困難でない人は 72%）	**80%** （あまり/全く困難でない人は 20%）
キャリア	27% （あまり/全く困難でない人は 73%）	**73%** （あまり/全く困難でない人は 27%）
家族との関係	28% （あまり/全く困難でない人は 72%）	**50%** （あまり/全く困難でない人は 50%）
経済的地位	23% （あまり/全く困難でない人は 77%）	**40%** （あまり/全く困難でない人は 46%）
情動的安定	回答なし	**87%** （あまり/全く困難でない人は 13%）

　がん患者/サバイバーと介護者の 80% は，介護者が援助してくれているおかげで患者は治療に専念できていると答えた．さらに，回答者は，介護によって様々な観点から支援を受けることができており，それは患者のウェル・ビーイングに欠くことのできないものであるという意見で一致した（**表 12-1**）．

　しかし，これらの援助は介護者自身の生活にとっては重荷となる．介護者自身のライフ・バランスの点で介護者が困難さを感じる度合いについて，サバイバー/患者と介護者では見方が異なっていた（**表 12-2**）．がん患者/サバイバー

表12-3 介護者自身およびがん患者/サバイバーの視点からみた，介護者にとって最もストレスとなる局面の順位

	がん患者/サバイバー	介護者
	介護者にとって最もストレスとなる局面で上位3位までに来たものの割合	
不安と緊張	49%	48%
強い姿勢を維持すること	**41%**	**56%**
経済的負担	31%	7%
抑うつ	31%	29%
睡眠障害	19%	20%
自分の時間がないこと	18%	18%
孤独を感じること	**7%**	**51%**
介護者のストレスは全くない（ように見える）	**48%**	**31%**

は，介護者が常に苦悩しているかどうかという点で二分された．介護者はほぼ半数（49%）が，患者/サバイバーが常に苦悩していると答えた一方で，患者/サバイバーの45%が，介護者が常に苦しんでいるということは全くないと回答した．全く対照的なことに，がん経験の間を通して常に苦しんでいると答えた介護者は80%であった．

このギャップは驚くべきものであるが，このことがまさに，介護者で抑うつや不安の治療を受けた人はがん患者/サバイバーと同程度であることの説明となる．がん患者/サバイバーの30%以上ががん経験の間に抑うつ（34%）および不安（37%）のため治療を受けたと答えており，それは介護者が治療を求めた割合とほぼ同じであった（抑うつのための治療を受けた人は29%，不安では31%）．この数字の説明となるかもしれないが，介護者はがん告知や治療において患者が感じる不安の多くを同程度経験すると報告している（**表12-3**）．

介護者とがん患者の間での類似点は職場でもみられる．Fleishman-Hillard Researchに主導され，全米がんサバイバーシップ連合とTWCとの密接な協働により進展した2006年の調査は，がんが患者/サバイバーと介護者の雇用に及ぼす影響を調べたものである[1]．このオンライン調査はがんになった1,000人以上の人を対象に行われた（504人が職業を持つがん患者，500人が職業を持つ介護者）．この調査はとりわけ今日のがん患者，すなわち短い入院期間，

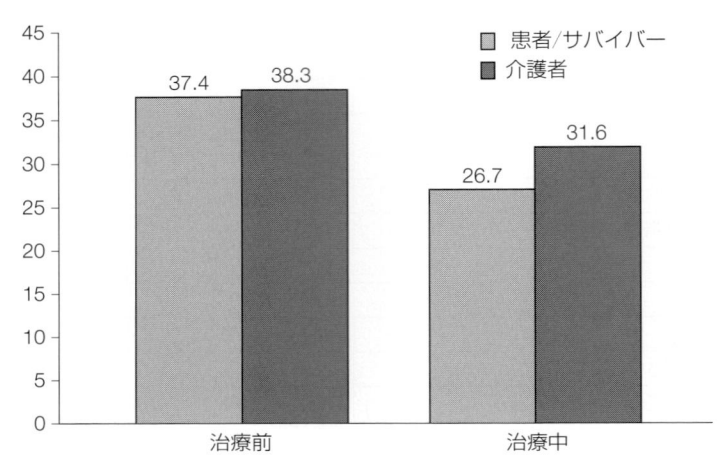

```
       45
       40      37.4  38.3                    ☐ 患者/サバイバー
       35                                    ■ 介護者
       30                              31.6
       25              26.7
       20
       15
       10
        5
        0
             治療前                   治療中
```

図 12-1 治療開始前と治療中において仕事に費やした時間（1 週間あたり）

高額な医療費のためにがん経験の間にも働き続ける傾向にある患者が存在することをふまえたものである．患者の 68％は医療保障を維持するために仕事を続けていると答えた．調査からわかったことは，がん患者もその介護者も，就労において同じ課題にぶつかり，仕事上の犠牲を同程度に払っているということであった．患者および介護者の 80％以上が，がんとの闘病の結果としていくつかの仕事を失い，どちらのグループも週当たりの労働時間が減っていた（図 12-1）．

介護者のほぼ半数（48％）が，介護の役割が増えたことで仕事量に影響があったとし，約 1/4（28％）が介護の役割により仕事量が大きく低下したと回答した．介護者は患者と同様に（場合によっては患者よりも多く）無給の休暇をとったり仕事を早退したりしていた（図 12-2）．

このように，介護者の側にも難題や犠牲があることが筆者らの研究で示され，調査データでも裏付けられた．当然，それらは介護者自身のウェル・ビーイングに影響するのみならず，がんの行程を通じて大切な人を助けようとする彼らの努力をも，いつのまにか蝕みうる．ここで強調すべきことは，「アクティブな（能動的・主体的に活動する）患者（Patient Active Concept）」を哲学に

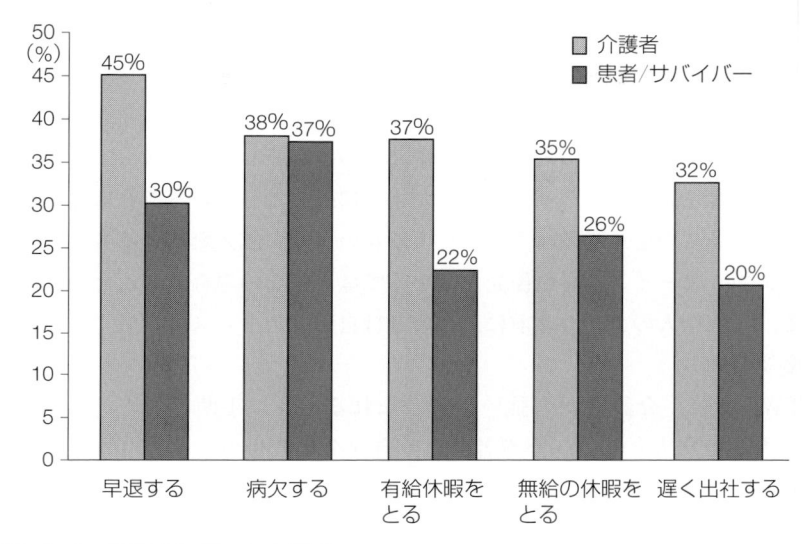

図12-2 治療中に起こした行動

（介護者／患者・サバイバー）
- 早退する：45％／30％
- 病欠する：38％／37％
- 有給休暇をとる：37％／22％
- 無給の休暇をとる：35％／26％
- 遅く出社する：32％／20％

TWCが設立されたという事実である．すなわち「絶望し孤立した，病いの無抵抗な犠牲者であるのではなく，がんからの回復のため医療者とともに闘おうとする患者は，QOLを向上させ，回復の可能性も向上させられる」のである．TWCの「アクティブな患者」構想は，患者/サバイバーおよびその家族，とりわけ介護者にも当てはまるものである．筆者らは，患者に対して自分の疾患の管理を主体的に行うことを推奨しているが，それと全く同様に筆者らの介護者支援グループでは参加者に自分のストレスに積極的に取り組むことを教えている．

介護者のバーンアウト

介護者が，そこにふりかかる役割に対処できるように筆者らがカウンセリングするときには，介護者が燃え尽きないようにする方策にまず焦点を当てる．燃え尽き〔バーンアウト（burnout）〕は介護者によく起こる．この問題の専門

家であるHerbert J. Freudenberger博士によれば，よく起こる身体症状には頭痛，不眠，腰痛，無気力，長引く風邪，消化器症状，心臓血管疾患がある．燃え尽きは情動的要素からも特徴づけられ，フラストレーション，怒り，不安感，憤慨，抑うつがある[10]．介護者がとりわけ理解しておかなくてはならないのは，がんを患っている大切な人物がすぐに必要としていることに比べれば自分のストレスの遣り繰りはさほど重要でないように思えたとしても，自分自身のウェル・ビーイングを最優先させなくてはならない場合もあるということである．大切な人の力になる前に，介護者は自分のストレスに対処する方法を知る必要がある．

TWCでは，介護者が力強い味方となれるように手助けしている（**表12-4**）．力強い味方として，介護者は自分自身をケアしつつ，その知識を通じて支援を行うのである．この概念は「アクティブな患者」構想に反映されている[11]．

オンラインでの介護者サポート

表12-4とは異なる方法で，介護者にコーピング・スキルのトレーニングを行いその効果を調べた最近の研究では，ホスピスのがん患者の家族において，積極的介入を受けた場合にQOLが有意に向上したことが見出された．そもそも支援サービスへの関心は高いが，介護者と家族にとっては対面で行われるサービスへの参加はきわめて困難である[12]．TWCは2003年に「ウェルネス・コミュニティ・オンライン（TWCオンライン）」を立ち上げ，役割が重くなりすぎた介護者や，地理的な条件のために実際の建物施設での支援グループに参加できない介護者のためのオンライン支援グループを提供し始めた（第4章，p. 31参照）．

オンライン支援グループに入るには簡単だが綿密なプロセスを経る必要がある．初めに，介護者はTWCオンラインの登録フォームに確定診断名を含め記入する．登録が完了すると，筆者らの専門スタッフにより15〜30分にわたって電話でインタビューを受ける．この短いインタビューの間に，支援グループ

表12-4 力強い味方となるために

- **支援を得ましょう**：支援グループに参加しましょう．あなたと同じ問題を抱える人に話を聞いてもらうことでストレスが減り，孤立を避けられることが，研究でわかっています．
- **学びましょう**：情報は力です．がんの進み方，再発の可能性，推奨される治療法，薬の副作用を理解することは将来の計画を立てるのに役立ちます．
- **日記をつけましょう**：そのようにして自分と対話すれば，摩擦を起こすことなくフラストレーションを発散させ，問題解決をすることができます．
- **交友関係を維持しましょう**：大切な人が病気であっても，友人や家族とは連絡を取り続けましょう．
- **日課を守りましょう**：無理のない範囲でできるだけ日課を維持するようにしましょう．
- **趣味は続けましょう**：あなたがいつも楽しめるような気晴らしを止めてはいけません．
- **未来の計画を立てましょう**：そうすればあなたにも未来が来ます．
- **人生は続くということを思い出しましょう**：あなたは患者とは別の人間で，自分の人生を楽しむ資格があります．クラスに出たり，趣味を始めたり，映画に行ったり，新しい友人を作ったりしましょう．
- **「リラックスする」こと学びましょう**：いたわりの言葉を集めましょう．例えばもらった葉書や，留守番電話に残された優しい言葉でもよいでしょう．音楽や，宗教の儀式，ビデオからも元気をもらえます．
- **休息期間を設けましょう**：あなた1人ですべてはできないことを認めましょう．代わりの誰かに介護を依頼しましょう．その機会を探して利用しましょう．
- **自分の身体の健康に注意しましょう**：よく食べて十分な睡眠をとりましょう．ちょっとした不調でも現れたらすぐケアしましょう．
- **リラクゼーションをしましょう**：バイオフィードバック，瞑想，ヨガ，音楽鑑賞，あるいは洗車でさえもストレスを軽減することができます．呼吸に神経を集中すると，心と身体の結び付きを感じることができます．
- **フラストレーションに対処しましょう**：怒りっぽくなることが燃え尽きの徴候でありえます．そんなときは支援グループや心理療法など，情動的支援がもっと必要かもしれません．
- **自己ケアと限界設定**：どんなときに打ちのめされたように感じるかを見極め，勇気を出して，あなたができることとできないことをはっきりと区別しましょう．

への期待や参加するに当たっての目標について話し合われる．グループ全体の成功を妨害しかねない心理的な問題に関するスクリーニングもインタビューで行われる．その後，グループ療法についての冊子，TWCの理念，ここで提供されるグループは支援的かつ教育的なものであり心理療法の代替物ではない（医師-患者関係は全くない）ことを説明する注意書きを受け取る．同意が得られれば申込用紙がグループ療法のファシリテイターの元へ送られ，新しい参加者を集めて最初の集まりの準備を行う．

オンライン支援グループはパスワードで保護され，毎週90分間行われる．介護者はチャットのような環境で会話に加わる．グループの指導を任されているファシリテイターはいずれも心理社会腫瘍学における専門家であり，実際の施設で行われる「顔をつきあわせる」グループ療法のファシリテイターとしての平均10年以上の経験を持つ者である．このウェブサイトの最新バージョンでは，参加者は「つらさの寒暖計（a distress thermometer）」を用いてセッションの初めと終わりに苦悩の程度を示すことができるようになっている．この数値からファシリテイターはセッション中に誰に注意すべきか，誰にセッション後にフォローアップを行う必要があるかということを決めることもできる．参加者はまた顔文字を使ってセッションの間いつでも情動の変化を表現することができる．

こういったオンライン支援グループは文字情報のみでやりとりされており，その価値を測るには実際の記録（トランスクリプト）が重要となる．何千ものトランスクリプトから筆者らが学んだのは，他の研究と同様，介護者はどこかで顔をつきあわせるタイプの支援グループに集合・出席するだけの時間，地理的近さ，リソースを持ち合わせていないということであった．たとえば，ある若い母親はメンバーに対し，自分の膝に座った赤ちゃんがキーボードに手を伸ばしてガンガン叩き始めることがあるため，自分の打ち込んだ言葉は時として訳のわからない文章になることがあると断っていた．また別の女性は，死に瀕した夫の側に看護師がいてくれている30分間しか，このグループに参加していられないとコメントしていた．あるいは，大切な人の具合が非常に悪くなった場合にはセッションから離れなくてはならないかもしれないと書き込む参加者もいた[13]．

結果的には，対面するタイプの支援グループで得られる利点は，同じくオンライン支援グループでも得られることがトランスクリプトから確認された．この結果の真価をわかっていただくにはグループでのトランスクリプトのサンプルを見てもらうのが一番である．以下のトランスクリプト（**表12-5**）では先述した介護者（自分の全人生が彼の病気の周りを回っているようで，そして彼の介護をする以外は自分には何の価値もないかのような思いになると語った人）の気持ちが，文脈の中に込められている．これを読めばメンバーがお互い

表 12-5　オンライン介護者グループからのトランスクリプト（TVWC より）

参加者1（マギー）：ジェーン（ファシリテイター），もし新しい話題に移せてもらってよければ——私は時々夫に対してすごく怒りを感じるの．夫はよくやっているんだけど，自分の人生がめちゃくちゃになってしまったから，それですごく憤慨する．こんなふうに感じている人はいますか？

参加者2（リタ）：今はうまくいっているけれど，そんなふうに感じることはあります．自分の全人生が彼の病気の周りをぐるぐる回っているようで，そして彼の介護をする以外は自分には何の価値もないんじゃないかという気になることが，幸いにも私の場合それは長くは続かないけど．

参加者3（ケン）：私もそう感じることはあります．

参加者4（マルシア）：先週はここに来られなくて，それでとても腹が立ったわ．

ファシリテイター（ジェーン）：リタが言ったのはとても強い言葉でしたね．「自分の全人生が彼の病気の周りをぐるぐる回っているようで，そして彼の介護をする以外は自分には何の価値もないんじゃないか」こんな風に感じた経験は皆さんあるのではないでしょうか．

参加者1：夫は自分の病気がわかったとき退職することにしたんです．私は非常勤で働いていたし，それでいいんじゃないかと思いました．最初の数か月は本当に大変だったけど，そのうちまともになりました．でも私は夫の期待についてよくはわからないんです．

参加者4：夫の，何についての期待？

参加者5：どういうことですか？

参加者3：ご主人に尋ねてみるべきですよ．

参加者1：私も，自分の人生が彼の病気の周りを回っているように感じる．夫には尋ねてみたけど，明確な答えは得られませんでした．私はすごく自立した人間で，旅行なんか夫とも行くけど友人とも行ったりします．彼の調子がいいときには，自分の人生をどうやって定義しなおせばいいのか，それを知る必要がある．

ファシリテイター：皆さんにとって，自分自身が何を期待しているかということを知ることも大切ではないでしょうか？　大切な人のほうの期待ではなくて．

参加者1：そう，ジェーン！　私自身の期待は何なのか？　それを知ろうとしているの．

参加者4：実験的な薬で夫の腫瘍が小さくなったとわかったとき，私を除いてみんな有頂天になったみたいでした．私が思ったのは，うん，確かにこれはすごいことだ，だってこれまでずっとどうやったら状況を打開できるのかと思って頑張ってきたんだし，現に状況はよくなってきているんだから．ただ，私は最悪の場合を想定して準備してきていて，じゃあ今，私は何をしたらいいのか？　となると…….

参加者3：自分自身のケアについて前に話し合ったときの会話に戻っていきますね．自分にとって大切なことを諦めてしまったら，憤慨や怒りの感情は悪くなるばかりだという．

ファシリテイター：皆さんは，自分が期待を抱くことはオーケーだと思いますか？

参加者2：個人的には，自分の人生が全く進まない感じがする．長期的な計画やずっと先の夢を持ったりすることができないから．

参加者4：そう，すべてが宙ぶらりん……次に何が起こるかと待っている状態よね．私の甥が10月に結婚するんだけど，出席できるかどうかもわからないのよ．

ファシリテイター：それはその，思ったより長く引きずってしまいそうなの？

（つづく）

表 12-5　（つづき）

参加者 4：たぶん夫は出席できないと思うけれど，娘は行きたがっているし，でも彼を残して行けるものかどうかわからないの．
ファシリテイター：皆さんは，心の一番深いところで，すべて終わってしまったらいいのに，と思う瞬間はありませんか？
参加者 4：それに，いったいどれだけこの世で最も恐ろしいことに対処していかなくちゃいけないんだろうと思うことは？
参加者 2：あります．誰にもそうだと言ったことはないけれど，夫がよくなっているから，そんなふうにはあまり思わないようになったけど．
参加者 3：母によくなってもらって，そこで終わりにしたいとは思うけど，母を失わなくてはいけないなら，そうは思わない．
参加者 4：リタ，あなたが感じたり思ったりしていることは，皆どこかで思ったことがあることだと思う．
ファシリテイター：リタ，そう言ってくれたのは，このグループをそれほどまで信頼してくれているということね．そうしてくれたのは，このグループの財産だと思います．
参加者 2：3 度目が始まって，彼の命がもう残り少なくて虚しいものだと思えたとき，もうこんなこと早く終わればいいのにと思ってしまって，それにすごく罪悪感がありました．気持ちの中には，彼にもうこれ以上苦しんで欲しくないという思いはあったけれど，自分がこんなことにあとどれだけ耐えられるか分からない，という思いもあって．ありがたいことにこういう気持ちは過ぎ去ってくれて，彼の状態も落ちついているし，今のところ治療で彼の時間が買えているけれど．
参加者 1：夫に残された時間がどれくらいあるのかわからないし，確かに彼の状態は悪くないけれど，私は彼のことを最優先するよう強いられているように感じて，それで怒りを感じるんです．
ファシリテイター：こういう類の状況に置かれたときには皆さんそれぞれに実践的な解決法をお持ちだと思いますが，自分自身の事を考えたりご自身が欲求を持ったりすることがよいのかどうか，そう考えると行き詰まった気持ちになるのではありませんか？
参加者 4：そうですね．

に構築した信頼の強さに気付かれるだろう．

　このトランスクリプトは，介護者はしばしば自分のウェル・ビーイングをがんになった大切な人のそれよりも下に置くという，筆者らの研究と調査で得られた知見を支持するものである．支援グループでは目的が非常に明確化されているが，その場の外では，介護の役割が重荷であるとか責任なのだとか言われただけでほとんどの介護者はたじろいでしまうだろう．疾患をもつことになった家族に対する彼らの愛情が，支援となり，エネルギーとなり，回復への希望につながるのである．

結論

　本章では介護の過酷さに焦点を当ててきたが，家族によってはがんが好機をももたらすこともある．次はある介護者が筆者らに話してくれたことである．

　　父が末期脳腫瘍だという診断は私の家族が大きく成長する好機でした．これまでずっと父は毎週のように出張していて週末は月2回しか家にいませんでした．彼は闘病に前向きで，リトル・リーグのコーチをする機会を楽しんだり，私たちを学校まで迎えに来てくれたり，夏には私たちを連れて遠方の友人や家族を訪ねる旅に出かけたりしました．主治医の Ruth Fredericks と二人三脚で余命に挑み，最初に告知された余命よりも2年半も長く生きました．介護者として，彼とともに闘えて家族としてより親密になれて，この機会には感謝しています．

表 12-6　名誉のスター・キャンペーン・ウォークからの抜粋

　過去23年半の間に私は3度がんと診断されました．1983年11月にⅢ期の卵巣がん，1993年10月に再発，そして2005年9月に乳がんです．その年月の間，夫のマイクが私のスターとしてそばにいてくれたことにとても感謝しています．

　介護者がしなくてはならない最も辛いことは，愛する人が手術を受けている間，待合室で座っていることだと思います．これまでに私はがんに関連する大きな手術を5回，小さな手術を数回受けてきました．私のスターはこれまで，外科医の報告を待つという不安な時間を，あまりにも多く過ごしてきました．1983年に私が初めて手術を受けたとき，外科医は予後について楽観的ではありませんでした．その当時は，早期に見つからなかった卵巣がんで生き残ることはほとんど前代未聞のことで，私の診断はⅢ期だったのです．マイクは私の余命があと6か月しかないと思ったことを覚えているといいます．それが彼にとって，どれほど大きな衝撃であったかということは想像するしかありませんが，それでも彼は私に心痛を見せることは絶対にありませんでした．

　22年間で私は18回の化学療法を受けましたが，その間ずっと私のスターはそばにいて安らぎを与えてくれました．彼は日中には仕事がありましたが，夜にはよく病院に来てくれてにっこりと微笑んで私を元気づけてくれました．化学療法の初めのうちは吐き気に効く薬がなくて，食べることも困難でした．私が何か食べられそうな気になったときは，それが真夜中であっても，彼はミルクシェイクを買いに出てくれました．ミルクシェイクしか美味しいと思えず，喉を通らないときがあったんです……．

　私の人生には他にもたくさんのスターがいます．家族や友人の多くがスターとなって私の回復を手伝ってくれたことを本当に幸運に思っています．私は彼らに永遠に感謝し続けるでしょう……．

〔Star Campaign Walk of Fame（www.starcampaign.org）より〕

2007年にTWCはがん患者が自分を勇気づけてくれた介護者に対して彼らの支援とその感謝を表すことができるウェブサイトを作った.「スター・キャンペーン（Star Campaign）」（www.starcampaign.org）はウェブ上で始まった運動で，がん患者とサバイバーに，がん経験の間彼らを支えてくれた介護者（彼らの人生のスター，それは家族でも，医師でも，ソーシャル・ワーカー，友人，看護師，近所の人でもよい）を讃え表彰する機会を提供するものである.

次に挙げたのは，筆者らの実際の施設での支援グループに参加していたがんサバイバーが，自分の夫を表彰した際に述べた賛辞である（**表12-6**）．ここから，がんに直面した家族がどれほど強くなれるかということがわかる.

■引用文献

1) Fleishman-Hillard Research, National Coalition for Cancer Survivorship, and The Wellness Community. Breakaway from Cancer Survey. Breakaway from Cancer Web site. http://www.breakawayfromcancer.com. Published October 2006. Accessed July 8, 2007.
2) NCI Office of Cancer Survivorship. Cancer Survivorship Research. National Cancer Institute Web site. http://cancercontrol.cancer.gov/ocs/index.html. Updated May 23, 2008. Accessed November 20, 2008.
3) Nijboer C, Tempelaar R, Sanderman R, et al. Patterns of caregiver experiences among partners of cancer patients. *Gerontologist*. 2000；40（6）：738-746.
4) Given CW, Given B, Stommel M, Collins C, King S, Franklin S. The Caregiver Reaction Assessment（CRA）for caregivers to persons with chronic physical and mental impairments. *Res Nurs Health*. 1992；15：271-283.
5) Siegel K, Raveis VH, Houts P, Mor V. Caregiver burden and unmet patient needs. *Cancer*. 1991；68：1131-1140.
6) Northouse L, Stetz KM. A longitudinal study of the adjustment of patients and husbands to breast cancer. *Oncol Nurs Forum*. 1989；16：511-516.
7) Oberst MT, James RH. Going home：patient and spouse adjustment following cancer surgery. *Top Clin Nurs*. 1985；7：46-57.
8) Kiecolt-Glaser J, Glaser R. Mechanism Found That Weakens Caregivers' Immune Status. The Ohio State University Research News Web site. http://researchnews.osu.edu/archive/glaserpnas.htm. Updated June 26, 2003. Accessed November 20, 2008.
9) KRC Research and The Wellness Community（May 2007）. The Star Campaign Caregiver Survey. Star Campaign Web site. http://www.starcampaign.org/News/resources.php. Accessed November 20, 2008.
10) Golant M, Golant S. *What to Do When Someone You Love Is Depressed*？2nd ed. New

York：Henry Holt and Company；2007.
11) Golant M. Your role as strengthened ally. In：*Coping with Cancer*. March/April 2002：34.
12) Ostroff J, Ross S, Steinglass P, Ronis-Tobin V, Singh B. Interest in and barriers to participation in multiple family groups among head and neck cancer survivors and their primary family caregivers. *Fam Process*. 2004；43：195-208.
13) Golant M, Lieberman M, Gessert A, Owen J. Online support groups for caregivers of patients with cancer and Parkinson's disease. In：Talley R, ed. *Building Community Caregiving Capacity*. UK：Oxford University Press；2007. In press.

第3部

疫学的問題

Epidemiologic Issues

13 身体活動と乳がんの予防・予後
Physical Activity and Breast Cancer Prevention and Prognosis

Melinda L. Irwin, PhD, MPH

要旨

観察研究によれば,運動する女性は運動しない女性に比べて乳がん発症リスクおよび乳がんによる死亡リスクが低い.本章では身体活動[*1]と乳がんリスク/予後に関する観察研究および反応機構研究,およびがん診断後に身体活動を向上させる戦略について論じる.

序論

乳がんは米国人女性において診断される頻度が最も高いがんであり(2005年では新たに217,000例が発症した),発症率は増え続けている[1].米国では毎年約39,000人の女性が乳がんのために亡くなっており,米国だけで推定230万人の乳がんサバイバーが長期にわたる副作用,あるいは遅れて生じる後遺症に苦しんでいる[1].治療の進歩によって近年ではサバイバーの生存期間も延長してきたが,新しい治療法は高額で,強い副作用を伴い,また一部の乳がん患者にしかメリットがない場合もある.乳がんの罹患率および死亡率を下げ,同時

[*1] 身体活動=生活活動+運動.生活活動とは職業や家事などの活動のこと.運動は体力の維持・向上を目的として計画的・意図的に実施する活動のこと.「健康づくりのための運動指針2006」(厚生労働省)参照.
www.mhlw.go.jp/bunya/kenkou/undou01/pdf/data.pdf

に社会的コストを下げるためには代替的なアプローチが必要である.

過去 20 年間にわたり，北米，欧州，アジア，豪州での複数の観察研究により，習慣的に運動している女性は運動しない女性と比べて乳がん発症リスクが低いことが明らかになった[2]．この相関関係は様々な人種/民族的マイノリティにおいても非ヒスパニック系白人女性と同様に観察されている[2]．身体活動レベルの高さと乳がんリスクの低さを関連付けるエビデンスは「確実な根拠（convincing）」とされており，早歩きなどの中～高強度の運動を週に 3～4 時間行うことによる推定予防効果は約 30～40％ とされる[2]．さらに，近年の 2 つの大規模な（観察研究でもある）前向きコホート研究によると，乳がんと診断された後に活動的である女性は，乳がんの再発および死亡リスクが 50％ 近く低いことがわかった[3,4]．さらに多くの観察研究から，肥満と体重増加によって初発あるいは続発する異時性乳がんのリスクが増加することが明らかになってきており，エネルギー・バランスの重要な構成要素である身体活動が乳がんリスクとその予後に影響を与えるという仮説の妥当性が増している[3-5]．

がんの診断後に身体活動が多い女性は診断前にも同様に活動的であったと考えられるので，身体活動が多い人の乳がんは生物学的により低い悪性度の腫瘍である可能性がこれらの研究から排除されるわけではない．したがって，診断前に身体活動が多いことは，より遅れて乳がんを発症すること，あるいは疾患がより早期のステージで見つかることと関係している可能性がある．しかしながら，乳がん診断前と診断後の身体活動の変化を調べた研究によると，身体活動の増加と予後の向上は関連していた[4]．この知見から，身体活動により生存する可能性が増えるという利点を最大限に引き出すために，乳がん診断後であっても運動すべきことを強調できる.

観察研究によって，身体活動には乳がん発症を予防する効果があるとするエビデンスの基礎が示されてきたが，この種の研究はその定義上，運動の乳がん発症に対する予防的な「効果」を示すことはできない．身体活動が独立して乳がんの初発および異時性乳がんの発症を妨げるかどうかを結論づけるには，臨床試験が必要である[1]．また臨床試験は身体活動が健康な女性の乳がん発症を防ぎ，乳がんサバイバーの再発とがん関連死を防ぐ生物学的機序を明らかにする手段としても有用であろう[5]．現在までのところ，初発・異時性乳がん予防

における身体活動の影響について，ヒトを対象とした研究は見当たらない．このような試験を行うには，莫大なサンプル・サイズと長期にわたる研究期間，研究協力施設が多数にわたるなど種々の課題がある．しかしながら，Women's Health Initiative Trial はこのような研究モデルを提示し，それが実行可能であることを示唆している[6]．加えて，米国国立衛生研究所（NIH）が助成する2つの多施設共同試験，すなわち Women's Healthy Eating and Living Study および Women's Intervention Nutrition Study が示すように，この対象群に対する生活習慣介入試験は実行可能である[7, 8]．いずれの研究も，食事内容の改善が乳がんサバイバーの再発および生存に作用するかどうかを調べている．

生物学的機序と中間エンドポイント[*2]

疫学的データと，身体活動が初発・異時性乳がんの生物学的機序に影響する仕方に関する現段階での理解に基づけば，「身体活動には乳がんの発症・再発，それによる死亡の直接の原因となる役割がある」という仮定を無理なく立てることができる．身体活動が作用して生じる生理学的反応の多くが乳がんの発生および進行における中間マーカーまたは中間エンドポイントとなることが明らかになってきている[5]．これら様々な効果のエビデンスについては**表13-1**および**図13-1**にまとめられている．**表13-1**にあるように，運動すると脂肪量が減少し，コレステロール値などの代謝プロファイルとエストロゲン値などの性ホルモンプロファイルが乳がんのリスクに対して望ましい値になるため，運動は脂肪量減少を通して乳がんの発症・再発リスクを下げると考えられる．乳がんリスクに対する運動の予防効果の発生機序はほかにもある．例えば運動は免疫状態を向上させるが，それは乳がんリスクを下げることになる．

[*2] 中間エンドポイント（intermediate endpoint）とは人体や生活に関係する臨床症状などの指標のこと．客観的な（hard な）再発・死亡といった指標と，主観的で代替的な（soft，surrogate）検査データなどの指標の中間に位置する．

表 13-1　身体活動と乳がんの関連性に影響している可能性のある生物学的機序

可能性のある生物学的機序	乳がんへの影響の仕方	身体活動が及ぼす作用
・性ホルモン減少	・細胞増殖の増加 ・アポトーシスの減少	・月経開始が遅れる ・排卵周期数が減少 ・卵巣のエストロゲン産生が減少 ・脂肪エストロゲン産生が減少 ・SHBG の増加．その結果，生物学的に利用可能なエストロゲンとテストステロンが減少
・体脂肪の減少	・脂肪の発がん物質集積 ・性ホルモンの増加 ・インスリン濃度の増加	・内臓脂肪・皮下脂肪を減らす ・体重増加を防ぎ体重維持を促進
・インスリンおよび IGF の減少	・性ホルモン増加 ・細胞増殖の増加	・インスリンの受容体結合後の作用の増加 ・グルコース輸送蛋白，mRNA の増加 ・遊離脂肪酸の消費の増加 ・筋へのグルコース輸送の増加 ・筋肉組成をグルコース処理に向くよう変化させる
・免疫機能の向上	・異常細胞の認識と排除	・マクロファージの総数と活性を向上させる ・リンホカイン活性化キラー細胞を増加 ・リンパ球増殖を促進
・脂肪細胞が分泌する細胞増殖制御因子（アディポサイトカイン）の減少	・血管形成の促進 ・エストロゲン生合成を刺激	・体脂肪とインスリンが減少することにより，TNF-α，レプチン，CRP，IL-6 が減少し，アディポネクチンが増加する
・マンモグラフィ乳腺密度の減少	・細胞増殖の増加	・性ホルモン，インスリン，IGF を減少させることで，マンモグラフィ乳腺密度を減らしうる
・抗酸化防御システムの向上	・遊離基による DNA 損傷	・遊離基捕捉酵素を増加させ抗酸化レベルを上げることで遊離基防御および DNA 回復を向上させる

・SHBG：性ホルモン結合グロブリン，IGF：インスリン様成長因子，mRNA：メッセンジャー RNA，TNF-α：腫瘍壊死因子-α，CRP：C 反応性蛋白質，IL-6：インターロイキン 6

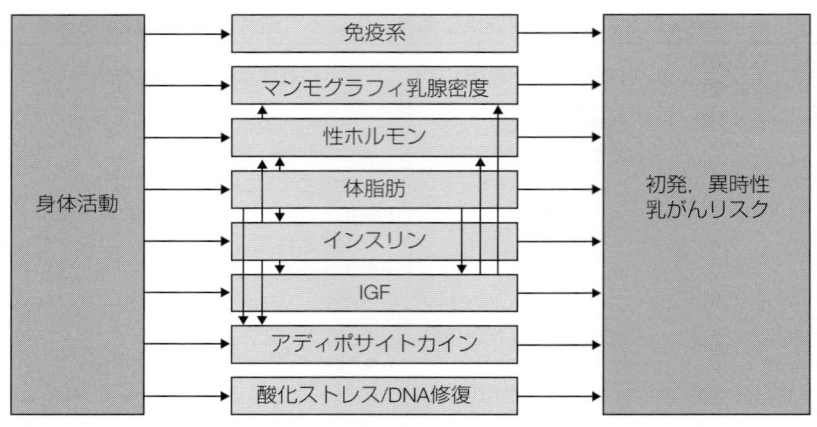

図 13-1 身体活動と初発あるいは異時性乳がんリスクの仮定された関係

(図中: 身体活動 → 免疫系, マンモグラフィ乳腺密度, 性ホルモン, 体脂肪, インスリン, IGF, アディポサイトカイン, 酸化ストレス/DNA修復 → 初発, 異時性乳がんリスク)

肥満と体重コントロール

　身体活動と乳がんを結び付ける可能性のある生物学的機序として主要なものは，おそらく体脂肪・体重のコントロールであろう[5, 9, 10]．成人してからの女性が生涯を通じて標準的な体重を維持することは，変容可能な数少ない乳がんリスク要因のひとつであり，肥満と乳がんリスクが正の相関関係にあることを示す研究は多い[5]．さらに疫学的研究からは，乳がんの診断時に太りすぎあるいは肥満[*3]であった閉経前および閉経後の女性は，標準体重であった女性よりも乳がんの再発・乳がんのため死亡する傾向がそれぞれ強いことがわかった[5]．さらに，乳がん診断後に体重が増加した女性は，閉経しているかどうかによらず，診断後に体重を維持した女性に比べて再発および死亡のリスクが増加することを示す研究も，すべてではないが一部にはある[5]．乳がんの治療を受けた女性の大多数は診断後の数年で体重が有意に増加し，診断前の体重に戻ることがめったにないことを考えれば，肥満は乳がんにとってのっぴきならない問題であることがわかる[9]．

---

*3　成人の体型について米国疾患予防管理センター (CDC) では，やせすぎ (underweight；BMI＜18.5)，健康体重 (healthy weight；18.5≦BMI＜25)，太りすぎ (overweight；25≦BMI＜30)，肥満 (obesity；30≦BMI) と定義している．なお，BMI (body mass index)＝体重 (kg)÷{身長 (m)×身長 (m)}

インスリンとインスリン様成長因子

身体活動と肥満はいずれもインスリンの血中濃度に作用し[5,11]，それがさらに乳がんリスクと予後に影響しうる[5,11]．早期乳がん女性を対象にした研究では，インスリン濃度の高値は2倍の再発リスク，3倍の死亡リスクと関連している[11]．また，インスリンは正常な乳房組織の分裂を促進させる効果があり，乳がん細胞株の増殖を刺激しうることが前臨床試験で明らかになっている．インスリン濃度が高まるとインスリン様成長因子Ⅰ（IGF-Ⅰ）の血中濃度が増加し，IGF結合蛋白が減少した（これによって全体のIGFの利用度が高まることになる）．IGF-Ⅰは乳がんを促進させる主要な役割をもつと考えられている[5]．しかし，運動によるIGFへの影響を調べた試験は多くなく，その結果もまちまちである[5]．最近ではLigibelとその共著者らが乳がんサバイバーをランダムに割り付けし，介入群では4か月間，週2回の筋力トレーニングと週90分間の家庭での有酸素運動を行った．その介入群ではインスリン濃度が28%減少したのに対し，介入のないコントロール群では減少が3%であったことを見出している[12]．またIrwinとその共著者らも，早歩きのような中強度の有酸素運動を6か月以上，週に平均120分行った場合，運動群の空腹時インスリン濃度は通常治療群に対して21%減少し〔統計的有意性は境界領域にある（P = .089）〕，IGF-Ⅰは統計的有意に減少する（P < .05）ことを報告している[13]．なおLigibelとIrwinの研究が観察したインスリン濃度の低下は体重と体脂肪の減少を伴っていたわけではない．

性ホルモン

肥満，高インスリン濃度，IGF濃度の変化は，望ましくない種々の性ホルモン値と関連している[5]．ステロイド・ホルモンの一種の性ホルモンには強力な分裂促進，増殖効果があるため，乳がん発症と強く関連している[5,14]．最近の9つのコホート研究の統合解析によると，閉経後女性の乳がんリスクはエストラジオール，遊離エストラジオール，およびエストロンの濃度が増加するに従って有意に増加した[14]．これらの性ホルモンが高値である女性群では最も低

い女性群に比べて乳がん発症リスクが2倍であった．また別の疫学研究もエストロゲンが乳がんの原因となる働きをする結果に同調しており，乳がんリスクは早い初潮，遅い閉経，少ない出産回数，外因性エストロゲンの使用といった，乳房の細胞がエストロゲン刺激に長時間曝されていることと関わっていることを示している[5, 14]．最後に，エストロゲンを遮断することで乳がんの診断後の生存期間を延長させることが多くの臨床実験から示されている．身体活動と乳がんをつなぐ機序のうちで，常に最も可能性があるとされているものはおそらく性ホルモンの変動である．

　運動競技をしてきた若い女性は初潮年齢が遅れ，成熟した月経周期の確立が遅くなる傾向にある．初潮と月経周期の確立が遅いと乳房が曝される性ホルモン総量が減ることになると考えられる[5]．閉経前の成人女性において運動はエストロゲンとプロゲステロンの血中濃度の減少，黄体期の短縮，無排卵の増加，希発月経および無月経の発症増加と関連している[5]．閉経後の女性においては，身体活動は血清エストロゲンとアンドロゲンの減少と関連している[5, 15]．身体活動の増加は性ホルモン結合蛋白の増加をもたらし，結果的に体内に循環する遊離形の活性ホルモンを減少させる[5, 15]．身体活動によって閉経後の女性の性ホルモンが影響を受ける基本的な機序としては，エストロゲンとプロゲステロンを産生する基質である体脂肪が減少し，脂肪組織内で副腎により産生されたアンドロゲンがエストロゲンに変換される絶対量が減少するのである．

　性ホルモンの血中濃度に及ぼす運動の効果を調べたランダム化比較試験で，現在発表されているものはひとつだけである[15]．健康な閉経後の女性において，運動の全体的な効果と性ホルモン濃度の減少は有意に相関していたが，運動によって体脂肪が減った女性には運動で体脂肪が減らなかった女性に比べてより強い効果がみられた．ランダム化比較試験のデータが少ないため，身体活動の変化が肥満症への影響とは別個に性ホルモン濃度に影響を与えるか否かはまだ確定したわけではない．身体活動，体脂肪，性ホルモン，乳がんリスクおよび予後の関連性を確立するにはさらに多くのランダム化試験が必要である．

免疫機能

免疫機能の変化もまた身体活動と乳がんリスクと予後の関係を仲介している[5]．免疫系は異常細胞を認識し排除することで乳がんを予防する役割があると考えられている．身体活動が免疫機能を機能的にも数量的にも向上させることを示す運動介入に関する小規模な研究は増えてきている[5]．身体活動はリンパ球の増殖を向上させ，ナチュラルキラー細胞（NK細胞）の数を増やし，リンホカイン活性化キラー細胞（LAK細胞）を活性化させるようである．

その他の生物学的機序と中間エンドポイント

その他の中間エンドポイントとして，マンモグラフィ乳腺密度[5,8]やアディポサイトカイン（例えば TNF-α，レプチン，アディポネクチン[5]）や酸化ストレス[5]といったものも提言されてきている．マンモグラムで検出されマンモグラフィ乳腺密度として測定される乳腺の特徴から乳がんのリスクを読み取れることには強いエビデンスがある．マンモグラフィ乳腺密度の高い女性は密度が低い女性に比べ乳がん発症リスクが4～6倍高い．したがって，マンモグラフィ乳腺密度はたいていの従来からのリスク要因よりも強く乳がん発症を予測する．マンモグラフィ乳腺密度は乳房の上皮組織および間質の増殖を反映しており，その増殖は過去から現在にかけての血中性ホルモン濃度に影響された成長因子を反映している．マンモグラフィ乳腺密度は生涯を通じて変化しうるものであり，マンモグラムが得られた時点における累積乳がんリスクを反映する．マンモグラフィ乳腺密度を変える要因は乳がんリスクも変えうる．身体活動はマンモグラフィ乳腺密度および乳がんリスクと関連するある種のホルモン値を改善することで，マンモグラフィ乳腺密度に影響する可能性がある．マンモグラフィ乳腺密度領域と密度比の双方は肥満の閉経後女性において身体活動と逆相関することがわかってきている[5,8]．

アディポサイトカインは体格指数（BMI），内臓脂肪量，高インスリン血症と強い関連を示す．加えて，インターロイキン6（IL-6），TNF-α，レプチンといったアディポサイトカインは，乳がんの発症・進行に不可欠の血管新生を

促進させ，アロマターゼを活性化させることでエストロゲンの生合成を刺激しうる．C反応性蛋白質（CRP）はそれ自体アディポサイトカインではないが，その生成はTNF-αおよびIL-6によって促進される．CRPは肝で作られるよく知られている炎症の全身性マーカーであり，慢性炎症が存在する時期のみ現れる．現在までに身体活動が種々のアディポサイトカインに対して及ぼす影響について様々なものが観察されている[5]．閉経後の女性においては，身体活動が血中レプチン，IL-6，CRPを下げることはエビデンスにより最も強力に支持されている．TNF-αに関してはエビデンスが混在しており，運動とアディポネクチンの関連を示す研究はない．

がん診断後に身体活動を増やすための戦略

　身体活動を増やすことは健康な成人にとっても難しい挑戦であり，がん診断後や治療期間中においてはさらに難しい．健康な男女とがんサバイバーがどうすれば身体活動を受け入れてそれを維持するかを調査した研究のレビューでは，医師に運動を勧められることが強力な要因であることがわかった．また，がんサバイバーは身体活動について情報を得たいと思っていることが調査研究により明らかになった．がん治療医は運動の利点を知り，現在ある身体活動ガイドラインを推奨することで患者を助け，また認定されたがん運動訓練士を紹介すべきである．

　ごく最近，米国がん協会と米国スポーツ医学会が共働し，個人トレーナー，理学療法士，看護師，その他医療専門家ががんサバイバーに安全な運動方法と推奨される運動強度を適切にカウンセリングおよび訓練できることを認定するため，「認定がん運動訓練士」とよばれる資格を設けた．「認定がん運動訓練士」は手術や治療に関連する見えづらい体力の限界についての知識を持ち，がんサバイバーが手術および治療の副作用を（直後のものも後から来るものも）乗り越えられるよう助ける技能と能力をもつ者である（さらなる情報はwww.acsm.orgを参照のこと）．

　診断後にいつから運動プログラムを始めるかという点については，教育可能

な時間を最も効率的に利用するため,診断後すぐにプログラムが提供されるような身体活動開始のタイミングが決定的に重要であると感じる科学者やがん治療医もいる[16].確かに治療と同時に行うということに伴う問題は運動プログラムのタイミングにおいて慎重に議論されるべきであり,患者が行動変化を起こすために身体的にも心理的にも準備ができる最適なタイミングを決定するためには適切なバランスが必要である.

まとめ

　がんサバイバーがよく尋ねる質問として,「どうすれば生存期間を延ばせるのか?」というものがある.身体活動はいろいろ健康によい修正可能な行動である.身体活動が乳がん予防および予後の向上と関連していることを示す研究は非常に多くなってきている.また肥満と体重の増加が乳がんリスクと予後に悪い影響を与えていることが多くの観察研究から示されており,肥満と体重増加の重要な要素である身体活動が乳がんリスクと生き残りに影響するという仮説を裏付けるエビデンスとなっている.

　その上,現在行われている治療は高額で,強い副作用があり,闘病の長期化という結果を招くことがある.したがってがん死亡リスクを下げるために身体活動を行うこと,とりわけ薬に頼るのではなく,QOLの向上やその他の慢性疾患リスク回避につながるこの方法は,現在利用できる治療法の中でも魅力的な選択肢となりうるだろう.がん治療医やプライマリ・ケア医は勇気をもって患者に身体活動に前向きに取り組むよう勧めるべきである.現在最も簡単でエビデンスの裏付けがあるものとしては,中強度のレクリエーション的身体活動,例えば早歩きといったものを30分間,週に5回行うことが推奨される.大多数のサバイバーは現在推奨されるレベルの身体活動をしておらず,結果として疾病リスクも医療コストも高くついていることに鑑みれば,運動療法は多数のがんサバイバーにメリットをもたらすだろう.

■引用文献

1) American Cancer Society (ACS). *Cancer Facts and Figures 2005*. Atlanta: American Cancer Society, Inc; 2005.
2) Friedenreich C, Orenstein M. Physical activity and cancer prevention: etiologic evidence and biological mechanisms. *J Nutr*. 2002; 132 (11): 3456S-3464S.
3) Holmes MD, Chen WY, Feskanich D, et al. Physical activity and survival after breast cancer diagnosis. *JAMA*. 2005; 293 (20): 2479-2486.
4) Irwin ML. Influence of pre- and post-diagnosis physical activity on survival in breast cancer survivors: the Health, Eating, Activity, and Lifestyle (HEAL) Study. *J Clin Oncol*. 2008; 26 (24): 1-7.
5) Irwin ML. Randomized controlled trials of physical activity and breast cancer prevention. *Exerc. Sport Sci Rev*. 2006; 24 (4): 182-93. PMID: 17031257
6) Prentice RL, Caan B, Chlebowski R, et al. Low-fat dietary pattern and risk of invasive breast cancer: the Women's Health Initiative Randomized Controlled Dietary Modification Trial. *JAMA*. 2006; 295 (6): 629-642.
7) Copeland T, Grosvenor M, Mitchell DC, et al. Designing a quality assurance system for dietary data in a multicenter clinical trial: Women's Intervention Nutrition Study. *J Am Diet Assoc*. 2000; 100: 1186-1190.
8) Pierce JP, Faerber S, Wright FA, et al. A randomized trial of the effect of a plant-based dietary pattern on additional breast cancer events and survival: the Women's Healthy Eating and Living (WHEL) Study. *Control Clin Trials*. 2002; 23: 728-756.
9) Irwin ML, McTiernan A, Baumgartner R, et al. Changes in body fat and weight after a breast cancer diagnosis: influence of demographic, prognostic and lifestyle factors. *J Clin Oncol*. 2005; 23 (4): 774-782.
10) Irwin ML, Yasui Y, Ulrich C, et al. Effect of moderate- to vigorous-intensity exercise on total and intra-abdominal body fat in postmenopausal women: a one-year randomized controlled trial. *JAMA*. 2003; 289: 323-330.
11) Goodwin PJ, Ennis M, Pritchard KI, et al. Fasting insulin and outcome in early stage breast cancer: results of a prospective cohort study. *J Clin Oncol*. 2002; 20: 42-51.
12) Ligibel JA, Campbell N, Partridge A, et al. Impact of a mixed strength and endurance exercise intervention on insulin levels in breast cancer survivors. *J Clin Oncol*. 2008; 26 (6): 907-912.
13) Irwin ML, Varma K, Alvarez-Reeves, et al. Randomized controlled exercise trial on insulin and IGFs in breast cancer survivors: The Yale Exercise and Survivorship Study. *Cancer Epidemiol Biomarkers Prev*. 2009; 18 (1): 306-313.
14) Endogenous Hormones and Breast Cancer Collaborative Group. Endogenous sex hormones and breast cancer in postmenopausal women: reanalysis of nine prospective studies. *J Natl Cancer Inst*. 2002; 94: 606-616.
15) McTiernan A, Tworoger SS, Ulrich CM, et al. Effect of exercise on serum estrogens in postmenopausal women: a 12-month randomized clinical trial. *Cancer Res*. 2004; 64: 2923-2928.
16) Demark-Wahnefried W, Rock CL, Patrick K, Byers T. Lifestyle interventions to reduce cancer risk and improve outcomes. *Am Fam Physician*. 2008; 77 (11): 1573-1578.

14 がんサバイバーの食事と予防医学

Nutrition and Prevention in Cancer Survivors

Susan T. Mayne, PhD
Stephanie M. George, MPH, MA

要旨

　がん患者は診断をきっかけに自分の健康行動を変えることがあるため，がんサバイバーシップにおける食事の役割が注目されている．がんの一次予防における食事と栄養サプリメントについては広く研究されてきているが，がんの経過におけるその効果についての研究はいまだ限定的である．本章ではがんサバイバーのための最新の栄養ガイドラインについて論じ，その基礎となる主要な研究を紹介する．本章の目的は医療の専門家にあらましと主要論文についての情報を提供することで，患者にがん予防およびサバイバーシップのために適切な食事法について最良のアドバイスができるようにすることである．

序論

　がんサバイバーシップは治療から始まり，回復とその後の生活，進行がんとの共生に至るまでを含む概念である．がんサバイバーが栄養に対して抱く期待はそのサバイバーが位置するサバイバーシップ上の段階によって異なる．サバイバーの栄養状態を左右する要素は数多くあり（例えば食欲減退，化学療法による味覚変化など）食事戦略はがん患者が治療と回復の道筋を歩むための一助となりうる．サバイバーシップを通して栄養が重要であるのは明らかである

表 14-1　米国がん協会のがん予防のための食事と身体活動に関するガイドライン

生涯を通じて健康体重を維持しましょう
- カロリー摂取と身体活動のバランスを取りましょう．
- 生涯を通じて太りすぎないようにしましょう．
- 太りすぎまたは肥満である場合には，健康体重を達成し維持するようにしましょう．

身体活動量の多い生活を取り入れましょう
- 成人：日常生活における動きを超えるような中強度から高強度の身体活動を少なくとも30分間，週に5日以上取り入れましょう．45〜60分の集中的な身体活動が望ましい．
- 子どもと青少年：中程度から高程度の身体活動を少なくとも60分間，週に5日取り入れましょう．

植物性食品を中心に健康的な食事をしましょう
- 健康体重を達成し維持できるような量の食料と飲料を選びましょう．
- 毎日5皿以上の種類の異なる野菜・果物を食べましょう．
- 精製穀類の代わりに全粒穀類を選びましょう．
- 加工肉・赤身の肉の摂取を制限しましょう．

アルコールを摂取する場合は，量を制限しましょう
- 女性は1日に1杯まで，男性は1日に2杯までにしましょう．

が，がんサバイバーシップ領域における栄養学的研究は回復後の生活における栄養についてのものであり，本章でもその領域に重きを置くことになる．がん患者が実際の治療中にサプリメント，ハーブ，植物成分を服用したとき，どのような結果になるかに関しての科学的なエビデンスは限られている．つまり現時点ではサプリメントの使用が有益であるのか有害であるのか結論を出すに足る十分なエビデンスはない．このように堅実なデータがない場合に取るべき賢明なアプローチは，治療中や短い回復期に栄養サプリメントを大量に摂取するのを控えることである．がん患者はがんプロセスの治療段階には，必ずしかるべき資格を持った栄養士による，個々人に応じた栄養カウンセリングを受けるべきである．

　がんサバイバーの数が増えている現在，サバイバーの健康増進のための効果的な介入についてエビデンスに基づいたガイダンスが必要とされている．こういった要請に対応するため，米国がん協会（American Cancer Society；ACS）は諮問委員会を招集し栄養学，身体活動，がんサバイバーシップに関する科学的なエビデンスを調査した．このエビデンスは代表的な部位のがんについて各々特定のガイドラインが中心となる30ページ分の冊子にまとめられた．**表14-1**にその要約をまとめた（さらなる情報についてはACSの冊子を参照され

たい)[1)*1]. がんの一次予防のための食事に関する研究は身体活動についても同様に増えているが、二次がん予防のための食事の役割についてのエビデンスは多くない.

このため現在のところ、一般的ながん予防のためのACSガイドラインががんサバイバーにも推奨されている. このACSによる出版物は栄養学・身体活動・がんの現状といった全体的なトピックを扱っており、がんサバイバーにとっても有用かつ時宜にかなった資料である. 本章では限られた紙幅の中でACSガイドラインを基にしつつ、回復後のサバイバーに推奨すべき食事と栄養補充について考察する.

食事と活動のガイドライン

食事と活動のガイドラインは次の領域に焦点を当てている. (1) 健康体重[*2]を維持する、(2) 身体活動の多いライフスタイルを取り入れる、(3) 高脂肪食、特に動物性脂肪の摂取を制限する (ACS公式ガイドラインには入っていないが最近の研究トピックであり関心も高い)、(4) 植物性食品の摂取を強調、特に毎日5皿以上の野菜料理と果物を摂取する、(5) 精製穀類の代わりに全粒穀類を選ぶ、(6) 加工肉・赤肉の摂取を制限する、(7) (飲酒をする場合は) アルコール摂取量を制限する、である. 本章ではこれらの指針をレビューし適宜重要な研究を指摘しつつその基にあるエビデンスについて論じる.

健康体重を維持する

最近のエビデンスから、肥満はがんのリスクを以前想定されていたよりもずっと多く増加させることがわかっている. 例えばACSがん予防研究Ⅱの縦断研究では、肥満は数多くのがん死亡リスクを増加させることが示された[2].

---

*1 邦訳では坪野吉孝 (訳):「がん」になってからの食事療法—米国対がん協会の最新ガイド, 法研, 2002
*2 BMI 18.5〜24.9

この研究では，従来見出されていたように大腸がんや前立腺がんなどのがん死亡リスクと肥満が関連していることを再確認しただけではなく，分析からより驚くべき結果を見出した．特に興味深い結果は，重度に肥満した男性（BMI 40以上）は標準体重であった男性（BMI 18.5～24.9）に比べてすべてのがん死亡リスクが52％増加していた〔相対危険度（RR）[*3]：1.52〕[2)]ことである．女性のデータでは乳がん死亡リスクが増加しており（RR：2.12），それはこれまでにも多くの研究でみられたことであるが，この研究ではより広範な効果も観察されており，重度に肥満した女性（BMI 40以上）は標準体重の女性（BMI 18.5～24.9）に比べて様々ながんによる死亡リスクが88％も増加した（RR：1.88）．がんを乗り越えるということは単に初めのがんを治療するということではなく，患うかもしれないあらゆる「二次がん」を予防することでもあるため，肥満予防に努めることはがんサバイバーにとって死活的に重要である．

習慣的に運動する

この指針についてはここでは詳しく取り上げない．身体活動とがん（特に乳がん）の関係についての詳細は第13章（p.172）を参照されたい．

脂肪分の多い食事，特に動物性脂肪の摂取を制限する

この指針[3)]は旧版には収載されていたがACSの2006年報告書には含まれていない．しかし食事における脂肪分とがんリスクの関係についてはサバイバーも研究者も関心を寄せ続けているため，ここで取り上げる．女性への栄養介入研究であるWomen's Intervention Nutrition Studyは初めて行われた乳がんサバイバーへの食事介入についてのランダム化臨床試験である[4)]．この研究では閉経後乳がん女性2,000人に対して，低脂肪食（1日の全脂肪量33g）または通常食（1日の全脂肪量平均51.3g）にランダムに割り付けした介入を行った．5

[*3] 相対危険度（RR）は主としてコホート研究で用いられる．対照群に比べたリスクの大きさの相対的な比である．1より大きいと対照群に比べ起こりやすく，小さいと対照群より起こりづらいことになる．

年間の追跡調査により，低脂肪食が続発する異時性の乳がんリスクを下げるかどうかが調べられた．臨床試験結果の第一報が 2006 年に発表されたが，低脂肪食の女性における異時性続発乳がんの相対危険度は 0.76 倍（96% CI, 0.60 〜 1.99；P = .03）であり，つまりリスクが統計的に有意に 24% 下がったことになる[4]．とりわけ興味深いのは，初めの乳がんにおけるエストロゲン受容体（ER）の状態（陽性か陰性か）によって結果を層別化したところ，ER 陰性乳がんの女性においてより有益であることが観察された（RR：0.58；95% CI, 0.37 〜 0.91）[4]．ER 陽性乳がんの女性で低脂肪食であった人もやはり異時性乳がんリスクは下がっていたが，統計的に有意な結果ではなかった（RR：0.85；95% CI, 0.63 〜 1.14）．強調すべきは，この比較的少ないメリットは ER 陽性乳がん女性に使用可能であった通常の予防法（例えばタモキシフェンの服用）に加えて観察されたということである[4]．この臨床研究ではさらなる追跡が行われている．

　これらのデータはがんサバイバーにとって有望であるが，健康増進のためがんサバイバーに共通した推奨という点では摂取する脂肪の総量よりも脂肪の種類のほうが重要であることが多数の研究から示唆されている．健康増進のための食事ガイドラインでは，健康な心臓によい脂肪とされる不飽和脂肪酸[*4]の摂取は必ずしも制限する必要はないが，飽和脂肪酸[*5]とトランス脂肪酸[*6]の摂取は制限するよう強調している[5]．さらに，ω（オメガ）3 系統脂肪酸[*7]（魚油）には心血管疾患などを予防する働きがあることにはかなりのエビデンスがある[6]．したがって，ACS 新版ではがんサバイバーに脂肪総量を減らすことを推奨してはいない．実践的な観点では，動物性の高脂肪摂取を制限することが飽和脂肪酸の摂取を減らすことになり，心血管疾患リスクを減少させ，将来的ながんリスクも減らしうる．

---

*4　植物や魚類に多く含まれる，不飽和炭素結合を有する脂肪酸．一価不飽和脂肪酸にはオレイン酸（オリーブ油）などがある．
*5　肉類や乳製品の脂肪に多く含まれる．常温で固体．
*6　不飽和脂肪酸の一種で，高温にさらされる過程で形成される．マーガリンなどの中に存在する
*7　多価不飽和脂肪酸のひとつで，魚油などに含まれるイコサペンタエン酸，ドコサヘキサエン酸など．

毎日 5 皿以上の野菜料理と果物を摂る

　ACS ガイドラインは毎日様々な野菜と果物を 5 皿以上摂るよう勧めている．各個人が必要とする野菜と果物の量は，年齢・性別・生活強度によって変化する必須カロリー量によって異なる．例えば現在の米国人のための食事ガイドライン (Dietary Guidelines for Americans：www.health.gov/DietaryGuidelines) によれば，2,000 kcal 水準の人が 1 日に推奨される野菜と果物の量は 4.5 カップ（野菜を含む料理として 9 皿分）である．サバイバーは食事を作ってくれる人と話し合う前に，推奨されるより自分に合った食事について www.mypyramid.gov で調べるとよい．最近では世界がん研究基金と米国がん研究協会が，果物と野菜を含む，食事とがん予防についての総括的なレビューを行った[7]．委員会の結論によると，植物性食品の摂取と種々のがんリスク減少とは「おそらく (probable)」関連しており，それらを摂取することで口腔がん・咽頭がん・喉頭がん・食道がん・胃がんに対して強い予防効果があること，また果物の摂取は肺がんリスクの減少と関係があることを示した．この委員会の結論は世界保健機関 (WHO) と国連食糧農業機関 (FAO) による委員会の結論と高い一致をみており，そこでも野菜と果物の摂取とがんリスク減少はおそらく関係があり，とりわけ口腔がん，食道がん・胃がん・大腸がんといった特定のがんリスクを下げるとされている[8]．

　果物と野菜の摂取による防御的効果についてのエビデンスの大多数は観察研究によるものであるが，それはがんに関わるエンドポイントを主要評価項目とするランダム化臨床試験が次の例外を除いて存在しないためである．「女性の健康な食と生活研究 (Women's Healthy Eating and Living Study；WHEL)」におけるランダム化臨床試験では乳がんサバイバーにおいて通常食グループと野菜・果物摂取の多い低脂肪食グループを比較した[9]．この試験で低脂肪食グループの女性が野菜と果物の摂取量を増やしたことは，野菜と果物摂取のバイオマーカーである血漿カロチノイドが著明に増加したことで確認された[10]．このように条件の統制は明らかに成功したが，この実験での続発する異時性乳がん発症率は 2 グループでは同様であった[11]．この試験で介入を受けなかった女性は実験開始時に毎日 3.8 皿の野菜料理と 3.4 皿の果物を摂取していた．つま

りこの試験では果物と野菜を非常に多く摂るグループと多く摂るグループ間でがんリスクが減少するかどうかを評価していたことになる．観察研究から一般に示されることは摂取量の低いグループに介入をした場合に増加するメリットが最大になるということであるため，この試験結果は適切な文脈で解釈されるべきである（つまり5皿以上摂取していればそれ以上のメリットはない）．

WHELの食事介入では結果が有意に向上したことは示されていないが，最近のWHEL研究の非介入グループの観察分析によると，果物・野菜摂取と身体活動の組み合わせはメリットが大きいことが示唆されている．詳しく述べると，乳がんサバイバーで果物・野菜を毎日5皿以上摂取し30分間のウォーキングを週6日以上行った場合，有意に生存期間の延長がみられた[12]．2つの行動のうちいずれか1つのみ（食事もしくは身体活動）を行った女性では生存期間の延長があるとは確かめられず，むしろ食事と身体活動の組み合わせの影響ががんリスク軽減と結び付いていた．特筆すべきことは，乳がんサバイバーでこの2つの健康増進的行動を両方とも行う人は少数であるため，明らかにサバイバーシップの介入の好機だということである．

精製穀類ではなく全粒穀類を選ぶ

全粒穀類（玄米，小麦粉の全粒粉など）には精製穀類に比べて多くの微量栄養素（例えばビタミンEなど）と主要栄養素（例えば食物繊維）が含まれている．観察研究では，全粒穀類および食物繊維の摂取量が多い人は様々ながんリスク，とりわけ大腸がんリスクが低いことが知られている．例えば2003年には大きな前向きコホート研究による繊維-大腸がん研究（European Prospective Investigation into Cancer and Nutrition；EPIC）が発表された．Binghamとその共著者らはこの多国籍コホート研究において繊維摂取量が増えると，結腸・直腸がんリスクがかなりの程度まで（摂取量が最も多いグループで40％）低下したことを見出した[13]．このようなメリットは繊維に関する観察研究すべてで示されているわけではないが，他の研究には，例えば対象とした被験者グループの食物繊維摂取量が少ないといった制約のための弱点があることには注意しておくべきであろう（がん予防効果を示す観察研究は食物繊維の多い食品

についての効果を言ったものであり，食物繊維サプリメントではないことに注意）．

　大腸がんをエンドポイントとする食物繊維または全粒穀類の介入試験はまだ行われていない．中間エンドポイントを用いた短期介入試験はいくつか行われてきており，最もよく使用されるエンドポイントとしては腺腫性ポリープがある．このようなランダム化試験の1つに「ポリープ予防試験（Polyp Prevention Trial）」がある．そこでは腺腫性ポリープを摘出した男女が高食物繊維食とそれ以外とにランダム化され，3年の追跡調査で腺腫性ポリープの再発リスクに変化があるかを調べた[14]．腺腫性ポリープの個数，発症部位，大きさ，ステージによるリスク比は1にとどまり，3年間の介入では食物繊維摂取によるメリットはないことがわかった．しかし害となるエビデンスも得られなかった[14]．

　全粒穀類食ががんリスクを減らす決定的なエビデンスはない．しかしながら，高食物繊維食にはその他にも多くの健康上のメリットがある．そしてがんサバイバーは，「二次がん」予防だけではなく最善の健康を促進することにも関心がある．「看護師対象の健康調査（Nurses Health Study）」によると，全粒穀類および食物繊維を多く摂取する女性層では，摂取が少ない女性に比べて常に体重が少なかった（P trend ＜ .0001）[15]．食物繊維の摂取増加が最も多かった女性層は摂取増加が最も少なかった女性に比べて，ベースラインの年齢，体重，その他の変数にかかわらず，平均1.52 kg体重が少なかった．全粒穀類の摂取が最も多い女性層では，最も少ない層に比べて大幅な体重増加[*8]が生じる可能性は0.51倍であった[15]．食物繊維を最も少なく摂取する層では試験開始時よりも体重が増加し続け，精製穀類摂取が最も少ない層では開始時よりも体重が減少し続けた[15]．体重増加の予防はがん予防において重要な戦略であるため，全粒穀類食品を選び食物繊維摂取を増やすことはがん予防のための賢明な選択であるといえる．

　すべての脂肪が同じではないのと同様，すべての炭水化物も同じではない．がんサバイバーにおける長期の体重コントロール戦略には食物繊維の多い食事を摂ることが含まれる．食物繊維は炭水化物である．したがって，患者への推

[*8] 原著では25 kg以上の体重増加と定義している．

奨を行う場合には炭水化物を敵視することを避けるべきである．炭水化物は，正しい種類のものであれば，体重コントロールのかなめになるのである．

　食事を調べる場合には，我々はふつう脂肪分や繊維をそれぞれ単独で測定するのではなく，食材の組み合わせをみる．ある研究では体重過多の相対的リスクとの関係を調べるため米国の若者と中年を対象にその食事様式を調査した．最も体重過多リスクが高かったのは低食物繊維，高脂肪のグループであった[16]．

加工肉・赤身の肉の摂取を制限する

　赤身の肉・加工肉の摂取が大腸がんリスクを増すことは多数のエビデンスにより示されている．世界がん研究基金/米国がん研究協会による最近の報告書では，赤身の肉・加工肉摂取と大腸がんリスクの関連は「確実な根拠（convincing）」としている[7]．この結論の基となるデータは例えば EPIC コホート研究にみることができる．広く欧州で行われたこの大規模前向きコホート研究ではそれぞれの食事内容もきわめて多様であったが，そこで得られた結論は，大腸がんリスクが最低であったのは赤身の肉・加工肉の摂取が低く繊維摂取が多いグループであった[17]．赤身の肉摂取と食道がん・肺がん・膵臓がん・子宮内膜がんとの関係，および加工肉と食道がん・肺がん・胃がん・前立腺がんの関係についてのエビデンスは限られている[7]．現時点では大腸がんに関するデータが最も説得力がある．

もし飲むなら，アルコール摂取を制限する

　多数のエビデンスから明白に示されることであるが，アルコール摂取と喫煙は相乗効果により，口腔がん・咽頭がん・喉頭がん・食道の扁平上皮がんといった多くの上皮性悪性腫瘍[*9]のリスクが増加する[18]．アルコール摂取は肝細胞がん（肝がん）リスクも増やす．これらのリスクが観察されるのは，エタノール摂取が比較的大量である場合，つまり1日あたり2～3杯[*10]以上飲む

[*9] すなわち癌腫（がん）．
[*10] 1杯（one drink）はビールでは350mL，ワインでは148mLに相当する．

ことが頻繁にある場合である．しかしながら，適度な飲酒（1日あたり1杯と定義される）でさえ乳がんリスクを増やすとするデータもある[18]．適度な飲酒で心血管疾患リスクが下がるようなので，特に乳がんサバイバーはアルコール摂取に関しては困難な選択を迫られることになる．サバイバーにはアルコール摂取の潜在的な利点とリスクについて周知する必要があろう．適度な飲酒は心臓を守るようであるが，大量飲酒にはいかなる予防効果もなく，様々ながんのリスクを劇的に増加させる．飲むなら適量を，ということが強調されるのはそのためである．

サプリメント

　がん予防のためのサプリメントについてがんサバイバー達は強い関心を持っている．現在までに健康な人を対象としたがん一次予防，およびがんサバイバーを対象としたがん二次予防の効果についての試験から，それぞれ結果が得られてきている．サプリメントによるがん予防効果を支持する臨床試験でのエビデンスは一貫しておらず，メリットを示すものもあれば，メリットとデメリットの両方を示すものもあり，害があることを示すものもある．

　まずメリットを示したものからみると，がん予防のためのサプリメントに関するランダム化試験で，微量栄養素が不足している中国の被験者では，抗酸化栄養素サプリメントを受けたグループにおいて胃がん発症が有意に低下した[19]．この試験は終了した微量栄養素のがん防止効果研究のうち最も初期のものであり，結果は微量栄養素サプリメントでがん予防ができるとする主張を強力に支持するものであった．最近では，カルシウム・ポリープ予防研究（Calcium Polyp Prevention Study）において，ランダム化でカルシウムのサプリメントを内服する群に割り付けられた被検者では腺腫性ポリープの再発が有意に低下したことを見出した[20]．

　これらの期待を抱かせる知見とは逆に，数多くの実験がメリット・デメリットの入り混じった結果を出している．サプリメントによって一次評価項目であるがんの発症率の低下は見出せなかったが，評価項目ではなかった別のがんの

発症率低下を予想外に見出した実験もある．例えば，αトコフェロール・βカロチン（ATBC）がん予防試験は，それぞれビタミンE，βカロチン，その両方，およびプラセボを摂取した場合に男性喫煙者において肺がん発症に差があるかどうかをみるための試験であった[21]．ビタミンE摂取グループに肺がんリスクの減少はみられなかった（新たな肺がん発症はビタミンE摂取グループでは433件，プラセボでは443件）が，その試験の結果，ビタミンEを摂取したグループでは予想に反して前立腺がん発症が30～40％低下した（新たな前立腺がん発症はビタミンEのグループでは99件，プラセボでは151件）[21]．βカロチンの結果については次の段落で論じる．同様に，セレニウム摂取が少ない地域における1,312名を対象としてセレニウムのサプリメントによる皮膚がん予防効果を調べた試験では[22]，皮膚がん（一次評価項目）に関しては逆効果であることが観察されたが，予想外にも前立腺がん（セレニウム・グループで13件，プラセボで35件，P = .002），肺がん（セレニウム・グループで17件，プラセボで31件，P = .04），結腸・直腸がん（セレニウム・グループで8件，プラセボで19件，P = .03）が統計的に有意に減少した．これらの試験ではサンプル・サイズが小さいため結果の解釈には注意が必要であると警告されている．栄養状態・喫煙・飲酒も化学予防の効果を変えることが示されている．例えば，セレニウム実験によるエビデンスをより詳細にみると，全体のがん発症についてメリットがあったのは実験開始時に血漿セレニウム値が最低であったグループのみであった[23]．これら血漿セレニウム値が下から1/3の人々はセレニウムのサプリメントにより全がんリスクが50％減少したが，真ん中の1/3の層においては30％しか減少せず，もともと高かった1/3の人においては全がんリスクが19％増加した[23]．同様に，抗酸化ポリープ予防実験においては，βカロチンのサプリメントによって非喫煙家と非飲酒家においては腺腫再発リスクが50％減少したが，愛煙家と大酒家がβカロチンのサプリメントを摂取した場合，腺腫のリスクは2倍になった[24]．これらの例が示しているのは，サプリメントが有用であるか有毒であるかは，現時点で十分にわかっていない多くの要因によって決まるものであるということである．

　微量栄養素が一次評価項目に逆効果を与えることを示す試験もある．βカロチンのサプリメントはATBC実験で喫煙者における肺がん発症においては逆

効果であることが見出され[21]．βカロチンのサプリメントを摂取したグループでは肺がんが統計的に有意に増加していた（βカロチン群では新規に肺がん発症が474件であるのに対し，プラセボでは402件であった）．この知見はカロチンとレチノール有効性試験（Carotene and Retinol Efficacy Trial；CARET）でも再確認された[25]．CARETでは，レチノール（ビタミンA）と合わせてβカロチンのサプリメントを摂取した治療群は，プラセボ群に比べて肺がんの相対危険度が1.28倍であった（95% CI，1.04～1.57；P = 0.02）．

ATBCでのビタミンE，および皮膚がん予防試験でのセレニウムによる前立腺がん発症の予想外の低下を追試するため，SELECT（Selenium and Vitamin E Chemoprevention Trial）は35,000人の男性を対象に各々ビタミンE，セレニウム，その組み合わせ，プラセボ・グループに割り付けて試験を行った[26]．この試験は効果がないとするエビデンスと，2つの安全に対する懸念をもたらすエビデンスがあるため効果安全委員会の勧告で2008年に早期中断された．ビタミンE・グループにおいては統計学的には有意でない前立腺がんリスクの増加がみられ，セレニウム・グループにおいても有意ではないが2型糖尿病の増加がみられた[26]．最近の別のランダム化二重盲検プラセボ対照試験である「医師の健康研究II（Physicians' Health Study；PHS）」は，50歳以上の米国人男性医師14,641人を対象とした試験であるが（そのうち1,307名が以前にがんと診断されていた），ビタミンEあるいはビタミンCの摂取による前立腺，全部位，大腸，肺，その他の部位に生じたがんに対する影響は8年以上の追跡調査でもみられなかった[27]．微量栄養素サプリメントによるがん予防効果に一貫したエビデンスがないということはつまり，当初抱かれた期待は科学的に支持されないことを示している．

現在がん予防のために関心がもたれているサプリメントはほかにもあり，例えばビタミンDがそうである[28]．しかしながら，このサプリメントを取り巻く熱狂状態をみると，過去にやはり同様にブームになったものの時の試練に耐えることなく，かつ適切な臨床試験でも実証されなかった様々なサプリメントがあったことが思い出される．サプリメントにはきっとメリットがあり，まさか害などないはずだという仮説は過去20年の間に棄却されてきた．それにもかかわらずがんサバイバーの間ではサプリメントの使用はかなり広がってお

り，しかも医師はたいてい自分の患者がサプリメントを使用していることに気付いていない[29]．ここから，サバイバーがよく情報を理解したうえで意思決定を行う手助けとなるためには，さらなるコミュニケーションが必要であることが示唆される．

結論

がんサバイバー研究はまだ若い研究領域であり，食事の介入によってがんサバイバーによい結果が出ることを示す基盤的なエビデンスは限定的なものにとどまっている．したがって，全体でがんのリスクを下げる可能性がありがん以外の慢性疾患リスクも低下させることが証明されている食事内容について論じた，より多くの研究の方に大きな信頼が置かれることになる．推奨される食事法を取り入れること，とりわけ加工された赤身の肉の消費を制限して植物性食品と全粒穀類を摂取するようにすることは，すべてのがんサバイバーの目標である．この目標は，健康体重を維持して身体活動の多いライフスタイルを取ることと同様，サバイバーにとって最良の戦略なのである．

■引用文献

1) Doyle C, Kushi LH, Byers T, et al. Nutrition and physical activity during and after cancer treatment：an American Cancer Society guide for informed choices. *CA Cancer J Clin*. 2006；56：323-353.
2) Calle EE, Rodriguez C, Walker-Thurmond K, et al. Overweight, obesity, and mortality from cancer in a prospectively studied cohort of U.S. adults. *N Engl J Med*. 2003；348：1625-1638.
3) Brown J, Byers T, Thompson K, et al. Nutrition during and after cancer treatment：a guide for informed choices by cancer survivors. *CA Cancer J Clin*. 2001；51：153-181.
4) Chlebowski RT, Blackburn GL, Thomson CA, et al. Dietary fat reduction and breast cancer outcome：interim efficacy results from the Women's Intervention Nutrition Study. *J Natl Cancer Inst*. 2006；98：1767-1776.
5) Know Your Fats. American Heart Association Web site. http://www.americanheart.org/presenter.jhtml?identifier=532. Published November 22, 2008. Updated July 17, 2008. Accessed November 22, 2008.

6) Committee on Nutrient Relationships in Seafood：Selections to Balance Benefits and Risks. Seafood choices：balancing benefits and risks. Washington, DC：Institute of Medicine, National Academies Press；2007.
7) World Cancer Research Fund, American Institution for Cancer Research. Food, nutrition, physical activity, and the prevention of cancer：a global perspective. Washington, DC：AICR；2007.
8) Joint WHO/FAO Expert Consultation on Diet, Nutriton and the Prevention of Chronic Diseases. Diet, nutrition and the prevention of chronic diseases：report of a joint WHO/FAO expert consultation. Geneva：World Health Organization, 2003).
9) Pierce JP, Faerber S, Wright FA, et al. A randomized trial of the effect of a plant-based dietary pattern on additional breast cancer events and survival：the Women's Healthy Eating and Living (WHEL) Study. *Control Clin Trials*. 2002；23：728-756.
10) Pierce JP, Natarajan L, Sun S, et al. Increases in plasma carotenoid concentrations in response to a major dietary change in the women's healthy eating and living study. *Cancer Epidemiol Biomarkers Prev*. 2006；15：1886-1892.
11) Pierce JP, Natarajan L, Caan BJ, et al. Influence of a diet very high in vegetables, fruit, and fiber and low in fat on prognosis following treatment for breast cancer：the Women's Healthy Eating and Living (WHEL) randomized trial. *JAMA*. 2007；298：289-298.
12) Pierce JP, Stefanick ML, Flatt SW, et al. Greater survival after breast cancer in physically active women with high vegetable-fruit intake regardless of obesity. *J Clin Oncol*. 2007；25：2345-2351.
13) Bingham SA, Day NE, Luben R, et al. Dietary fibre in food and protection against colorectal cancer in the European Prospective Investigation into Cancer and Nutrition (EPIC)：an observational study. *Lancet*. 2003；361：1496-1501.
14) Schatzkin A, Lanza E, Corle D, et al. Lack of effect of a low-fat, high-fiber diet on the recurrence of colorectal adenomas. Polyp Prevention Trial Study Group. *N Engl J Med*. 2000；342：1149-1155.
15) Liu S, Willett WC, Manson JE, et al. Relation between changes in intakes of dietary fiber and grain products and changes in weight and development of obesity among middle-aged women. *Am J Clin Nutr*. 2003；78：920-927.
16) Howarth NC, Huang TT, Roberts SB, et al. Dietary fiber and fat are associated with excess weight in young and middle-aged US adults. *J Am Diet Assoc*. 2005；105：1365-1372.
17) Norat T, Bingham S, Ferrari P, et al. Meat, fish, and colorectal cancer risk：the European Prospective Investigation into Cancer and Nutrition. *J Natl Cancer Inst*. 2005；97：906-916.
18) Longnecker MP. Alcohol consumption and risk of cancer in humans：an overview. *Alcohol*. 1995；12：87-96.
19) Blot WJ, Li JY, Taylor PR, et al. Nutrition intervention trials in Linxian, China：sup-

plementation with specific vitamin/mineral combinations, cancer incidence, and disease-specific mortality in the general population. *J Natl Cancer Inst.* 1993 ; 85 : 1483-1492.
20) Baron JA, Beach M, Mandel JS, et al. Calcium supplements for the prevention of colorectal adenomas. Calcium Polyp Prevention Study Group. *N Engl J Med.* 1999 ; 340 : 101-107.
21) The Alpha-Tocopherol Beta-Carotene Cancer Prevention Study Group. The effect of vitamin E and beta carotene on the incidence of lung cancer and other cancers in male smokers. *N Engl J Med.* 1994 ; 330 : 1029-1035.
22) Clark LC, Combs GF Jr, Turnbull BW, et al. Effects of selenium supplementation for cancer prevention in patients with carcinoma of the skin. A randomized controlled trial. Nutritional Prevention of Cancer Study Group. *JAMA.* 1996 ; 276 : 1957-1963.
23) Duffield-Lillico AJ, Reid ME, Turnbull BW, et al. Baseline characteristics and the effect of selenium supplementation on cancer incidence in a randomized clinical trial : a summary report of the nutritional prevention of cancer trial. *Cancer Epidemiol Biomark Prev.* 2002 ; 11 : 630-639.
24) Baron JA, Cole BF, Mott L, et al. Neoplastic and antineoplastic effects of beta-carotene on colorectal adenoma recurrence : results of a randomized trial. *J Natl Cancer Inst.* 2003 ; 95 : 717-722.
25) Omenn GS, Goodman GE, Thornquist MD, et al. Effects of a combination of beta carotene and vitamin A on lung cancer and cardiovascular disease. *N Engl J Med.* 1996 ; 334 : 1150-1155.
26) Lippman SL, Klein EA, Goodman PJ, et al. Effect of selenium and vitamin E on risk of prostate cancer and other cancers : the Selenium and Vitamin E Cancer Prevention Trial (SELECT). *JAMA.* 2008 ; published online December 9, 2008.
27) Gaziano, JM, Glynn, RJ, Christen, WG, et al. Vitamins E and C in the prevention of prostate and total cancer in men : the Physicians' Health Study II randomized controlled trial. *JAMA.* 2009 ; 301 : 52-62.
28) Holick MF. Vitamin D : its role in cancer prevention and treatment. *Prog Biophys Mol Biol.* 2006 ; 92 : 49-59.
29) Velicer CM and Ulrich CM. Vitamin and mineral supplement use among US adults after cancer diagnosis : a systematic review. *J Clin Oncol.* 2008 ; 26 : 665-673.

15 「二次がん」の疫学

The Epidemiology of Second Primary Cancers

Andrea K. Ng, MD, MPH
Lois B. Travis, MD, ScD

要旨

　がんの発見・支持療法・治療法が向上したことにより過去数十年間にわたってがんサバイバーの数は増え続けている．米国だけで 2004 年で 1,080 万人ものがんサバイバーがおり，全体の 5 年相対生存率[*1]はほぼ 66% であった．さらに多くの患者の生存率が大幅に向上したことにより，がんおよびその治療による晩期の影響を同定し評価することは必要不可欠になった．がんサバイバーにとって，新しいがんが見つかることは人生で最も深刻な体験となる．「二次がん[*2]」，またはそれ以上の重複がんを発症する患者数も増え続けており，その診断を受けた人の数はがんの 1/6（16%）にのぼると米国国立がん研究所（NCI）による，『がん登録プログラム〔SEER（Surveillance, Epidemiology, and End Results Program〕, 2004』で報告された．さらに，固形腫瘍は長期サバイバーのグループの多くにおいて，とりわけホジキン病の患者においては，死亡の主要な原因である．本章は主たる成人がんのサバイバーにおける「二次がん」に焦点を当てる．

[*1] 実測生存率と生命表から計算される期待生存率の比．年齢・性別における他の死因の影響を除外したい場合に用いられる．

[*2] "second primary cancers" には腫瘍治療の晩期毒性として生じる "二次がん"，同じ臓器に再度新たに原発巣が生じる "異時性がん"，他の臓器に新たに原発巣が生じる "重複がん" がある．本書では 3 者をひとまとめにした広義の secondary cancers のことを「二次がん」とカッコ付きにする．

序論

　がんの発見・支持療法・治療法が向上したことにより過去数十年間にわたってがんサバイバーの数は増え続けている．米国だけで2004年で1,080万人ものがんサバイバーがおり，全体の5年相対生存率はほぼ66％であった[1]．1970年代初頭のサバイバー数は推定300万人であったため，3倍以上になったことになる．ますます多くの患者がより長い時間を生きるようになったため[2]，がんおよびその治療の晩期の影響を同定・評価することが最も重要な問題となってきた．

　新たにがんが見つかることは，がんサバイバーにとって最も衝撃的な出来事である．「二次がん」またはそれ以上の重複がんを発症する患者の数は急速に増加している．2004年の米国国立がん研究所（NCI）が行ったSEER（Surveillance, Epidemiology, and End Results）プログラムによると，全体のがん症例の6件

表 15-1　「二次がん」発症の主たる病因

主たる病因	例
先行する治療での曝露	・放射線治療 ・化学療法 ・ホルモン療法（タモキシフェン）
がん症候群	・Bloom 症候群 ・BRCA-1 または BRCA-2 関連がん ・Cowden 病 ・Fanconi 貧血 ・遺伝性非ポリポーシス大腸がん ・Li Fraumeni 症候群 ・色素性乾皮症
共通する病因の影響	・タバコ ・アルコール ・太陽光曝露 ・食事／栄養 ・免疫不全 ・感染症 ・遺伝性質（家族性腫瘍以外）

（Travis, et al. *J Natl Cancer Inst.* 2006；98：15-25 より改変）

につき1件 (16%) がそれに当たる[1]．さらに長期サバイバーの多くにおいて，とりわけホジキン病の患者においては，固形腫瘍は主たる死因のひとつである[3]．「二次がん」は治療の晩期毒性，生活習慣の影響（例えば飲酒や喫煙），宿主要因，環境要因によって左右されるし，遺伝子と環境の相互作用や遺伝子-遺伝子相互作用といった複合効果を反映するものでもある[4]．Travis とその共著者らは最近「二次がん」をその主たる病因によって，治療関連発がん（狭義の二次がん），がん症候群，共通する疾患要因によるものの3群に分類した[5]．これら3群各々の病因を表15-1に挙げた．この分類において，これらの群はそれぞれ排他的ではないことを著者らは強調している[5]．

　本章は主たる成人がんのサバイバーにおける「二次がん」，とりわけ比較的よく研究されているものに焦点を当てる．小児がんサバイバーにおける二次がんについては最近 Bhatia とその共著者らが論じている[6]．読者諸氏におかれては，多発性の二次がん[7,8]，遺伝子の障害が原因となりうるもの[5,9]に関しては，それぞれ包括的なレビューを参照されたい．

成人のがんサバイバーにおける代表的な「二次がん」

ホジキン病

　ホジキン病（Hodgkin disease；HD）サバイバーにおける続発性の悪性腫瘍のリスクについて調査した研究は数多い．というのもこの疾患の治癒率は高く典型例では発症年齢が低いため，それらが合わさり治療の晩期毒性が一生涯で現れやすくなるためである．HD 患者では治療関連白血病リスクが高くなり，それは治療後10年で最高となるが[10]，初めてそれが報告されたのは1970年代初頭にさかのぼる[11]．リスクが高くなるのは主としてアルキル化薬による化学療法によるもので，際だった用量反応関係がある[12,13]．化学療法に加えて脾臓の摘出と放射線治療でリスクはさらに増すことが示されているが，そのデータは一貫していない[14,15]．

　HD 患者が二次性白血病を発症した場合の予後はきわめて悪く，生存の中央

値は1年未満である[16]. マスターゲン (mustargen), オンコビン (oncovin), プロカルバジン (procarbazine), プレドニゾン (prednisone) (MOPP；モップ) をアドリアマイシン (adriamycin), ブレオマイシン (bleomycin), ビンブラスチン (vinblastine), ダカルバジン (dacarbazine) (ABVD) に代替することで白血病発症リスクは十分に低下する. しかし白血病を惹起しうるものは現在でも救援療法として使われており, また bleomycin, エトポシド (etoposide), adriamycin, シクロホスファミド (cyclophosphamide), procarbazine, prednisone (BEACOPP) といった新しいレジメンにも含まれている[17]. したがって, 特定の先進的な治療を受けた HD 患者の一部では結果的に二次性白血病リスクが増加しうる.

HD の後に非ホジキンリンパ腫 (non-Hodgkin lymphoma；NHL) 発症リスクが増加することも報告されている[10]が, HD の治療との関連性は不明である. リンパ球優位型 HD はその他のタイプに比べて NHL の発症リスクが高いことが示されてきている. HD 後に発症した NHL の予後は新規発症の進行 NHL と同等のようである[18].

固形腫瘍は HD 後の主たる二次性悪性腫瘍であり, 全体の75～80%を占める[19]. 放射線治療関連の固形腫瘍は通常きわめて長い潜伏期間 (少なくとも5～9年) の後に発症する. HD 治療が終了してから少なくとも30年間はリスクが高いままである[19]. これらの固形腫瘍の大部分は先行する放射線治療の照射野内もしくはその境界で起こり, 先行する放射線治療が腫瘍発症の原因となっている証になっている. 最近の研究ではまた, HD への放射線量といくつかの固形腫瘍に関して二次がん発症の部位との有意な関連性が報告されている. 30歳未満で HD の治療を受け乳がんを発症した女性についての大規模な国際的な症例対照研究 (乳がんを発症した HD サバイバー105症例と, 同じく HD だが乳がんではない266例の対照群の比較) では, その症例で腫瘍が発症した乳房領域 (対照群ではそれに対応する領域) への放射線量がそれぞれ症例と対照で比較された[20]. 乳がんリスクは放射線量が高くになるにつれて有意に高くなり, 最も低い放射量群 (4Gy 未満) に比べて最も高い群 (中央値で42Gy) では8倍 ($P < .001$) に達した.

40歳未満で HD の治療を受けた女性を対象としたオランダの別の調査[21]で

も類似した結果が見出されたが，この研究における患者の大部分は先の多国籍調査に含まれている[20]．いずれの研究でも，放射線治療のみを受けた女性に比べて，化学療法と放射線治療の両方を受けた女性は有意にリスクが減少（50％）した[20,21]．さらに，アルキル化薬を用いた治療，そして／または卵巣への5Gy以上の放射線量を伴う治療では放射線関連リスクが減少した．とりわけオランダの研究では，化学療法により乳がんのリスクが著明に減少するのは化学療法により閉経が早まるためであることが明確に示された．双方の研究での知見により，放射線治療による発がん（initiation）が一度起これば卵巣ホルモンががんの進展（promotion）に決定的な影響を与えることが示唆された[20,21]．

同じくHD後の肺がん発症でも放射線の用量反応関係がはっきり示されてきた．Travisとその共著者らによる国際的な調査では，がんの発症部位である肺領域への放射線照射量が増加するに従って，特に40Gy以上の照射を受けたHD患者において，肺がんの相対危険度が増加した（$P < .001$）[22]．また，30～40Gyの照射で危険度は7～9倍に達した．これらはすべてがんが発症した肺領域に5Gy未満の照射を受けた患者と比較して計算された．

HDへの放射線療法の後に発症する固形腫瘍に関するデータは，照射野が非常に広く，また放射線量も非常に高かった時代の患者を基にしたものであることに注意するべきである．現在の放射線と化学療法の併用療法としての標準的なIFRT[*3]ではこれと対照的に，照射野は著明に狭くなっている．さらに，現在の研究ではHDの放射線療法で照射線量をさらに減少させることによる効果について調べられており，腫瘍が存在するリンパ節のみへの放射線療法（involved-*node* radiation）が実施される傾向にある．いずれの要因でも結果的に正常組織の被曝はより減少することになる[23]．したがって現在の治療法で放射線療法を受けるHD患者の固形腫瘍のリスクはより小さくなると考えられる．

HDの治療法においては歴史的に放射線療法が重要な役割を果たしてきており，化学療法単独の治療を受けたHD患者の晩期毒性については長期的なデータが不足している．化学療法のみを受けた1,693人のHD患者を対象に行われた英国の調査では，肺がんの相対危険度（RR）は3倍も増加した（RR：3.3；

[*3] IFRT（involved-*field* radiation）：「腫瘍が存在する部位への放射線照射野」の意．

95％ CI, 2.2〜4.7)[24]．増加した肺がんリスクは HD 患者が放射線療法のみを受けた場合（RR：2.9；95％ CI, 1.9〜4.1）あるいは併用療法を受けた場合（RR：4.3；95％ CI, 2.9〜6.2）と同等であった．この調査においては大多数の HD 患者がアルキル化薬をベースにした化学療法で治療されていた．HD 患者に投与されたアルキル化薬が後の肺がん発症に与える重要な作用については，同じ英国共同グループによる症例対照研究でも[25]，また前述の NCI における国際症例対照研究でも確認された[22]．この双方の調査においてアルキル化薬による化学療法の累積量と肺がんリスクに有意な用量反応関係があることが示された．

　年齢もまた特定の治療に関連する HD 後の二次がんリスクを左右する重要な要因であるようである．若年齢でのマントル放射線照射[*4] では女性において乳がんリスクが高まるという有意な関連性は一貫して存在する[16, 19, 20, 26]．Hodgson と共著者らによる最近の住民コホート研究（population-based cohort study）では，15〜25 歳の間に HD と診断された女性患者の乳がん絶対リスクは 10 年後の時点で 10,000 人中 34〜47 人であり，それはマンモグラフィ検診が勧められる標準的な年齢である 50〜54 歳の一般女性における絶対リスクよりも高かった[19]．

　若年齢における HD では治療後に乳がんリスクが激増することに関する認識が広まった結果，説明と同意に基づくカウンセリングの必要性が言われてきている．しかし 30 歳以下で HD の治療をうけた若い女性において累積乳がん絶対リスクを推定したところ，治療後 20〜25 年で 4.2〜34％ までと幅があり，一貫しなかった[6, 24, 27, 28]．ここでは，乳がんリスクを減らす可能性のあるアルキル化薬の影響[20, 21]，または死亡の原因になりうる複数の要因の影響を推定の際にほとんど考慮に入れていない[29]．過去のレジメンで治療を受けた HD サバイバーが増えつつある中で[30]，HD サバイバーの疾病負担を予測しリスクに応じた長期間の検診プログラムの質を向上させるためには，一般女性の乳がんリスクの推定が試みられてきたのと同様に，乳がんリスクの正確な予測が重要である．

　近年，30 歳以下で HD の治療を受けた女性の累積乳がん絶対リスクが，カ

＊4　IFRT に比べ広い照射野で，頸部・腋窩・縦隔リンパ節領域を含める．

ルテに残された放射線照射量と化学療法の詳細を通して推定された[8]．この推定では HD 診断時の年齢および日付，カウンセリングを行うときの年齢，ベースラインでの乳がん発症率，死亡率に影響するいくつかの相互に作用する要因を扱っている．例えば，25 歳時にアルキル化薬を使わず，少なくとも 40 Gy の胸部放射線照射を受けた HD サバイバーに関して，累積乳がん絶対リスクを推定したところ，35 歳，45 歳，55 歳時ではそれぞれ 1.4％，11.1％，29.0％ であった．過去にアルキル化薬による治療を受けた女性においては累積絶対リスクは予想通り低くなったが，それはアルキル化薬が早期閉経もたらすことが多いからである．一般人と比較すると，白人女性では 20～30 歳まで，かつ 40 歳まで，50 歳まで，60 歳までにおける乳がん絶対リスクはそれぞれ，0.04％，0.5％，2.0％，4.3％ である．Travis と共著者らは，この推定したリスクは過去のレジメンで治療を受けた HD サバイバーに最も適合するものであり，照射部位を限定した放射線治療や卵巣機能を温存するといったより最近のアプローチ[8]で治療を受けた患者に関しては，極力注意して用いられるべきであると警告している．

　喫煙は HD サバイバーの治療関連肺がんリスクを左右しうる重要な要因のひとつである．NCI における肺がんの国際的な症例対照研究[22]では，対照（比較）集団が非喫煙者または軽度の喫煙者で放射線被曝量が最小の HD 患者であったが，アルキル化薬の化学療法のみ，もしくは後に肺がんを発症した肺の領域に 5 Gy 以上の放射線療法のみを受けた患者では，それぞれ肺がんリスクが 4.3 倍，7.2 倍に増加した．これらの相対危険度は 1 日に少なくとも 1 箱のタバコを吸っていた HD 患者ではそれぞれ 16.8 倍と 20.2 倍に増加した．1 日に少なくとも 1 箱以上の喫煙者でアルキル化薬の化学療法かつ肺がん発症部位に 5 Gy 以上の放射線治療を受けた場合では，肺がん相対危険度は 49.1 であり，喫煙が治療関連の肺がんリスクに与える相乗効果を持つという事実と合致していた．

　HD の治療後に生じる「二次がん」の情報が収集されるに従い，治療法の改善はもとより，新たに生じる悪性腫瘍を早期に発見し，かつ予防するプログラムの作成とリスク要因の縮減（例えば，禁煙）に関する研究の努力と臨床での工夫が増えてきている[31]．これらの反復的努力によって他のがん種のサバイ

バー・ケアにも有用なモデルが提供されるかもしれない．他がん種でも重複がんに関する長期的データはまだ出始めたばかりなのである．

精巣がん

HDと同様，精巣がんは治癒の可能性が高く発症年齢が低く，治療完了後の5年相対生存率は現在95％である．精巣がんへの過去の治療もやはり放射線照射野が広く，精巣がんサバイバーの死亡要因では二次がんが重要である[4, 32]．

精巣がんサバイバーでは二次性白血病と，悪性中皮腫や肺・甲状腺・食道・胃・膵臓・結腸直腸・腎臓・膀胱から生じるがんと軟部肉腫を含む様々な続発性の固形腫瘍が増加することが報告されてきた[33]．異時性の対側精巣がんも知られているが，それは治療によるものであるより，むしろもともとある素質のためであろう．29,515人の精巣がん生存者が含まれる米国での大規模住民コホート研究では対側精巣がんの15年累積リスクは1.9％であり，それは一般人口の12.4倍であった[34]．

精巣がんに引き続き発症する多くの固形腫瘍は，部位にもよるが，精巣がん治療のための傍大動脈および骨盤部への放射線治療歴（1970年代までは縦隔にも放射線治療が行われていた）が原因となるものである．国際的住民コホートで精巣がんサバイバーについて行われた過去最大の研究において，Travisと共著者らは平均11.8年間の追跡調査を行い，40,576人の精巣がんサバイバーの特定部位の固形腫瘍リスクを報告している[33]．固形腫瘍発症の相対危険度は，放射線療法のみを行った場合（RR：2.0），および化学療法のみを行った場合に（RR：1.8）それぞれ有意に増加した．化学療法と放射線療法の両方を受けた患者では相対危険度はやや高くなったが（RR：2.9），その危険度はどちらか一方の治療のみを受けた患者の危険度と統計的に差はなかった．（解剖学的部位が一致しているため）先行する放射線治療に関連していると考えられる横隔膜下の固形腫瘍が発症した患者群では，相対危険度は追跡時間を経るにつれて増加した．

精巣がん後の白血病のリスクは化学療法と放射線治療の両方に関係している[32, 35-37]．白血病の発症と関連している化学療法薬にはシスプラチンとエトポ

シドがある[35-37]．Travisと共著者らによる住民コホート研究において，少なくとも1年以上生存している精巣がん男性18,567人を対象に治療関連白血病に関して調査した．白血病のリスクは放射線の照射野が広くなるにしたがって有意に増加し，これは造血能のある骨髄への総照射線量を反映していた．さらに，造血能のある骨髄への放射線量を考慮に入れたとしても，白血病のリスクはシスプラチンの累積投与量と有意に関連していた[35]．エトポシドに曝された患者数はリスクを確実に評価するには少なすぎた．

乳がん

　乳がんの女性は全がんサバイバーの20％を占める．これらの患者において「二次がん」に関する最も大きいデータは対側の乳がんに関するものであり，それは既存の乳がんのリスク因子に関連したものである[38-40]．過去の放射線療法は，若年で治療を受けた女性では特に，リスクに寄与している可能性がある．共通するリスク因子と乳がん治療（とりわけタモキシフェン）の双方に関連するその他の「二次がん」に，子宮内膜がんがある．それ以外では肺がんと肉腫も乳がんサバイバーにおいて認められる固形腫瘍であり，そのリスクは放射線治療を受けることに大きく関連している．乳がん後に白血病のリスクが高まるが，これは化学療法と放射線治療の治療歴に関連している．

　乳がんサバイバーでは対側乳がんのリスクは2～5倍に増加する[39]．そのリスクの増加に放射線治療が影響しているかどうかに関しては相矛盾するデータが存在する[38-42]．Boiceと共著者らによる症例対照研究では，対側乳がんの全体的な相対危険度は放射線療法後に有意に増加しなかった（RR：1.19；95％ CI, 0.94～1.15）[39]．しかしながら，照射の時点で45歳以下であった女性においては，相対危険度は有意に高くなった（RR：1.59；95％ CI, 1.07～2.36）．それと対照的に，デンマークでの大規模な症例対照研究では，治療時の年齢にかかわらず，放射線療法を受けた女性と受けなかった女性の間には対側乳がんのリスクに有意な相違はみられなかった[40]．後の調査で，反対側の腫瘍は放射線治療が原因であるとすると一致しない乳房の位置，すなわち内側部・外側部・中央部にそれぞれ一様に生じていることがわかった．

EBCTCG（Early Breast Cancer Trialists' Collaborative Group[*5]）による報告では，主としてランダム化して5～14年経った後に対側乳がんのリスクが有意に増加したことが見出された（RR：1.43；P = .00001）．しかし，典型的な放射線治療による晩期毒性とは異なる潜伏様式であった．照射後の発がんリスクは，ランダム化された時点で50歳以上であった女性においても有意であった（RR：1.25；P = .002）[43]．パリのキュリー研究所で治療を受けた13,472人の乳がん患者を対象とした最近の大規模調査では，放射線治療を受けなかった女性に比して放射線療法を受けた女性における対側の発がんリスクの全体的な増加は実証されなかった（RR：1.1；95% CI, 0.96～1.27）．ただしここでは患者の年齢に関する分析は行われていない[38]．

　タモキシフェンはエストロゲン受容体陽性の多くの乳がん患者に術後療法として投与されるが，反対側の乳がんリスクを30～40%減らすことが示されてきている[44]．しかしながら，多くの大規模研究から，タモキシフェン治療後に子宮内膜がんリスクは2～4倍に高まることが明確に示されてきた[45, 46]．初期の研究ではタモキシフェン治療後の子宮内膜がんはタモキシフェンと関係なく発症した内膜がんと比較して予後がよいとされてきたのに対し，最近のデータではタモキシフェン関連の子宮内膜がんはより悪性度が高くなりうることがわかっている[47-49]．しかし大多数の二次がんとしての子宮内膜がんは早い段階で発見され，外科的に切除可能であることは指摘されるべきである[49]．したがって，タモキシフェン治療後の子宮内膜がんが子宮内膜がん特異的生存率の悪化と関連付けられるとは考えにくい．

　放射線療法は，乳房温存療法の一環としても，乳房切除後の放射線療法としても，乳がんの治療における重要な治療手段である．肺がん，軟部肉腫，食道がんを含む他の固形腫瘍が乳がんの放射線療法に関連するとされてきた．多くの研究で，放射線治療を受けた女性では受けなかった女性に比べて肺がんが生じる可能性が1.5～3倍高くなることが示されてきている[38, 50, 51]．リスクの上昇は乳房切除後の放射線治療とより関連していることがわかってきた．乳房切除後では放射線の照射領域に鎖骨上，腋窩，および/または傍胸骨リンパ節領

[*5] 数多くの早期乳がんに関する臨床試験を，統計学的手法で統合して行う様々な検討が，オックスフォード大学臨床試験・疫学研究部門でなされている．

域を含めることが多いため，その下の広い肺組織が被曝することになる．乳房温存術後の放射線療法によってリスクの増加があるかどうかは確かではない[52, 53]．乳がん治療後の肺がんは乳がんと同側の肺に見つかることが多いという事実からも，放射線療法がリスクの増加に果たす役割は確認できる[52]．喫煙と過去の放射線治療による肺がんリスクの相互作用は，HDサバイバーの場合ほどはっきりされているわけではないが，乳房への放射線治療を受けた喫煙者において肺がんリスクがさらに高まることを示す研究もある[54, 55]．

肉腫の発症は乳がん後の15年間の累積率としては低い（＜0.5％）が，一般人における発症率が低いために相対危険度自体は7倍程度になると推定されている[38, 56-58]．乳がんサバイバーを対象としたイタリアの研究では，すべての二次がんとしての肉腫は，乳がんのために放射線治療を受けた領域または治療を受けた乳房と同側の上肢に位置していた[59]．肉腫の発症部位における放射線照射量を14Gy以下の照射量を対照として推定すると，14〜44Gyの照射を受けた女性は肉腫のリスクが1.6倍に，45Gy以上の照射を受けた女性では30.6倍にリスクが増加した（$P < .001$）．当初は乳がん後の血管肉腫は乳房切除後の慢性的なリンパ浮腫と関連すると考えられてきた[60]．乳房温存術における放射線治療が増加するにつれ，放射線照射領域に生じた乳房の皮膚血管肉腫についての報告が増えてきている[58, 61-63]．他の放射線関連の軟部肉腫とは異なり，乳房の血管肉腫は潜伏期間が短く，診断は治療終了後5年で報告されている．

乳がん後に生じる白血病は先行する化学療法と放射線療法に関連したものである[39, 64-66]．1973〜1985年の間に乳がんの治療を受けた女性を対象とした住民コホートにおける症例対照研究で，Curtisと共著者らはアルキル化薬の化学療法と放射線療法の両方を受けなかった女性に比べて，放射線療法のみ，アルキル化薬の化学療法のみ，化学療法と放射線療法の両方を受けた女性においては，急性骨髄性白血病の相対危険度がそれぞれ2.4，10.0，17.4であったことを示した[64]．メルファラン，シクロホスファミドの累積投与量，造血能のある骨髄への放射線照射量と，続発する白血病のリスクには有意な用量反応関係が認められた．しかしこの研究は，化学療法の累積投与量が現在使われるものより多く，また放射線治療の照射量も多かった時代に行なわれたものである．しかも，メルファランを含むレジメンはもはや乳がん治療では使われなくなっ

た．最近のデータでは二次性の急性白血病のリスクは累積投与量よりもシクロホスファミドの薬物の投与強度（dose-intensity）[*6]に有意に関連していることが示されており[67]，この観察は乳がんの投与強度を上げるレジメンを使用する傾向が高まっている現在においては着目すべきものである．乳がんの全身化学療法の発展が最終的には二次がんリスクに影響しうるとしても，強度変調放射線療法（IMRT）の使用や部分的な乳房照射[68]への関心の高まりといった放射線療法の最近の進歩もまた，リスクの様相に影響を与えるだろう．これらの新式の放射線治療と技術が二次がんのリスクにどれだけ影響するかは，部位別に増加するリスクを検出するために十分な統計的なパワーをもてるよう，乳がんサバイバーの大規模でかつ長期間のコホート研究を通して確立される必要があると考えられる．

前立腺がん

前立腺がんサバイバーの数は非常に多いため，このがんの晩期毒性とその治療は極めて重要な問題である．近年，前立腺がんの放射線療法後の二次がんのリスクを報告する研究が増えてきている[10]．Neugut と共著者らによる初期の報告では，NCI による SEER プログラム（1973〜1990 年）の住民コホートに登録された前立腺がんへの放射線療法後の患者における二次がんリスクが評価された[69]．放射線療法を受けた患者は 8 年の潜在期間の後に膀胱がんが有意に増加した（RR：1.5；95% CI，1.1〜2.0）一方，放射線療法を受けなかった男性では増加は明らかでなかった．メイヨー・クリニックがんデータベースを利用したさらに近年の調査では，放射線療法後の膀胱がんの全体的な相対危険度は統計学的有意には増加していなかった[70]．しかしながら，前立腺全摘出術後に補助療法として放射線療法を受けた男性においては，膀胱がんの相対危険度は予想より 5 倍以上高かった（P = .05），これはおそらく手術後という状況では放射線に曝露する膀胱組織がより大きかったことを反射している．

SEER プログラム（1973〜1993 年）で前立腺がん患者に関する最新の報告で

[*6] 単位時間あたりに投与される薬剤の量のこと．投与強度を上げる（下げる）場合には投与量を増やす（減らす）あるいは投与間隔を短くする（長くする）ことになる．

は，前立腺がんに対して放射線治療を受けた男性と，外科手術のみを受けた男性の二次がんリスクが比較された[71]．放射線療法を受けた男性では肉腫，肺・膀胱・直腸のがんのリスクが有意に増加していた．肺がんのリスク増加は少量だが肺が曝露されたゆえに生じたと仮定された．SEERプログラムは放射線治療の種類についてデータを収集したわけではないが，この調査結果は特に骨盤全体へのコバルト照射を受けた男性でより関連付けられるかもしれない．SEERとメディケア（Medicare）[*7]のデータベースをリンクさせて行われた最近の調査は，最近治療を受けた人を含む前立腺がん患者のより大きな集団を対象にしている[72]．外照射での放射線治療を受けた男性は，受けなかった男性に比べ，悪性黒色腫および膀胱・直腸・結腸・脳・胃・肺の悪性腫瘍がオッズ比で1.25～1.85倍まで有意に増加した．しかしシード線源移植を受けた患者では，外照射による放射線療法の有無にかかわらず，放射線療法を受けなかった人と比較して，二次がんリスクの有意な増大がみられなかった．

SEERプログラム（1973～2001年）に報告された前立腺がん患者に関する別の調査に，照射後の直腸がんのリスクに注目したものがある[73]．ここでは先行する研究とは異なり，放射線治療とその後の直腸がんのリスク増大について有意な関連は報告されなかった．Cox比例ハザード解析（前立腺への放射線治療，前立腺摘出手術，診断時の年齢を変量とした）の結果では，二次直腸がんリスクの増大と関連性が示されたのは年齢のみであった．

ブリティッシュ・コロンビア腫瘍データベースに報告された放射線療法を受けた前立腺がん患者についての研究では，肉腫（RR：1.7；$P < .05$），結腸・直腸がん（RR：1.21；$P < .01$）と胸膜腫瘍（RR：2.28；$P < .01$）においてリスクが有意に増大したことが観察された[74]．放射線治療を受けたコホートでは膀胱がんのリスク増大は明らかではなかったが，膀胱がん（RR：1.32；$P < .01$）と精巣がん（RR：2.82；$P < .05$）の双方のリスクは放射線治療を受けていないコホートで有意に増加しており，それは頻繁に検査されているためであるとされた．

今日までに行われた前立腺がんサバイバーでのがんのリスクを評価する調査の大部分は，住民コホートの腫瘍データベースに報告されたデータに基づいた

[*7] 米国政府が運営する高齢者と障害者のための医療保険．

ものである．前立腺がん後の種々の重複がんに放射線療法が関連していることについて結果が一貫していないのは，大多数の症例で治療の最初のデータのみを収集していること，治療のデータ収集が不完全であること，また誤分類といった，多くの要因を反映していると考えられる．さらに，患者が外科手術を受けているのか放射線治療を受けているのかを決める際に選択バイアス（selection bias）[*8]が存在している可能性がある．また，ほとんどの住民コホートのデータベースではデータが限られており，交絡因子（confounding factors）[*9]の特定は不可能である．重大な併存疾患がある患者，重度の喫煙者である患者は外科手術治療を受けず，放射線治療を受けることになりやすいと想定される．さらに放射線治療を受けた前立腺がん患者では，治療の有害事象としての膀胱炎や血尿，直腸炎，直腸出血が起こりうるため，膀胱鏡検査や大腸内視鏡を追加して行うことになり，そのために尿道がんや結腸直腸がんの発症が一見増加しているかのような結果に繋がっているのかもしれない．

　前立腺がんの放射線治療後にがんのリスクの有意な増加を示す研究によると，全体のリスクは低いようである．より広い領域にコバルト照射を受けた前立腺がん患者を対象にしたBrennerと共著者らによる調査では，二次がんリスクは290人に1人と見積もられた[71]．この数年間で，前立腺がん治療においてより限局的に線量増加を可能にするIMRTが用いられる回数は増加した[75]．治療エネルギーによって，IMRTは従来の治療と比較してモニター単位の数が3〜5倍あるとされる．米国国立放射線防御測定審議会（National Council of Radiation Protection and Measurements；NCRP）によるリスク係数を特定の解剖学的位置に適用すると，IMRT技術を用いた二次がんリスクは従来の放射線療法後のリスクに比べて2〜3倍高いと推定された[76]．これらの予備的な推定は，IMRTによる治療を受けた多数の患者を対象に，十分な期間の追跡調査することにより放射線治療に関連するリスクのわずかな増大でも検出できるような疫学的調査で確認される必要がある．

[*8] 状態のよい患者はより侵襲的な手技（例えば手術）を選択しやすいといったように，対象と条件を選択する際に生じる偏りのこと．
[*9] 曝露要因（この場合は放射線治療）と結果（二次がん）の双方に関連している要因．系統立ててデータ収集をすると交絡因子を特定でき，統計解析の時点で交絡を調節して曝露要因と結果の関係の強さをより正確に評価できる．

結論

　がんサバイバーの数が増え続けている中,「二次がん」発症はQOLや長期生存を左右しうる重大な問題である.「二次がん」リスクを特定し数量化し続けることは極めて重要である.さらに,治療法の進歩は患者へのカウンセリングや,患者の行動変容,がん検診と予防戦略の推進にも重要な意味をもつ.有効な検診手段(例えばマンモグラフィ)が利用できるところでは,これらの手段は,例えばHDで過去に若年で広範囲かつ高用量の胸部放射線療法を受けた女性に対しそうせねばならないように,患者の検診に含めるべきである.予防法(例えば,禁煙・紫外線を避ける)もまたある種の重複がんリスクを減少さられるため,がんサバイバーは健康的な生活習慣を取り入れるよう強く推奨されるべきである.治療関連二次がんについてより認識と理解が深まれば,細胞傷害性薬物による悪影響を最小化するようにレジメンを修正できる.「二次がん」ががんサバイバーに与える悪影響を軽減するために重要となる戦略は**表15-2**に要約した.

　ただし,有効性が確立した現在の治療を変更または減量することは,臨床試験の枠外で行われるべきではない.さらに,二次がんが重大な問題であるとはいっても,実際にはそれは成功ゆえに生じる問題でもあるのであって,患者が

表15-2　がんサバイバーへの「二次がん」の影響を軽減させるための重要な戦略

戦略	例
患者教育	・患者のリスク意識を高める ・健康的な生活習慣,健康実践を促進する(禁煙,太陽光を気遣うこと,一般人を対象にした検診の指針を守ること,など)
検診	・いくつかの重複がんに対する早期検出(マンモグラフィ,乳房MRI,大腸内視鏡検査,必ず行う皮膚検査による検診)
予防	・禁煙 ・太陽光被曝予防のための実践 ・予防的切除手術
サバイバーシップ研究	・新治療を受けた場合の長期的二次がんリスクの報告 ・検診や予防戦略の前向き評価
治療変更	・主たる二次がんにおける治療の減少/変更を評価する実験

がんを生き延びない限り起こらないものであることは心得ておくべきである．つまり，多くのがん治療からもたらされる生存の利益は二次がん発症リスクよりもずっと大きいのである．さらに本章で再検討したように，「二次がん」は治療の晩期毒性だけではなく，生活習慣の影響（例えば飲酒や喫煙），宿主因子，環境要因，遺伝子-環境，遺伝子-遺伝子相互作用といった複合された効果の作用の影響を反映しうるのである[5]．

■引用文献

1) Ries L, Melbert D, Krapcho M, et al. SEER Cancer Statistics Review, 1975-2004. Bethesda：National Cancer Institute；2007.
2) Anonymous. Cancer survivors：living longer, and now, better. *Lancet*. 2004；364：2153-2154.
3) Dores G, Schonfeld S, Chen J, et al. Long-term cause-specific mortality among 41,146 one-year survivors of Hodgkin lymphoma (HL). *Proc Am Soc Clin Oncol*. 2005；23：562S.
4) Schairer C, Hisada M, Chen BE, et al. Comparative mortality for 621 second cancers in 29356 testicular cancer survivors and 12420 matched first cancers. *J Natl Cancer Inst*. 2007；99 (16)：1248-1256.
5) Travis L, Rabkin C, Brown L, et al. Cancer survivorship—genetic susceptibility and second primary cancers：research strategies and recommendations. *J Natl Cancer Inst*. 2006；98：15-25.
6) Bhatia S, Yasui Y, Robison LL, et al. High risk of subsequent neoplasms continues with extended follow-up of childhood Hodgkin's disease：report from the Late Effects Study Group. *J Clin Oncol*. 2003；21 (23)：4386-4394.
7) Travis L. Therapy-associated solid tumors. *Acta Oncol*. 2002；41：323-333.
8) Travis LB, Hill D, Dores GM, et al. Cumulative absolute breast cancer risk for young women treated for Hodgkin lymphoma. *J Natl Cancer Inst*. 2005；97 (19)：1428-1437.
9) Allan J, Travis L. Mechanism of therapy-related carcinogenesis. *Nat Rev Cancer*. 2005；5：943-955.
10) van Leeuwen F, Travis L. Second cancers. In：DeVita VT Jr, et al, eds. *Cancer：Principals and Practice of Oncology*. 7th ed. Philadelphia：Lippincott Williams & Wilkins；2005：2575-2602.
11) Arseneau JC, Sponzo RW, Levin DL, et al. Nonlymphomatous malignant tumors complicating Hodgkin's disease. Possible association with intensive therapy. *N Engl J Med*. 1972；287 (22)：1119-1122.
12) Kaldor JM, Day NE, Clarke EA, et al. Leukemia following Hodgkin's disease. *N Engl J Med*. 1990；322 (1)：7-13.

13) van Leeuwen FE, Chorus AM, van den Belt-Dusebout AW, et al. Leukemia risk following Hodgkin's disease : relation to cumulative dose of alkylating agents, treatment with teniposide combinations, number of episodes of chemotherapy, and bone marrow damage. *J Clin Oncol*. 1994 ; 12 (5) : 1063-1073.
14) Henry-Amar M. Second cancer after the treatment for Hodgkin's disease : a report from the International Database on Hodgkin's Disease. *Ann Oncol*. 1992 ; 3 (suppl 4) : 117-128.
15) Andrieu JM, Ifrah N, Payen C, et al. Increased risk of secondary acute nonlymphocytic leukemia after extended-field radiation therapy combined with MOPP chemotherapy for Hodgkin's disease. *J Clin Oncol*. 1990 ; 8 (7) : 1148-1154.
16) Ng AK, Bernardo MV, Weller E, et al. Second malignancy after Hodgkin disease treated with radiation therapy with or without chemotherapy : longterm risks and risk factors. *Blood*. 2002 ; 100 (6) : 1989-1996.
17) Diehl V, Franklin J, Pfreundschuh M, et al. Standard and increased-dose BEACOPP chemotherapy compared with COPP-ABVD for advanced Hodgkin's disease. *N Engl J Med*. 2003 ; 348 (24) : 2386-2395.
18) Rueffer U, Josting A, Franklin J, et al. Non-Hodgkin's lymphoma after primary Hodgkin's disease in the German Hodgkin's Lymphoma Study Group : incidence, treatment, and prognosis. *J Clin Oncol*. 2001 ; 19 (7) : 2026-2032.
19) Hodgson DC, Gilbert ES, Dores GM, et al. Long-term solid cancer risk among 5-year survivors of Hodgkin's lymphoma. *J Clin Oncol*. 2007 ; 25 (12) : 1489-1497.
20) Travis LB, Hill DA, Dores GM, et al. Breast cancer following radiotherapy and chemotherapy among young women with Hodgkin disease. *JAMA*. 2003 ; 290 (4) : 465-475.
21) van Leeuwen FE, Klokman WJ, Stovall M, et al. Roles of radiation dose, chemotherapy, and hormonal factors in breast cancer following Hodgkin's disease. *J Natl Cancer Inst*. 2003 ; 95 (13) : 971-980.
22) Travis LB, Gospodarowicz M, Curtis RE, et al. Lung cancer following chemotherapy and radiotherapy for Hodgkin's disease. *J Natl Cancer Inst*. 2002 ; 94 (3) : 182-192.
23) Girinsky T, van der Maazen R, Specht L, et al. Involved-node radiotherapy (INRT) in patients with early Hodgkin lymphoma : concepts and guidelines. *Radiother Oncol*. 2006 ; 79 (3) : 270-277.
24) Swerdlow AJ, Barber JA, Hudson GV, et al. Risk of second malignancy after Hodgkin's disease in a collaborative British cohort : the relation to age at treatment. *J Clin Oncol*. 2000 ; 18 (3) : 498-509.
25) Swerdlow AJ, Schoemaker MJ, Allerton R, et al. Lung cancer after Hodgkin's disease : a nested case-control study of the relation to treatment. *J Clin Oncol*. 2001 ; 19 (6) : 1610-1618.
26) van Leeuwen FE, Klokman WJ, Veer MB, et al. Long-term risk of second malignancy in survivors of Hodgkin's disease treated during adolescence or young adulthood. *J Clin Oncol*. 2000 ; 18 (3) : 487-497.

27) Aisenberg AC, Finkelstein DM, Doppke KP, Koerner FC, Boivin JF, Willett CG. High risk of breast carcinoma after irradiation of young women with Hodgkin's disease. *Cancer*. 1997 ; 79 (6) : 1203-1210.
28) Sankila R, Garwicz S, Olsen JH, et al. Risk of subsequent malignant neoplasms among 1,641 Hodgkin's disease patients diagnosed in childhood and adolescence : a population-based cohort study in the five Nordic countries. Association of the Nordic Cancer Registries and the Nordic Society of Pediatric Hematology and Oncology. *J Clin Oncol*. 1996 ; 14 (5) : 1442-1446.
29) Gooley TA, Leisenring W, Crowley J, Storer BE. Estimation of failure probabilities in the presence of competing risks : new representations of old estimators. *Stat Med*. 1999 ; 18 (6) : 695-706.
30) Gail MH, Brinton LA, Byar DP, et al. Projecting individualized probabilities of developing breast cancer for white females who are being examined annually. *J Natl Cancer Inst*. 1989 ; 81 (24) : 1879-1886.
31) Mauch P, Ng A, Aleman B, et al. Report from the Rockefeller Foundation Sponsored International Workshop on reducing mortality and improving quality of life in long-term survivors of Hodgkin's disease : July 9-16, 2003, Bellagio, Italy. *Eur J Haematol Suppl*. 2005 (66) : 68-76.
32) van den Belt-Dusebout AW, de Wit R, Gietema JA, et al. Treatmentspecific risks of second malignancies and cardiovascular disease in 5-year survivors of testicular cancer. *J Clin Oncol*. 2007 ; 25 (28) : 4370-4378.
33) Travis LB, Fossa SD, Schonfeld SJ, et al. Second cancers among 40,576 testicular cancer patients : focus on long-term survivors. *J Natl Cancer Inst*. 2005 ; 97 (18) : 1354-1365.
34) Fossa SD, Chen J, Schonfeld SJ, et al. Risk of contralateral testicular cancer : a population-based study of 29,515 U.S. men. *J Natl Cancer Inst*. 2005 ; 97 (14) : 1056-1066.
35) Travis LB, Andersson M, Gospodarowicz M, et al. Treatment-associated leukemia following testicular cancer. *J Natl Cancer Inst*. 2000 ; 92 (14) : 1165-1171.
36) Pedersen-Bjergaard J, Daugaard G, Hansen SW, Philip P, Larsen SO, Rorth M. Increased risk of myelodysplasia and leukaemia after etoposide, cisplatin, and bleomycin for germ-cell tumours. *Lancet*. 1991 ; 338 (8763) : 359-363.
37) Kollmannsberger C, Hartmann JT, Kanz L, Bokemeyer C. Therapy-related malignancies following treatment of germ cell cancer. *Int J Cancer*. 1999 ; 83 (6) : 860-863.
38) Kirova YM, Gambotti L, De Rycke Y, Vilcoq JR, Asselain B, Fourquet A. Risk of second malignancies after adjuvant radiotherapy for breast cancer : a large-scale, single-institution review. *Int J Radiat Oncol Biol Phys*. 2007 ; 68 (2) : 359-363.
39) Boice JD Jr, Harvey EB, Blettner M, Stovall M, Flannery JT. Cancer in the contralateral breast after radiotherapy for breast cancer. *N Engl J Med*. 1992 ; 326 (12) : 781-785.
40) Storm HH, Andersson M, Boice JD, Jr., et al. Adjuvant radiotherapy and risk of con-

tralateral breast cancer. *J Natl Cancer Inst.* 1992 ; 84 (16) : 1245-1250.
41) Gao X, Fisher SG, Emami B. Risk of second primary cancer in the contralateral breast in women treated for early-stage breast cancer : a population-based study. *Int J Radiat Oncol Biol Phys.* 2003 ; 56 (4) : 1038-1045.
42) Hill-Kayser CE, Harris EE, Hwang WT, et al. Twenty-year incidence and patterns of contralateral breast cancer after breast conservation treatment with radiation. *Int J Radiat Oncol Biol Phys.* 2006 ; 66 (5) : 1313-1319.
43) Clarke M, Collins R, Darby S, et al. Effects of radiotherapy and of differences in the extent of surgery for early breast cancer on local recurrence and 15-year survival : an overview of the randomised trials. *Lancet.* 2005 ; 366 (9503) : 2087-2106.
44) Effects of chemotherapy and hormonal therapy for early breast cancer on recurrence and 15-year survival : an overview of the randomised trials. *Lancet.* 2005 ; 365 (9472) : 1687-1717.
45) Fisher B, Costantino JP, Redmond CK, et al. Endometrial cancer in tamoxifen-treated breast cancer patients : findings from the National Surgical Adjuvant Breast and Bowel Project (NSABP) B-14. *J Natl Cancer Inst.* 1994 ; 86 (7) : 527-537.
46) Fisher B, Costantino JP, Wickerham DL, et al. Tamoxifen for prevention of breast cancer : report of the National Surgical Adjuvant Breast and Bowel Project P-1 Study. *J Natl Cancer Inst.* 1998 ; 90 (18) : 1371-1388.
47) Magriples U, Naftolin F, Schwartz PE, et al. High-grade endometrial carcinoma in tamoxifen-treated breast cancer patients. *J Clin Oncol.* 1993 ; 11 (3) : 485-490.
48) Bergman L, Beelen ML, Gallee MP, et al. Risk and prognosis of endometrial cancer after tamoxifen for breast cancer. Comprehensive Cancer Centres' ALERT Group. Assessment of liver and endometrial cancer risk following tamoxifen. *Lancet.* 2000 ; 356 (9233) : 881-887.
49) Saadat M, Truong PT, Kader HA, et al. Outcomes in patients with primary breast cancer and a subsequent diagnosis of endometrial cancer : comparison of cohorts treated with and without tamoxifen. *Cancer.* 2007 ; 110 (1) : 31-37.
50) Roychoudhuri R, Evans H, Robinson D, et al. Radiation-induced malignancies following radiotherapy for breast cancer. *Br J Cancer.* 2004 ; 91 (5) : 868-872.
51) Neugut AI, Robinson E, Lee WC, et al. Lung cancer after radiation therapy for breast cancer. *Cancer.* 1993 ; 71 (10) : 3054-3057.
52) Zablotska LB, Neugut AI. Lung carcinoma after radiation therapy in women treated with lumpectomy or mastectomy for primary breast carcinoma.*Cancer.* 2003 ; 97 (6) : 1404-1411.
53) Deutsch M, Land SR, Begovic M, et al. The incidence of lung carcinoma after surgery for breast carcinoma with and without postoperative radiotherapy. Results of National Surgical Adjuvant Breast and Bowel Project (NSABP) clinical trials B-04 and B-06. *Cancer.* 2003 ; 98 (7) : 1362-1368.
54) Neugut AI, Murray T, Santos J, et al. Increased risk of lung cancer after breast can-

cer radiation therapy in cigarette smokers. *Cancer*. 1994；73（6）：1615-1620.
55) Ford MB, Sigurdson AJ, Petrulis ES, et al. Effects of smoking and radiotherapy on lung carcinoma in breast carcinoma survivors. *Cancer*. 2003；98（7）：1457-1464.
56) Huang J, Mackillop WJ. Increased risk of soft tissue sarcoma after radiotherapy in women with breast carcinoma. *Cancer*. 2001；92（1）：172-180.
57) Karlsson P, Holmberg E, Samuelsson A, et al. Soft tissue sarcoma after treatment for breast cancer—a Swedish population-based study. *Eur J Cancer*. 1998；34（13）：2068-2075.
58) Kirova YM, Vilcoq JR, Asselain B, et al. Radiation-induced sarcomas after radiotherapy for breast carcinoma：a large-scale single-institution review. *Cancer*. 2005；104（4）：856-863.
59) Rubino C, de Vathaire F, Shamsaldin A, et al. Radiation dose, chemotherapy, hormonal treatment and risk of second cancer after breast cancer treatment. *Br J Cancer*. 2003；89（5）：840-846.
60) Jessner M, Zak FG, Rein CR. Angiosarcoma in postmastectomy lymphedema (Stewart-Treves syndrome). *AMA Arch Derm Syphilol*. 1952；65（2）：123-129.
61) Esler-Brauer L, Jaggernauth W, Zeitouni NC. Angiosarcoma developingafter conservative treatment for breast carcinoma：case report with review of the current literature. *Dermatol Surg*. 2007；33（6）：749-755.
62) Virtanen A, Pukkala E, Auvinen A. Angiosarcoma after radiotherapy：a cohort study of 332,163 Finnish cancer patients. *Br J Cancer*. 2007；97（1）：115-117.
63) Simonart T, Heenen M. Radiation-induced angiosarcomas. *Dermatol*. 2004；209（3）：175-176.
64) Curtis RE, Boice JD Jr, Stovall M, et al. Risk of leukemia after chemotherapy and radiation treatment for breast cancer. *N Engl J Med*. 1992；326（26）：1745-1751.
65) Praga C, Bergh J, Bliss J, et al. Risk of acute myeloid leukemia and myelodysplastic syndrome in trials of adjuvant epirubicin for early breast cancer：correlation with doses of epirubicin and cyclophosphamide. *J Clin Oncol*. 2005；23（18）：4179-4191.
66) Campone M, Roche H, Kerbrat P, et al. Secondary leukemia after epirubicin- based adjuvant chemotherapy in operable breast cancer patients：16 years experience of the French Adjuvant Study Group. *Ann Oncol*. 2005；16（8）：1343-1351.
67) Smith RE, Bryant J, DeCillis A, et al. Acute myeloid leukemia and myelodysplastic syndrome after doxorubicin-cyclophosphamide adjuvant therapy for operable breast cancer：the National Surgical Adjuvant Breast and Bowel Project Experience. *J Clin Oncol*. 2003；21（7）：1195-1204.
68) Chen PY, Vicini FA. Partial breast irradiation. Patient selection, guidelines for treatment, and current results. *Front Radiat Ther Oncol*. 2007；40：253-271.
69) Neugut AI, Ahsan H, Robinson E, et al. Bladder carcinoma and other second malignancies after radiotherapy for prostate carcinoma. *Cancer*. 1997；79（8）：1600-1604.
70) Chrouser K, Leibovich B, Bergstralh E, et al. Bladder cancer risk following primary

and adjuvant external beam radiation for prostate cancer. *J Urol.* 2005 ; 174 (1) : 107-110 ; (discussion) 110-111.
71) Brenner DJ, Curtis RE, Hall EJ, et al. Second malignancies in prostate carcinoma patients after radiotherapy compared with surgery. *Cancer.* 2000 ; 88 (2) : 398-406.
72) Moon K, Stukenborg GJ, Keim J, et al. Cancer incidence after localized therapy for prostate cancer. *Cancer.* 2006 ; 107 (5) : 991-998.
73) Kendal WS, Eapen L, Macrae R, et al. Prostatic irradiation is not associated with any measurable increase in the risk of subsequent rectal cancer. *Int J Radiat Oncol Biol Phys.* 2006 ; 65 (3) : 661-668.
74) Pickles T, Phillips N. The risk of second malignancy in men with prostate cancer treated with or without radiation in British Columbia, 1984-2000. *Radiother Oncol.* 2002 ; 65 (3) : 145-151.
75) Guckenberger M, Flentje M. Intensity-modulated radiotherapy (IMRT) of localized prostate cancer : a review and future perspectives. *Strahlenther Onkol.* 2007 ; 183 (2) : 57-62.
76) Kry SF, Salehpour M, Followill DS, et al. The calculated risk of fatal secondary malignancies from intensity-modulated radiation therapy. *Int J Radiat Oncol Biol Phys.* 2005 ; 62 (4) : 1195-1203.

16 放射線治療に関連する悪性腫瘍

Radiation-Associated Malignancies

Rachel Blitzblau, MD, PhD
Kenneth B. Roberts, MD

要旨

　放射線治療を受けたがんサバイバーはその後の人生において治療関連の悪性腫瘍を発症するリスクが高まる．二次がんはまれだが破壊的な晩期毒性であって，その臨床データの多くは，ホジキン病（Hodgkin disease；HD）患者から得られたものである．HD 治療に放射線治療，後に化学療法が使用できるようになって，HD の生存率は劇的に向上したが，その半面治療の晩期毒性が注目されるようになってきた．HD 患者の研究によって放射線治療に伴う二次がんの発症に影響する要因が解明され，放射線に伴う二次がんを効果的に減少させる電離放射線の使用方法に大きな変化を起こした．

> ◆ 症例 16-1
> 　1981 年，24 歳の女性が病期 II の HD のために亜全リンパ節照射（subtotal nodal irradiation；STNI）の治療を受けた．当時標準治療であったマントル照射野に計 3,625 cGy，さらに縦隔リンパ節に 600 cGy の照射が行われた．つまり縦隔への合計線量は 4,225 cGy となった．彼女は治癒し健康を取り戻したが，2003 年に左乳がんと診断された．II 期の乳がんは内側上部 1/4 に位置しており，腋窩リンパ節 7 個中 4 個に転移が陽性であった．HD の治療での左乳房内側の照射量は 3,650 Gy と推定された．左側腋窩への照射量は 3,525 cGy と推定され，これは放射線治療に伴う二次がんであると思われた．放射線の照射歴に鑑みて，彼女は乳腺部分切除で乳房を温存し乳房への放射線治療を受け

るのではなく，乳房全摘手術を受けた．

序論

続発する重複がんが放射線に関連すると判断されるには，ある基準が満たされるべきである[1]．第1に，そのがんは必ずしも放射線治療の標的体積に含まれる部分に発症していなくてもよいが，照射を受けた組織に発生している必要がある．第2に，続発する重複がんは最初のがんと組織学的に異なっていなければならない．第3に，放射線照射の時点から年単位の十分な潜伏期間がある．第4に，その重複がんは放射線照射の時点では存在していない．最後に，$RB1$遺伝子[*1]変異またはLi Fraumeni症候群のような発がん要因を持つ患者は別個に考慮されるべきである．

症例16-1は以上のすべての基準を満たしており，放射線に伴う二次がん発症リスクをもたらす重大な要因が際だって存在している．すなわち放射線被曝時の年齢，照射線量，発がん組織が照射領域内であったこと，二次がん発症までの時間，そして性別である．並行して受けた治療内容，遺伝的な背景，生活習慣/環境といった要因もまたリスクを左右する．先行する放射線治療がいかに二次がんの治療方針に影響を与えうるかということも，この症例は描き出している．

本章では二次がんについて主としてHD患者に関するもののほか，多くの臨床研究を引用しつつ，これらすべての問題について論じる．量が多くて本章で述べられないが重要である他の情報源には，若年患者に発症し治癒可能な他がん種（例えば，精巣がんや小児がん）の長期的追跡調査[*2]や，事故や第二次世界大戦での原爆投下で被爆した人々のデータがある．培養細胞と動物実験でのデータは，考慮する価値があり二次がんや変異誘発リスクについての情報源でもあるが，現時点で臨床と関連づけることは難しい．

---

*1　網膜芽細胞腫（retinoblastoma）の原因遺伝子でがん抑制遺伝子のひとつ．
*2　15章参照のこと．

ホジキン病の治療法の変遷

　HDは比較的珍しい造血器のがんであるが，米国では毎年7,500の症例があり，臨床腫瘍学領域においては非常に重要な領域である．Thomas Hodgkinが1832年に初めて記述[2]して以来，高エネルギー放射線治療が開発されるまで不治の病いであった．Vera Petersが1950年代にトロントで行った初期の研究により，HDが放射線感受性が高く，再発の予防のために隣接するリンパ節領域への治療が必要であることが最初に示され[3,4]，それに基づきHenry Kaplanがスタンフォード大学で多くの患者を治すことに成功した[5,6]．彼はこのリンパ腫の病期分類法を開発した後，1960年代には直線加速器と呼ばれる新しい放射線装置を用いて，後に世界中の放射線腫瘍学分野で重宝されることになった拡大照射野放射線治療（extended field radiotherapy）を開発した．

　過去数十年間で，リンパ管造影という診断方法およびリンパ節・肝臓・骨髄の生体組織検査（生検）と脾臓摘出による病期診断確定のための開腹術は，病理学的免疫表現型検査やフローサイトメトリーと同様，高精細コンピュータ断層撮影（CT），磁気共鳴イメージ（MRI）と陽電子放射断層撮影（PET）といった新しい検査に取って代わられた．それらの診断手段に加え，型どおりの身体所見，血清・血球・骨髄検査や臨床症状も，HDの患者の診断と予後群で分類するために用いられている．HDではⅠ期〜Ⅳ期のAnn Arbor病期分類がまだ用いられているが，そこには放射線治療の治療領域と対応しているリンパ節領域が組み入れられている．AまたはB症状とは，原病であるリンパ腫による発熱・発汗・体重減少を伴わない/伴うということを表している．

　早期のHD治療には拡大照射野放射線治療のみを用いるという原則は，1960〜1990年代初期の標準治療であった．HDには十分広いリンパ節領域への治療が必要であると認識されていたのである．HDは初期なら放射線治療により治癒が得られる悪性腫瘍のひとつとして（子宮頸がんも同様であり，これは1920年代〜現代に至るまでの小線源治療あるいはシード移植治療の開発を数十年前に強調していた），臨床腫瘍学における多くの領域はがん治療成功による晩期毒性の理解を通して発展してきたのである．より多くの患者が治癒する

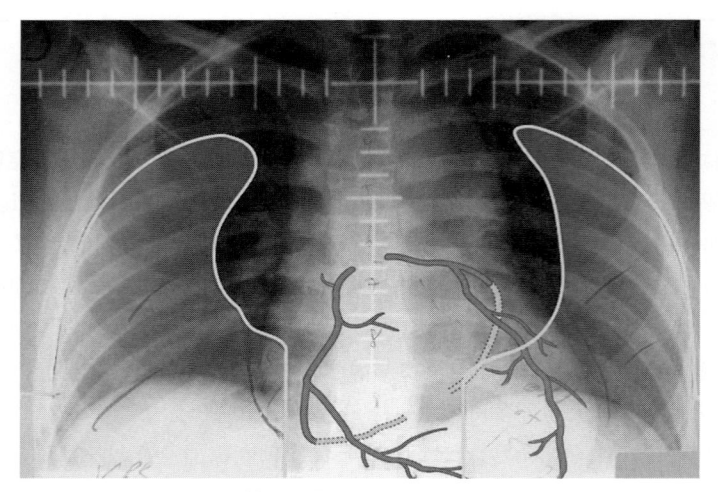

図16-1 マントル照射時の典型的遮蔽法

ことにより，外照射による放射線治療の長期的影響が何十年もの追跡調査によって評価され，様々な正常臓器と正常組織の耐容が評価されるようになった．HD の拡大照射野放射線治療〔全リンパ節照射または亜全リンパ節照射（subtotal nodal irradiation；STNI）〕は，放射線の線量分割の効果と臓器と正常組織の耐容がよりよく理解されるようになった結果，数十年にわたって発展し改善されてきた．

症例に挙げたように，STNI はリンパ節組織の大きな体積に 30～45 Gy の放射線を当てることを目的にしている．頸部と縦隔にリンパ節腫大のあるこの典型的な症例では，平日毎日行う横隔膜上領域への治療は一般に 4～5 週間行われる．いわゆるマントル照射野と呼ばれる治療の場合，頸部・縦隔・腋窩リンパ節領域が，前後対向照射にて切れ目なく治療されることになる．心臓，肺と脊髄への急性・亜急性の毒性を軽減させる線量分布を最適化させる遮断様式が開発された．図16-1 はマントル照射野の典型的な遮蔽様式を表しており，心肺組織のどの部分が治療で放射線に曝されるのかを強調するため，そこに冠状動脈を重ねた．血球が回復するために 1 か月待った後に，横隔膜下領域を治療することになるが，そこでは脾臓が病期診断の一環で摘出されていなければ，脾臓を含めて傍大動脈リンパ節への放射線照射が行われる．

当時は照射線量に関して激論が交わされていたが，一般に肉眼で見えないが腫瘍があると思われる領域へは30 Gyのみ，明らかに腫瘍が認められる領域には36〜44 Gy，さらに腫瘍塊が大きくなるとそれ以上の照射量で治療が行われた[7, 8]．腫瘍の縮小に合わせて，正常組織の耐容を考慮に入れつつ腫瘍塊が大きい部分へ追加照射を行うため，定期的に放射線治療計画が繰り返された．リンパ腫で頸部，胸部，あるいは縦隔リンパ節に腫瘍が認められる典型的な症例にこのSTNIを用いることで，早期のHDでは70〜80％の高い治癒率が得られた．腹部領域への放射線治療を追加することで無病生存期間として5〜10％しか治癒率が向上しないため，この症例ではマントル照射野のみ治療するべきであると主張した研究者もいた[9]．診断時に腹部あるいは骨盤リンパ節に腫瘍がみられた場合，全リンパ節照射として骨盤あるいは鼠径リンパ節が照射野に含まれていた．骨盤へ追加する放射線治療で毒性が増し，不妊やその他の性腺障害が起こった．

　HDにおいて耐容限界線量での拡大照射野放射線治療が成功したことで，何千人もの患者が再発なしに数十年にわたって観察されている．小児HDの治療では，放射線による筋肉・骨格の成長への悪影響を軽減し，放射線治療の後遺症としての脊柱側弯症，低身長その他の骨の変形などをなくすため，1980年代半ばには化学療法の使用および低線量の放射線照射を取り入れるようになった．この動きは予測できるものであった．というのも，スタンフォードの研究グループが最初に拡大照射野の放射線治療によるその他の主たる晩期毒性，とりわけ二次がんと心臓の合併症を認めたとき，成人HD患者の治療戦略の変更が必要であることが認識されたからである．早期HDの根治を目指した放射線治療後に追跡調査を行ったところ，15年後には原病以外の原因による全死亡率がHDそのものによる死亡率を超え始める[10-13]．さらに，条件を合わせて選んだ対照群との比較で，HDの長期サバイバーは生存率が有意に低かった[10, 11]．特に，HDの疾患特異的生存率は81％，そこから予想される生存率が79％であるのに対し，実際に観察された長期生存は29％であった．死亡の原因を保健統計を用いて分析してみると，治療後の15年以内はHDによる死亡が多いことが示された．しかし治療後15年以上追跡調査を受けた患者では併発疾病がHD自体よりも大きな死因となった．治療後35年目では64％対19％であっ

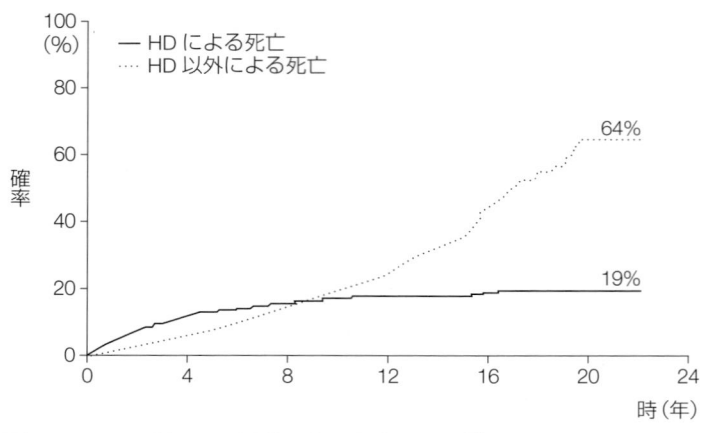

図 16-2　HD 対，HD 以外による死亡リスク[10]

た（図 16-2）．

　これら他の死因のうち，最も多いものに造血器悪性腫瘍と固形腫瘍の両方がある二次がんがあり，それは化学療法と放射線治療に関係すると考えられている．さらに 794 人の患者を対象としたボストン研究では，HD サバイバーでの二次がんの有病率が例証された．中央値 11 年の追跡調査中に生じた 124 例の死亡のうち 56 例が HD によるもので，36 例が二次がん，15 例が心臓病，8 例が他の原因によるものであった[12]．この研究における競合要因による死亡の保健統計上のリスクをグラフ化したものが図 16-3 である．HD による死亡は主として最初の 5〜10 年の間に起こったのに対し，10 年後の死因は主として一定の率で長期間にわたり発生し続ける二次がんによるものであった．死亡率の推定超過リスクは最初の 20 年間で 1 年におよそ 1% であり，これは他の観察とも一致している[14]．固形腫瘍の相対危険度がそれ以降の追跡調査でも増加し続けたことはとりわけ問題である[15,16]．

　1960〜1980 年代に HD の放射線治療が洗練されてきたのと時を同じくして，リンパ腫の併用化学療法もまた開発されて臨床試験が行われた．医師の Vincent DeVita と Emil Frei は 1960 年代半ばに再発 HD や進行 HD への効果的な治療法として MOPP〔マスターゲン（mustargen），オンコビン（oncovin），プロカルバジン（procarbazine），プレドニゾン（prednisone）〕を開発した[17-19]．

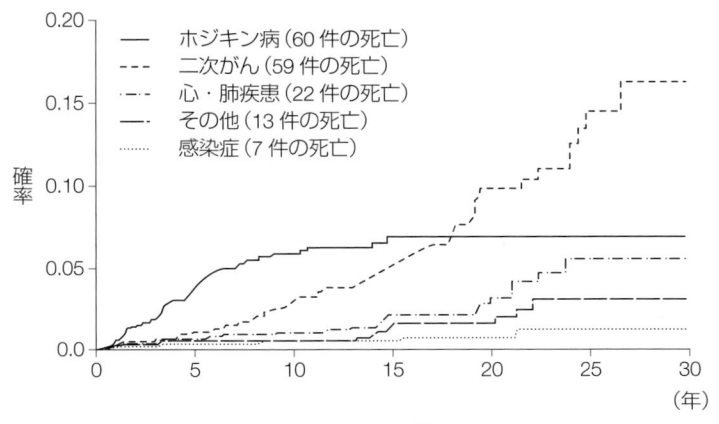

図16-3 種々の原因による死亡リスク[12]

MOPPとMOPP類似のレジメンでは骨髄異形成および急性骨髄性白血病の主たる原因であることが判明している．一方，間接的ないくつかのエビデンスでは放射線照射量が多いことが固形腫瘍発症における最も重要な要因であることが示唆され続けている．例えば，標準量の放射線治療に化学療法を加えても，放射線治療のみを受けた患者と比較して固形腫瘍の増加が生じなかったことが2つの研究で示された[10, 11, 20]．HDに関する国際データベースからのデータによると，放射線のみの治療あるいは放射線治療後に化学療法を逐次用いる治療では二次がんリスクが最も高くなったが，化学療法のみあるいは化学療法に局所的な放射線治療を加えた治療では固形腫瘍の有意なリスク増加とは関連しないことが示された[21]．アルキル化薬に誘発される骨髄の晩期毒性のために，HDに向けて他の併用化学療法の改変が進められてきた．1970年代にイタリアでGianni Bonadonaによって開発されたABVD〔アドリアマイシン（adriamycin），ブレオマイシン（bleomycin），ビンブラスチン（vinblastine），ダカルバジン（dacarbazine）〕療法は現在米国において標準治療と考えられている[22]．骨髄異形成と急性骨髄性白血病のごくわずかなリスクは別として，性腺機能障害における突出した合併症と関連しているMOPPレジメンよりもこの組み合わせでは妊孕性に与える影響が有意に少ない．

現代におけるホジキン病の治療

　臨床的なリスク因子を用いて，現在ではさらに層別化されたリスク群にHD患者は分類される．予後不良因子には進んだ病期，高齢，大きな腫瘍塊，節外病変，赤沈の亢進，B症状の存在がある[23-25]．現在，治療アルゴリズムは次の分類に基づいている．予後良好群はステージⅠ～ⅡAで予後不良因子がない状態，進行群はステージⅢB～ⅣB，中期群は何らかの予後不良因子が認められるものである．とはいえ現代の治療では，治癒率は予後良好群において90～99％，中期群では85～95％，進行群でも70～85％である．PET検査での評価で，リンパ腫がどのくらい早く化学療法に反応するかというスピードも予後因子となる[26]．化学療法に対する反応が早い場合，条件によっては放射線治療を省けるかどうかを試すといったように治療を個人に合わせて調整することが可能になるかどうかを臨床試験で確認中である．

　しかし原則として，現在の患者は初回治療で良好な腫瘍縮小を得るためにまず行われるアドリアマイシンを中心とした化学療法を重視する集学的治療を受けている．放射線治療はもはやメインとなる治療法ではなく，むしろ残存する目には見えないレベルの腫瘍を排除するため，また化学療法単独の治療戦略よりも治療回数を少なくするために化学療法の補助として用いられている．このように，拡大照射野への耐容線量ぎりぎりの放射線治療はもはや滅多に行われていない．現在の標準治療における放射線治療はかつてよりも低線量で，かつ腫瘍が存在している部分，すなわち，もし化学療法のみが用いられるならそこに再発するかも知れない部位に行われる治療である．**図16-4**は，早期HDの治療で，大きな体積への耐容線量ぎりぎりの放射線治療単独から，化学療法に加え低線量のIFRTを施す治療の変化を表したものである．

　このように，二次がんや心疾患の高いリスクと関連する放射線治療技術はもはや使用されていないことは強調されるべきである．リンパ節とその周囲の正常臓器を含む大きな体積が30～45Gyの放射線に晒される代わりに，放射線治療の役割は下がり，メインとなる化学療法の補助になった．そこでは化学療法に反応した腫瘍がもとあった部位に，放射線治療を低線量かつ照射体積を減

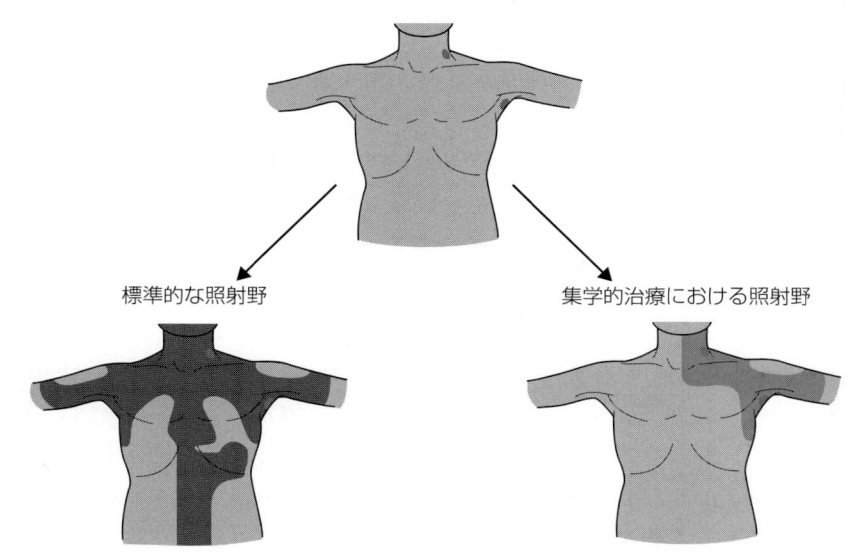

図16-4 ステージⅡaのHDに対するリンパ節照射 VS 低線量局所的放射線治療の図式

らして用いる．古い治療手技のリスクを現在の治療基準に外挿することはできない．低線量IFRTを用いた集学的治療へと変わったことで，かつての二次がんリスクの推定法は用いることができなくなった．同様に，当初小児に適用されていたこの戦略は筋骨格形成不全のような発達上の晩期毒性の問題をなくすことに成功してきた．治療法が洗練されるにつれHDの治癒率が向上したため，これらの変化によって二次がんや心臓の後遺症も著明に減少するのではないかという希望がある．しかしそのリスクを明確にするための十分な追跡調査は行われていない．最近の理論的な解析では，マントル照射野への35GyからIFRTへの20Gyへ照射体積と放射線量を減らしたことにより，二次がんとしての乳がんおよび肺がんの発生率はそれぞれ77％，57％減少した可能性があることが示唆されている[27]．

早期の成人HDでも，いくつもの臨床試験の交錯する結果を通して，低線量IFRTを用いた集学的治療へ移行することになった．SWOG（Southwest Oncology Group）9133試験における臨床試験では，耐容線量ぎりぎりの線量を用

いたSTNIへアドリアマイシンとビンブラスチンによる化学療法を3コース追加することにより，3年無病生存率が81〜94％まで向上したことを示し，さらに病期決定のための開腹術は不必要であることを示唆した[28]．STNIに加えてABVDで治療する群と40Gy（耐容線量ぎりぎり）のIFRTに加えてABVDで治療する群を比較したイタリアでの試験の追跡調査によると，12年時点での生存率はほぼ95％で同様であった．重要なことは，中央値9年の追跡調査を行ったIFRT群では二次がんがみられなかったことであり，これは二次がんリスクを減らすためには放射線治療の照射体積を縮小する必要があることを示唆している[29]．欧州がん研究治療機関（European Organization for Research and Treatment of Cancer；EORTC）による試験（EORTC H7F試験）は，耐容線量に近い線量でのIFRTにEBVP療法〔エピルビシン（epirubicin），ブレオマイシン（bleomycin），ビンブラスチン（vinblastine），プレドニゾン（prednisone）〕を加えた群がSTNIに比べて10年無病生存率において優れていたと示した（88％対78％）が，生存率は92％で同等であり，放射線治療後のみでは救援化学療法が奏功する再発が生じることを示した[30]．

独ホジキンリンパ腫研究グループ（German Hodgkin's Lymphoma Study Group；GHSG）で1984年と1992年に続けて行った2つの臨床試験がある．ともに1つ以上の予後不良因子を有し外科手術で病期診断が行われ，4コースの化学療法の後，放射線治療を受けた患者を対象にしている．はじめの試験では，患者は病変（大きい腫瘍塊の病変をもつ患者は除外されている）部位に20Gy，30Gy，40Gyのいずれかの照射を受け，2番目の試験では，同様の背景をもつ患者で病変部位（同じく大きい腫瘍塊の病変は除外されている）に30Gyの照射を受けた．比較的低線量の照射を受けた患者では再発において有意な差はなかった[31]．その後さらに行われた2つのランダム化試験でも，成人の早期HDでは化学療法後のIFRTが有効な治療となりうることが示されている．予後良好群を対象としたGHSG HD10試験は，ABVD 2コースもしくは4コースのランダム化比較の後，さらにIFRTを20Gyあるいは30Gyでランダム化比較を行う設定で行われた臨床試験である．4回目の中間解析の時点で，4群すべてで無病生存率，全生存率が同等であった[32]．EORTC H9F試験では，EBVP 6コースのみか，または同じ化学療法後に20Gyあるいは36Gyの

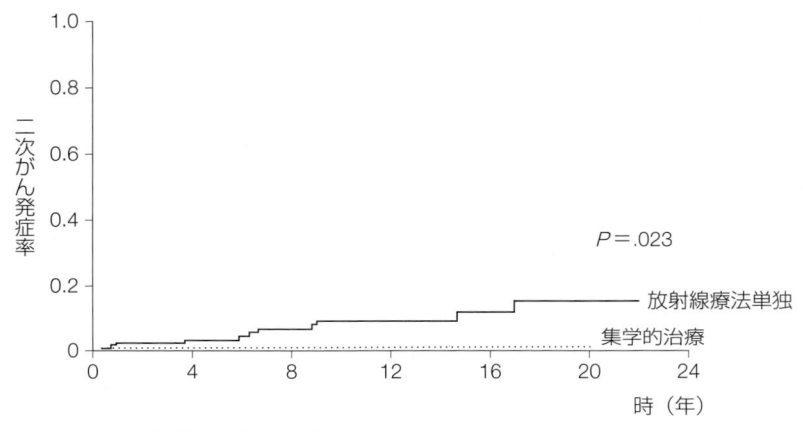

図 16-5　二次がんの経年的発症率

IFRT を受けた．4 年全生存率は 98％ で両群同じであった[33]．無病生存率は化学療法単独群では集学的治療群のいずれと比べても劣っていることが示された（70％ 対 84％ 対 87％）．これらの試験や本章の紙幅を超えるその他の試験の結果も，すべて早期の HD 患者では IFRT と化学療法の併用は放射線治療のみ，あるいは化学療法のみの場合と比較して無病生存率が優れていることを共通して示している．

共同試験グループは，結果の長期追跡が行い難いと不評であるが，特に二次がんといった晩期毒性を調べるのに非常に困難を伴う．デューク大学での単施設の有名な後ろ向き研究から，IFRT と同様に STNI においても放射線照射を低線量で行う傾向が生じている．Koontz と共著者らは 1990 年代半ばに起きた治療標準の変化を反映するよう，予後良好群の HD 患者で STNI の治療を受けた 111 人と，同様の HD 患者で低線量（22.5 Gy）の IFRT を用いた集学的治療法で治療を受けた 70 人をそれぞれ異なる時点で比較した[34]．統計的に有意であったわけではないが，集学的治療を受けた患者は 20 年の追跡調査でも生存率が優れていた（83％ 対 70％）．二次がん発生率の差は衝撃的であった．放射線療法のみの群は 20 年後の保険数理的二次がんリスクが 16％ であり，他の観察結果と一致していた．集学的治療群では，中央値 8.1 年間の追跡で 1 例の二次がんも観察されなかった（図 16-5）．確定的ではないが，これらのデータか

ら照射体積と線量を縮小させることにより放射線療法に伴う二次がんが減少する可能性が伺える.

　放射線の線量と二次がんとしての固形腫瘍の発生率について詳細に分析した研究はこれ以外ではほんのわずかしかない. Salloumと共著者らは, 化学療法と低線量の放射線治療を受けた場合と, 標準的な線量で拡大照射を受けた場合とで, 後の固形腫瘍の発生率を比較した[35]. 集学的治療は進行期の患者で, 標準的線量の照射は早期の患者で検討された. 解析の対象は, 引き続く治療の影響という交絡因子を避けるため再発していない患者に限定された. 進行した状態の患者はHDが原因で死亡するため, 二次がんとしての固形腫瘍のリスクが生じるほど長期間生存しない可能性が高いためでもある. 同様に, 固形腫瘍の発症には潜伏期間があるため, 上記の研究では9年以上追跡調査を受けられる患者に限定されもした. 固形腫瘍の相対危険度は集学的治療群（低線量の放射線治療群）では有意に増加せず, ほとんどすべての症例で縦隔への放射線を受けたにもかかわらず, 乳がんや肺がんの症例は観察されなかった. 対照的に, 標準的線量での放射線治療群では固形腫瘍の相対危険度は3.3倍であり, 肺がんの相対危険度は10.7倍であった. 重要なポイントは, 固形腫瘍の相対危険度は放射線治療群の10年以上の追跡調査を経て初めて有意に増加したということである.

　1960～1995年の間にスタンフォード大学医療センターで治療された小児に関する研究では, 固形腫瘍は, 放射線照射領域および照射量と高い相関があり, 48件中43件の腫瘍が治療領域内もしくは境界部から発生し, その中の93%の腫瘍は少なくとも35Gyの照射を受けた領域に生じていた[36]. 先述のSalloum研究とも一致するが, 40Gy未満の治療を受けた患者には乳がん症例がなかった. 対照的に, 乳がんの相対危険度はより高線量の照射を受けた患者で著明に増加しており[37], これは晩期毒性研究グループ（Late Effects Study Group）の知見と一致した[38,39].

ホジキン病の放射線療法後の乳がんリスク

　発症時に放射線治療を受ける若い HD 女性患者は，二次性乳がんリスクが特に高くなる．スタンフォードの研究グループは放射線治療後に平均 10 年間の追跡調査を受けた 885 人の女性患者のコホートで 25 件の浸潤性乳がん症例と 1 件の多発する非浸潤性乳管がん症例を見いだし，この問題について初めて報告した[37]．一般人と比較した相対危険度は 4.4 倍であったが，強調すべきこととして，二次性乳がん発症リスクを顕著に左右するものは治療時の年齢であった．15 歳未満での放射線治療は，将来における乳がん発症の相対的危険度が 136 倍であった．しかし 30 歳を超えて治療を受けた場合には相対的危険度は 0.7 倍であった．二次性の乳がんリスクはまた追跡期間の長さによっても増加する．スタンフォード研究グループが MOPP 化学療法で放射線治療に伴う二次性乳がんリスクが増加することを見出した一方，他の研究グループは逆に化学療法の乳がん予防効果を観察した[40]．

　放射線量は二次性乳がんの発症においてもやはり重要な因子であることが見出された．Van Leeuwen と共著者らは，処方線量が 38.5Gy を超える場合に観察される相対危険度が 4.5 倍になることから，照射される放射線量が乳がんリスクの直接要因となることを示した[40]．抗がん薬治療によって 36 歳未満で閉経に至ることは乳がんの予防効果が強くて，相対危険度が 0.06 倍となることから，化学療法は間接的なホルモン効果によって乳がんの発症を阻止すると推測された．30 歳未満で HD と診断された女性を対象にした 6 つの国際的データベースを用いた症例対照研究から，乳がん発症リスクが増加したことが示された[41]．この研究は米国国立がん研究所（NCI）で行われたが，患者の診断時年齢は中央値 22 歳であり，ほぼ 20％ が 18 歳未満であった．調査されたのは放射線治療・アルキル化薬を含む化学療法，集学的治療後の乳がん発症であった．放射線治療のみを受けた患者では，乳がん発症の相対リスクは 3.2 倍であった．アルキル化薬を含む抗がん薬治療のみの場合の相対リスクは 0.6 倍，集学的治療での相対リスクは 1.4 倍であった．化学治療または卵巣への放射線照射のために閉経した患者ではやはりリスク減少がみられ，アルキル化薬はエ

ストロゲンの曝露を減らすことで予防効果をもつことが示唆された．

NCI の行った 2 番目の研究では，同じく女性を対象にして放射線治療後の乳がん発症の累積リスクが調べられた．この研究では患者は放射線治療を受けない群，低線量での治療群，高線量での治療群に分けられ，それぞれの群でアルキル化薬の使用の有無が調べられた[42]．このデータから，より若年で高線量での治療を受けると乳がん発症リスクが増加することが示された．このリスクは，放射線治療とアルキル化薬が併用されると減少した．このデータはまた，乳がん発症の累積リスクは，追跡調査の 30 年時点においてさえ増え続けていたことを示した（表 16-1）．

HD 女性患者の治療開始時の年齢はその後のリスクを左右する重要な因子である．若年での放射線曝露が二次がんリスクを増加させることはデータが明らかに示している．この知見は若年では乳房組織がより感受性が高く，また発がんリスクとともに長い年月を生きることによって生じるのであろう．13 の国際腫瘍データベースによる大規模疫学的研究で，この現象について Hodgson が報告した[43]．例えば，30 歳で HD 診断を受けた患者が生存して 40 歳以上になった場合，その人の乳がん相対危険度は一般人口の 6.1 倍である．これに対

表 16-1 放射線照射量に関連する乳がん発症の累積絶対リスク[42]

HL に対する治療		累積絶対リスク，% (95 CI)					
		HL 診断時 15 歳			HL 診断時 20 歳		
mRT	AA	10-yF	20-yF	30-yF	10-yF	20-yF	30-yF
なし	あり	0 (0〜0)	0.1 (0.0〜0.4)	0.8 (0.3〜2.7)	0 (0〜0.1)	0.4 (0.1〜0.3)	1.6 (0.5〜5.3)
20-<40 Gy	あり	0 (0〜0)	0.7 (0.4〜1.0)	4.1 (2.6〜5.9)	0.2 (0.1〜0.2)	1.9 (1.2〜2.8)	7.9 (5.0〜11.4)
≥40 Gy	あり	0 (0〜0)	0.8 (0.5〜1.2)	5.0 (3.0〜7.5)	0.2 (0.1〜0.3)	2.3 (1.4〜3.5)	9.5 (5.8〜11.3)
なし	なし	0 (0〜0)	0.3 (0.1〜0.8)	1.7 (0.6〜5.3)	0.1 (0〜0.2)	0.8 (0.3〜2.5)	3.4 (1.3〜10.1)
20-<40 Gy	なし	0 (0〜0.1)	1.4 (0.9〜2.1)	8.5 (5.5〜12.7)	0.3 (0.2〜0.5)	4.0 (2.6〜6.1)	16.0 (10.5〜23.3)
≥40 Gy	なし	0 (0〜0.1)	1.7 (1.1〜2.6)	10.3 (6.8〜15.2)	0.4 (0.3〜0.6)	4.9 (3.2〜7.4)	19.1 (13.0〜27.4)

HL：ホジキンリンパ腫（Hodgkin lymphoma）

し，20歳でHDを発症した患者の10年後の乳がん相対危険度は29倍である．このリスクから，このような患者は乳がん検診を一般に推奨される年齢よりも10年前から受けるべきであるということがわかる．

　時間とともに絶対リスクは増加するし，原子爆弾の生存者データによれば，放射線被爆するとその生涯にわたってリスクが増加し続ける可能性がある．原子爆弾データもまた被曝量とリスクの関係を例証するものである[44]．この関係はほぼ線形である．明らかな最小照射量は確立しておらず，低線量でのわずかな曝露でさえ，少ないながらも何らかのリスクはあるということが一般に信じられている．したがって，低線量のIFRTが導入された後の実績は比較的乏しい（成人HDでは約10年，小児HDでは15～20年）が，二次性乳がんの相対危険度が多少は増加しうることが予想される．リスクの大きさは将来臨床研究で測定される必要があるが，臨床的なリスクが小さくあってほしい．

　内分泌系・遺伝子・環境の影響によっても二次性乳がんのリスクが変化するように思われる．この考えを支持する調査結果は，放射線治療・化学療法・集学的治療の後に乳がん発症を調べたNCI研究から得られている．アルキル化薬または卵巣への放射線照射を受けた女性患者は乳がん発症リスクが減少して

表 16-1　（つづき）

HLに対する治療		累積絶対リスク，%（95 CI）					
		HL 診断時 25 歳			HL 診断時 30 歳		
mRT	AA	10-yF	20-yF	30-yF	10-yF	20-yF	30-yF
なし	あり	0.1 (0.1～0.4)	0.9 (0.3～2.9)	2.6 (0.9～8.5)	0.4 (0.2～1.0)	1.8 (0.7～5.5)	4.0 (1.4～12.4)
20-<40 Gy	あり	0.6 (0.4～0.8)	4.4 (2.8～6.4)	12.5 (8.0～17.8)	1.5 (1.0～2.1)	8.2 (5.2～11.8)	18.1 (11.8～25.3)
≥40 Gy	あり	0.7 (0.4～1.0)	5.3 (3.2～8.1)	15.0 (9.3～22.1)	1.8 (1.1～2.6)	9.9 (6.1～14.8)	21.6 (13.6～30.9)
なし	なし	0.3 (0.1～0.7)	1.9 (0.7～5.7)	5.5 (2.1～15.9)	0.7 (0.3～1.9)	3.6 (1.4～10.5)	8.2 (3.2～22.7)
20-<40 Gy	なし	1.1 (0.7～1.7)	9.1 (5.9～13.7)	24.6 (16.6～34.8)	3.0 (1.9～4.5)	16.8 (10.9～24.2)	34.1 (23.6～46.5)
≥40 Gy	なし	1.4 (0.9～2.1)	11.1 (7.4～16.3)	29.0 (20.2～40.1)	3.6 (2.4～5.4)	19.8 (13.5～28.5)	39.6 (28.4～52.6)

おり，治療後でエストロゲンに曝露される期間が乳がん発症に影響するという考えが支持された．これはがんの既往のない女性においても知られている相関である．遺伝子もリスクに寄与しうる．特に網膜芽細胞腫で Rb 遺伝子異常をもつ患者，または Li Fraumeni 症候群の患者で関係が認められる．小児患者では，ある特定の原発がん，とりわけ HD と肉腫においては，遺伝的な理由で二次がんの頻度が増加するようである．そのため，$BRCA1$ や $BRCA2$ のような DNA 修復遺伝子の変異があることは HD 患者のリスクを潜在的に増加しうる．ごく予備的なある研究で，ミスマッチ修復遺伝子である $MLH1$ の遺伝子多型が HD 後の二次的乳がんと相関していることが見出された[45]．その他のリスク因子には喫煙，飲酒，食生活がある．実際，若い HD 患者が放射線治療中に喫煙した場合，二次がんリスクはきわめて高くなる．

放射線治療の適応への影響

　HD サバイバーからのデータが集積されるにつれ，この悪性腫瘍の治療で用いる放射線治療は大きく変化してきた．以前はほぼすべての患者に対して広い照射野の治療を行い，身体の多くの部分が放射線に曝されることになる STNI がよく用いられた．現在は新しい併用化学療法が中心となり，放射線療法のみで治療する患者は非常に限られている．標準治療としては集学的治療へ移行してきており，放射線はより小さい体積（例えば，より狭い照射範囲）かつより低い総照射線量で行われるようになった．二次がんリスクのデータは現在の治療法に適用できないが，過去の放射線技術で治療を受けた患者は二次がんのような晩期毒性に関してしっかりと監視を受ける必要がある．これらの原則は他の領域での放射線治療においても適用されてきている．放射線治療における新技術の多くは，周囲の正常組織への線量を最小にしつつ腫瘍へは高線量を集中させることに焦点化したものである．

　これらの新しい技術には強度変調放射線療法，定位放射線照射，呼吸同期照射法と画像誘導放射線治療が含まれる．さらに，射出線量がゼロ[*2]の治療法

[*2] すなわち標的臓器で放射線が止まってくれるためそのぶん線量集中ができる．

として陽子線治療が広く使われるようになってきている．最後に，腫瘍細胞の放射線感受性を高めて低線量でも十分な効果を発揮させられる薬や，放射線治療の毒性を減少させる目的で正常組織を保護する薬についての研究が多く行われている．放射能治療後で二次がんが発症するまでタイムラグがあるため，放射線治療でこれらの改善された効果が十分に数量化できるようになるまでには確かに長い年月がかかるだろう．

実践的考察

HDは治癒可能性の高い病気であるため，現在米国にはこの疾患のサバイバーで，二次がんや他の晩期毒性のリスクがあり経過観察を受ける必要がある人々が約12万人いると推定される[46]．30歳未満の患者においては特に，二次がんリスクに関してのカウンセリングは治療前にしておくべきである．患者は喫煙を避けるよう，既に喫煙者であれば禁煙するよう助言されるべきである．さらに，これらの患者は生涯にわたって綿密な監視とがん検診を受けることが重要である．いくつかのがんに関するリスクが潜在的に増加しているため，より若い年齢からより頻繁に検診を受けることが適切であることもある[47]．また乳がんのMRI診断といったような，付加的な検診法も妥当かもしれない．治癒率が向上し続ける中，これらの配慮をしなければならないサバイバーの数はさらに増え続けている．最後に，二次がんを発症した患者は，以前行った治療のために治療法の選択肢が制限されたり，変更すべき場合が生じうる[48]．例えば本章の初めの症例でも示されたように，すでに胸部に放射線治療を受けた後で乳がんを発症した女性には，乳房温存術という選択肢はないのである．

■引用文献

1) Cahan W, Woodard H, Higinbotham N, Stewart F, Coley B. Sarcoma arising in irradiated bone：report of eleven cases. *Cancer*. 1948；1（1）：3-29.
2) Hodgkin T. On some morbid appearances of the absorbent glands and spleen. *Medico-Chirurgical Trans*. 1832；17：68.
3) Peters MV. A study of survivals in Hodgkin's disease treated radiologically. *Am J*

Roentgenol Radium Ther. 1950 ; 63 : 299-311.
 4) Peters MV. Prophylactic treatment of adjacent areas in Hodgkin's disease. *Cancer Res.* 1966 ; 26 (6) : 1232-1243.
 5) Kaplan HS. Long-term results of palliative and radical radiotherapy of Hodgkin's disease. *Cancer Res.* 1966 ; 26 (6) : 1250-1253.
 6) Kaplan HS, Rosenberg SA. The treatment of Hodgkin's disease. *Med Clin North Am.* 1966 ; 50 (6) : 1591-1610.
 7) Kaplan HS. Evidence for a tumoricidal dose level in the radiotherapy of Hodgkin's disease. *Cancer Res.* 1966 ; 26 (6) : 1221-1224.
 8) Vijayakumar S, Myrianthopoulos LC. An updated dose-response analysis in Hodgkin's disease. *Radiother Oncol.* 1992 ; 24 (1) : 1-13.
 9) Wirth A, Chao M, Corry J, et al. Mantle irradiation alone for clinical stage I-II Hodgkin's disease : long-term follow-up and analysis of prognostic factors in 261 patients. *J Clin Oncol.* 1999 ; 17 (1) : 230-240.
10) Hancock SL, Cox RS, Rosenberg SA. Correction : deaths after treatment of Hodgkin's disease. *Ann Intern Med.* 1991 ; 114 : 810.
11) Hancock SL, Hoppe RT, Horning SJ, Rosenberg SA. Intercurrent death after Hodgkin disease therapy in radiotherapy and adjuvant MOPP trials. *Ann Intern Med.* 1988 ; 109 (3) : 183-189.
12) Ng AK, Bernardo MP, Weller E, et al. Long-term survival and competing causes of death in patients with early-stage Hodgkin's disease treated at age 50 or younger. *J Clin Oncol.* 2002 ; 20 (8) : 2101-2108.
13) Ng AK, Bernardo MV, Weller E, et al. Second malignancy after Hodgkin disease treated with radiation therapy with or without chemotherapy : long-term risks and risk factors. *Blood.* 2002 ; 100 (6) : 1989-1996.
14) Tucker MA. Solid second cancers following Hodgkin's disease. *Hematol Oncol Clin North Am.* 1993 ; 7 (2) : 389-400.
15) Hoppe RT. Hodgkin's disease : complications of therapy and excess mortality. *Ann Oncol.* 1997 ; 8 (suppl 1) : 115-118.
16) Mauch PM, Kalish LA, Marcus KC, et al. Long-term survival in Hodgkin's disease. *Cancer J Sci Am.* 1995 ; 1 (1) : 33.
17) Devita VT Jr, Serpick AA, Carbone PP. Combination chemotherapy in the treatment of advanced Hodgkin's disease. *Ann Intern Med.* 1970 ; 73 (6) : 881-895.
18) DeVita VT Jr, Simon RM, Hubbard SM, et al. Curability of advanced Hodgkin's disease with chemotherapy. Long-term follow-up of MOPPtreated patients at the National Cancer Institute. *Ann Intern Med.* 1980 ; 92 (5) : 587-595.
19) Frei E III, DeVita VT, Moxley JH III, Carbone PP. Approaches to improving the chemotherapy of Hodgkin's disease. *Cancer Res.* 1966 ; 26 (6) : 1284-1289.
20) van Leeuwen FE, Klokman WJ, Hagenbeek A, et al. Second cancer risk following Hodgkin's disease : a 20-year follow-up study. *J Clin Oncol.* 1994 ; 12 (2) : 312-325.

21) Henry-Amar M. Second cancer after the treatment for Hodgkin's disease : a report from the International Database on Hodgkin's Disease. *Ann Oncol.* 1992 ; 3 (suppl 4) : 117-128.
22) Bonadonna G, Zucali R, Monfardini S, De Lena M, Uslenghi C. Combination chemotherapy of Hodgkin's disease with adriamycin, bleomycin, vinblastine, and imidazole carboxamide versus MOPP. *Cancer.* 1975 ; 36 (1) : 252-259.
23) Specht L. Prognostic factors in Hodgkin's disease. *Semin Radiat Oncol.* 1996 ; 6 (3) : 146-161.
24) Sutcliffe SB, Gospodarowicz MK, Bergsagel DE, et al. Prognostic groups for management of localized Hodgkin's disease. *J Clin Oncol.* 1985 ; 3 (3) : 393-401.
25) Hasenclever D, Diehl V. A prognostic score for advanced Hodgkin's disease. International Prognostic Factors Project on Advanced Hodgkin's Disease. *N Engl J Med.* 1998 ; 339 (21) : 1506-1514.
26) Gallamini A, Hutchings M, Rigacci L, et al. Early interim 2- [18F] fluoro-2-deoxy-D-glucose positron emission tomography is prognostically superior to international prognostic score in advanced-stage Hodgkin's lymphoma : a report from a joint Italian-Danish study. *J Clin Oncol.* 2007 ; 25 (24) : 3746-3752.
27) Hodgson DC, Koh ES, Tran TH, et al. Individualized estimates of second cancer risks after contemporary radiation therapy for Hodgkin lymphoma. *Cancer.* 2007 ; 110 (11) : 2576-2586.
28) Press OW, LeBlanc M, Lichter AS, et al. Phase III randomized intergroup trial of subtotal lymphoid irradiation versus doxorubicin, vinblastine, and subtotal lymphoid irradiation for stage IA to IIA Hodgkin's disease. *J Clin Oncol.* 2001 2001 ; 19 (22) : 4238-4244.
29) Bonadonna G, Bonfante V, Viviani S, Di Russo A, Villani F, Valagussa P. ABVD plus subtotal nodal versus involved-field radiotherapy in earlystage Hodgkin's disease : long-term results. *J Clin Oncol.* 2004 ; 22 (14) : 2835-2841.
30) Noordijk EM, Carde P, Dupouy N, et al. Combined-modality therapy for clinical stage I or II Hodgkin's lymphoma : long-term results of the European Organisation for Research and Treatment of Cancer H7 randomized controlled trials. *J Clin Oncol.* 2006 ; 24 (19) : 3128-3135.
31) Loeffler M, Diehl V, Pfreundschuh M, et al. Dose-response relationship of complementary radiotherapy following four cycles of combination chemotherapy in intermediate-stage Hodgkin's disease. *J Clin Oncol.* 1997 ; 15 (6) : 2275-2287.
32) Fuchs M, Diehl V, Re D. Current strategies and new approaches in the treatment of Hodgkin's lymphoma. *Pathobiology.* 2006 ; 73 (3) : 126-140.
33) Noordijk E, Thomas J, Ferme C, van 't Veer M. First results of the EORTCGELA H9 randomized trials : H9-F trial (comparing 3 radiation dose levels) and H9-U trial (comparing 3 chemotherapy schemes) in patients with favorable or unfavorable early stage Hodgkin's lymphoma (HL). *J Clin Oncol.* 2005 ; 23 : 6505a.

34) Koontz BF, Kirkpatrick JP, Clough RW, et al. Combined-modality therapy versus radiotherapy alone for treatment of early-stage Hodgkin's disease : cure balanced against complications. *J Clin Oncol.* 2006 ; 24 (4) : 605-611.
35) Salloum E, Doria R, Schubert W, et al. Second solid tumors in patients with Hodgkin's disease cured after radiation or chemotherapy plus adjuvant low-dose radiation. *J Clin Oncol.* 1996 ; 14 (9) : 2435-2443.
36) Wolden SL, Lamborn KR, Cleary SF, Tate DJ, Donaldson SS. Second cancers following pediatric Hodgkin's disease. *J Clin Oncol.* 1998 ; 16 (2) : 536-544.
37) Hancock SL, Tucker MA, Hoppe RT. Breast cancer after treatment of Hodgkin's disease. *J Natl Cancer Inst.* 1993 ; 85 (1) : 25-31.
38) Bhatia S, Robison LL, Oberlin O, et al. Breast cancer and other second neoplasms after childhood Hodgkin's disease. *N Engl J Med.* 1996 ; 334 (12) : 745-751.
39) Bhatia S, Yasui Y, Robison LL, et al. High risk of subsequent neoplasms continues with extended follow-up of childhood Hodgkin's disease : report from the Late Effects Study Group. *J Clin Oncol.* 2003 ; 21 (23) : 4386-4394.
40) van Leeuwen FE, Klokman WJ, Stovall M, et al. Roles of radiation dose, chemotherapy, and hormonal factors in breast cancer following Hodgkin's disease. *J Natl Cancer Inst.* 2003 ; 95 (13) : 971-980.
41) Travis LB, Hill DA, Dores GM, et al. Breast cancer following radiotherapy and chemotherapy among young women with Hodgkin disease. *JAMA.* 2003 ; 290 (4) : 465-475.
42) Travis LB, Hill D, Dores GM, et al. Cumulative absolute breast cancer risk for young women treated for Hodgkin lymphoma. *J Natl Cancer Inst.* 2005 ; 97 (19) : 1428-1437.
43) Hodgson DC, Gilbert ES, Dores GM, et al. Long-term solid cancer risk among 5-year survivors of Hodgkin's lymphoma. *J Clin Oncol.* 2007 ; 25 (12) : 1489-1497.
44) Pierce DA, Preston DL. Radiation-related cancer risks at low doses among atomic bomb survivors. *Radiat Res.* 2000 ; 154 (2) : 178-186.
45) Worrillow LJ, Smith AG, Scott K, et al. Polymorphic MLH1 and risk of cancer after methylating chemotherapy for Hodgkin lymphoma. *J Med Genet.* 2008 ; 45 (3) : 142-146.
46) Travis LB. Evaluation of the risk of therapy-associated complications in survivors of Hodgkin lymphoma. *Hematology Am Soc Hematol Educ Program.* 2007 ; 2007 : 192-196.
47) Cutuli B, Borel C, Dhermain F, et al. Breast cancer occurred after treatment for Hodgkin's disease : analysis of 133 cases. *Radiother Oncol.* 2001 ; 59 (3) : 247-255.
48) Wolden SL, Hancock SL, Carlson RW, Goffinet DR, Jeffrey SS, Hoppe RT. Management of breast cancer after Hodgkin's disease. *J Clin Oncol.* 2000 ; 18 (4) : 765-772.

17 化学療法に関連する悪性腫瘍：白血病，非ホジキンリンパ腫と固形腫瘍

Therapy-Related Cancers After Chemotherapy：Leukemia, Non-Hodgkin Lymphoma, and Solid Tumors

Peter W. Marks, MD, PhD

要旨

　がん治療で細胞傷害性化学療法[*1]が行われた後に生じる別のがんは，治療関連悪性腫瘍（二次がん）に分類される．最も研究されている二次がんは白血病・非ホジキンリンパ腫・固形腫瘍である．アルキル化薬とトポイソメラーゼⅡ阻害薬はこれらの二次がんに最も関連の深い化学療法である．化学療法に加えて放射線療法を受ける患者は，化学療法のみを受ける場合よりも二次がんリスクが高まるようである．急性白血病の相対危険度は一般に化学療法直後5年間で最大となるのに対し，固形腫瘍の相対危険度は時間の経過とともに増え続ける．より若年で治療を受けた人では時間が経つにつれて相対危険度が最大となる．総じて，最近の標準治療を受けた患者での化学療法関連悪性腫瘍のリスクは，元のがんで亡くなるリスクに比べてあまり大きくはない．二次がんのリスクを最小化するような併用化学療法とスケジュール管理に焦点を当てた臨床研究が現在進行中である．

[*1] 近年，腫瘍細胞の特定の分子を標的とした抗がん薬（分子標的薬）が登場し，種類も増えてきたため，広く化学療法薬（抗がん薬）のうち旧来の細胞毒性の強い薬物を"細胞傷害性抗がん薬"と分類するようになった．

◆ 症例 17-1

　右乳房腫瘍を主訴に 50 歳女性が受診し，エストロゲンとプロゲステロン受容体はそれぞれ陰性で HER2 蛋白が陽性，腋窩リンパ節転移のない径 2 cm の浸潤性乳管がんと診断された．彼女は乳腺腫瘍摘出と術後放射線治療を受け，術後化学療法も受けた．化学療法はドキソルビシンとシクロホスファミドで増殖因子[*2]を用いつつ 2 週ごとに 4 コース，その後 1 年間トラスツズマブが投与された．化学療法を完遂して約 1 年後，定期検査として行われた全血球数検査のうち，白血球数が 65,000/μL で 85％の芽球を伴うことが判明した．さらなる検査で，染色体の 11q23 座の multi-lineage leukemia gene（MLL 遺伝子）を含む細胞遺伝子再構成を伴う M5 急性骨髄性白血病に罹患していることが判明した．トポイソメラーゼⅡ活性をもつ薬剤（ドキソルビシン）による治療との時間的・細胞遺伝学的な関連が矛盾しないため，彼女は治療関連白血病と診断された．治療は，白血病に対する寛解導入化学療法としてイダルビシンとシタラビンを用いたのち，同胞ドナーで造血幹細胞移植が行われた．

序論

　治療関連悪性腫瘍（二次がん）とは，別の疾患に対する化学療法，放射線治療の後に生じる悪性腫瘍である（表 17-1）．これらの疾患が（広義の）「二次がん」と呼ばれることもあるが，先行する治療に関連する悪性腫瘍（例えば，治療関連の急性骨髄性白血病）と，先行する病気の自然経過としての悪性腫瘍（例えば，既存の骨髄異形成症候群に引き続いて生じる急性骨髄白血病）とを区別するために，治療関連悪性腫瘍（狭義の二次がん）と呼ばれることもある[1]．化学療法の後では多種多様な二次がんや骨髄異形成症候群が観察されることがあるが，最もよく報告されているのは白血病と固形腫瘍である．

　二次がんと最も関連がある化学療法薬はアルキル化薬とトポイソメラーゼⅡ阻害薬である．これらの薬剤による治療関連の急性骨髄白血病の発症はよく報

---

*2　ここでは顆粒球コロニー刺激因子（G-CSF），顆粒球マクロファージコロニー刺激因子（GM-CSF）などを指す．貪食能を持つ白血球（顆粒球・マクロファージ）の分化・成熟を誘導するサイトカイン．

表 17-1 薬剤と二次がん

薬剤	がん種の例
放射線療法	固形腫瘍
アルキル化薬	急性骨髄白血病
トポイソメラーゼⅡ阻害薬	急性骨髄白血病
免疫反応抑制薬	非ホジキンリンパ腫

告されており，その病因の例証となっている[2]．急性リンパ性白血病もトポイソメラーゼⅡ阻害薬の使用と関連付けられてきている[3]．

シクロホスファミドやメルファランのようなアルキル化薬は治療後およそ3〜8年の潜伏期を経て，その程度は様々であるが（シクロホスファミドのほうがメルファランより少ない）白血病の発症と関連している．白血病細胞における染色体異常には，5番染色体，あるいは7番染色体のすべてあるいは部分的な欠失がある．

ドキソルビシンとエトポシドのようなトポイソメラーゼⅡへの活性を有する薬剤は治療後およそ2〜3年の潜伏期を経た白血病の発症と関連している．染色体異常には11q23の欠失と転座がある．治療関連の急性白血病は新規発症のように見えることもあり，血球減少が先行しその後急速に進行する骨髄異形成症候群の後に生じる場合もある[4]．造血幹細胞移植で治癒することもあるが，型どおりの化学療法で治療した場合の治療関連白血病の予後は一般に不良である．

化学療法と同様，免疫抑制薬も二次がんと関連している．造血幹細胞移植あるいは臓器移植を行う場合に用いられるアザチオプリンやシクロスポリンといった薬剤は，発がん（特に非ホジキンリンパ腫）と関係がある．Epstein-Barrウイルス感染と関連があることもあるこれらの疾患は，免疫抑制薬の減量あるいは中止により治癒することがある[5]．しかし，減量・中止が常に実行可能であるわけでも効果的であるわけでもなく，化学療法がしばしば必要になる．

最後に，化学療法と放射線治療の間には顕著な相互作用と潜在的な相乗効果があることがデータから示されている．2つの治療法の間の相互作用は，異なる種類の悪性腫瘍の治療で例証されている．化学療法のみの影響と，放射線治療と併用した場合の影響を例証するため，3つの例（HD・精巣がん・乳がん）

について，利用可能なエビデンスを引用しつつ以下で論じる．

ホジキン病

　ホジキン病（HD）はがん治療の現代史におけるサクセス・ストーリーといってよい．HD は非常に治りやすい悪性腫瘍であり，5 年生存率は 80％ を超える[6]．一部は診断時の病期に依存するが，治療法は放射線療法のみ，化学療法のみ，あるいはその両方を用いる集学的治療がある．これまで使用されてきた細胞傷害性抗がん薬にはメクロレタミンや（古い MOPP レジメンに含まれる）プロカルバジンといったアルキル化薬や，（より最近に用いられる ABVD レジメンに含まれる）ドキソルビシンのようなトポイソメラーゼ II への活性を有する薬剤がある．

　輝かしい 5 年生存率の向上は，一部で二次がんの発症という影をもたらした．放射線療法のみの治療と二次がんとの関連はよく報告されており，本書の別章（16 章，p. 219）でも論じられている．化学療法は放射線治療と併用されることでこれらの悪性腫瘍の発症を促進する相乗効果を生みだす可能性がある．1980 年代～1990 年代半ばまで小児 HD 患者に用いられた治療のレジメンでは，概して二次がんが超過死亡率の主因である．スタンフォードで治療を受けた患者コホートでは治療後の 20 年で，男性のおよそ 10％ と女性の 17％ が二次がんを発症していた[7]．

　より詳細な例を出すと，病期 I～IV までの HD 患者で 1969 年 4 月～1997 年 12 月の間に放射線治療のみを受けた，あるいは併用療法で治療を受けた 1,319 人のコホートにおいて，二次がんのリスクは時間とともに増加し，元の治療から 20 年で 4％ に達している[8]．生じるがんでは固形腫瘍が最も一般的であり，患者 10,000 人年あたり絶対リスクは 59.1 であるが，このような腫瘍は高齢者でよく見られるものであるため相対危険度は比較的小さい（RR ＝ 3.5）．対照的に，急性白血病の絶対リスクはほどほどに見えるが（患者 10,000 人年あたり 14.3），白血病が一般人では珍しい疾患であるため相対危険度は非常に高い（RR ＝ 82.5）．固形腫瘍の相対危険度は時間とともに増加するのに対し，急性

白血病の相対危険度はHD治療後の最初の5年間が最も高かった．この患者コホートにおける最も顕著な調査結果の1つは，このように発症する急性白血病は5年生存率が約5%と非常に悪く，生存期間の中央値が6か月以下になるということであった．

二次がんリスクがより低い薬剤を用い，特段の理由がない限り化学療法と放射線療法の併用は避けることがHDの新治療戦略である．これらのコホートを対象にした臨床研究で二次がん発生率の顕著な減少が示されることが期待されるが，実際そうなってきていることを示すデータが出てきている[9]．

精巣がん

精巣がん治療の歴史はHDと同様にがん治療におけるサクセス・ストーリーであり，5年生存率は95%を超える．病期によるが治療法としては外科的切除に加えて，放射線療法のみ，トポイソメラーゼⅡ阻害薬（エトポシド）を用いる化学療法のみ，その双方を用いる集学的治療がある．

精巣がんでは，心血管障害と二次がんが治療後の超過死亡率の2大主因である[10]．増加する二次がんリスクは診断後少なくとも40年間は高止まりするようである．興味深いことに，相対危険度はより若年で治療を受けた患者において最高となり，50代で発症した患者に比べて20代で発症した患者の相対危険度は5倍以上高い．

1943～2001年の間に北米と欧州に住む40,576人の長期サバイバーに関する腫瘍データベースのデータを用いた（458,383人年以上の追跡調査をしたことになる）研究によると，2,285件の二次がん（固形腫瘍）が報告されていた[11]．注目すべきは，化学療法のみ，または放射線治療のみで治療された患者の相対危険度はそれぞれ1.8と2.0であった．しかし，両者を併用した治療法での相対危険度は2.9とより高くなっていた．

精巣がん治療で潜在的な危険が大きい薬剤はエトポシドである．この薬剤の高用量での使用は治療関連急性白血病リスクのわずかな増加と明らかに関連することが示されてきており，常にではないもののしばしば，11q23染色体の

MLL 遺伝子座での細胞遺伝学的異常に関連している[12]．このような白血病が治療後 1〜2% に発症するようである．救援化学療法として高用量エトポシドが使われるので，このリスクは容認されると考えられている．

　高用量での治療は別として，精巣がんにおける二次がんの発生率は，確かに一般人口で比べると多いが，特に HD と比較した場合には少ない．放射線治療と化学療法はリスクが似通っているように見えるが，両者の併用療法では単独での治療よりもややリスクが増す．

乳がん

　乳がん治療は診断時の病期によって異なる．治療には手術，放射線治療，ホルモン療法，化学療法，およびそれらの併用である．乳がんは HD や精巣がんとは異なり，広範囲に転移が存在する病態では一般に治癒しないと考えられており，通常はホルモン療法もしくは化学療法で治療される．

　標準治療を受けた早期乳がん患者において，治療がもたらす生存率の改善という利益と比較すると治療関連の固形腫瘍と白血病の発生率は少ないと考えられる．二次がんとしての固形腫瘍のリスクは，化学療法でもいくらか増加するが，最も直接的に関連しているのは放射線治療のようである．治療関連白血病のリスクは全身化学療法と最も関連しているようであり，データによればこの関連性は高い投与強度で治療が行われた場合，あるいは長期間にわたって投与された場合に最大となることが示唆されている．

　1943〜2002 年にかけてスウェーデン・デンマーク・ノルウェー・フィンランドで行われた乳がんサバイバー 1 年目の 376,825 人を対象にした研究から，固形腫瘍発症リスクと白血病発症リスクについて若干の洞察が得られている[13,14]．例えば食道がん・肺がん・甲状腺がんといった，放射線治療に伴う潜在的な二次がん全体のリスクは，健常人に比べ 1.34 倍であった．注目すべきは，診断後少なくとも 30 年間経過した人での危険度が健常人の 2.19 倍であったことである．放射線治療やホルモン療法ではなく，化学療法に関連する固形腫瘍については，発生率は健常人の 1.09 倍であった．診断後少なくとも 30 年

間経過した人においては，この危険度は健常人の 1.21 倍でしかなかった．ホルモン療法に関係する子宮体がんについては，この危険度は健常人の 1.41 倍であった．

この同じコホートにおける白血病リスクの増加は比較的少なく，健常人の 1.79 倍であった．注目すべきは，急性骨髄性白血病，急性リンパ性白血病と慢性骨髄性白血病の危険度がすべて増加していたということである．転移巣のある患者では白血病発症リスクは最大となるが，それは化学療法を受けたためであると考えられる．しかし転移のある患者においてさえ絶対超過リスクは比較的小さく，100,000 人につき約 25 人であった．

上記の北欧人対象の研究では，後期で白血病リスクが減少傾向にあり，それはおそらく治療方法の変化を反映していると論じられている．最近の化学療法レジメンで治療関連白血病発症リスクを減少させられる可能性があることは銘記されるべきである．化学療法に伴う固形腫瘍の発生率はすでに小さいため，リスクが減少しているかどうかはさらなる分析が必要であろう．ホルモン療法により生じうる子宮体がんの増加リスクは，こういった合併症の発症が少ないと思われるアロマターゼ阻害薬などの導入によって減らすことができるかもしれない．

得られた教訓

HD の臨床経験は，二次がんが発症する要因について重要な洞察をもたらしてきた．放射線治療と化学療法薬の用い方が近年変化したことにより，HD 患者においてもその他の腫瘍の患者においても二次がんは減少することになるだろう．

本章では化学療法による二次がんについて得られる文献のほんのわずかしかレビューしていないが，その中およびその他の研究から上記に加えて重要な原則をいくつか導くことができる．以下の原則は現在の患者管理の指針となり，リスクを可能な限り減らすための道しるべとなる．

二次がんの発生率は元の腫瘍の種類によって異なる．この相違は少なくとも

表17-2 二次がんの相対危険度

治療法	リスク
化学療法のみ	低い
放射線治療のみ	中等度
化学療法と放射線治療	高い

部分的には治療方法に関連するものであろう．リスクは化学療法と放射線治療の両方を受けた患者で最大となり，放射線治療のみではそれより低く，化学療法のみでは最も低くなるようである．新しい放射線治療技術や化学療法薬剤により二次がんのリスクが変化するかどうかは，調査を待たねばならない．

一般に，治療関連の固形がん発症リスクは元の治療が終了した後，時間とともに増加し続けるようであり，とりわけ若年で治療を受けた患者においてはそうである．若年患者では時間とともに相対危険度が最大の増加をみることになるが，ある面で時間の経過は化学療法と放射線治療を含む遺伝毒性をもつ治療を受けた患者に固形腫瘍が発症するまでに必要な潜伏期間に関連している．白血病の研究ではデータが一致していない．しかしながら，総じて相対危険度の増加は元の治療から5年間で最大となり，主として化学療法と関連しているようである．

リスクをさらに減少させる今後の方向性としては，とりわけメクロレタミンとメルファランのような最もリスクが高いと考えられているアルキル化薬の使用を抑えることだろう．放射線治療と化学療法の併用には，二次がん発症の相乗作用があるようである（表17-2）．そのため，放射線治療と化学療法の双方を含む集学的治療は絶対的な必要性のある場合にのみ用いることによって，二次がんについては改善するだろう．さらに，二次がんリスクを最小化するような化学療法薬の組み合わせやスケジュールを研究することも有益だろう．

実践的考察

リスクが高いと判断された患者に対して二次がんを対象とした検診を行うことは条件によっては適切であろうが，補助化学療法を受けた大多数の患者に対

する検診を正当化する上で二次がんの絶対リスクは小さすぎる[15]．しかしながら，以前にがん治療を受けた患者の管理で大切なことは，マンモグラフィや大腸検診といった年齢に応じて推奨されるがん予防検診を行うことである．元の悪性腫瘍の経過観察に焦点が置かれている場合に，こういった予防検診は見過ごされやすい．

　HDの長期のサバイバーのほかに造血幹細胞移植を受けた人も二次がんのリスクが高いと考えられる．造血幹細胞移植を受けた人は，悪性黒色腫，頬粘膜・肝・中枢神経・甲状腺結合組織の悪性腫瘍など様々な固形腫瘍発症のリスクが有意に増加することが示されてきた[16]．前がん病変と早期がんを発見するために監視を強化することが言われてきている．さらに，これらの患者は，固形腫瘍発症リスクをさらに増加させる可能性のある発がん性物質への曝露を避けることが推奨されてきている．この臨床上の推奨はがん治療を受けたすべての患者に当てはまる．

　最後に，大多数の患者では二次がんの絶対増加リスクは比較的小さいものであるため，患者との対話で伝えるべき最も重要なメッセージは，現在の標準治療で適切に疾患を管理すれば治療関連悪性腫瘍のリスクを上回る利益が得られるということである．再発非ホジキンリンパ腫や転移性の精巣がんのような疾患に用いられる大量化学療法でさえ，治療による生存利益は治療関連悪性腫瘍のリスクよりもずっと大きいのである．

■引用文献

1) Larson RA. Is secondary leukemia an independent poor prognostic factor in acute myeloid leukemia? *Best Pract Res Clin Haematol*. 2007；20：29-37.
2) Leone G, Voso MT, Sica S, et al. Therapy related leukemias：susceptibility, prevention and treatment. *Leuk Lymphoma*. 2001；41：255-276.
3) Andersen MK, Christiansen DH, Jensen BA, et al. Therapy-related acute lymphoblastic leukaemia with *MLL* rearrangements following DNA topoisomerase II inhibitors, an increasing problem：report on two new cases and review of the literature since 1992. *Br J Haematol*. 2001；114：539-543.
4) Smith SM, Le Beau MM, Huo D, et al. Clinical-cytogenetic associations in 306 patients with therapy-related myelodysplasia and myeloid leukemia：the University of Chicago series. *Blood*. 2003；102：43-52.

5) Loren AW, Porter DL, Stadtmauer EA, Tsai DE. Post-transplant lymphoproliferative disorder : a review. *Bone Marrow Transplant.* 2003 ; 31 : 145-155.
6) Aleman BM, van Leeuwen FE. Are we improving the long-term burden of Hodgkin's lymphoma patients with modern treatment? *Hematol Oncol Clin North Am.* 2007 ; 21 : 961-975.
7) Wolden SL, Lamborn KR, Cleary SF, et al. Second cancers following pediatric Hodgkin's disease. *J Clin Oncol.* 1998 ; 16 : 536-544.
8) Ng AK, Bernardo MV, Weller E, et al. Second malignancy after Hodgkin disease treated with radiation therapy with or without chemotherapy : longterm risks and risk factors. *Blood.* 2002 ; 100 : 1989-1996.
9) Hoppe RT. Hodgkin's disease : complications of therapy and excess mortality. *Ann Oncol.* 1997 ; 8 (suppl 1) : 115-118.
10) Chaudhary UB, Haldas JR. Long-term complications of chemotherapy for germ cell tumours. *Drugs.* 2003 ; 63 : 1565-1577.
11) Travis LB, Fosså SD, Schonfeld SJ, et al. Second cancers among 40576 testicular cancer patients : focus on long-term survivors. *J Natl Cancer Inst.* 2005 ; 97 : 1354-1365.
12) Kollmannsburger C, Beyer J, Droz JP, et al. Secondary leukemia following high cumulative doses of etoposide in patients treated for advanced germ cell tumors. *J Clin Oncol.* 1998 ; 16 : 3386-3391.
13) Brown LM, Chen BE, Pfeiffer RM, et al. Risk of second non-hematological malignancies among 376,825 breast cancer survivors. *Breast Cancer Res Treatment.* 2007 ; 106 : 439-451.
14) Howard RA, Gilbert ES, Chen BE, et al. Leukemia following breast cancer : an international population-based study of 376,825 women. *Breast Cancer Res Treatment.* 2007 ; 105 : 359-368.
15) Hayes DF. Follow-up of patients with early breast cancer. *N Engl J Med.* 2007 ; 356 : 2505-2513.
16) Curtis RE, Rowlings PA, Deeg HJ, et al. Solid cancers after bone marrow transplantation. *N Engl J Med.* 1997 ; 336 : 897-904.

18 小児がんを経た成人サバイバーにおける健康上の問題

Health Issues for Adult Survivors of Childhood Cancer

Debra L. Friedman, MD

要旨

　現在では小児がん治療の向上により，現実にほとんどの患者が成人になることを期待できる．しかし小児がんを経た成人サバイバーは特有の問題に直面する．小児がんサバイバーには慢性的な健康上の問題が生じるリスクが高いが，小児がんの晩期毒性に関する専門知識を持つ医療者へアクセスできていない場合がある．加えて，成人サバイバーは急性期の治療から経過観察へ，また小児医療システムから成人医療システムへと首尾よく移行しなくてはならない．がんとその治療の長期的影響については別章で詳細に論じられているため，本章では小児がんサバイバーが成人期を迎えたときに直面する問題に焦点を当てる．

慢性的な健康上の問題

　がんとその治療によりサバイバーは長期にわたり生理学的・心理的に悪影響を受けるリスクが高くなるが，その多くは成人になるまで顕在化しない．これらの後遺症には臓器機能障害・二次がん・短い寿命・妊孕性の障害・心理社会的影響が含まれる[1-10]．がん治療関連のリスク増加については，小児がんサバイバー研究（Childhood Cancer Survivor Study；CCSS，1970〜1986年の間に治療を受けた小児がんサバイバー14,000人以上を対象とした後ろ向きコ

ホート研究)で網羅的に研究されている(CCSSについてのさらなる情報はwww.stjude.org/ccssを参照)[11]．CCSSでは，Oeffingerと共著者らが10,397人の成人サバイバーを対象に，統制群であるその同胞3,034人と比較して，慢性的な健康問題について調査した．サバイバーの平均年齢は26.6歳（範囲：18〜48歳)，同胞の平均年齢は29.2歳（範囲：18〜56歳）であり，62.3％のサバイバーは少なくともひとつの慢性的な健康問題があると報告したのに対し，同胞群では何らかの慢性的健康問題を訴えたのは36.8％にすぎなかった．サバイバーの慢性的健康問題の補正した相対危険度は，同胞と比較して3.3倍であった．グレード3（深刻）からグレード4（生命を脅かす）の疾患に関しては，相対危険度は8.2倍であった．慢性疾患には大関節の置換術，うっ血性心不全，二次性悪性腫瘍，深刻な認知機能障害，冠動脈疾患，脳卒中，腎不全，聴力障害，弱視・全盲，卵巣機能障害が含まれる．すべての小児がん発症者においてリスクは高く，がん治療の後時間に伴って累積発生率が増加し，診断後30年では全体の累積発生率は73.4％であった[2]．

治療と健康ニーズに関するサバイバーの知識

　成人のサバイバーにおいて慢性的な健康上の問題はよくみられるにもかかわらず，多くのサバイバーは自身の小児がん治療についてあまり知らず，その治療に関連して生じうる健康上のリスクを正しく理解していない[12,13]．CCSSの中で，Kadan-Lottickと共著者らが635人の成人被検者を対象に行った調査では，自身の診断名を正確に報告できたのは72％に過ぎず，ダウノルビシン，ドキソルビシン（どちらも心筋症の発症に関連する）の投薬を受けたことを覚えていたのはそれぞれ30％と52％，放射線照射の部位を正確に言えたのは70％に過ぎなかった．がん治療によって長期的に健康問題が生じうることを認識していた者が35％に過ぎなかったという点が，おそらく最も問題である[13]．過去の治療についての認識がこのように欠如しているため，成人サバイバーにおける医療の現状を調査し，彼らの医療ニーズに合った医療モデルを考案する必要性がある．

医療の利用

　小児がんを経た成人サバイバーの大多数が医療にアクセスできている一方，多くは治療の晩期毒性の発症監視に特化したケアを受けているわけではない．9,434人の成人サバイバーを対象にしたCCSSの分析で，2年間の医療の現状が調査された．サバイバーの87％が医療機関にアクセスしており，71.4％が一般的な診察，41.9％ががん関連での受診，19.2％ががんセンターを受診したと報告した．医療機関から離れてしまうリスク要因としては，健康保険に入っていないこと，将来の健康について心配していないこと，男性であること，30歳以上であることがあった[14]．若年成人サバイバーらのDelphi法[*1]による調査結果と医療政策専門家の意見はいずれも，適切な経過観察がなされづらい要因として，サバイバーにも医療者にもサバイバーのニーズに関する知識が不足していることを挙げた[15, 16]．したがって小児がんを経た成人サバイバーに特有のニーズについて，サバイバーとプライマリ・ケア医の両方を教育する必要性は明らかである．

健康保険と雇用

　成人期に入ろうとしている長期サバイバーにとって，健康保険に加入し安定した雇用を得ることは突出して重要な社会的問題である．米国ではほとんどの健康保険は民間であり，しかも基本的に雇用者を対象としているため，この2つの問題は絡み合うことになる．若い成人サバイバーのおよそ10～30％が保険と就職差別に直面する．コントロール群と比較するとサバイバー全体の雇用率は低い．さらにサバイバーは同世代と比較すると，就職や転職，医療保険と生命保険を得ることについて有意に強い不安を抱えている[17-26]．現在までに，

---

*1　参加者の意見を集約する技法のひとつ．会議の参加者の個人的な意見を匿名で回答させ，統計的に集約し回答者の意見を添えて参加者にフィードバックする．互いの意見をレビューしたうえで，さらに同様の質問を行って，再度回答させる．このことを繰り返し意見を集約していく．

サバイバーが医療保障を獲得するための支援戦略[27,28]や，就職と職場での差別に対処するための戦略[27-29]が発表されてきている．非雇用と保険未加入のリスク因子としては，より低年齢での小児がん発症・低学歴・低収入・寡婦・離婚・別居・頭部への放射線治療歴がある[25,26]．

ケア・モデル

　この数十年間で，小児がんサバイバーへの計画的な経過観察と専門的ケアを発展させる必要性が認識されてきた．小児がん長期サバイバーへのケア・モデルは，子ども・思春期の子ども・若者・中高年におけるそれぞれのニーズに対して柔軟でなくてはならず，またライフサイクル上の変化にも敏感でなくてはならない．さらに，それは様々な治療歴と晩期毒性リスクを有する患者であることが配慮されたものでなくてはならない[30]．

　これまでのところ成人期に入ろうとしている小児がんサバイバーに対して一律で効果的な長期間の経過観察計画はなく，過去10年間で発表された研究からも証明されているように，実際には多くの追跡不能例があったり，サバイバーの側で自分が過去に受けた治療やそれによる晩期毒性についての知識が欠如していたり，適切な経過観察のためのケアが準備されていなかったり，また利用できるはずの医療を十分に活用していなかったりといったことがある[13-15,31-36]．様々な国家機関がこの問題について，いかに経過観察を行うかについての土台となる長期間の経過観察指針を作成している．しかしそれらは互いに調和しているわけではなく，またこういった指針が確実に実行されるための資源は不足している[37-41]．つまり小児がんサバイバーのケア・モデルの中核となる一律の「ベスト・プラクティス」となる指針を作成するために継続した研究が必要とされているのである．

　多くの小児慢性疾患（例えば嚢胞性線維症や先天性心疾患のような）は，当該臓器への継続的な治療が必要で，成人医療への移行を含めた生涯にわたり一貫して治療の責任を担う専門家が存在するのに対し，小児がんはそうではない．小児慢性疾患とは対照的に，ほとんどの小児がんサバイバーは，これまで

小児科医や腫瘍内科医が行ってきた抗腫瘍治療やその他の急性期治療を必要としない．その代わり，サバイバーは元のがん治療による晩期毒性に対処するための種々の専門家からの専門的知識が提供される必要がある．

多くの小児がんセンターでは長期サバイバーの経過観察を小児期と思春期ではできているが，成人サバイバーのケアに特化したプログラムがあったり，成人となったサバイバーのデータを医療者から受け取っていたりする施設は少数である[35]．小児がんサバイバーに提供できる適切なケアが不足していることをより理解するためには，これまでに進展してきたケア・モデルを理解する必要がある．必要な資源と実際に提供できるサービスによって，個々のプログラムは異なってくる．どちらにも利点と欠点がある[42]．

成人となったサバイバーを含む小児がんサバイバーへの最も一般的なケア・モデルは，がんセンターを拠点としたものである．経過観察は，腫瘍外来のもともとの主治医らのチームにおいて，あるいは腫瘍外来の晩期毒性専門チーム，外来部門ではない晩期毒性専門チームによって調整される．これらのモデルが一般に最もよく使われているが，専門サバイバーシップ・チームがあるのは米国と英国の小児がん治療センターの50%に過ぎないようである．しかも，サバイバーは必ずしもこのサービスを利用するわけではない[14,35,36,42]．

がんセンターを拠点とするサバイバー外来は一般に，そのスタッフやスペースによらず，次に挙げるように，様々な面でサバイバーに役立つ包括的で計画的な経過観察を行っている[43-45]．

▶センターはこの疾患の急性期から経過観察期に至るまで連続したケアを提供する．
▶センターは後に地域でサバイバーのケアを提供することになる専門家の医学的訓練を支援する．
▶患者はサバイバー・コミュニティの感覚を持てるようになる．
▶健康教育は提供される包括的ケアの中心部分である．
▶生理学的・心理社会的なニーズについて気楽に，分け隔てなく相談できる．
▶サバイバーは臨床調査研究へ手近にアクセスできる．

しかし，がんセンターケアモデルは患者に非常に大きな影響を与える．多くのサバイバーは，がんセンターが嫌な思い出と結び付いていたり，さらに自分

自身の人生へと「進み出したい」という希望があったり，特に進学就職などで引っ越すことの多い若年層については地理的制約などのために，治癒した後はもうがんセンターをいつまでも受診したいとは思っていない．また，がんセンターはサバイバーに擬似的な保護環境を提供するかもしれないが，究極的には自立した成人として複雑な医療制度を首尾よく突き進んでゆくために必要な技能をサバイバー（やその両親）が伸ばしていけるようになるわけではない．

　特に成人サバイバーにおいては，小児医療から成人医療への移行に焦点化したプログラムがない限り，このようながんセンター拠点型のプログラムは不十分であるばかりでなく，場合によっては不適切であろう[35, 46, 47]．Children's Oncology Group（COG）の長期経過観察の指針が発表されるとともに，一般小児科，看護，家庭医学の文献にも小児がんの晩期毒性に関する情報が増えてきた[1, 4, 48, 49]．それに伴い，小児がんの成人サバイバーの経過観察の土台は地域のプライマリ・ケアが担うようになってきた．このような地域に根ざしたプログラムは，サバイバーに必要とされるリスクに応じた経過観察と，サバイバーとその家族の自立を助ける一般的なプライマリ・ケアと連携して行うことができる点で明らかに有利である．しかし，一般人口の中に小児がんサバイバーが増えているといっても，ひとつの地域の臨床現場で多数のサバイバーのケアができるわけでもなく，結果的に長期間経過したサバイバーに現れる問題についての知見に深みと広がりがなくなってしまう．加えて，小児がんサバイバーの複雑な生理的・心理的なニードを監視し管理することは非常に時間がかかり，忙しい地域の臨床現場では容易に成し遂げられることではない．このような実地臨床ではプライマリ・ケアと様々な専門分野におけるケアの連携は難しいかも知れず，特殊な検査を行うことも簡単ではないかも知れない．健康教育はそれほど正確になされない可能性もあり，心理社会的な支援も十分でない可能性もある．がんセンターと地域の協同モデルが小児がんを経た成人サバイバーにとって最もふさわしいと思われるが，サバイバーと腫瘍治療チーム，そしてプライマリ・ケア側の努力が必要である．

　このモデルでは，サバイバーシップ・チームが様々な水準で継続的に関わり続けながら，がんセンターで一定期間の経過観察を行った後，地域のプライマリ・ケアに紹介されることになる．しかし紹介の前に，サバイバーとプライマ

リ・ケア医の両者が最適な医療に必要とされる適切な知識を獲得することが求められる．こういった知識は「サバイバーシップにおけるケア計画」に要約されているがん治療の内容であったり，実際に生じた，あるいは今後生じうる晩期毒性，さらに具体的な経過観察方法や推奨される検診内容などが含まれたりするが，それに限定されるものではない．

プライマリ・ケアへ紹介される時期は，晩期毒性の発症リスクとその重症度，心理社会的・発達的問題，サバイバーやその家族が持っている知識といった様々な要因の組み合わせより見計らわれる．

がんセンター外来に相談すべきかどうかはプライマリ・ケア医が助言できる．逆に，がんセンターのサバイバーシップ・チームは，晩期毒性の経過観察や治療に関して特定の指針に基づき継続的に指導することができる．このようなモデルでは，サバイバーとプライマリ・ケア医の間では少なくとも年1回のペースで電話や手紙，電子メールなどでのやりとりがなされる．このように連絡しあうことで，CCSS の Delphi 法を用いた分析で指摘された，地域医療へ適切にアクセスできなくなる壁を取り払えるだろう[15,16]．

このモデルがうまくいくためには，がんセンター，地域の医療者，サバイバーの相互関係が適切でないといけない．この三者のいずれかがこれとは別のことを優先した場合には，成功は見込めないのである．したがって，成人期に入ってゆく小児がんサバイバーが直面する健康上のリスクについて，プライマリ・ケア医が知識を増やすことが不可欠である．小児がんサバイバーの独特のニーズを満たすためにプライマリ・ケア医を訓練するためには依然として大きな努力が必要とされている．このような訓練は出版物，専門学会のセミナー，継続的医学教育課程，インターネットを用いた学習を通して行うことができるだろう．

◆ 症例 18-1

15歳時に近隣の大学医療センターでホジキン病（HD）の治療を受けた30歳女性のジャッキーは，コミュニティの医師に乳房腫瘤が気になっていることを話した．ジャッキーには乳がんまたは卵巣がんの家族歴はなかった．ジャッキーはまた，妊娠しようとしていたが，自分が子どもを持てるかどうか心配し

ており，また別のがんになるかもしれないと悩んでいた．最近になって喘鳴が生じるため喘息なのではないかとも心配していた．

ジャッキーのケアを行ううえで，最も重要な問題はただひとつ「彼女は HD の治療をどのように受けたのか」というものである．もし彼女自身が治療内容の詳細について思い出せず，地域の医師が治療についての情報をがんセンターから得られなければ，必要な検診が行われず必要のない検査が行われることにもなる．代わりに，ジャッキーが系統だった臨床情報とともにプライマリ・ケア医を受診すれば，医療サービスは適切に提供されることになろう．後者の場合，プライマリ・ケア医は「サバイバーシップにおけるケア計画」を参照して書類をがんセンターから受け取る．そうしてジャッキーは病期IVBのHDの治療を受けており，治療強度を増したブレオマイシン，エトポシド，ドキソルビシン，シクロホスファミド，ビンクリスチン，プレドニゾン，プロカルバジンによる化学療法を8コース，およびマントル照射野と傍大動脈照射野を修正した 30 Gy の IFR (involved field radiation) を受けていたことが分かった．「サバイバーシップにおけるケア計画」には適切に晩期毒性に関わる治療内容とその危険性についての説明がなされていた．

このシナリオでジャッキーは乳がんリスクが高く，マンモグラフィや MRI による綿密な乳がん検診の適応である．高用量のアルキル化薬（例えばシクロホスファミドとプロカルバジン）を使用しており，また傍大動脈領域に向けた放射線が卵巣に散乱している可能性があるため，ジャッキーには早期閉経と不妊のリスクがある．さらに，胸部への放射線照射とドキソルビシンを用いたことにより心筋症のリスクがあり，これは喘鳴という症状を呈すことがある．さらに，彼女が妊娠した場合には，妊娠後期，特に陣痛から出産の間でうっ血性心不全をきたすリスクが高い．ジャッキーはまた胸部放射線治療とブレオマイシンを用いたことにより肺線維症と肺拡散能の低下というリスクがある．したがって，プライマリ・ケア医が常に行う病歴聴取と診察に加え，以下の検査が行われるだろう．

1) 二次性乳がんを除外するために乳房の触診を丁寧に行い，画像検査を依頼する．
2) 妊孕性の評価のため，ジャッキーを不妊専門医に紹介する．
3) ベースとなる心エコー検査と心電図検査を行い，ジャッキーが妊娠した場合には慎重に経過観察を受けるよう推奨する．
4) 肺機能検査を行う．
5)「サバイバーシップにおけるケア計画」や COG による長期経過観察の指針

（www.survivorshipguidelines.org）を参照し，HD の治療によるすべての晩期毒性を評価する．
6）経過観察を続ける必要性について，また治療による長期的な健康関連リスクにどんなものがあるかということについて，ジャッキーに話す機会を作る．
7）何か疑問があったり，ジャッキーの現在の状況に合わせて情報を更新させたかったりするときにはサバイバーシップ・プログラムに相談する．
　このシナリオは，もしジャッキーが「サバイバーシップにおけるケア計画」を持たず，サバイバーシップ・プログラムからの系統だった移行がなければ，全く違ったものになっていたはずである．さらに，ジャッキーが無職であったり健康保険に未加入であれば，これらの心配事についてケアを求めることがなかったかもしれないし，あるいは彼女のがんの既往が考慮されるかどうかわからない公共医療サービスを利用していたかもしれないのである．

結論

　医学的な懸念に十分対応できていない小児がんを経た成人サバイバーは増える一方である．成人サバイバーには心理社会的な問題，晩期毒性や慢性的な健康問題が多く生じる．ほとんどの小児がんセンターには成人になったサバイバーを経過観察できるための十分な資源がなく，無職あるいは健康保険未加入の問題が成人サバイバーの経過観察をより困難にしている．

　大多数のサバイバーが何らかの経過観察をプライマリ・ケア医から受けてはいるが，多くのプライマリ・ケア医はこのサバイバーらの問題についてなじみがない．さらに，サバイバー自身もさらに複雑になってゆく医療制度の中を首尾よく進む一方で，より精力的に自分のニーズを主張する必要があるだろう．体系的研究が必要な領域であることは明らかである．様々なケア・モデルが比較され，検証されるべきである．さらに，プライマリ・ケア医の教育に関する様々な方策もまた検証されなくてはならない．推奨される検診は常に再検討され，更新されなければならないが，可能な限りコンセンサスではなくエビデンスに基づかなければならない．医療政策上の研究は，サバイバー・医療者・医療制度それぞれについて十分なケアをするうえでの壁となっているものを同定

すべきである．治療内容が常に変化しているため，晩期毒性の生じる頻度・罹患率・重症度について観察研究が実施される必要がある．最後に，晩期毒性を予防し，改善し，管理できるような治療的介入も考案されるべきである．

■引用文献

1) Oeffinger KC, Hudson MM. Long-term complications following childhood and adolescent cancer : foundations for providing risk-based health care for survivors. *CA Cancer J Clin*. 2004 ; 54 (4) : 208-236.
2) Oeffinger KC, Mertens AC, Sklar CA, et al. Chronic health conditions in adult survivors of childhood cancer. *N Engl J Med*. 2006 ; 355 (15) : 1572-1582.
3) Barakat LP, Alderfer MA, Kazak AE. Posttraumatic growth in adolescent survivors of cancer and their mothers and fathers. *J Pediatr Psychol*. 2006 ; 31 (4) : 413-419.
4) Friedman DL, Meadows AT. Late effects of childhood cancer therapy. *Pediatr Clin North Am*. 2002 ; 49 (5) : 1083-1106, x.
5) Green DM. Late effects of treatment for cancer during childhood and adolescence. *Curr Probl Cancer*. 2003 ; 27 (3) : 127-142.
6) Hobbie WL, Stuber M, Meeske K, et al. Symptoms of posttraumatic stress in young adult survivors of childhood cancer. *J Clin Oncol*. 2000 ; 18 (24) : 4060-4066.
7) Hudson MM, Mertens AC, Yasui Y, Hobbie, et al. Health status of adult long-term survivors of childhood cancer : a report from the Childhood Cancer Survivor Study. *JAMA*. 2003 ; 290 (12) : 1583-1592.
8) Kazak AE. Evidence-based interventions for survivors of childhood cancer and their families. *J Pediatr Psychol*. 2005 ; 30 (1) : 29-39.
9) Meacham L. Endocrine late effects of childhood cancer therapy. *Curr Probl Pediatr Adolesc Health Care*. 2003 ; 33 (7) : 217-242.
10) Neglia JP, Friedman DL, Yasui Y, et al. Second malignant neoplasms in five-year survivors of childhood cancer : childhood cancer survivor study. *J Natl Cancer Inst*. 2001 ; 93 (8) : 618-629.
11) Robison LL, Mertens AC, Boice JD, et al. Study design and cohort characteristics of the Childhood Cancer Survivor Study : a multi-institutional collaborative project. *Med Pediatr Oncol*. 2002 ; 38 (4) : 229-239.
12) Caprino D, Wiley TJ, Massimo L. Childhood cancer survivors in the dark. *J Clin Oncol*. 2004 ; 22 (13) : 2748-2750.
13) Kadan-Lottick NS, Robison LL, Gurney JG, et al. Childhood cancer survivors' knowledge about their past diagnosis and treatment : Childhood Cancer Survivor Study. *JAMA*. 2002 ; 287 (14) : 1832-1839.
14) Oeffinger KC, Mertens AC, Hudson MM, et al. Health care of young adult survivors of childhood cancer : a report from the Childhood Cancer Survivor Study. *Ann Fam*

Med. 2004 ; 2 (1) : 61-70.
15) Mertens AC, Cotter KL, Foster BM, et al. Improving health care for adult survivors of childhood cancer : recommendations from a Delphi panel of health policy experts. *Health Policy*. 2004 ; 69 (2) : 169-178.
16) Zebrack BJ, Eshelman DA, Hudson MM, et al. Health care for childhood cancer survivors : insights and perspectives from a Delphi panel of young adult survivors of childhood cancer. *Cancer*. 2004 ; 100 (4) : 843-850.
17) Weiner SL, Simone JV, Hewitt M, eds. *Childhood Cancer Survivorship : Improving Care and Quality of Life*. National Cancer Policy Board ; Institute of Medicine and National Research Council. Washington, DC : National Academies Press ; 2004.
18) Green DM, Zevon MA, Hall B. Achievement of life goals by adult survivors of modern treatment for childhood cancer. *Cancer*. 1991 ; 67 (1) : 206-213.
19) Hewitt M, Breen N, Devesa S. Cancer prevalence and survivorship issues : analyses of the 1992 National Health Interview Survey. *J Natl Cancer Inst*. 1999 ; 91 (17) : 1480-1486.
20) Langeveld NE, Stam H, Grootenhuis MA, Last BF. Quality of life in young adult survivors of childhood cancer. *Support Care Cancer*. 2002 ; 10 (8) : 579-600.
21) Langeveld NE, Ubbink MC, Last BF, Grootenhuis MA, Voute PA, De Haan RJ. Educational achievement, employment and living situation in long-term young adult survivors of childhood cancer in the Netherlands. *Psycho-Oncol*. 2003 ; 12 (3) : 213-225.
22) Nagarajan R, Neglia JP, Clohisy DR, et al. Education, employment, insurance, and marital status among 694 survivors of pediatric lower extremity bone tumors : a report from the childhood cancer survivor study. *Cancer*. 2003 ; 97 (10) : 2554-2564.
23) Pui CH, Cheng C, Leung W, et al. Extended follow-up of long-term survivors of childhood acute lymphoblastic leukemia. *N Engl J Med*. 2003 ; 349 (7) : 640-649.
24) Zeltzer LK, Chen E, Weiss R, et al. Comparison of psychologic outcome in adult survivors of childhood acute lymphoblastic leukemia versus sibling controls : a cooperative Children's Cancer Group and National Institutes of Health study. *J Clin Oncol*. 1997 ; 15 (2) : 547-556.
25) Pang JW, Friedman DL, Whitton JA, et al. Employment status among adult survivors in the Childhood Cancer Survivor Study. *Pediatr Blood Cancer*. 2008 ; 50 (1) : 104-110.
26) Park ER, Li FP, Liu Y, et al. Health insurance coverage in survivors of childhood cancer : the Childhood Cancer Survivor Study. *J Clin Oncol*.2005 ; 23 (36) : 9187-9197.
27) Hoffman B. Cancer survivors' employment and insurance rights : a primer for oncologists. *Oncol* (Huntingt) . 1999 ; 13 (6) : 841-846, (discussion) 846,849, 852.
28) Monaco GP, Fiduccia D, Smith G. Legal and societal issues facing survivors of childhood cancer. *Pediatr Clin North Am*. 1997 ; 44 (4) : 1043-1058.
29) Parsons SK. Financial issues in pediatric cancer. In : Pizzo PA, Poplack DG, eds. *Principles and Practice of Pediatric Oncology*. Lippincott, Williams & Wilkins : Philadelphia ;

2002.
30) Friedman DL, Freyer DR, Levitt GA. Models of care for survivors of childhood cancer. *Pediatr Blood Cancer*. 2006 ; 46 (2) : 159-168.
31) Blacklay A, Eiser C, Ellis A. Development and evaluation of an information booklet for adult survivors of cancer in childhood. The United Kingdom Children's Cancer Study Group Late Effects Group. *Arch Dis Child*.1998 ; 78 (4) : 340-344.
32) Langer T, Stohr W, Bielack S, Paulussen M, Treuner J, Beck JD. Late effects surveillance system for sarcoma patients. *Pediatr Blood Cancer*. 2004 ; 42 (4) : 373-379.
33) Meadows AT, Black B, Nesbit ME, et al. Long-term survival. Clinical care, research, and education. *Cancer*. 1993 ; 71 (suppl 10) : 3213-3215.
34) Neglia JP, Nesbit ME Jr. Care and treatment of long-term survivors of childhood cancer. *Cancer*. 1993 ; 71 (suppl 10) : 3386-3391.
35) Oeffinger KC, Eshelman DA, Tomlinson GE, Buchanan GR. Programs for adult survivors of childhood cancer. *J Clin Oncol*. 1998 ; 16 (8) : 2864-2867.
36) Taylor A, Hawkins M, Griffiths A, et al. Long-term follow-up of survivors of childhood cancer in the UK. *Pediatr Blood Cancer*. 2004 ; 42 (2) : 161-168.
37) Children's Cancer and Leukemia Group. CCLG Web site. www.ukccsg.org. Accessed November 25, 2008.
38) NICE Service guidance for improving outcomes in children and young people with cancer. National Institute for Health and Clinical Excellence Web site. www.nice.org.uk. Accessed November 25, 2008.
39) SIGN Long term follow up of survivors of childhood cancer : a national clinical guideline. Scottish Intercollegiate Guidelines Network Web site. http://www.sign.ac.uk/pdf/sign76.pdf. Updated March 4, 2004. Accessed November 25, 2008.
40) Long-term follow-up guidelines for survivors of childhood, adolescent, and young adult cancers. CureSearch Web site. www.survivorshipguidelines. org. Updated March 2006. Accessed November 25, 2008.
41) Landier W, Bhatia S, Eshelman DA, et al. Development of risk-based guidelines for pediatric cancer survivors : the Children's Oncology Group Long-Term Follow-Up Guidelines from the Children's Oncology Group Late Effects Committee and Nursing Discipline. *J Clin Oncol*. 2004 ; 22 (24) : 4979-4990.
42) Goldsby RE, Ablin AR. Surviving childhood cancer ; now what? Controversies regarding long-term follow-up. *Pediatr Blood Cancer*. 2004 ; 43 (3) : 211-214.
43) Hollen PJ, Hobbie WL. Establishing comprehensive specialty follow-up clinics for long-term survivors of cancer. Providing systematic physiological and psychosocial support *Support Care Cancer*. 1995 ; 3 (1) : 40-44.
44) Hobbie WL, Hollen PJ. Pediatric nurse practitioners specializing with survivors of childhood cancer. *J Pediatr Health Care*. 1993 ; 7 : 24-30.
45) Hinkle AS, Proukou C, French CA, et al. A clinic-based, comprehensive care model for studying late effects in long-term survivors of pediatric illnesses. *Pediatrics*. 2004 ;

113 (suppl 4) : 1141-1145.
46) Ginsberg JP, Hobbie WL, Carlson CA, Meadow, AT. Delivering longterm follow-up care to pediatric cancer survivors : transitional care issues. *Pediatr Blood Cancer.* 2006 ; 46 (2) : 169-173.
47) Hobbie WL, Ogle S. Transitional care for young adult survivors of childhood cancer. *Semin Oncol Nurs.* 2001 ; 17 (4) : 268-273.
48) Bhatia S. Late effects among survivors of leukemia during childhood and adolescence. *Blood Cells Mol Dis.* 2003 ; 31 (1) : 84-92.
49) Oeffinger KC, Eshelman DA, Tomlinson GE, Tolle M, Schneider GW. Providing primary care for long-term survivors of childhood acute lymphoblastic leukemia. *J Fam Pract.* 2000 ; 49 (12) : 1133-1146.

# 第4部

医学的問題
Medical Issues

19 がん治療による心臓への長期的影響

The Long-Term Cardiac Effects of Cancer Therapy

Lynda E. Rosenfeld, MD

要旨

　がん治療が大きく進歩し，長期がんサバイバーが著しく増加した．がん治療での心臓の合併症は比較的まれだが，長期サバイバーにとっては罹患率・死亡率の主たる要因であり，がんの再発よりも心血管疾患による死亡リスクが高くなる場合もある．特に有名なのがアントラサイクリン[*1]とトラスツズマブ[*2]であるが，化学療法は拡張型心筋症と関連しており，また放射線治療は心囊水貯留・収縮性心膜炎，拘束型心筋症，心臓弁膜症，洞結節機能不全や心ブロックと関連することがわかっている．心房性・心室性不整脈のどちらもがん治療によって直接起こる場合と，二次的に起こる場合がある．現在の研究はより効率のよい分子標的療法・早期の心毒性徴候のモニター・治療の殺腫瘍効果を減弱させないで心保護効果を発現させる物質の発見に注目しており，いずれも長期がんサバイバーがより健康的になることを目指している．

---

*1　トポイソメラーゼⅡ阻害作用のある薬剤で，ドキソルビシン，ダウノルビシンなどが含まれる．
*2　ハーセプチン®

序論

　過去 30 〜 40 年以上にわたり，腫瘍内科医はがん患者の予後を著しく変化させた．治癒したがん患者数は劇的に増加し，また慢性疾患としてのがんとともに生きる人の数も増えた．米国には 2004 年で 1,000 万人以上のがんサバイバーがおり，多くががん発症から 20 年以上生存している[1]．一方この医学の勝利は，がんと闘うための強力な薬剤による副次的障害という代償ももたらした．がん治療による心臓合併症は比較的まれであるが，サバイバーでの罹患率・死亡率の主たる要因であり[2,3]，中にはがんの再発よりも心臓血管疾患で死亡するリスクが高くなる人もいる[4]．

　この合併症は，化学療法薬を用いた際の全身的な影響として生じる場合もあるし，腫瘍が心臓近くに位置していて放射線照射野から外せない場合や，よりまれだが手術手技によっても生じる場合がある．がん治療が及ぼす心臓への影響が顕著なのは次の 2 群においてである．

- 小児：がんが治癒すれば長期生存が期待できるが，合併症の発症可能性も増える[2]．
- 高齢者：がんサバイバーの中で最大であり，かつさらに増えている群であるが，心血管の併存疾患やその他の危険因子が潜んでいる可能性がある[3]．

　今日では心臓後遺症の治療において，「古い」治療によるものと「新しい」治療によるものを注意深く弁別しておく必要がある．「古い」治療は例えば，20 年前のリンパ腫や乳がん治療に用いられたような広範囲で洗練されていない放射線治療が，そして「新しい」治療にはトラスツズマブ[5]や，おそらくラパチニブ[6]*3 のような新しい薬剤が含まれる．

　本章ではがん治療による心臓への晩期毒性，すなわちうっ血性心筋症，拘束型心筋症，心嚢水・収縮性心膜炎，心臓弁膜症，若年発症の冠動脈疾患，洞結節機能不全や心房細動，伝導系疾患などの不整脈について論じる．

---

*3　タイケルブ®

化学療法

　うっ血性心筋症の発症と関連があるとされる化学療法の薬剤には様々なものがあるが，最も強い関連がみられるのはアントラサイクリンと，より最近ではトラスツズマブとその類似薬剤である．放射線もうっ血性心不全の発症と結び付けられてきた[7,8]．

　アントラサイクリンは，ドキソルビシンが利用されるようになった1960年代からがん治療に用いられてきたが，それはがん治療上の革命とも言うべきものであり，数多くの症例で長期生存を可能にした．1974～1990年の間に小児腫瘍学グループに登録された小児患者の半分以上にアントラサイクリンが投与されており，今日では米国の若者570人につき1人ががんサバイバーであると推定されている[9]．アントラサイクリンは成人血液・固形腫瘍の多くで非常に効果的であることが証明されており[7]，今なお多くの治療プロトコルにおいて頼みの綱である．

　アントラサイクリンは治療効果において明確な用量反応関係を示す．すなわち，少ない投薬量では奏功率も低下する[10]．しかし，これらの薬剤の決定的な用量制限因子のひとつが心毒性であることは1970年代に確実となった[11-13]．アントラサイクリンによる心毒性は次の3つの形態に分かれる．治療開始直後にみられ，通常は初期投薬量を制限することにより回避可能な急性心膜・心筋炎[10,14]，治療開始後数か月以内で生じることがある亜急性心筋症，そして治療後何年もしてから生じる晩期心毒性[10,14]である．こういった患者にうっ血性心不全が数年後，数十年後にも発症しうることから，長期観察が必要であるとされている[10]．

　Lefrakとその共著者らによる画期的な研究で，アドリアマイシン[*4]の累積投与量が550 mg/m^{2}以上の患者では心不全がごく普通にみられたことが示された[12]．総投与量が550 mg/m^{2}未満であった患者では心障害は1％未満にみられるのみであったが，投薬量がそれ以上であった患者では30％に発症した[12]．Alexanderとその共著者らによる調査結果も同様に重要であり，アント

[*4] ドキソルビシンと同じ．

ラサイクリンを用いる化学療法中に左心室機能を定量心RIアンギオグラフィーで連続的にモニターすると，左心室機能のわずかな低下がみられ，そこでうっ血性心不全発症前に治療を中断することが可能になった[15]．この心RIアンギオグラフィーを用いた経験を基に，Schwartzとその共著者らは，正常域であった治療前に比べ10～50％低下する症例に対するアントラサイクリン治療中断指針の定式化に成功した[16]．この戦略によって，うっ血性心不全を著明に減少させつつもこの薬剤を最大限利用できるようになった．心エコー検査のような左心室機能測定法も同様に用いられてきている[10,14]．ドブタミン負荷ストレス検査のように心筋機能障害により敏感な検査は，実際のところ敏感すぎて不必要に投与量を制限させることがある[10]が，心内膜心筋生検のようなより侵襲的な技術は明らかにリスクが伴うため，治療判断のための信頼性をもつ検査にはならないかもしれない[14,17]．

投薬量とは別の多くの要因がアントラサイクリン心障害の発症リスクであることが分かってきている．例えば若年であること[9]，高齢であること[14]，投薬スケジュール[13]，別の薬剤を用いた併用化学療法[13,18]，縦隔への放射線治療[14,18]，先行する心臓疾患[13,14]が確実な要因であり，女性であること[14]，ダウン症（21トリソミー），アフリカ系米国人であること[9]が可能性のある要因である．

アントラサイクリンによる心障害は，フリーラジカル（遊離基）生成とおそらく酸化ストレスが増加する原因となる内因性抗酸化物質の損失によるものであると考えられている[14]．病理学的には，これは筋原線維の喪失と筋細胞の空胞変性を引き起こす[14]．その他の機序としてはミトコンドリアの機能に干渉し，DNAの修復と筋小胞体Ca^{2+}アデノシントリホスファターゼをエンコードするRNAで重要な働きをする酵素の抑制がある[9]．

トラスツズマブはHER2受容体を標的とするヒト化単一クローン抗体で，このオンコレセプターを過剰発現する乳がんの治療に非常に効率的であることがわかっている[5]．皮肉なことだが，アドリアマイシンとは全く異なる活性機序をもつにもかかわらず，トラスツズマブも拡張型心筋症の発症と関連している[5,7,19]．

興味深いことに，最初の試験ではトラスツズマブはあまり副作用が生じず，

生じるとすれば注入時反応 (infusion reaction)*5 であるとされていた[19]. しかし後続研究によりうっ血性心不全の発症が明らかとなり，アントラサイクリンを投与したことがない患者にトラスツズマブを投与したところ6〜8.5%において生じ，アントラサイクリンを投与したことのある患者においては症候性のうっ血性心不全が28%発現した[5, 19]. トラスツズマブによる心障害発症の機序はわかっていないが，HER2蛋白はおそらく心収縮の機能と構造を維持する役割を果たしており，心臓をストレスから守ることに役立っている可能性がある[19].

　トラスツズマブによる心障害のリスク因子は重要で，先行する心疾患・高齢・胸部放射線照射歴と同様にアントラサイクリンへの曝露が含まれる[7]. 現在，トラスツズマブによる治療を考慮する患者には心臓のリスク因子の査定と左心室機能の測定を行うことが推奨されている．心駆出率の低下が認められれば治療法を再検討すべきである．トラスツズマブによる治療中は患者の心不全の徴候や症状を慎重にモニターし，また心駆出率を定期的に検査すべきである[5, 19]. この戦略により心不全発生率は低下するとされている[20].

　もし心駆出率の低下あるいは心不全の徴候・症状が確認されれば，トラスツズマブは中止すべきであり，患者はアンギオテンシン変換酵素阻害薬，利尿薬，βブロッカーなどの標準的な心不全に対する治療法を用いるべきである[5, 19, 21]. このような管理をすることで過半数の患者において心室機能が回復し，平均1.5か月で回復がみられるとされている[21] (**図 19-1**). さらに，これらの患者の大部分はその後注意深く経過観察すれば，心不全が再発したり心駆出率が悪化したりすることなく，問題なく再びトラスツズマブを導入することができる[21].

　アントラサイクリンとトラスツズマブはうっ血性心筋症発症との関連性が最も著明であるが，それほど強くはないものの関連する他の薬剤は多い．そういった薬剤には高用量シクロホスファミド（骨髄移植で使われるようなもの），マイトマイシン，種々のモノクローナル抗体，アレムツズマブ[20]，ベバシズマブ[7]*6 がある．HER2蛋白のチロシンキナーゼを阻害する小分子薬のラパチニ

---

*5　分子標的薬（抗体薬）投与中や投与後24時間以内に生じる反応のことで，悪寒，発熱，咳などの症状が出る．
*6　アバスチン®

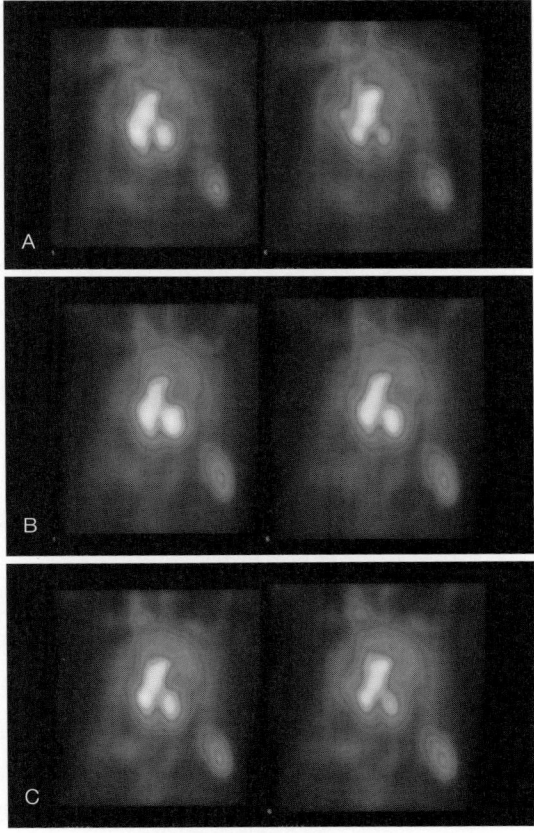

図 19-1 ある患者の定量心アンギオグラフィーによる拡張期の画像（左）と収縮期の画像（右）．(A) トラスツズマブ投薬前（心駆出率 62％），(B) 12 コースのトラスツズマブ投薬後（心駆出率 29％），(C) トラスツズマブを中止し，アンギオテンシン変換酵素阻害薬とβブロッカーによる治療を行い 2 か月目（心駆出率 45％）．この患者は先行してドキソルビシン 240 mg/m^2 の治療を受けていた．

ブと EGFR（上皮細胞増殖因子受容体タイプ1）は左心室機能障害を起こすことが懸念されている[6]．

放射線治療

　放射線はがん治療の大きな柱のひとつである．しかし，腫瘍治療のための胸部放射線照射は，実質的に心臓のすべての器質的異常と関連がある．例えば，
▶心筋（拡張型・拘束型心筋症）
▶心膜（急性心膜炎，収縮性・浸出性心膜炎，しばしば拘束型心筋症と同時に起こる）
▶弁
▶心外膜にある冠動脈（若年またはアテローム冠動脈疾患の増悪）
▶特殊伝導系（洞結節機能不全と伝導系疾患）

　放射線による心臓への損傷は，照射線量（一般には 30～35 Gy 以上[22]），照射法，曝露した心臓の体積，併用する心障害性を有する全身療法[22]の他，喫煙，高脂血症，高血圧といった心血管リスク因子[23,24]のために起こる．マントル照射で治療されたホジキン病（HD）とその他のリンパ腫，食道がんはもとより乳がん・肺がんは，最も心障害を伴いやすい．放射線治療では腫瘍のみ標的とする，より洗練された技術で正常組織の被曝を抑えつつ最小線量で効果的に治療を行うようになってきてはいるが，われわれが出会うのは侵襲性の高い古い放射線技術による治療を受けたサバイバーである．1990年より前に乳がん治療を受けた患者についてのメタ分析では，放射線治療によって乳がんの年間死亡率は 13% 減少したが，その他の死因，特に血管疾患による年間死亡率は 21% 増加した[25]．

　心筋細胞の分裂は遅いので心臓は多少放射線抵抗性をもつが，比較的低線量の放射線照射後にびまん性に間質の線維化がみられることが[26,27]微小血管損傷と同様に[28]長期の追跡調査で報告されている．こういった影響で心筋コンプライアンスが変化し心収縮機能・拡張機能に障害が起こる可能性がある[29]．放射線治療を受けた患者での心エコー検査では拘束型心筋症[26]として矛盾しな

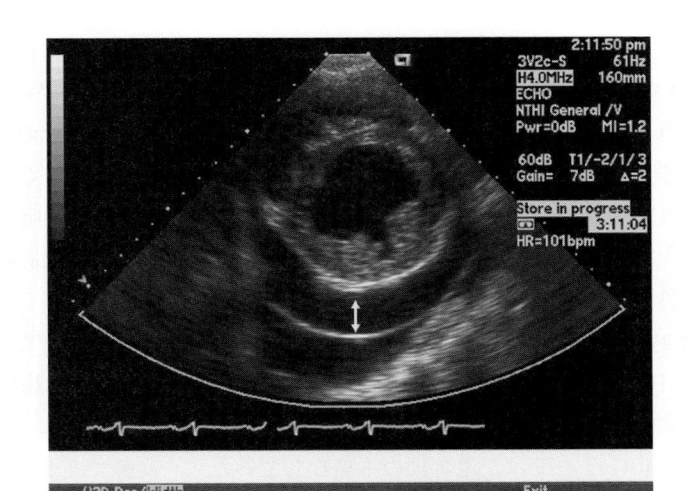

図19-2 2年前に左側乳がんで広い範囲に放射線治療を受けた患者の心エコー図．大量の心嚢水（矢印）に注意する．心膜液は後に排液された．細胞診では悪性の所見はなく，グラム染色でも細菌培養でも病原菌は同定されなかった．

い左心室の縮小があることが示されてきた．放射線治療を受けたサバイバーに関する他の研究では心筋量の低下が示されており，追跡調査期間が長くなるほどそれは顕著になったが，これは典型的に加齢とともにみられるのと全く逆の所見である．同様にこれらの研究では，心エコーで確認できる壁運動異常がFramingham研究[30]から得られた一般人口での異常よりも多くみられたこと，また放射性同位体を用いた検査により心筋血流障害がみられたことを示している[24]．さらには，こういった異常は患者の追跡期間が20年を超えるにつれてより顕著になっており，すなわち遠い過去に受けた治療による進行性の心機能障害リスクは継続するということから，本当の意味で長期的な経過観察が必要であることがわかる．

急性・慢性の心膜炎（浸出性・収縮性を含む）は，放射線による障害で認められる心臓の有名な事象である[26, 28-30]（**図19-2**）．心膜の脂肪組織がフィブリンと置き換わることと心膜の血管内皮細胞に結合組織が付着することで生じる心膜組織の石灰化を初めとして，肥厚および心臓・胸膜との癒着が生じる．

血管透過性も同じく変化する[29]. 症状は急性・慢性・断続的のいずれでもありうる. 古いHD治療を受けた患者では,治療後2年以内にほぼ30％に心囊水が確認された[26]. 放射線の新技術を用いる最近の患者では,低線量の照射で,心筋を遮蔽しつつ治療を受けた場合,心膜炎の発生率はずっと低くなっている[28]. 慢性心膜疾患は治療後10年を過ぎて現れることがあり,呼吸困難を伴いやすい[31]. その場合,心囊水穿刺または心囊水が再発する場合は心膜開窓術が,収縮性疾患の場合には心膜切除が必要になることがある[21].

胸部放射線照射も閉塞性冠動脈疾患と関連している[7, 8, 24, 28, 32-35]. 1961～1991年にHDで治療を受けた小児を調査したところ,致死的な心筋梗塞の危険度は一般人の41.5倍であった. 発症は治療後3～22年にみられ,高線量での照射（>40Gy）を受けた患者にのみ発症していた[34]. 高齢で乳がん（特に左側乳がん[8]),食道がん[36],その他のリンパ腫[8, 28, 33]の治療を受けた患者を調べた別の研究でも,比較すると少ないが無視はできないリスクの増加があることが示されている. 放射線による血管損傷は臨床的には無症状かもしれないが,放射性同位体を用いた検査で血流障害がみられたり[36],心エコー検査で部分的な壁運動異常がみられたり[30]して,左心室の総体的な機能低下に寄与する可能性がある.

病理学的には,放射線関連の冠動脈疾患は内膜増殖が原因となっている場合があり[7],冠動脈が長い範囲で徐々に狭窄したり[32]または典型的なアテローム硬化の促進をもたらしたりする[28]. 閉塞する病変は,冠動脈の入口部や近位部であることが多く,患者が前方から照射を受けた場合に心臓の前壁の血管はいっそう障害を受けやすくなる[28]. そのほかに高血圧[8, 33],高脂血症[8, 37],喫煙[8]といった冠動脈疾患の一般的なリスク因子があると,リスクはより増加するようである. 治療は血管形成,ステント術,冠動脈バイパス移植などの一般的な方法でなされる. 放射線関連の縦隔・心膜線維症がある場合,バイパス移植はより困難になりうる[7].

最近のデータでは,放射線技術の向上によって晩期冠動脈疾患の発生率が減少する長期サバイバーもいることが示唆されており,いくぶん心強い[8, 32, 35].

胸部放射線と著しい心臓弁膜症の発症の関連性についてはあまり認識されていない[28-30, 38]. この関係は左心系の弁で最も顕著で,狭窄[39]することもあるが

主として閉鎖不全[30]の病態を取りうる．Heringと共著者らは「大動脈-僧帽弁カーテン」の石灰化，すなわち，大動脈弁尖から僧帽弁に繋がる隣接する線維性の骨格（腱索）までの石灰化がみられる独特な放射線関連の心エコー所見について報告している[39]．これらの弁膜病変はたいてい無症候性だが，重要なのは，治療から時間が経つほど（大動脈弁において最も顕著に）広がり，深刻になるということである[30]．Heidenreichと共著者らによる既治療のHD患者調査では，高齢者と女性では大動脈逆流症のリスクがより高かった[30]．こういった患者の一部には弁置換術が必要であり，これは放射線治療による縦隔の線維症と冠動脈疾患という合併症を伴う可能性がある[39,40]．

　胸部放射線照射はおそらく不整脈と刺激伝導系の異常の多くに関連している[28,30]．放射線照射はおそらく間接的に作用して，よく知られているように心膜の刺激もしくは僧帽弁疾患により上室性の不整脈をもたらすし，左心室の機能低下に関わる致死的な心室性不整脈のリスク増加をもたらす．心外膜の冠動脈疾患[41]により，あるいは放射線治療やアントラサイクリン治療後に発症しうる非虚血性心筋症と心不全[42]が起こり左心駆出率が低下した患者に，予防的に除細動器を埋め込むとおそらく生命を救うことになるということが，今ではよく理解されている．がん患者の場合，このような装置の埋め込みが適切であるかを判断するために，長期の予後についてきめ細かく話し合い，よく理解することが必要であることが多い．

　放射線治療で生じる洞房結節，特殊伝導系，心筋の線維化は，右脚ブロック[28]，電圧低下，その他特定できない異常として心電図上で認められる．ペースメーカーの埋め込みが必要になる重篤な洞結節機能不全と完全脚ブロックも起こりうる[43]．

　放射線による皮膚の変化，腋窩リンパ節郭清，さらなる放射線治療が必要とされる可能性，静脈ポートの存在などは，ペースメーカーと除細動器の埋め込む場所を左右する（図19-3）．

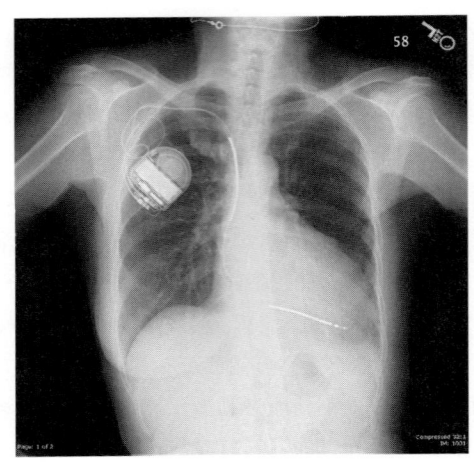

図 19-3 化学療法による心筋症患者の胸部X線写真．二腔除細動器が右側橈側皮静脈を介して埋め込まれた．細動除去器は通常は左側に埋め込むが，この患者が以前に左乳房切除と，腋窩リンパ節郭清術と合わせて左胸部へ放射線治療を受けていたため，この位置が選択された．

心保護

　がん治療に伴う心障害の影響の知識が，がんサバイバーの心疾患を防ぐ第一歩である．その次も重要で，放射線照射を受けたがん患者には生涯にわたってある程度の心障害リスクがあることを認識し，適切な経過観察をして悪化させるリスク因子を改善させること（例えば，禁煙カウンセリングや高血圧・糖尿病・高脂血症の治療）である．同様に重要なのは，抗腫瘍効果を減らすことなく必要最小限の線量・投薬量で，腫瘍のみを標的にして毒性を最小化するようながん治療を目指した継続的な研究である．

　さらに，最近の継続研究では，がんの治療効率を維持しつつ，心障害の最小

化を目的にした併用治療や新しい検診技術が評価されてきている．心室機能の低下が無症候性のうちにモニターすることで深刻な心筋損傷を予防できるという認識がこの問題の初めの対処策であった[9, 10, 15, 16]．臨床的に重要な心筋障害を見つけることと，延命効果のあるがん治療を制限することとは常に綱引きの関係にある．このため，運動誘発性の心室機能増加率という心機能測定は，おそらく敏感すぎて臨床的には無意味である[10]．有望な新しい戦略としては，化学療法と同時にトロポニン濃度をモニターするものがある[44]．トロポニン濃度が持続的に上昇することと，心障害リスクの増加は関連している[44]．

ドラック・デリバリー・システムの変化[45, 46]や投与法の変更[9, 47]も同様にもたらされてきた．最も顕著なのはリポソーマルアドリアマイシン[*7]であり，抗腫瘍効果を落とすことなく心障害が減少するようである[7, 9, 10, 47]．リポソーム化されたアドリアマイシンはアドリアマイシンのみに比べてギャップ・ジャンクションがしっかりしている血管では外に出づらい一方，微細血管がしばしば破綻している腫瘍内では目標に到達しやすいのでより選択的である[47]．同様に，ゆっくり投与することは薬剤の血漿濃度のピークを減らすため心障害の予防に繋がる[47]．

多くの「心筋保護薬」が化学療法と共に投与されてきた．このような薬剤には健康食品店で購入できるような製品から科学的に統制され研究された薬剤まで様々なものがある[7, 9, 10, 47-50]．具体的には，抗酸化薬（プロブコール，N-アセチルシステインなど），鉄とカルシウムのキレート薬，ビタミン類（ビタミンA，C，E），微量元素（セレンなど）がある．その他にはアンギオテンシン変換酵素阻害薬，アンギオテンシンII受容体遮断薬，βブロッカーといった通常心不全で用いられる薬剤がある[51]．アドリアマイシンの投与を受けている患者において心臓保護薬としてデクスラゾキサンを用いることは，多くのデータから支持されている[7, 10, 47]．デクスラゾキサンは鉄キレート化として働き，遊離基の産生と，おそらく酸化による損傷を制限する[47]．現在これは，ドキソルビシンを累計で$300 mg/m^2$投与され，継続治療により利益があると考えられる成人転移性乳がん患者において使用が認められている[47]．ただしアントラサイクリンの抗腫瘍効果を制限しうる懸念があるため，治療の初期から用いることは推奨されない[47]．

---

*7 ドキシル®．アドリアマイシンはドキソルビシンと同じ．

◆ 症例 19-1

ジュリアは 32 歳の白人女性で，1997 年に心膜炎と発作性心房細動で受診した．その 7 年前に彼女は，ステージ II$_B$ の HD のため化学療法とマントル照射による治療（4,000 R）を受けた．その後の彼女の病歴は以下のごとくである．

1991 年：持続的心房細動．ジソピラミドとキニジンによる心房不整脈治療が奏効せず．

1993 年：フレカイニド開始．心房粗動が再発したため電気生理学的検査が行なわれた．刺激伝導系の遅延が右心房の多数の領域でみられ，びまん性の瘢痕と病変があることが示唆された．三尖弁峡部を含む心房で広範なアブレーションが行われた．手術終了時点でも心房粗動が生じることがあったためフレカイニドを継続した．

1995 年：乳がんと診断され乳房切除，化学療法，さらに放射線治療が加えられた．

1996 年：上室性頻拍に対して再度アブレーションが試みられたが，成功せず．洞停止のため永久ペースメーカーの埋め込みを行い，続いて心房粗動・心房細動に心室が反応しないように房室結節のアブレーションを行った．

1996 年：うっ血性心不全の発症．収縮性心膜炎と診断され，心膜切除と右側胸膜癒着術を行った．

1996 年：左心室収縮機能は保たれながらも心不全が再発した．拘束型心筋症と重度の僧帽弁逆流と診断される．僧帽弁のセントジュード機械弁を用いた弁置換術を施行．癒着のために大動脈-大腿動脈バイパスが必要となる．

1999 年：右心不全（容量負荷）．AV 同期性を維持させる目的でアミオダロン開始．

1999 年：乳がんの骨転移．局所的放射線治療．

ジュリアは，不幸にも広範囲の胸部放射線照射による数多くの合併症を発症した．（最終的に）収縮性心膜炎，拘束型心筋症，上室性不整脈，洞房結節機能障害，重度の僧帽弁逆流に加え，二次がんも発症した．

◆ 症例 19-2

マリー・ジョーは 63 歳のアフリカ系米国人の乳がん患者である．彼女の病歴は以下のごとくである．

1994 年：左乳房の浸潤がんで受診した．これは乳房温存術，腋窩リンパ節郭清，放射線治療により治療された．タモキシフェンを 5 年間内服した．

2005年：左乳房腫瘤を訴え受診.

2006年：MRIと生検を行い浸潤がんと診断された（核異型度3；エストロゲン/プロゲステロン受容体陽性；HER2/neu強陽性）.

2006年：左乳房切除．4コースのドキソルビシン（240 mg/m^2）と，シクロホスファミド（エンドキサン®），パクリタキセル（タキソール®），トラスツズマブが用いられた．経時的に左心室機能がモニターされ，2006年2～5月までは正常であった．

2006年6月：両心不全と動悸が認められ，上室性頻拍と左心駆出率が20～25％であることが判明した．少量の心嚢液が認められた．β遮断薬とアンギオテンシン変換酵素阻害薬，利尿薬による治療を受けた．がん治療はアナストロゾール（アリミデックス®）に変更された．

2007年1月：失神と息切れで運び込まれた．心エコーでは多量の心嚢液が認められ，当初は循環動態に異常はなかった．両側胸水がみられた．心電図モニターで上室性頻拍と持続しない心室性頻拍が長時間認められた．心駆出率は20～25％に大きく減少したままであった．

その後，循環動態の悪化が認められたため，マリー・ジョーは心嚢水穿刺を受けた．心嚢水が早期に再貯留したため，心膜開窓術が行われた．細菌培養と細胞診のいずれにおいても，感染源あるいは悪性腫瘍は認められなかった．不整脈をコントロールするためアミオダロンを開始．

2007年2月：右側橈側皮静脈を経由して除細動器の埋め込み．利尿薬を含む投薬を継続することで，心駆出率の低下は続いたものの，彼女の状態は改善した．

マリー・ジョーはこれまでに受けた化学療法と放射線療法がほぼ確実に原因となった拡張型心筋症を発症した．また心膜病変と上室性・心室性不整脈にかかっていた．過去に左側に広範囲に放射線治療を受けたため，普通は左側に設置する除細動器は右側に埋め込まれた．

結論

40年以上にわたって，がん治療に目を見張る進歩が遂げられ，長期がんサバイバーの人口は劇的に増加した．残念ながら，強力ながん治療は，少数ではあるが決して少なくはない患者に様々な心障害をもたらすことになった．われ

われは新たな治療法や心筋保護薬，また古い治療を新たな方法で行うことにより心障害を最小化するような多面的アプローチによって，がん患者の健康とウェル・ビーイングを向上させる努力をしなくてはならない．このアプローチにより，過去に心障害のある治療を受けた患者の継続的な経過観察と，治療で将来的に心障害を受ける可能性についての認識とが促進されるべきである．そうすることで，より健康な長期的がんサバイバーを生み出すというわれわれの目標が達成されるだろう．

■引用文献

1) Ries LAG, Melbert D, Krapcho M, et al, eds. SEER Cancer Statistics Review, 1975-2004. National Cancer Institute Web site. http://seer.cancer.gov/csr/1975_2004. Published November 2006. Updated November 15, 2008. Accessed November 25, 2008.
2) Oeffinger KC, Mertens AC, Sklar CA, et al. Chronic health conditions in adult survivors of childhood cancer. *N Engl J Med.* 2006；355：1572-1582.
3) Rao AV, Demark-Wahnefried W. The older cancer survivor. *Crit Rev Oncol/Hematol.* 2006；60：131-143.
4) Schultz PN, Beck ML, Stava C, et al. Health profiles of 5836 long-term cancer survivors. *Int J Cancer.* 2003；104：488-495.
5) Cook-Burns N. Retrospective analysis of the safety of herceptin immunotherapy in metastatic breast cancer. *Oncol.* 2001；61：58-66.
6) Geyer CE, Forster J, Lindquist D, et al. Lapatinib plus capecitabine for HER2-positive advanced breast cancer. *N Engl J Med.* 2006；355：2733-2743.
7) Yeh ETH, Tong AT, Lenihan DJ, et al. Cardiovascular complications of cancer therapy：Diagnosis, pathogenesis, and management. *Circulation.* 2004；109：3122-3131.
8) Hooning MJ, Botma A, Aleman BMP, et al. Long-term risk of cardiovascular disease in 10-year survivors of breast cancer. *J Natl Cancer Inst.* 2007；99：365-375.
9) Simbre VC II Duffy SA, Dadlani GH, et al. Cardiotoxicity of cancer chemotherapy. *Pediatr Drugs.* 2005；7：187-202.
10) Shan K, Lincoff AM, Young JB. Anthracycline-induced cardiotoxicity. *Ann Intern Med.* 1996；125：47-58.
11) Ainger LE, Bushore J, Johnson WW, et al. Daunomycin：a cardiotoxic agent. *J Natl Med Assoc.* 1971；63：261-267.
12) Lefrak EA, Pitha J, Rosenheim S, et al. A clinicopathologic analysis of adriamycin cardiotoxicity. *Cancer.* 1973；32：302-314.
13) Von Hoff DD, Layard MW, Basa P, et al. Risk factors for doxorubicin-induced congestive heart failure. *Ann Intern Med.* 1979；91：710-717.
14) Singal PK, Iliskovic N. Doxorubicin-induced cardiomyopathy. *N Engl J Med.* 1998；

339 : 900-905.
15) Alexander J, Dainiak N, Berger HJ, et al. Serial assessment of doxorubicin cardiotoxicity with quantitative radionuclide angiocardiography. *N EnglJ Med.* 1979 ; 300 : 278-283.
16) Schwartz RG, McKenzie WB, Alexander J, et al. Congestive heart failure and left ventricular dysfunction complicating doxorubicin therapy. *Am J Med.* 1987 ; 82 : 1109-1118.
17) Isner JM, Ferrans VJ, Cohen SR, et al. Clinical and morphologic cardiac findings after anthracycline chemotherapy. *Am J Cardiol.* 1983 ; 51 : 1167-1174.
18) Minow RA, Benjamin RS, Lee ET, et al. Adriamycin cardiomyopathy—risk factors. *Cancer.* 1977 ; 39 : 1397-1402.
19) Suter TM, Cook-Burns N, Barton C. Cardiotoxicity associated with trastuzumab (herceptin) therapy in the treatment of metastatic breast cancer. *Breast.* 2004 ; 13 : 173-183.
20) Yeh ETH. Cardiotoxicity induced by chemotherapy and antibody therapy. *Annu Rev Med.* 2006 ; 57 : 485-498.
21) Ewer MS, Vooletich MT, Durand JB, et al. Reversibility of trastuzumabrelated cardiotoxicity : new insights based on clinical course and response to medical treatment. *J Clin Oncol.* 2005 ; 23 : 7820-7826.
22) Byrd BF III, Mendes LA. Cardiac complications of mediastinal radiotherapy. *J Am Coll Cardiol.* 2003 ; 42 : 750-751.
23) Recht A. Which breast cancer patients should *really* worry about radiationinduced heart disease—and how much? *J Clin Oncol.* 2006 ; 24 : 4059-4061.
24) Prosnitz RG, Marks LB. Radiation—induced heart disease : vigilance is still required. *J Clin Oncol.* 2005 ; 23 : 7391-7394.
25) Early Breast Cancer Trialists' Collaborative Group. Favourable and unfavourable effects on long-term survival of radiotherapy for early breast cancer : an overview of the randomised trials. *Lancet.* 2000 ; 355 : 1757-1770.
26) Gottdiener JS, Katin MJ, Borer JS, et al. Late cardiac effects of therapeutic mediastinal irradiation. *N Engl J Med.* 1983 ; 308 : 569-572.
27) Applefeld MM, Wiernik PH. Cardiac disease after radiation therapy for Hodgkin's disease : analysis of 48 patients. *Am J Cardiol.* 1983 ; 51 : 1679-1681.
28) Adams MJ, Lipshultz SE, Schwartz C, et al. Radiation-associated cardiovascular disease : manifestations and management. *Semin Radiat Oncol.* 2003 ; 13 : 346-356.
29) Adams MJ, Hardenbergh PH, Constine LS, et al. Radiation-associated cardiovascular disease. *Crit Rev Oncol Hematol.* 2003 ; 45 : 55-75.
30) Heidenreich PA, Hancock SL, Lee BK, et al. Asymptomatic cardiac disease following mediastinal radiation. *J Am Coll Cardiol.* 2003 ; 42 : 743-749.
31) Applefeld MM, Cole JF, Pollock SH, et al. The late appearance of chronic pericardial disease in patients treated by radiotherapy for Hodgkin's disease. *Ann Intern Med.*

1981 ; 94 : 338-341.
32) Dunsmore LD, LoPonte MA, Dunsmore RA. Radiation-induced coronary artery disease. *J Am Coll Cardiol.* 1986 ; 8 : 239-244.
33) Moser EC, Noordijk EM, van Leeuwen FE, et al. Long-term risk of cardiovascular disease after treatment for aggressive non-Hodgkin lymphoma. *Blood.* 2006 ; 107 : 2912-2919.
34) Hancock SL, Donaldson SS, Hoppe RT. Cardiac disease following treatment of Hodgkin's disease in children and adolescents. *J Clin Oncol.* 1993 ; 11 : 1208-1215.
35) Gaya AM, Ashford RFU. Cardiac complications of radiation therapy. *Clin Oncol.* 2005 ; 17 : 153-159.
36) Gayed IW, Liu HH, Yusuf SW, et al. The prevalence of myocardial ischemia after concurrent chemoradiation therapy as detected by gated myocardial perfusion imaging in patients with esophageal cancer. *J Nucl Med.* 2006 ; 47 : 1756-1762.
37) Hull MC, Morris CG, Pepine CJ, et al. Valvular dysfunction and carotid, subclavian, and coronary artery disease in survivors of Hodgkin lymphoma treated with radiation therapy. *JAMA.* 2003 ; 290 : 2831-2837.
38) Carlson RG, Mayfield WR, Normann S, et al. Radiation-associated valvular disease. *Chest.* 1991 ; 99 : 538-545.
39) Hering D, Faber L, Horstkotte D. Echocardiographic features of radiation-associated valvular disease. *Am J Cardiol.* 2003 ; 92 : 226-230.
40) Mittal S, Berko B, Bavaria J, et al. Radiation-induced cardiovascular dysfunction. *Am J Cardiol.* 1996 ; 78 : 114-115.
41) Moss AJ, Zareba W, Hall WJ, et al. Prophylactic implantation of a defibrillator in patients with myocardial infarction and reduced ejection fraction. *N Engl J Med.* 2002 ; 346 : 877-883.
42) Bardy GH, Lee KL, Mark DB, et al. Amiodarone or an implantable cardioverter-defibrillator for congestive heart failure. *N Engl J Med.* 2005 ; 352 : 225-237.
43) Slama MS, Le Guludec D, Sebag C, et al. Complete atrioventricular block following mediastinal irradiation : a report of six cases. *Pacing Electrophysiol.* 1991 ; 14 : 1112-1118.
44) Cardinale D, Sandri MT, Colombo A, et al. Prognostic value of troponin I in cardiac risk stratification of cancer patients undergoing high-dose chemotherapy. *Circulation.* 2004 ; 109 : 2749-2754.
45) Torti FM, Bristow MR, Howes AE, et al. Reduced cardiotoxicity of doxorubicin delivered on a weekly schedule. *Ann Intern Med.* 1983 ; 99 : 745-749.
46) Legha SS, Benjamin RS, Mackay B, et al. Reduction of doxorubicin cardiotoxicity by prolonged continuous intravenous infusion. *Ann Intern Med.* 1982 ; 96 : 133-139.
47) Wouters KA, Kremer LCM, Miller TL, et al. Protecting against anthracycline-induced myocardial damage : a review of the most promising strategies. *Br J Haematol.* 2005 ; 131 : 561-578.

48) Granger CB. Prediction and prevention of chemotherapy-induced cardiomyopathy. *Circulation*. 2006；114：2432-2433.
49) Soga M, Kamal FA, Watanabe K, et al. Effects of angiotensin II receptor blocker (candesartan) in daunorubicin-induced cardiomyopathic rats. *Int J Cardiol*. 2006；110：378-385.
50) Siveski-Iliskovic N, Hill M, Chow DA, et al. Probucol protects against adriamycin cardiomyopathy without interfering with its antitumor effect. *Circulation*. 1995；91：10-15.
51) Cardinale D, Colombo A, Sandri MT, et al. Prevention of high-dose chemotherapy-induced cardiotoxicity in high-risk patients by angiotensinconverting enzyme inhibition. *Circulation*. 2006；114：2474-2481.

20 がんサバイバーにおける肺障害

Pulmonary Problems in Cancer Survivors

Kenneth D. Miller, MD
Lynn Tanoue, MD

要旨

　がんの治療を受け，生き延びた人には肺障害が非常によくみられる．治療中あるいは治療後すぐに患者の多くが短期的な肺障害を患う．化学療法を受けた患者の最大20％に何らかの長期的な肺合併症が生じ，胸部放射線治療を受けた患者では最大50％に長期的合併症が生じる[1-5]．モノクローナル抗体，小分子阻害薬[*1]やその他の新薬など，より新しい薬剤を用いた場合の肺障害発生率はまだ知られていない．

序論

　急性期において，息切れ，咳，発熱，その他の呼吸器症状があり，胸部X線写真またはコンピュータ断層撮影（CT）スキャン上異常が認められるがんサバイバーの場合，非常に多様な鑑別診断があげられる．治療後数週～数か月に感染症にかかる患者は多い．しかしこういった症状にはほかにも多くの原因があり，例えば原発性・転移性を含めたがんそのものによるもの，肺水腫，急性肺障害，肺出血，輸血反応，肺塞栓，急性薬物毒性，急性の放射線障害がある．

[*1] モノクローナル抗体薬，小分子阻害薬を合わせて分子標的薬と称する．抗がん薬の中でも細胞傷害性抗がん薬とは区別される．

対照的に長期がんサバイバーにおいては，肺障害は通常，放射線治療と同様，化学療法による障害も意味しており，症状は治療後数週・数か月・数年も経てから現れることがある．正確な時間関係がわかる詳細な病歴が診断に至る最良の手段であることが多い．数か月にわたって密やかに進行する咳のような慢性症状は，がん治療のせいである場合がある．肺障害を受けた患者を評価することは非常に難しい．がん治療から数か月，数年も経っていると，なぜ息切れと間質性肺炎がみられるのか，それが先行治療と関連するのか否かを見極めるのが困難なためである．さらに，化学療法においては多剤併用レジメンが一般的であるため，その障害の原因となった薬剤を特定することは難しい．薬剤の中には放射線増感薬として働くものもあり，それらを胸部放射線治療と組み合わせるとより毒性を増すことになる．緩徐に生じる症状と数週間・数か月・数年にわたるX線写真の所見は，がんの再発ではなくわずかな炎症を反映している．残念ながら，これらの原因を確かめる特定の診断検査はない．化学療法または放射線治療に関係する毒性の診断は除外診断であり，感染症とがんの再発が否定された後になされる傾向にある．患者によっては症状と所見の原因を明らかにするために肺生検が必要となる場合がある[6,7]．

化学療法と放射線治療の短期的な毒性

　化学療法あるいは放射線治療に関連する短期的な合併症はよくみられるものである．咳嗽・呼吸困難・発熱・びまん性肺浸潤といった症状を呈する場合がある．非常に急性の肺障害は過敏反応のためであることが多く，レチノイン酸製剤を用いる治療に対する急性反応[*2]で典型的にみられる[8]．どの種類の薬剤も肺障害を引き起こす可能性があるが，アルキル化薬，代謝拮抗薬，多くの生物学的（反応）修飾物質[*3]が一般的である．それぞれの種類の薬剤が引き起こす肺障害の病態生理は様々な症候として現れるが，それは互いに区別できるこ

---

*2　レチノイン酸症候群と呼ばれ，急性前骨髄性白血病のレチノイン酸や三酸化ヒ素（亜ヒ酸）を用いた分化誘導療法中に生じることがある．
*3　biological response modifier（BRM）：体内の免疫系を賦活する作用のある薬物．インターフェロン，インターロイキンなど．

ともあれば，できないこともある．

化学療法による短期的肺障害[9]

- 抗がん性抗生物質（ブレオマイシン，マイトマイシン，アクチノマイシン，ニトロソウレア化合物）
  - ◆ ブレオマイシン
    - 肺障害が6〜18%に発生し，肺障害が起これば1〜10%の死亡率．
    - リスク：高用量，他の毒素（O_2，放射線治療，他の薬剤），腎機能障害，高齢
- アルキル化薬（シクロホスファミド，ブスルファン，メルファラン）
- 代謝拮抗薬〔メトトレキサート，Ara-C（シタラビン），フルダラビン〕
  - ◆ メトトレキサート
    - 肺障害が最大7%に発生．投与量によらない．
    - 症状：過敏症，肺線維症，胸膜炎
  - ◆ Ara-C：非心原性の肺水腫
- 生物学的反応修飾物質など
  - ◆ レチノイン酸症候群
  - ◆ IL-2：非心原性肺水腫
  - ◆ ゲフィチニブ：肺線維症
  - ◆ ベバシズマブ：喀血
  - ◆ リツキシマブ：COP
  - ◆ タキサン：過敏症反応

晩期・長期的肺障害

　化学療法関連の長期障害の大部分に，肺の瘢痕形成に伴う慢性疾患としての肺線維症が起こる．これらの患者では肺拡散能・肺活量を含む呼吸機能検査や画像診断検査は有用である．残念ながら，がん治療後数か月〜数年経過して

いると，呼吸機能検査・画像検査・生検でさえ原因の特定には役立たない場合がある．生検では，進行した治療関連の障害と異なり治療可能な別の肺障害の原因を除外できる場合がある．

◆ 症例 20-1　ブレオマイシン関連の急性肺障害

　フレッドは 21 歳男性で息切れのためプライマリ・ケア医を受診した．既往歴として胚細胞腫[*4]と多発肺転移巣があった（図 20-1A）．化学療法を受け，劇的に奏功し回復した．フレッドにはさらに手術する必要があった．彼の手術前のX線写真は図 20-1B，手術後2日後の胸部X線写真は図 20-1C であり，新たなびまん性浸潤影が認められた．ブレオマイシンと酸素投与により発生したと考えられる急性肺障害であった．ブレオマイシンによる治療は完了したが，手術中に投与された高濃度の酸素への過敏性は何年も残った．幸いにもフレッドのX線写真は数週間で完全にきれいになった．

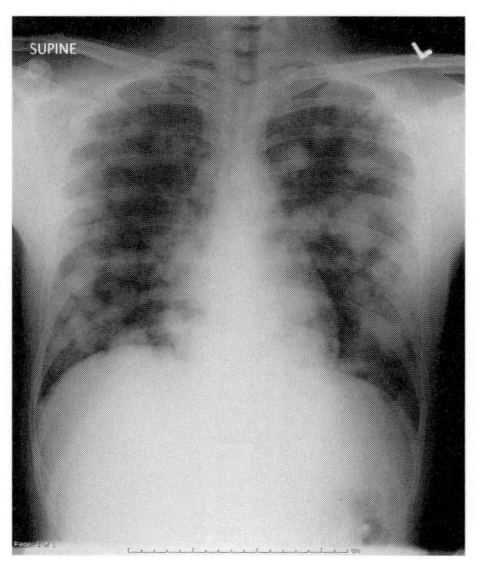

図 20-1A　フレッドの初診時の胸部 X 線写真

---

*4　精巣原発の胚細胞腫は精巣がんと同義になる．精巣外（後腹膜・縦隔・脳内）から発生することもある．

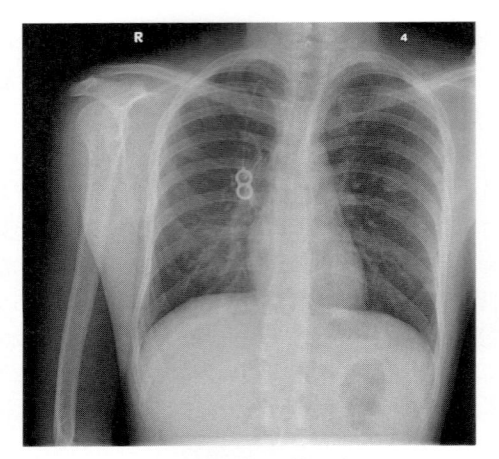

図20-1B　術前の胸部X線写真

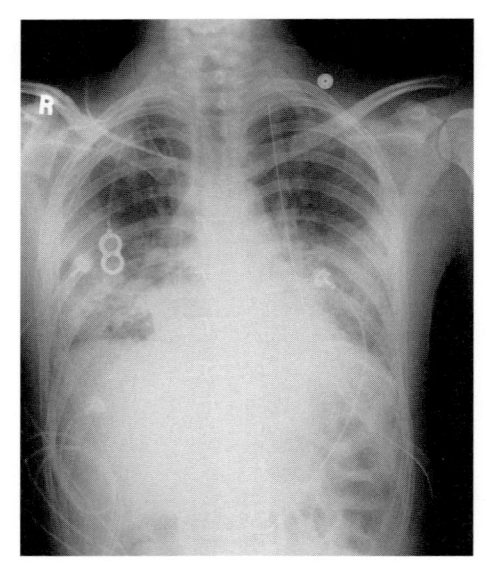

図20-1C　術後2日目の胸部X線写真

がんサバイバーにおける肺障害　287

◆ 症例 20-2　遅発性のブレオマイシン肺障害

　ジャニスは 21 歳男性で胚細胞腫のためブレオマイシンを含むレジメンで治療された．1, 2 コース後に咳と呼吸困難を訴えたため，急性のブレオマイシンによる肺障害の悪化を避けるため治療は変更された．幸いにも胚細胞腫は治癒し，症状も画像上の異常もすべて消失した．数年後，肺機能は正常化し彼は以前と同じ生活を取り戻した．
　図 20-2A はジャニスの治療前の胸部 X 線写真であり，図 20-2B ではブレオマイシンによるびまん性肺浸潤の発症が認められる．

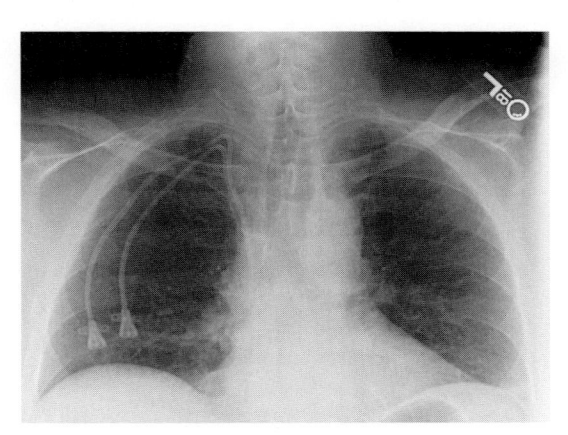

図 20-2A　治療前の胸部 X 線写真

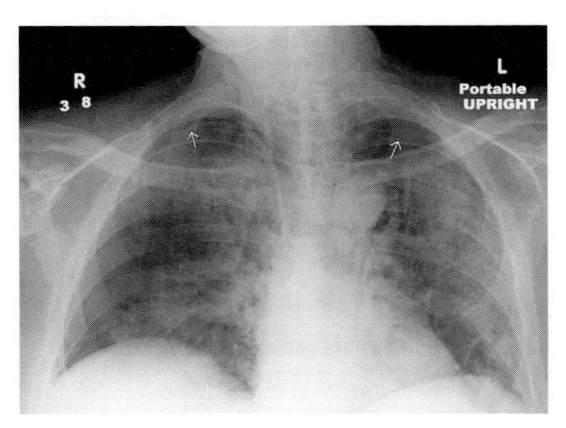

図 20-2B　びまん性の肺浸潤影

◆ 症例 20-3　化学療法薬のニトロソウレアに関連する肺障害

ノーマンは 54 歳男性であり，図 20-3A〜C は彼の胸部写真である．25 歳のときにホジキン病（HD）のため当時の放射線治療により治療を受けた．その後，52 歳時に非ホジキンリンパ腫を発症しカルムスチンを含むレジメンで治療を受け，その後骨髄移植を受けた．治療前の胸部 CT スキャンでは，先行する HD に対する放射線治療によって生じた縦隔を抱き込むような軽度の線維化がみられたが，これは放射線障害の古典的な画像である．右側縦隔全体にマントル照射が行われ，数年後に放射線肺臓炎による肺線維症がみられたが，ほとんどの患者はこの変化に気がつかず臨床的には無症状である．ノーマンの骨髄移植の 18 か月後に重大な変化があった．6 か月後ノーマンは重度の肺障害のため集中治療室に運び込まれたが，死亡した．

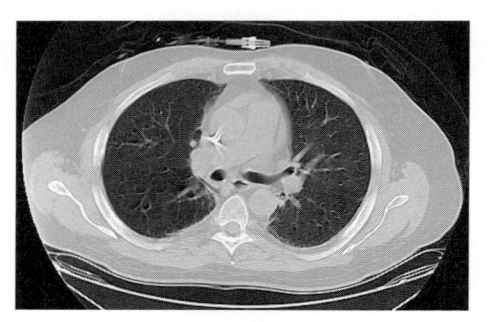

図 20-3A　ノーマンが非ホジキンリンパ腫と診断されたときの CT 画像

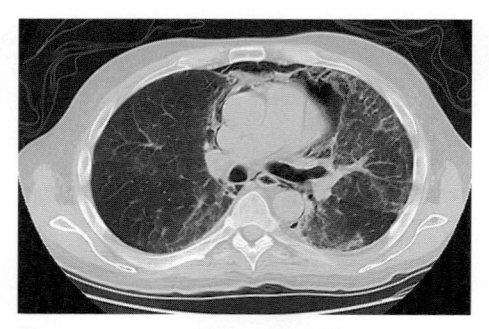

図 20-3B　18 か月後の CT 画像

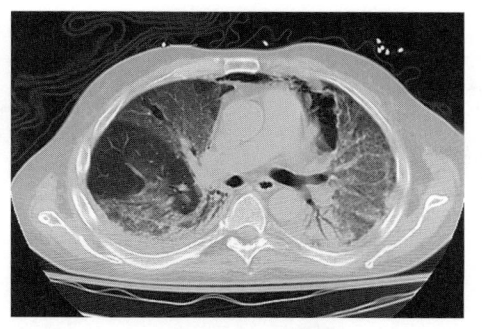

図20-3C　24か月後のCT画像

放射線治療

　放射線治療もまた短期的に肺障害を引き起こすことがあり，乳がんやその他の胸部の悪性腫瘍のために胸部放射線を受ける患者のうち少なからぬ割合で肺の炎症と瘢痕形成が生じることになる．これらはほとんどが治癒するため，最終的に呼吸機能検査やCTスキャンでわかるほどの障害を受けるのは少数に過ぎない．胸郭が小さいと放射線が肺のより深くに浸透するため，女性であることがひとつのリスク要因とされることもある[10-12]．

　放射線肺臓炎は，微熱・咳・胸痛で受診する傾向がある．画像の特徴は，CTスキャンまたは胸部X線写真上で浸潤影が放射線治療領域に一致することである．これらの浸潤影は地図状で，解剖学的な境界線に従うものではない．早期ではスリガラス様陰影となる傾向があり，その後，線状かつ一様になりうる．これらは漿膜炎・胸水・少量の心囊液を伴うことがあるが，これらが重篤になることはない．放射線治療による瘢痕形成や炎症といった画像上の変化のため，肺の放射線照射を受けた部分に残存腫瘍または再発腫瘍があるかどうか見極めることは難しい．

　放射線治療の晩期毒性もまた考慮される必要がある．機能的，画像診断的に放射線治療完了後1〜2年間でどのような障害が生じたにしても，放射線による肺線維症は安定するし，肺線維症は結果として生じることになる．放射線線維症は通常，先行する放射線肺臓炎の後に起こるが，患者が線維症を発症する

場合，必ずしも先行して急性肺臓炎を発症しているわけではない．

> ### ◆ 症例 20-4：放射線による肺臓炎と肺線維症
>
> ラリーは 53 歳男性で，ステージⅢA の非小細胞肺がんのため化学療法と放射線の併用治療を受けた．彼の胸部 CT 写真は図 20-4A と B である．腫瘍の

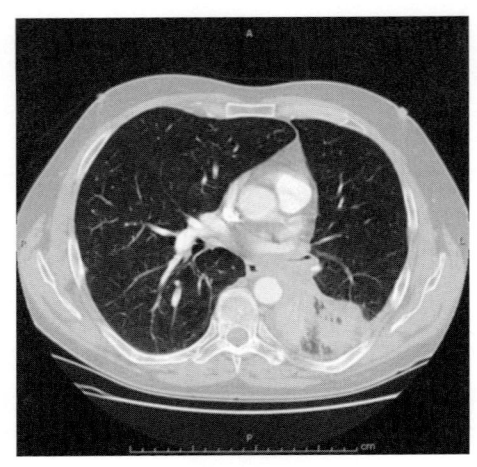

図 20-4A　有症状の放射線肺臓炎が生じたときのラリーの CT 画像

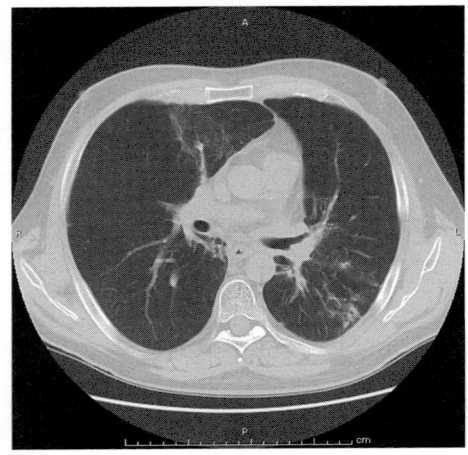

図 20-4B　肺臓炎が改善した後の CT 画像

> 放射線感度を高めるためと直接細胞を傷害するために化学療法が行われ，放射線治療終了後，再び全身化学療法が行われた．10か月後，肺がんは寛解したが，咳と発熱を伴う放射線肺臓炎が生じた．ステロイド治療を受け回復したが，右中葉および左下葉に浸潤影が認められた．放射線はすべて異なる角度から照射されたが，通常は集中して照射されたひとつの領域において持続的な変化がみられるのみである．ラリーは，呼吸機能検査で異常が見つかる典型的な放射線肺臓炎にかかったわけである．現在では彼は回復し症状は消失している．

長期にわたり考慮する点

　HDの長期サバイバーに関するノルウェーの研究では，サバイバーの多くに測定可能な呼吸機能検査上の異常を伴う呼吸困難があったことを見出した[13]．患者の症状は重篤ではなかったが，先行する治療が行われたときからある症状であった．この研究では，長期肺障害はブレオマイシンとアントラサイクリンの併用療法に最も強く関連しており，それらいずれかのみを用いた治療とはそれほど強く関連していなかった．

　25年の追跡調査では，カルムスチンで治療を受けた17人の小児がんサバイバーが長年にわたって追跡を受け，10年目と25年目に調査が行われた[14]．25年目の調査では多くが肺線維症に関連して死亡していた．化学療法によって子どもたちの生命の多くが救われたが，同時に肺線維症のリスクが高まり，それは化学療法と放射線治療のサバイバーにとって晩期の慢性的な障害となりうるのである．

　HDの治療のために胸部放射線を受けた女性は乳がん発症リスクが高くなる[15]．そのリスクは治療時に若年であることと同様に照射線量とも関連している．若年での胸部放射線は乳房により強い発がん性を示し，肺への放射線は逆に高齢であるほど肺に強い発がん性を示すことは明白である[16]．したがって，小児がんサバイバーは乳がん検診をより早期から開始する必要があり，胸部放射線治療を受けた成人がんサバイバーは肺がんリスクが高まることを考慮される必要がある．

◆ 症例 20-5　高線量放射線治療による様々な影響

スティーブンは 62 歳男性で 26 歳のときに HD を発症し高線量の放射線治療を受けた（図 20-5A〜C）．彼には若年発症の冠動脈疾患があり，呼吸機能検査で肺活量が小さく，労作性呼吸困難を訴えていた．直近の CT スキャンで

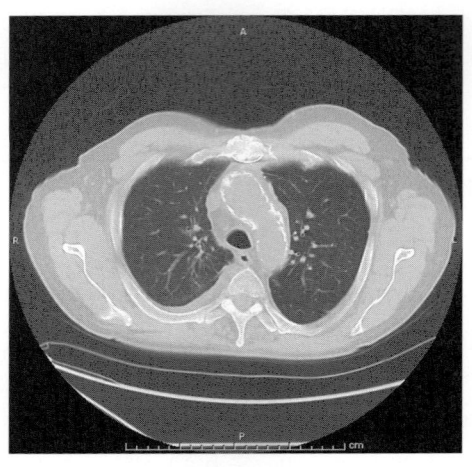

図 20-5A　大動脈の著明な石灰化を認めるスティーブンの CT 画像

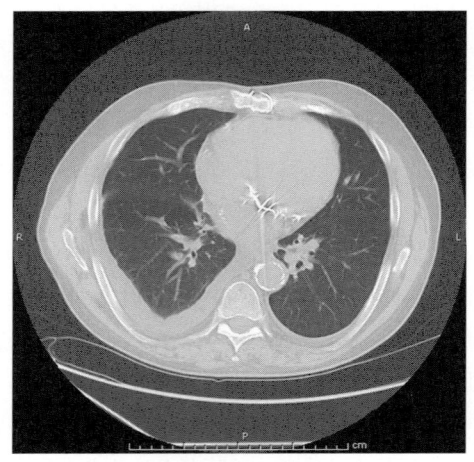

図 20-5B　冠動脈，大動脈の石灰化と慢性的な右胸水貯留を認める

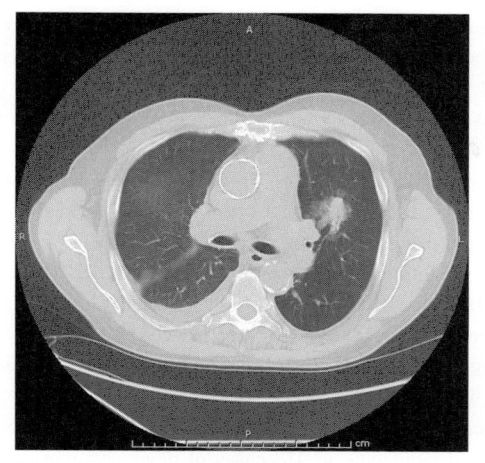

図20-5C　左上葉の腫瘍をみる．これは非小細胞がんであった

は全周性の大動脈石灰化と，縦隔に接する部分に気管支拡張の所見があり，そこは放射線治療による瘢痕形成もみられた．以前行った放射線治療により冠動脈の硬化と心筋症がみられた．前年のCTスキャンでは既に左上葉に腫瘍影が現れており，それは新たに生じた非小細胞肺がんであったため，現在ではその治療が進行中である．

結論

肺障害と二次がんリスクは晩期毒性であり，医療者はそれに対する注意を怠ることはできない．がん病歴を経て幸運にも生き残った患者は，残りの人生における肺疾患リスクが高いため，注意深い経過観察が必要である．

■引用文献

1) Putterman C, Polliack A. Late cardiovascular and pulmonary complications of therapy in Hodgkin's disease：report of three unusual cases, with a review of relevant literature. *Leuk Lymphoma*. 1992：7 (1-2)：109-115.

2) Brice P, Tredaniel J, Monsuez JJ, et al. Cardiopulmonary toxicity after three courses of ABVD and mediastinal irradiation in favorable Hodgkin's disease. *Ann Oncol.* 1991 ; 2 (suppl 2) : 73-76.
3) Hohl RJ, Schilsky RL. Nonmalignant complications of therapy for Hodgkin's disease. *Hematol Oncol Clin North Am.* 1989 ; 3 (2) : 331-343.
4) Moreno M, Aristu J, Ramos LI, et al. Predictive factors for radiation-induced pulmonary toxicity after three-dimensional conformal chemoradiation in locally advanced non-small-cell lung cancer. *Clin Transl Oncol.* 2007 ; 9 (9) : 596-602.
5) Sleijfer S. Bleomycin-induced pneumonitis. *Chest.* 2001 ; 120 : 617-624.
6) O'Sullivan JM, Huddart RA, Norman AR, et al. Predicting the risk of bleomycin lung toxicity in patients with germ-cell tumors. *Ann Oncol.* 2003 ; 14 : 91-96.
7) Uzel I, Ozguroglu M, Uzel B, et al. Delayed onset bleomycin-induced pneumonitis. *Urology.* 2005 ; 66 : 195.
8) De Botton S, Dombret H, Sanz M, et al. Incidence, clinical features, and outcome of all trans-retinoic acid syndrome in 413 cases of newly diagnosed acute promyelocytic leukemia. The European APL Group. *Blood.* 1998 ; 92 (8) : 2712-2718.
9) Tanoue L. Pulmonary toxicities in cancer survivors. New Haven, CT : Yale Cancer Center First Annual Symposium on Cancer Survivorship ; May 2007.
10) Das SK, Chen S, Deasy JO, Zhou S, Yin FF, Marks LB. Combining multiple models to generate consensus : application to radiation-induced pneumonitis prediction. *Med Phys.* 2008 ; 35 (11) : 5098-5109.
11) Bradley J, Graham MV, Winter K, et al. Toxicity and outcome results of RTOG 9311 : a phase I-II dose-escalation study using three-dimensional conformal radiotherapy in patients with inoperable non-small-cell lung carcinoma. *Int J Radiat Oncol Biol Phys.* 2005 ; 61 (2) : 318-328.
12) Hu X, Bao Y, Chen YY, et al. Efficacy of chemotherapy combined hyperfractionated accelerated radiotherapy on limited small cell lung cancer. *Ai Zheng.* 2008 ; 27 (10) : 1088-1093.
13) Lund MB, Kongerud J, Nome O, et al. Lung function impairment in long-term survivors of Hodgkin's disease. *Ann Oncol.* 1995 ; 6 (5) : 495-501.
14) Lohani S, O'Driscoll BR, Woodcock AA. Long term (25 year) follow up of 17 childhood brain tumor survivors treated with BCNU. *Chest.* 2004 ; 126 (3) : 1007.
15) Horwich A, Swerdlow AJ. Second primary breast cancer after Hodgkin's disease. *Br J Cancer.* 2004 ; 90 (2) : 294-298.
16) Swerdlow AJ, Schoemaker MJ, Allerton R, et al. Lung cancer after Hodgkin's disease : a nested case-control study of the relation to treatment. *J Clin Oncol.* 2001 ; 19 (6) : 1610-1618.

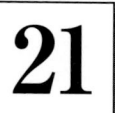

21 がんサバイバーにおける消化管障害と肝障害

Gastrointestinal and Liver Toxicity in Cancer Survivors

Sahar Ghassemi, MD

要旨

　消化器系統は，肝臓・食道・胃・小腸と結腸といった種々の器官から構成される．がん患者には一般に放射線による直腸炎・移植片対宿主病（graft versus host disease；GVHD）・食道狭窄といった，がん治療の晩期毒性としての消化管障害がみられる．本章では最もよくみられる慢性消化器障害のいくつかについて概説を行う．焦点は晩期毒性の原因に置かれることになる．

序論

　食道から肛門に及ぶ消化器系統は人間の健康にとって重要である．また，消化管の細胞は活発に細胞分裂しており，2〜5日ごとに入れ替わる．消化器系の表面積が広いことと細胞交代が速いことを考えれば，それが放射線治療や化学療法の影響に敏感であることは容易に理解される．本章では主としてがんサバイバーによくみられる消化管と肝臓の合併症に関して，慢性放射線障害，GVHD，二次性鉄過剰症に関連する問題に焦点を当てつつ論じる．特定の薬剤誘発性障害の詳細については扱わない．

消化管の正常機能と役割

　消化管は食道から肛門までにわたる器官であり，その長さは6mを超える．消化管には神経支配が行き渡り広範囲の血管網がある．消化管の急性障害では表面上皮が急速に脱落する傾向があるが，慢性障害では豊富な血管供給と神経支配の統合性が破壊される．がん関連の消化管合併症を理解するために，まずそれぞれの部位における機能について概観しておく必要がある．消化器官運動と消化管粘膜の恒常性の両方ががん治療の副作用により損傷を受ける．

　食道は長さが50cmほどで，食物が口から胃までを移動するための導管である．胃は殺菌効果のある酸性の環境であり，蛋白質分解酵素を産生する独特な形態の臓器であり，固形食を撹拌して，さらに小腸で処理・消化できるように濃厚な粥状の液体にする．小腸は5m以上にわたる管で，栄養吸収の主要部位である．毎日6～10L以上の栄養分に富んだ液体が小腸から吸収される．鉄と葉酸は主に近位（空腸）で吸収されるのに対し，ビタミンB_{12}・胆汁酸塩・脂肪・脂溶性ビタミンといった他の栄養素は遠位（回腸）で吸収される．最後に，結腸の1.5mほどが吸収面を持ち，残された平均1Lの液体を吸収する．あらゆる栄養素・薬剤・細菌が関与する産物は消化管壁から吸収され，すべてが門脈循環によって肝臓に運ばれ，そこで抽出され，処理され，浄化される．その後，最終的に体循環に入る．

　消化管の放射線障害は，急性障害と晩期障害に分類される．しかしながら急性障害が生じたら必ず晩期および慢性障害が生じるわけではない．急性放射線障害は典型的には治療開始後数日もしくは数週以内に起こり，がん患者の大部分に生じる．このような反応が起こるのは，放射線がDNAの複製が活発な細胞を標的にするからである．放射線に対して最も敏感な細胞は，盛んに分裂するがん細胞に限らず，腸上皮細胞もそうなのである．慢性放射線障害は放射線曝露の数か月～数年後に起こる．この種の損傷は有糸分裂活性の低い血管内皮細胞と結合組織の細胞にみられる．ここの障害は血管床の大規模な瘢痕化を起こし，腸間膜の虚血，粘膜の線維化と運動障害につながる．

　放射線障害のリスク因子は，患者に特有なものと放射線に特有なものの2つ

に分類できる．広範囲・高線量の放射線は合併症誘発のリスクが高い．さらに，患者に先行する開腹手術による癒着や，糖尿病・高血圧・化学療法・炎症性腸疾患といった併存症がある場合は，障害が起きやすくなる．骨盤内が過度に癒着している患者では腸は固定されており，放射線領域から移動することができない．慢性的に高血圧・糖尿病・炎症性脈管炎のいずれかのために血管障害のある患者は，もともと腸管への血流に問題がある．

放射線性食道炎

食道の急性放射線障害は治療開始後2週間以内に起こる．症状として飲み込みづらさ（嚥下困難）または胸焼けがある．栄養不良または免疫が低下した患者においては，併発した真菌感染症に起因するカンジダ症の検査を行うことが重要である．急性放射線障害では，症状は放射線治療中断後2～3日以内に和らぐが，1週間以上持続することもある．粘性をつけたリドカインで痛みを一時的に和らげることができる．さらに，患者は食事を少量ずつ数回に分けて取り，アルコールやコーヒーのように胃酸が逆流しやすい飲食物は避けることが推奨される．放射線治療を受ける患者にプロトンポンプ阻害薬をもちいるのがよいかどうかはいまだ研究されていないが，消化管潰瘍のリスクを減らし胃酸逆流の症状を改善させるかもしれない．慢性障害は典型的には放射線治療後数か月～数年経って生じて，食道狭窄または運動障害を呈する．食道の主たる役割は胃に食物を送ることであるため，通過障害はよくみられ，拡張術の是非を調べる内視鏡検査が必要となる．内視鏡によって注意深く拡張を行うことにより，ほとんどの患者は通常食に近い食事を再開することができるようになる．

胃

胃の放射線障害はまれである．放射線治療に対して強い理由が，胃がもともと予防因子と関係しているのか，あるいは単に放射線治療が必要ながんが胃に

少ないためであるのかは不明である．急性障害としては潰瘍があり，慢性障害としては瘢痕化と運動遅延（胃不全麻痺）がある．治療は主として対処療法となる．障害は主として間接的に粘膜の血流が低下するものであるが，ここでもプロトンポンプ阻害薬が処方される．

小腸

　おそらく放射線障害が最も重篤になるであろう部位は小腸である．小腸は 6 m に及び，胃・膵臓・直腸・婦人科系組織のある部位に位置する．腹腔内で小腸がよく動くことは保護因子として働いている．しかしながら，先行する治療により瘢痕がある患者では，小腸は放射線照射外に動くことができない．

　急性障害は腹痛，下痢，嘔気・嘔吐の形で現れる．患者はしばしば同時に化学療法を行っているため，どちらが原因の副作用であるかがわかりづらい．発熱および白血球増多のみられる患者はすべて，クロストリジウム・ディフィシルによる大腸炎＊（下痢を起こす主たる大腸炎感染）のような感染症の検査が必要である．症状は典型的に放射線治療中止後 2〜5 週間以内に軽減する．

　放射線腸炎における慢性症状は，持続する腸間膜虚血・組織の瘢痕・表面粘膜の脱落・運動変化といったものに起因する．慢性虚血性障害のリスク因子には，女性であること・高齢・先行する腹部手術・糖尿病・高血圧がある．栄養素吸収の 90％ が小腸で行われるため，その重要な機能が失われることにより下痢・腸閉塞症状・栄養失調・腸管運動の変調・細菌過剰繁殖（bacterial overgrowth）が起こりうる．患者の小腸機能が失われたのが，閉塞機転の治療のための手術で大部分が摘出されたためなのか，小腸部位を脆弱にさせる血管の閉塞と虚血のために小腸機能が低下して生じたものなのかは重要な違いである．

　放射線障害の部位から栄養障害の類型が予測できる．特に回腸に放射線を受けた場合，ビタミン B_{12} 欠乏症もしくは脂肪吸収障害を呈する可能性がある．小腸障害が消化管を休ませる保存的治療では軽減できない場合，癒着剥離と小腸部分切除が必要になる場合がある．放射線腸炎の疑いがあるすべての患者は

＊　すなわち偽膜性腸炎のこと．

狭窄，瘻孔，およびそれに関連する疾患を評価するため画像（例えば小腸造影やCTスキャン）により検査すべきである．さらに可能であれば，こういった患者には治療可能な細菌過剰繁殖の検査のために乳糖呼気検査が行われるべきである．

放射線性大腸炎

　放射線性直腸炎はとりわけ前立腺がんの治療を受けた患者，そして膀胱がん・精巣がん・子宮頸がん・直腸がん・子宮体がんのために放射線治療を受けた患者においてよくみられる合併症である．症状はやはり治療から数か月〜数年後に現れうるもので，患者は貧血による倦怠感といった不定愁訴，または便意切迫と血便で受診することが多い．その他の症状としては便意切迫または裏急後重（しぶり腹）・下痢・排便困難（狭窄）がある．S状結腸鏡検査を用いることで，ちょっとした接触で容易に出血する内腔の脆弱な毛細血管床を明らかにできる．最適な治療を示唆できる大規模な統制試験は行われていないが，内視鏡治療でも薬物治療でもその部位からの慢性出血に対処することができる．

肝臓

　放射線による肝障害は典型的には放射線治療終了後数週〜4か月以内に現れる．臨床的には，患者は腹水・肝腫大に加え，肝トランスアミナーゼ値の上昇に釣り合わないアルカリホスファターゼの上昇を呈する．放射線照射野が肝表面の25％を超える場合，肝障害のリスクが高くなる．化学療法でクロラムブシル，白金系抗がん薬を含むレジメン，ブスルファンといった薬剤を併用すると，肝障害のリスクは増加する．

移植片対宿主病

　同種造血幹細胞移植を受けた患者によくみられる合併症が移植片対宿主病（graft versus host disease；GVHD）である．急性GVHD，慢性GVHDはいずれも肝臓および消化管に起こりうる．皮膚所見がみられないからといって，肝臓・消化管の徴候が除外されるわけではない．原因の正確な機序は知られていないが，この疾患について現在理解されているのは，ドナーによる移植細胞が患者の宿主側の細胞を異物と認識して炎症を起こすというものである．この疾患は主としてT細胞が介在しているため，治療では免疫抑制薬を加えるが，それにより患者に感染症が生じやすくなる．

　肝臓は2番目に急性GVHDが起こりやすい臓器である（1番目は皮膚）．具体的には患者は黄疸という症状で受診し，血液検査では直接ビリルビンと同じくしてアルカリホスファターゼの上昇を認める．皮膚の発疹が併発する場合が多く，そうならGVHDの診断が確実と考えられる．しかし，急性ウイルス肝炎，薬剤による副作用，肝中心静脈閉塞症（VOD）など，こういった患者によくみられる他の疾患を見落とさないことが重要である．肝臓胆汁うっ滞の病因を確定するために，（経皮的あるいは凝固障害のある患者では頸静脈を介した）肝生検が必要となることが多い．

　急性GVHDは消化管全体に起こりうる．上部消化管で発症すると嘔気・嘔吐，食物不耐症，消化不良の症状が出現し，下部消化管で発症すると主として下痢と痙性の腹痛という症状が出る．腸管の疾患の重症度は下痢・嘔気・腸閉塞発症の程度に基づいてグレード分けされる．特に下痢が重度で静脈内輸液が必要になる場合，下痢の程度は数値化されなくてはならない．下痢が高度になると1日10Lを超えることがあり，水様便から血便に移行しうる．再び，サイトメガロウイルス感染症，クロストリジウム・ディフィシル感染症，薬剤による副作用といった併存しうる疾患の鑑別診断が考慮されるべきである．生検も可能な内視鏡検査によって診断は明確になることがしばしばで，迅速に行うべきである．急性GVHDが生じずに慢性大腸GVHDが起こることはまれである．慢性GVHDは一般的に下痢・痙性の腹痛・嘔気と関連している．移植か

ら1年半までは，消化管症状の主たる理由は急性GVHDおよび感染症であることは強調されなくてはならない．治療後の1年半を超えると，急性GVHDの可能性は著明に低下し，慢性の消化管運動不全や薬物の副作用といった他の問題が症状の原因であることが多くなる．

二次性鉄過剰

　肝臓への鉄沈着は造血器悪性腫瘍のサバイバーにおいてよくみられる合併症である．病態機序には無効造血と頻繁な赤血球輸血がある．多数回に及ぶ輸血が必要となる患者は少なくない．1単位の輸血で体内には鉄として250mgが注入される．われわれの身体は過剰な鉄を容易に排出することができないため，それはまず組織マクロファージに蓄えられ，肝臓や心臓といった臓器で鉄が過剰になったとき，フリーラジカルによる活性酸素が誘因となり臓器不全が生じる．がんの関与や炎症性疾患がない患者でフェリチンが増加している場合には肝臓での鉄濃度が上昇している可能性がある．C型肝炎ウイルスのような肝疾患が併発していると，肝の線維化が早まる可能性がある．鉄過剰の疑いのある長期サバイバーは鉄量測定の目的で肝生検を受けるべきである．このような患者には瀉血（患者が貧血でない場合），またはキレート剤の投与は考慮されるべきである．

肝中心静脈閉塞症

　肝中心静脈閉塞症（veno-occlusive disease；VOD）は化学療法薬と放射線治療によって生じうる破壊的な合併症である．高用量の化学療法薬により誘発された内皮損傷が小さな肝中心静脈に血栓症をもたらす．典型的には腹痛・腹水・肝腫大・黄疸を呈する．臨床経過は軽度で自然軽快するものから，多臓器不全に至り死亡するものまで様々である．血栓溶解薬は少数の患者において成功を収めている．ウルソジオールの経口投与は胆汁酸による胆汁うっ滞からフ

リーラジカルによる障害を低下させるための補助としてよく用いられる．現時点で VOD には効果的な治療法がないため，治療は大部分が支持的なものにとどまる．

> ◆ **症例 21-1**
>
> 　ジョンは 70 歳男性で，前立腺がんで放射線治療歴がある．がん治療の 12 か月後に，数か月におよぶ全身疲労および 6 か月以上に及ぶ直腸からの粘血便のため，救急治療室に運ばれた．搬送時，彼のヘマトクリット（赤血球容積率）は 22，MCV（平均赤血球容積）は 67 であった．鉄関連の検査ではフェリチンが 7，鉄飽和率が 7%，血清鉄 13 という重度の鉄欠乏症貧血であることが裏付けられた．大腸内視鏡を行ったところ，直腸には散在する易出血性の表面血管が認められた．
> 　まず考えなければならないことは，「こういった血管異常の原因は何か？それは 12 か月前のがん治療に関連しているか？」というものである．
> 　ジョンの症例は放射線性直腸炎の非常に一般的な経過を表している．放射線照射後数か月〜数年後まで症状が現れないことがあることに注意すべきである．お気付きのとおり，放射線は血管内皮に慢性的に虚血をもたらすことがあり，表面の血管がもろい状態（毛細血管拡張）になる．毛細血管は出血しやすく，内腔を通る便と接触し裂けやすくなる．高周波エネルギーによるアルゴンプラズマ療法を用いる内視鏡による局所焼灼療法は，繰り返し行うことで小さい血管をつぶして出血のリスクを最小化することができる．さらに，スクラルファートを用いた浣腸（2g/1 日 2 回）が効果的かも知れない．
> 　ジョンは内視鏡で局所的な治療を受け，そして定期的な輸血療法を避けることができた．

> ◆ **症例 21-2**
>
> 　デリアは 50 歳の卵巣がんサバイバーで，強い腹部膨満感と不快感を訴えた．彼女は自分では過敏性腸症候群が原因ではないかと思い，「コマーシャルに出ている女の人たちと同じ症状だ」と言っている．彼女は最近大腸内視鏡検査を受けて「異常なし」とされていた．その日に血液検査をしたところ，血球数が 30，MCV が 120 であるとわかった．彼女は少し疲れやすさを感じていたがそれを「冬のせい」だと思っていた．
> 　ここで問わなくてはならない重要なことは，「デリアの腹部症状の可能性が

ある原因としては何があるか？　腹部症状と貧血の間に関連性はあるのか？」である．

　放射線治療歴のあるデリアに大球性貧血の所見があることから，小腸が関与している可能性が示唆される．血液検査ではビタミン B_{12} が不足していた．他に大球性貧血の原因となる甲状腺機能や葉酸値は正常であった．

　十分広く遠位小腸（回腸）に直接的障害がある場合，あるいは腸管運動遅延によって，慢性細菌過剰繁殖が生じビタミン B_{12} 欠如を起こすことがある．小腸は3～4.5 m あり十分な予備能があるが，ビタミン B_{12} 吸収能をもつのは回腸末端部のみである．放射線による慢性障害でこの領域への血流が阻害されることがあり，そうなると無機能な線維性組織に過ぎなくなる．さらに，化学療法と放射線治療を経験したがんサバイバーの多くに消化器運動の変化が起こることがある．運動の遅延または放射線性線維症によって内腔の食物が動かなくなる．この状態はその部分の腸内細菌の過剰繁殖に有利にはたらく．このため，このような患者では腸内細菌過剰繁殖が起こりうる．

　デリアのケースでは，小腸造影が行われ，狭窄の異常所見はみられなかったが，通過時間が著しく遅いことがわかった．乳糖呼気検査をすると細菌過剰繁殖が示唆された．細菌過剰繁殖のために抗生物質による治療を試したところ，彼女の症状は顕著に改善した．

■ **推薦図書**

- Coia L, Myerson R, Tepper J. *Int J Radiat Oncol Biol Phys*. 1995；31（5）：1213-1236.
- Ross W, Couriel D. Colonic graft verses host disease. *Curr Opin Gastroenterol*. 2004；21：64-69.

22 がん治療による神経障害

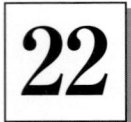

Neurologic Sequelae of Cancer Therapy

Joachim Baehring, MD
Guido Wollmann, MD

要旨

　がん治療は中枢神経にも末端神経にも影響を与える．診断のための手術や腫瘍摘出手術により，神経構造は損傷を受けることがある．電離放射線は放射線壊死，脳の石灰化血管障害，末梢神経疾患を起こしうる．また化学療法の様々な薬剤はある量を超えると末梢神経や脳にとって有害となる．本章ではがん治療で最も一般的である神経毒性について概説し，診断基準を提供しつつ，治療の選択肢について論じる．

手術

　手術による中枢神経（central nervous system；CNS）の合併症には創感染と神経障害がある．創傷治癒に関わる問題や感染症のリスクは化学療法含浸ウエーハ[*1]埋め込み後と小線源治療後に増加する．まれな例では，化学療法の髄腔内投与のためOmmaya（オンマイヤ）リザーバーの留置が行われると，出血や感染症を起こすことがある．脳神経外科的な手術による後遺症は腫瘍の種類と部位によって大きく異なる．機能上重要な部位に浸潤が拡大すると手術の

[*1] 脳腫瘍の術後の腫瘍床にアルキル化薬であるカルムスチンを徐々に放出するポリマーを埋め込むことで生命予後の改善が期待されている．

リスクが増加するため，手術は定位的な生検に限定されることが多い．圧排しながらの増殖——脳転移においてしばしば起こる——が巣症状（局所神経徴候）を起こす場合には，完全に切除することにより機能は回復される．補足運動野（supplementary motor area；SMA）内部の手術後にはしばしば脳卒中，片側不全麻痺，あるいは失語症といった独特の症候群がみられる．SMA症候群の深刻さは切除範囲の広さによる．麻酔〜覚醒直後は劇的であることが多いが，数日〜数週間以内には完全に元に戻る[1]．一過性の無言症は小児における小脳腫瘍切除の合併症である[2,3]．fMRI（functional magnetic resonance imaging）*2や，線維トラクトグラフィによる拡散テンソル画像*3，覚醒下の術中脳刺激といった現代の画像技術により，神経外科的な後遺症は減少してきた．

圧排性・浸潤性の腫瘍あるいはリンパ節転移を切除する場合には，末梢神経構造への外科的損傷のリスクが高くなる．甲状腺手術後の喉頭神経麻痺は声帯麻痺につながる．頸部郭清術は頸神経叢または副神経を傷つける場合がある．横隔神経が損傷すると横隔膜が弱くなる．腋窩リンパ節郭清はリンパ浮腫，腕神経叢損傷，Ⅰ型複合性局所疼痛症候群（complex regional pain syndrome；CRPS）を引き起こす場合がある．早期乳がん患者には，より侵襲性の低い治療法（センチネルリンパ節生検）が好まれるが，それはこのリスクが減少することが示されてきているためである[4]．

放射線治療

電離放射線による副作用の程度は線量・照射体積・治療期間・分割数によって異なる．さらに曝露との時間的関係性で分類するのが最も適当である．治療中または治療終了後すぐに起こる場合には一般的に回復可能である（初期・急性毒性または，慢性毒性の早期副作用）．放射線治療の数か月〜数年後に起こる晩期の副作用は不可逆的であることが多い．

---

*2 機能的MRI．脳活動をMRIで画像化する手法．
*3 脳内神経線維の経路と病変の三次元的な位置関係を調べるMRI検査．

中枢神経への副作用

　放射線治療の早期の副作用は，疲労・食欲不振といった全身症状と無嗅覚により特徴付けられる．嗜眠症候群の特徴は過度の眠気・集中障害・無気力・思考の遅延・疲労である[5]．血管性脳浮腫が起こると，頭蓋内圧亢進症状[*4]と巣症状の悪化を示す徴候が現れる．その発生は1回の照射量と照射領域の広さに直接相関する．このとき（造影効果が増し，腫瘍体積の増大という）腫瘍の成長を示唆する画像変化が伴うのは，珍しいことではない．コルチコステロイドや浸透圧利尿薬は急性期には有用であり，特に定位放射線照射を行う際には不可欠である．照射直後の照射領域における手術は，創傷治癒の遅延などが起こりうるため避ける．中耳と内耳を含む領域に放射線治療を受けた患者では，聴力の低下を訴えることがある．無菌性中耳炎は自然軽快するが，内耳への照射被曝による高音域聴覚障害は永久的なものである．頸髄への放射線照射では，後に患者の5％以下で頸部を前屈させると脊柱に沿って下方へ放散する電撃様の異常感覚を訴える（レルミット徴候）[6]．

　近年，典型的には治療後6〜18か月の間に生じる電離放射線による晩期神経毒性は著明に減少してきている．放射線の線量分割スケジュールを，灰白質・白質への回復不可能な損傷が起こるより低いレベルで用いることがますます強調されている．つまり低い線量であるほど認知能力低下や神経内分泌障害を回避できるとされている．以前のような化学療法と放射線治療の併用は白質の損傷・認知的変化・神経内分泌障害と関連付けられてきている[7-9]．こういった悪影響は主として小血管の石灰化によってもたらされている．

　内分泌障害は視床下部と脳下垂体部分への照射によって起こる[10]．当然，この遅発性合併症は胚細胞腫や中枢神経細胞腫といった身体の正中に発生する腫瘍に対する放射線照射後に最も一般にみられるものである．放射線による神経壊死は，55Gy以上の放射線治療に伴う深刻な合併症である．生検が行われるケースが少なく，また腫瘍も増殖していることが多いため，放射線による神経壊死は実際に発生しているかどうか確認することは難しい[11]．それは総線量と分割数に直接関連している．意外ではないが，放射線による神経壊死が最も多

[*4] 頭痛，嘔気，嘔吐，意識障害などが生じる．

くみられるのは小線源治療後であるが，この技術は現在ではほとんど用いられなくなってきており，原発囊胞性腫瘍もしくは転移性がんといった限られた患者にのみ用いられている．

放射線による神経壊死の発症リスクは，定位放射線照射後，とりわけ病変が10cm^{3}より大きい場合にも増加する[12]．代謝血流画像検査を用いる場合でさえ，画像検査にて再発腫瘍と区別することは難しい．コルチコステロイド，非ステロイド系消炎薬，ワルファリンを用いた抗凝固，高圧酸素療法も行われてきたが，成功例は少ない．しばしば自然軽快するが，腫瘍減量手術が必要な患者もいる．ベバシズマブの使用による臨床的・画像検査上の効果に関する最近の報告は心強いが，前向きの臨床試験が必要である[13]．

程度が様々なミエロパチーが放射線治療の晩期合併症として報告されてきている．視覚器官（例えば，視神経，視交叉）が照射領域に含まれる場合，痛みを伴わない視力喪失が起こることがある．アテローム性動脈硬化症は電離放射線に曝された大血管（例えば，頭頸部がんに対する放射線治療後の内頸動脈）でより悪化する．血小板凝集抑制薬，頸動脈内膜剝離術，あるいはステント留置は有用である．

白血病患者，とりわけ5歳未満で全脳照射を受けた患者では，すべてのがん発症リスクが7倍，CNS腫瘍発症リスクが22倍増加することが報告されてきている[14]．高悪性度の神経膠腫（潜伏期の中央値9年）と髄膜腫（同19年）は同程度の頻度で起こる．リスクは線量に依存するが[15]，頭部白癬への低線量照射後であっても髄膜腫が生じたことが報告されている．

末梢神経への副作用

全照射線量が60Gyを超えるとき，上腕または腰仙骨神経叢障害がみられる．乳がん，肺がん，ホジキン病（HD）（マントル照射野）と非ホジキンリンパ腫における照射領域に腕神経叢は含まれている．初期の急性上腕神経叢障害はParsonage-Turner（パーソネージ・ターナー）症候群[*5]に似て，痛みに続

[*5] 神経痛性筋萎縮症：特発性の腕神経叢障害で，痛みに引き続いて肩周囲の弛緩性運動麻痺が生じる．可逆性であることが多い．

いて脱力が生じる[16]．慢性期の症状は非可逆的で，腫瘍の再発でないことは確認される必要がある．電気生理学的検査が鑑別診断に有用である場合がある．ミオキミア（筋波動症）は放射線による神経叢障害が生じた患者の少なくとも50％にみられるが，腫瘍浸潤により生じた患者ではみられない[17,18]．腰仙骨神経叢障害は典型的には両側だが，それは進行した前立腺がんまたは直腸がんへの放射線治療では両側の神経叢が照射領域に含まれるためである．末梢神経が被曝すると悪性末梢神経腫瘍のリスクが増加する．これらのまれな悪性腫瘍は照射から何年も数十年も後になって発生する[19]．分節神経・神経叢・がんの浸潤部への照射後には，その支配デルマトーム*6に帯状疱疹が起こることが多い（例えば，転移前立腺がんにおける肛門周囲の帯状疱疹）．

化学療法

中枢神経の有害事象

化学療法は中枢神経と末梢神経の双方に毒性をもつことが多い．以下では，化学療法関連の神経疾患および神経障害について概観し，続いて個々の薬剤について論じる．

■ 神経疾患

中枢神経に作用する薬物毒性は様々な化学療法において起こる．治療では多剤併用化学療法が用いられることが一般的であり，また様々な治療法が同時に適応されることもあるため，ひとつの薬剤の影響を特定することは困難である．そのため，本節で述べるいくつかの神経疾患についても，薬剤がその病因であると示すものは状況証拠のみである．化学療法による神経毒性の臨床症状は，投薬量，投薬経路（例えば，静脈注射，動脈注射，髄腔内投与），投与時間・間隔と患者の遺伝的背景の複合の作用によるものである．

化学療法による**脳障害**は急性症状・慢性症状・晩期の後遺症として現れる．

---

*6 皮膚知覚帯．ひとつの脊髄神経根由来の神経が支配する領域で皮膚上に帯状に認められる．

かつて，ニトロソウレア，シスプラチン，エトポシドといった薬を頸動脈に注入する化学療法を受けた患者は，投与後の数日間に急性脳症と，視力喪失，眼窩筋炎，網膜血管炎などの視覚に関する症状のリスクが高まることが報告された．しかしより新しい研究では，深刻な毒性の発生はより低いことが報告されている．それは薬剤選択，適切な用量，血管造影技術（すなわち，カテーテル先端部を眼動脈起始部より遠位に留置する），治療計画が改善したためかもしれない．

　脳卒中様白質脳症（delayed leukoencephalopathy with stroke-like presentation；DLEPS）は，メトトレキサート（MTX），5-フルオロウラシル（5-FU）カルモフール，カペシタビン（ゼローダ®）[*7]などの化学療法後に生じる珍しい合併症である．症状は数日間に渡り変動し，左右の大脳半球に広がる場合がある．これらの症状は一般に後遺症なく消失する．DLEPS患者のほとんどすべてが急性白血病あるいはリンパ芽球性リンパ腫の小児または思春期の子どもである一方，5-FU，カルモフール，カペシタビン投薬後のDLEPSは成人患者で報告されてきた．患者は痙攣，激しい頭痛，一時的な神経学的巣症状（例えば，感覚障害，失語症，脱力）を起こす．MRIの拡散強調画像では脳半球の白質深部における限局的陽子拡散領域を認める[20]．

　髄液循環異常はまれに起こる化学療法の毒性症状であり，疾患そのものの影響と区別できないことがしばしばである．正常圧水頭症は①認知機能低下，②歩行失行，③大脳皮質の障害による膀胱機能不全，の三徴で特徴付けられる．レチノイン酸を投与された患者での偽脳腫瘍（pseudotumor cerebri）では頭痛と一過性視力低下が現れる．

　様々な免疫反応抑制薬や化学療法薬剤が**可逆性後頭葉白質脳症症候群**と関係している[21]．頭痛・皮質盲・意識レベルの変動・痙攣が伴う．病因についてはまだわかっていないが，主として大脳後部の血液循環に影響する脳血液灌流の自己調節機能の障害が疑われている．

　化学療法による血小板減少で**脳出血・硬膜下出血**が起こることがある．この疾患は通常急激に発症し，頭痛・意識障害・神経学的な巣症状を伴う．**髄膜炎**はくも膜下腔内に注入された薬剤（とりわけリポソーマルシタラビン）による

---

*7　カルモフール，カペシタビンともに5-FU系の経口薬である．

化学的刺激に起因する．嘔気・項部硬直・羞明・嘔吐といった臨床所見は，感染症と区別できない．糖質コルチコイドと様々な抗てんかん薬（例えばレベチラセタム）の使用により，不安，睡眠障害，抑うつといった**精神医学的症状**が起こる．静脈内，髄腔内への化学療法（MTX，シタラビン）後に起こる**ミエロパチー**についても報告されてきている．患者は足の脱力，障害されている脊髄レベル以下の感覚脱出，神経因性膀胱を訴える．

■ 特定の薬剤による副作用

メトトレキサート：メトトレキサート（MTX）による神経毒性は，投薬方法，累積投薬量，その他の神経毒性を有する治療，とりわけ電離放射線と関連するものである．さらに，5,10-methylenetetrahydrofolate reductase の遺伝子多型性がMTX神経毒性の感受性を増す可能性が指摘されてきている[22,23]．

髄腔内メトトレキサート：この薬は注入後数時間以内に化学性髄膜炎を起こす場合がある．大量療法として静脈内投与された場合には一過性の脳症，頭痛，嘔気，痙攣という症候が生じることがある．DLEPSは中等量～高用量の静脈内投与あるいは髄腔内投与を行って数日以内に起こる．通常は完全に回復する．神経学的症候が再発することなくMTXの再投与は可能であるが，その神経障害の重篤度によっては，投薬量を減らす，あるいはロイコボリン救援療法を強化すべきである[24]．T2強調画像やFLAIR画像などMRI上で脱髄所見がみられる慢性白質脳症は，全脳照射後に髄腔内にMTXを投与された患者あるいは全脳照射後に大量MTXの全身投与が行われた患者においてみられる．認知機能低下も進行する．これらの症状の病因は，白質に損傷をもたらす細小血管の石灰化である[25]．

シタラビン：シタラビンは小脳および脊髄損傷を誘発する[26]．治療開始後数週のうちに生じる歩行の不安定化と協調運動障害は，高用量の投与，高齢，腎機能障害のある患者において顕著にみられる．この場合，治療を中止すべきである．

L-アスパラギナーゼ：この薬により患者の1～2％に血栓性または出血性の脳血管合併症が引き起こされる．患者は治療開始数日後から治療完了数日後までに，動静脈血栓症のリスクが高まる[27]．これらの合併症が起こるのは凝固と線維素溶解に関与する血漿蛋白質が枯渇するためであろう．緊急治療としては

新鮮凍結血漿が用いられるが，既にこの合併症が生じた患者では予防的にも用いられる．

イホスファミド：イホスファミド神経障害には錯乱，せん妄，明らかな精神病様症状といった大脳機能全体に及ぶ障害という特徴がある．後向き研究により血清クレアチニンの増加とアルブミンの低下が発症を予測する素因として同定されている．この症候群は完全に回復可能である．この合併症の治療と予防には，メチレンブルー（2％水溶液50mgを毎日最高で6回まで）を緩徐に静脈投与する方法がある．再投与によりこの疾患が再発するとは限らない[28]．

5-FU：結腸・直腸がんの標準治療で用いられるような5-FUの長期投与では，中枢神経毒性が報告されてきている．DLEPSは治療を中止すれば回復するのに対し，多発性炎症性白質脳症は重篤で非可逆的な神経障害を引き起こす[29]．どちらも同一の病理学的機序で異なった段階である可能性がある．予期されるように，この薬物による中枢神経障害リスクは dihydropyrimidine dehydrogenase（DPD）欠損者[*8]で高くなる．

ベバシズマブ：腫瘍内出血の懸念から，ベバシズマブとその他の血管新生抑制薬の投与は脳転移または原発性脳腫瘍患者では制限されてきている．原発性脳腫瘍における初期の研究結果では，出血リスクの増加は示唆されていないようである[30]．

免疫調整療法（インターフェロンα，インターロイキン2）を受けた患者における中枢神経毒性は独特なものはほとんどない．これらの症候群は投薬を中止すれば回復する傾向があり，免疫系の働きに関わる病態が疑われている．

■ **日和見感染症**

がん患者の神経系への一連の日和見感染症（例えば，膿瘍形成の有無にかかわらず髄膜炎や脳炎）は，がん自体およびその治療に潜む細胞性免疫，液性免疫不全を反映するものである．中枢神経感染症を起こすがん患者全体の25％が白血病および悪性リンパ腫患者である．全体として，細菌性髄膜炎が最もよくみられる疾患である．

脳神経外科手術によって生理的バリアが破壊された場合，あるいは中心静脈カテーテルの留置，静脈や脳室へ薬剤を注入するための装置の埋め込み（例え

[*8] DPD欠損者は5-FU投与により重篤な下痢，粘膜炎，白血球減少などの合併症が生じる．

ばOmmayaリザーバー）は，黄色ブドウ球菌や肺炎球菌の侵入口となる．好中球の機能障害があると，皮膚・消化管・呼吸管から侵入した細菌による感染症や真菌症（例えば，アスペルギルス，カンジダ）にかかりやすくなる．血清学的免疫反応に障害のある患者は莢膜を有する細菌（インフルエンザ菌，肺炎球菌）による感染リスクが高まる．同種幹細胞移植（allogeneic stem cell transplantations；ASCTs）を受けた患者，HD，慢性白血病の患者におけるT細胞介在免疫不全は，結核菌，トキソプラズマ原虫，ノカルジア，JCウイルス，単純ヘルペスウイルス，Epstein-Barrウイルス（EBV），水痘帯状疱疹ウイルス，ヒト・ヘルペスウイルス6，サイトメガロウイルス，クリプトコッカス・ネオフォルマンスおよび，リステリア・モノサイトゲネスのような細胞内病原体に罹患しやすくなる．

　必ず検査することと，リスクが高い患者にはアシクロビルとガンシクロビルによる予防を行うことで，サイトメガロウイルス脳炎は基本的に排除されるようになった[31]．

　JCウイルス感染の再活性化によって起こる致死的な白質障害である進行性多巣性白質脳症は慢性白血病患者に生じる．まれであるがリツキシマブ使用後の症例が報告されている[32]．

■ 骨髄・幹細胞移植による合併症
　可逆性後頭葉白質脳症症候群（reversible posterior leukoencephalopathy syndrome）はシクロスポリンあるいはタクロリムスによる慢性の免疫不全症に併発する．血圧，症候性てんかんの管理，免疫反応抑制療法の変更により，通常は完全回復が得られる．移植片対宿主病が大脳に及ぶことはまれであり，移植片と中枢神経疾患の間に病因関係を確立することは難しい．同種骨髄移植あるいは末梢血幹細胞移植を受けた患者において少数の原発性中枢神経血管炎の事例が報告されてきている[33]．移植後リンパ球増殖性障害（posttransplant lymphoproliferative disorder；PTLD）はASCTの合併症であり，ほとんどに再活性化したEBV感染症，もしくは初感染のEBV感染がみられる．中枢神経の症状が単独で起こることはまれである．リンパ球のトランスフォーメーションが早い段階で見つかれば，コルチコステロイドを用いた治療，免疫抑制薬の減量，放射線治療の施行などによりそのプロセスを反転することができる．抗

ウイルス療法によって追加効果が得られるかどうかは証明されていない．リツキシマブは中枢神経への浸透性が低いため中枢神経原発 PTLD に対しては有効性が疑わしいが，進行した全身病あるいはこれらの治療に反応しない疾患においては，リツキシマブを用いた治療が奏効する場合がある[34]．

末梢神経系への副作用

■末梢神経障害

末梢神経障害は化学療法による神経学的合併症の中で最も多いもののひとつである．累積投薬量によっても，また化学療法薬，個々人によってもその様相と重篤度は異なる．既知のリスクには先行する末梢神経障害がある（例えばシャルコー・マリー・トゥース病，糖尿病）．典型的には患者は対称性で長い神経線維が特に障害されやすく，線維感覚神経障害を訴える．非対称の神経障害や単神経障害はよりまれである．大きな神経線維あるいは脊髄後根神経節に障害がある場合には固有受容感覚障害（深部覚障害）が起こる．小さな神経線維に障害が起こる場合は，痛覚と温度覚が低下する．患者は不快な感覚異常（焼けつくような激しい痛み，刺されるような感覚）やアロディニア（異痛症）を訴え，起立性低血圧・腹痛・胃不全麻痺の結果としての嘔気，性機能障害，尿閉，発汗低下といった自律神経失調症を呈する．少なくとも部分的な回復は可能だが，神経障害は神経毒性のある薬剤の中断後も数週間，数か月と続くことがある．

がん患者における**筋障害**には近位筋低下と腱反射が保たれるといった特徴がある．

■特定の薬の副作用

ビンクリスチン：ビンクリスチン（オンコビン®）を用いると，主として顔面や手足の感覚神経に用量依存性の軸索障害が起こり，患者は刺すような痛みやひりひり感といった感覚異常やあごの痛みを訴える．自律神経も巻き込まれ，1/3 に消化管運動障害と腹痛が生じる．治療を継続すると，遠位部の筋力低下（例えば，下垂足，握力低下）が起こる[35,36]．神経障害が進まないうちに薬物療法を中止すると筋力はほぼ完全に回復することが知られている．しかし

ながら，四肢麻痺や筋力が不完全にしか回復しないといった深刻なビンクリスチン神経毒性の症例もまれに報告されている．ガバペンチンまたはアミトリプチリンは痛みを伴う異常感覚を抑える効果がある．ビンクリスチンはチュブリンに結合し微小管形成を妨げるために，軸索輸送を阻害し神経障害を起こすと考えられている．

　白金製剤：シスプラチンは累積投薬量が $300～400\,mg/m^2$ を超えると主として太い神経線維に作用して感覚神経障害を起こす．固有受容性感覚が低下し，レルミット徴候が現れるときもある．重篤な例では深刻な機能障害からの回復は遅れ，不完全となる[37]．さらに，シスプラチンは感音性聴力障害を引き起こす．

　オキサリプラチン（エルプラット®）の末梢神経毒性には2つの形態がある[38]．急性神経障害は注入の間あるいは注入完了後数時間以内に現れ，ほとんどの患者に起こる．これは寒冷曝露によって悪化する特徴がある．この合併症は通常自然軽快し，カルシウムとマグネシウム水溶液，抗てんかん薬，グルタチオン，αリポ酸によりおそらく予防できる[39]．オキサリプラチンによる慢性神経障害は累積投薬量が $540\,mg/m^2$ を超えると生じ，シスプラチン投与を受けた場合と同様の症状が出る．

　タキサン：パクリタキセルと比較的頻度は低いがドセタキセルは，いずれも個人差・累積用量によって長い神経線維が損傷を受ける．サイクルあたり $250～350\,mg/m^2$ の投与を受けた患者では，神経障害は初回または2サイクル後に発症することがあり，時には初回投与後24時間以内に発症する．急速静注と比較して24時間持続投与では神経毒性の可能性は低くなる[40]．ほとんどの患者では薬の中断で回復する．グルタミンの予防投与で改善効果がみられたとの報告があるが，前向きのランダム化試験による確認はまだ行われていない[41,42]．

　ボルテゾミブ：ボルテゾミブ（ベルケイド®）では患者の1/3に感覚神経の軸索が中心となる末梢神経障害が生じる．発症は緩やかというより急性であることが多い．大多数の患者では減量または中断によって治療前のレベルまで回復したり，ある程度改善されたりする．先行する神経障害あるいは糖尿病が発症予想因子である[43]．

　サリドマイド：サリドマイド治療は主として感覚神経の軸索で，特に長い神

経に多発性神経障害を起こす．最高で患者の2/3に起こる．治療開始後数か月以内に，患者の手足に刺されるような異常感覚・感覚低下・神経痛が生じる．振動感の低下が認められるかもしれないが，固有受容性感覚と自律神経機能は影響されない．運動神経が障害される例も報告されており，主として近位筋が影響を受けると考えられている．電気生理学的研究では，感覚神経・運動神経の振幅の低下が示される．神経毒性は蓄積する場合が多く，おそらく極量（20 g）が存在する[44]．

　その他の薬剤：**スラミン**は軽度で回復可能な，用量依存的な遠位運動感覚多発神経軸索障害を起こす．まれであるが2～9週間にわたって起こるギラン・バレー症候群（GBS）に似た亜急性の脱髄性多発神経根障害がみられる．**エトポシド**は投薬量が多くなると主として遠位感覚神経軸索障害を起こす．時に，深刻な自律神経障害がみられる．**プロカルバジン**は症例の10～20％において長い神経に強い末梢神経障害と筋痛を起こす．GBSに似た深刻な運動感覚神経障害は，大量**シタラビン**療法でまれに起こる合併症である．**フルダラビン**は高用量の場合のみ末梢神経系と中枢神経に影響する．**糖質コルチコイド**の長期投与はミオパシーを起こす．顔貌の明らかな変化（例えばクッシング様顔貌）に加えて，患者は近位筋の脱力を訴える．不安・不眠から，深刻な抑うつエピソードまで及ぶ精神症状が患者の10％以上にみられる．

■骨髄・幹細胞移植による合併症

　ASCTsを受けた患者には種々の末梢神経症状が報告されている．鑑別診断としては必ず移植片対宿主病，前処置で用いられる骨髄破壊目的の薬物による神経毒性，免疫反応抑制治療が挙げられる．1～10％の患者に急性または慢性の炎症性神経障害が起こる．非常にまれだが，炎症性筋疾患（例えば多発筋炎，皮膚筋炎，筋膜炎）と筋無力症様症候群が生じる．骨格筋の炎症（myositides）がASCTの7～24か月後に報告されている．これらの合併症は，コルチコステロイドを他の免疫反応抑制薬と組み合わせるなどして改善することがある．重症筋無力症は幹細胞移植の晩期合併症（3年後の発症）であり，ほとんどの場合に慢性の移植片対宿主病と関連している．標準治療（例えば，アセチルコリン・エステラーゼ抑制薬，免疫抑制薬）が行われる[45]．

◆ 症例 22-1：ボルテゾミブ多発性神経障害

オスカーは 58 歳男性で，多発性骨髄腫の既往があり，両脚に断続的で非常に激しい苦痛を伴う拍動痛を感じ始めた．全く痛みを感じない日もあるが，臀部から両脚へと放散する容赦ない痛みが長く続く．体位や動作，バルサルバ法によって痛みが悪化することはなかった．痛みが引いている時期は，彼の両脚は「スポンジのように」感じられ，バランスが失われた．彼の両手，顔面の中心，体幹には異常感覚はみられなかった．自律神経失調あるいは運動機能障害は全くみられなかった．

オスカーは痛みが始まる 21 か月前に形質細胞疾患と診断されていた．その治療にはビンクリスチンとサリドマイドが使われていた．自家骨髄幹細胞移植後に単一クローン免疫グロブリン血症が悪化したためボルテゾミブが始められた．振り返ってみると，ビンクリスチン療法以来ずっと両脚にわずかなしびれがあったことを彼は認めた．神経学的診察により，上肢の筋力・筋量・筋緊張は正常であるとわかった．両脚の筋量はやや減少していた．腸腰筋，前脛骨筋，腓腹筋，長母趾伸筋の筋力も減少していた（4＋/5）．アキレス腱反射が消失しており，それに対応して膝蓋腱反射も低下していた．両脚の温覚，触覚，振動覚は下肢の遠位部にいくほど著明に喪失していることがわかった．ロンベルグ徴候はみられなかった．脊髄の MRI 画像からは腰部に軽度の脊柱管狭窄症を引き起こしている以前より指摘されている圧迫骨折がみられただけであった．λ-遊離軽鎖レベルは，3 か月前の 58.4 mg/dL から，22.6 mg/dL に減少していた．血清甲状腺刺激ホルモン，ビタミン B_{12}，迅速レアギンテストの結果は正常であった．

主として小線維を傷害する多発末梢神経障害の診断（ボルテゾミブ，ビンクリスチン，サリドマイドへの曝露による）の元に，ガバペンチンを用いた対症療法が開始され，痛みは十分に治まった．ボルテゾミブが終了して数か月後にガバペンチンを漸減・中止したところ，手足の神経痛が再燃した．ガバペンチンが再開されたが，効果は得られなかった．アミトリプチリンを開始したところ痛みはほぼ完全に消失した．

◆ 症例 22-2：遅発性メトトレキサート関連白質脳症

ジナは 17 歳の少女で，前駆 B 細胞性急性リンパ芽球性白血病で高リスクであったため，プレドニゾン，L-アスパラギナーゼ，ビンクリスチン，ダウノルビシン，6-メルカプトプリン，シクロホスファミド，髄腔内 MTX による化

学療法プロトコルで治療を受けた．ビンクリスチン（2mg 静注），L-アスパラギナーゼ，髄腔内 MTX（12mg）を投与し 7 日後，白血病の診断から 4 か月後，彼女は右不全麻痺と右側の感覚消失が急に生じた．拡散強調 MRI 画像（DWI）により，左前頭頂葉の白質に境界明瞭な高信号強度領域が認められた．様々な神経画像による精密検査でも脳血管障害について指摘されなかった．

　ジナはその後 24 時間以内に完全に回復した．最初の神経学的症状が出た 4 日後に，反対側の脱力としびれが急に生じた．この第 2 の症状が出た後の DWI では，両側の前頭頂葉領域の白質に異常信号がみられた．脳血管造影では血管に異常はみられなかった．ジナは再び回復した．同じ化学療法プロトコルが継続された．3 か月後，髄腔内 MTX を行った 12 日後に，彼女は別の遅発性白質脳症を経験した．それが完全に回復した後，彼女は神経学的な事象なしに化学療法レジメンを完了した．

■引用文献

1) Zentner J, Hufnagel A, Pechstein U, Wolf HK, Schramm J. Functional results after resective procedures involving the supplementary motor area. *J Neurosurg*. 1996；85（4）：542-549.
2) Rekate HL, Grubb RL, Aram DM, Hahn JF, Ratcheson RA. Muteness of cerebellar origin. *Arch Neurol*. 1985；42（7）：697-698.
3) Ammirati M, Mirzai S, Samii M. Transient mutism following removal of a cerebellar tumor. A case report and review of the literature. *Childs Nerv Syst*. 1989；5（1）：12-14.
4) Langer I, Guller U, Berclaz G, et al. Morbidity of sentinel lymph node biopsy（SLN）alone versus SLN and completion axillary lymph node dissection after breast cancer surgery：a prospective Swiss multicenter study on 659 patients. *Ann Surg*. 2007；245（3）：452-461.
5) Faithfull S, Brada M. Somnolence syndrome in adults following cranial irradiation for primary brain tumours. *Clin Oncol（R Coll Radiol）*. 1998；10（4）：250-254.
6) Fein DA, Marcus RB Jr, Parsons JT, Mendenhall WM, Million RR. Lhermitte's sign：incidence and treatment variables influencing risk after irradiation of the cervical spinal cord. *Int J Radiat Oncol Biol Phys*. 1993；27（5）：1029-1033.
7) Butler RW, Hill JM, Steinherz PG, Meyers PA, Finlay JL. Neuropsychologic effects of cranial irradiation, intrathecal methotrexate, and systemic methotrexate in childhood cancer. *J Clin Oncol*. 1994；12（12）：2621-2629.
8) Mulhern RK, Fairclough D, Ochs J. A prospective comparison of neuropsychologic performance of children surviving leukemia who received 18-Gy, 24-Gy, or no cranial

irradiation. *J Clin Oncol.* 1991 ; 9 (8) : 1348-1356.
9) Duffner PK. Long-term effects of radiation therapy on cognitive and endocrine function in children with leukemia and brain tumors. *Neurologist.* 2004 ; 10 (6) : 293-310.
10) Arlt W, Hove U, Muller B, et al. Frequent and frequently overlooked : treatment-induced endocrine dysfunction in adult long-term survivors of primary brain tumors. *Neurology.* 1997 ; 49 (2) : 498-506.
11) Giglio P, Gilbert MR. Cerebral radiation necrosis. *Neurologist.* 2003 ; 9 (4) : 180-188.
12) Korytko T, Radivoyevitch T, Colussi V, et al. 12 Gy gamma knife radiosurgical volume is a predictor for radiation necrosis in non-AVM intracranial tumors. *Int J Radiat Oncol Biol Phys.* 2006 ; 64 (2) : 419-424.
13) Gonzalez J, Kumar AJ, Conrad CA, Levin VA. Effect of bevacizumab on radiation necrosis of the brain. *Int J Radiat Oncol Biol Phys.* 2007 ; 67 (2) : 323-326.
14) Neglia JP, Meadows AT, Robison LL, et al. Second neoplasms after acute lymphoblastic leukemia in childhood. *N Engl J Med.* 1991 ; 325 (19) : 1330-1336.
15) Walter AW, Hancock ML, Pui CH, et al. Secondary brain tumors in children treated for acute lymphoblastic leukemia at St Jude Children's Research Hospital. *J Clin Oncol.* 1998 ; 16 (12) : 3761-3767.
16) Malow BA, Dawson DM. Neuralgic amyotrophy in association with radiation therapy for Hodgkin's disease. *Neurology.* 1991 ; 41 (3) : 440-441.
17) Harper CM Jr, Thomas JE, Cascino TL, Litchy WJ. Distinction between neoplastic and radiation-induced brachial plexopathy, with emphasis on the role of EMG. *Neurology.* 1989 ; 39 (4) : 502-506.
18) Kori SH. Diagnosis and management of brachial plexus lesions in cancer patients. *Oncology (Williston Park)*. 1995 ; 9 (8) : 756-760.
19) Foley KM, Woodruff JM, Ellis FT, Posner JB. Radiation-induced malignant and atypical peripheral nerve sheath tumors. *Ann Neurol.* 1980 ; 7 (4) : 311-318.
20) Haykin ME, Gorman M, van Hoff J, Fulbright RK, Baehring JM. Diffusion-weighted MRI correlates of subacute methotrexate-related neurotoxicity. *J Neurooncol.* 2006 ; 76 (2) : 153-157.
21) Hinchey J, Chaves C, Appignani B, et al. A reversible posterior leukoencephalopathy syndrome. *N Engl J Med.* 1996 ; 334 (8) : 494-500.
22) Strunk T, Gottschalk S, Goepel W, Bucsky P, Schultz C. Subacute leukencephalopathy after low-dose intrathecal methotrexate in an adolescent heterozygous for the MTHFR C677T polymorphism. *Med Pediatr Oncol.*2003 ; 40 (1) : 48-50.
23) Ulrich CM, Yasui Y, Storb R, et al. Pharmacogenetics of methotrexate : toxicity among marrow transplantation patients varies with the methyl-enetetrahydrofolate reductase C677T polymorphism. *Blood.* 2001 ; 98 (1) : 231-234.
24) Mahoney DH Jr, Shuster JJ, Nitschke R, et al. Acute neurotoxicity in children with B-precursor acute lymphoid leukemia : an association with intermediate-dose intravenous methotrexate and intrathecal triple therapy—a Pediatric Oncology Group study.

J Clin Oncol. 1998 ; 16 (5) : 1712-1722.
25) Lovblad K, Kelkar P, Ozdoba C, Ramelli G, Remonda L, Schroth G. Pure methotrexate encephalopathy presenting with seizures : CT and MRI features. *Pediatr Radiol.* 1998 ; 28 (2) : 86-91.
26) Damon LE, Mass R, Linker CA. The association between high-dose cytarabine neurotoxicity and renal insufficiency. *J Clin Oncol.* 1989 ; 7 (10) : 1563-1568.
27) Feinberg WM, Swenson MR. Cerebrovascular complications of L-asparaginase therapy. *Neurology.* 1988 ; 38 (1) : 127-133.
28) Pelgrims J, De Vos F, Van den BJ, Schrijvers D, Prove A, Vermorken JB. Methylene blue in the treatment and prevention of ifosfamide-induced encephalopathy : report of 12 cases and a review of the literature. *Br J Cancer.* 2000 ; 82 (2) : 291-294.
29) Hook CC, Kimmel DW, Kvols LK, J et al. Multifocal inflammatory leukoencephalopathy with 5-fluorouracil and levamisole. *Ann Neurol.*1992 ; 31 (3) : 262-267.
30) Vredenburgh JJ, Desjardins A, Herndon JE, et al. Phase II trial of bevacizumab and irinotecan in recurrent malignant glioma. *Clin Cancer Res.* 2007 ; 13 (4) : 1253-1259.
31) Maschke M, Dietrich U, Prumbaum M, et al. Opportunistic CNS infection after bone marrow transplantation. *Bone Marrow Transplant.* 1999 ; 23 (11) : 1167-1176.
32) Freim Wahl SG, Folvik MR, Torp SH. Progressive multifocal leukoencephalopathy in a lymphoma patient with complete remission after treatment with cytostatics and rituximab : case report and review of the literature. *Clin Neuropathol.* 2007 ; 26 (2) : 68-73.
33) Ma M, Barnes G, Pulliam J, Jezek D, Baumann RJ, Berger JR. CNS angiitis in graft vs host disease. *Neurology.* 2002 ; 59 (12) : 1994-1997.
34) Milpied N, Vasseur B, Parquet N, et al. Humanized anti-CD20 monoclonal antibody (rituximab) in post transplant B-lymphoproliferative disorder : a retrospective analysis on 32 patients. *Ann Oncol.* 2000 ; 11 (suppl 1) : 113-116.
35) Macdonald DR. Neurologic complications of chemotherapy. *Neurol Clin.* 1991 ; 9 (4) : 955-967.
36) Hildebrand J, Kenis Y, Mubashir BA, Bart JB. Vincristine neurotoxicity. *New Engl J Med.* 1972 : 287 (10) : 517.
37) Roelofs RI, Hrushesky W, Rogin J, Rosenberg L. Peripheral sensory neuropathy and cisplatin chemotherapy. *Neurology.* 1984 ; 34 (7) : 934-938.
38) Cersosimo RJ. Oxaliplatin-associated neuropathy : a review. *Ann Pharmacother.* 2005 ; 39 (1) : 128-135.
39) Gamelin L, Boisdron-Celle M, Delva R, et al. Prevention of oxaliplatin-related neurotoxicity by calcium and magnesium infusions : a retrospective study of 161 patients receiving oxaliplatin combined with 5-fluorouracil and leucovorin for advanced colorectal cancer. *Clin Cancer Res.* 2004 ; 10 (12, pt 1) : 4055-4061.
40) Postma TJ, Vermorken JB, Liefting AJ, Pinedo HM, Heimans JJ. Paclitaxel-induced neuropathy. *Ann Oncol.* 1995 ; 6 (5) : 489-494.

41) Stubblefield MD, Vahdat LT, Balmaceda CM, Troxel AB, Hesdorffer CS, Gooch CL. Glutamine as a neuroprotective agent in high-dose paclitaxelinduced peripheral neuropathy : a clinical and electrophysiologic study. *Clin Oncol (R Coll Radiol)*. 2005 ; 17 (4) : 271-276.
42) Vahdat L, Papadopoulos K, Lange D, et al. Reduction of paclitaxelinduced peripheral neuropathy with glutamine. *Clin Cancer Res*. 2001 ; 7 (5) : 1192-1197.
43) Richardson PG, Briemberg H, Jagannath S, et al. Frequency, characteristics, and reversibility of peripheral neuropathy during treatment of advanced multiple myeloma with bortezomib. *J Clin Oncol*. 2006 ; 24 (19) : 3113-3120.
44) Plasmati R, Pastorelli F, Cavo M, et al. Neuropathy in multiple myeloma treated with thalidomide : a prospective study. *Neurology*. 2007 ; 69 (6) : 573-581.
45) Padovan CS, Sostak P, Reich P, Kolb HJ, Muller-Felber W, Straube A. [Neuromuscular complications after allogeneic bone marrow transplantation] *Nervenarzt*. 2003 ; 74 (2) : 159-166.

23 がんサバイバーにおける腎障害

Kidney Concerns for Cancer Survivors

Rex L. Mahnensmith, MD

要旨

　腎障害はがんとその治療においてよくみられる合併症である．腎障害は急性かつ可逆性である場合もあれば，慢性かつ非可逆性の場合もある．血中尿素窒素と血清クレアチニン値の急激な上昇に繋がる糸球体濾過量（GFR）の急激な低下と定義される急性腎障害は，よくみられるものであり，合併症と死亡の主因でもあるようである．残念ながら，急性腎障害が生じると抗がん薬が排泄されづらくなったり，それと関連して生じる感染症のためにがんに対する化学療法は減量するか，使用を制限しなくてはならなくなったりし，その後の化学療法の効果がもたらされづらくなることにもなる．

◆ 症例 23-1

　ニーナは 57 歳女性である．彼女は乳がんを発症し，原発巣の切除を受け，アナストロゾールによるホルモン療法を受けた．彼女は健康で，毎月ゾレンドロネートを 4 mg 点滴されている．造影剤を用いた 3 か月ごとの CT スキャンでは腫瘍の影が認められなかった．血清クレアチニン値は 2006 年を通して 0.8 〜 0.9 mg/dL で安定しており，クレアチニン・クリアランスは 89 mL/分であった．その後 2007 年 1 月に，血清クレアチニン値が 1.9 mg/dL に跳ね上がった．調べてみるとニーナは同じ週に造影剤を静注しゾレンドロネートも点滴されていたことがわかった．同時に行った尿検査で，0 〜 2/HPF の尿細管細胞があり，少数だが顆粒円柱も存在し尿蛋白も認められた．スポット尿による蛋

> 白/クレアチニン比は289（mg/g）とわずかに上昇していた．クレアチニン・クリアランスは33mL/分であった．彼女の血清クレアチニン値は1.7mg/dLにとどまり，尿からは尿細管細胞と円柱は消失した．彼女の尿蛋白/クレアチニン比は207mg/gと，やや高いままである．

腎障害の確認と診断

急性・慢性の腎障害は血液検査と尿検査でわかる．血清クレアチニン値が25％増加することが，患者の急性腎障害を最も敏感に示しているとされる．血清クレアチニン値が基準値より50％増加して初めて急性腎障害が生じたと診断する臨床医もいる．国際的には現在，血清クレアチニン値の25％増加が「危険」状態であり，50％増加が実際に「腎障害」であると合意されている．この定義は特異度が非常に高い[*1]が，もし厳密に適応されると，実際に臨床的に重大な腎障害を発症している無視できない割合の患者を見過ごしてしまうことになる[*2]．**図23-1**でその理由をみることができる．ここでは血清クレアチニン値が0.8〜1.2mg/dLといった低い範囲にある人が，GFRが30〜50％も低下するような深刻な腎障害を起こしているにもかかわらず，血清クレアチニン値は50％も増加していない．実際，GFRが50％も低下しながら，血清クレアチニン値が0.2〜0.4mg/dLしか増加しない場合がある．したがって，血清クレアチニン値が0.2〜0.3mg/dL増加しただけでもGFRは臨床的に深刻な低下を示すかもしれない．患者の腎機能低下を診断するためには，クレアチニン・クリアランスを測定するほうがずっと正確かつ精緻で厳密である．

推奨：患者の血清クレアチニン値の検診時に必ず，また化学療法や放射線治療中にも頻繁に測定する．化学療法あるいは放射線治療を始める前にクレアチニン・クリアランスを測定しておくことが重要である．患者の血清クレアチニンが0.2mg/dLを超えて増加すれば，クレアチニン・クリアランス検査を再

[*1] 特異度＝検査陰性/真陰性．
特異度が高い検査は偽陽性（検査陽性/真陰性）が低いことになる．すなわち特異度が高い検査で陽性ならば確定診断となりやすい．
[*2] すなわち偽陰性が増える．

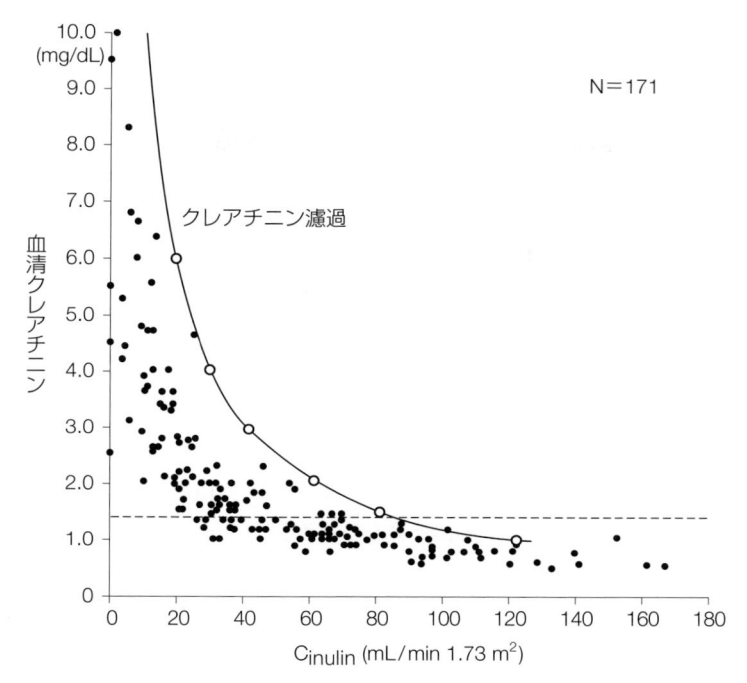

図 23-1　イヌリンクリアランスとして測定された糸球体濾過量と血清クレアチニン値の関係

度行い，血清クレアチニン値を頻繁に測定する．血清クレアチニン値が 0.5 mg/dL を超えて増加する場合は，クレアチニン・クリアランス検査を再度行う．

　次に，尿検査による尿蛋白，赤血球，白血球，尿細管細胞円柱，顆粒円柱のデータから腎障害がわかる場合がある．いずれも解釈が必要であるが，それはそれぞれの指標の異常も腎障害を示している可能性があるためである．しかしながら，障害部位や病因の特定にはさらなる評価が必要である．糸球体あるいは尿細管障害を最もよく示すのは蛋白尿である．蛋白尿は 24 時間蓄尿により測定することもできるが，スポット尿で蛋白/クレアチニン比を算出しても評価できる．尿細管障害から生じる蛋白尿は普通 300～800 mg/日であり，蛋白/クレアチニン比は 800 mg/g 未満である．糸球体障害から生じる蛋白尿は 20,000 mg/日に達することがあり，蛋白/クレアチニン比は 10,000 mg/g を超

表 23-1　がん患者における腎障害の原因

1. 化学療法
    a. マイトマイシン C
    b. イホスファミド
    c. 白金化合物
    d. ゲムシタビン
    e. ニトロソウレア
2. ビスホスフォネート
    a. パミドロネート
    b. ゾレンドロネート
3. 抗菌薬
    a. アミノグリコシド
    b. アムホテリシン B
    c. 抗ウイルス薬
4. 腫瘍溶解
    a. 尿酸放出
    b. キサンチン放出
    c. リン酸放出
5. 造影剤
6. 敗血症
7. パラプロテイン（M 蛋白）沈殿

えることがある．尿中赤血球は膀胱の損傷からも腫瘍からも生じる．非特異的であるため，さらなる検査が必要である．尿検体中の白血球は下部尿路か上部尿路のいずれかにおける感染を示唆することが最も多い．しかし，アレルギー性間質障害あるいは放射線障害でも尿中白血球は同様に生じる．顆粒円柱は通常，急性尿細管障害の存在を示唆する．病因には，虚血，薬剤誘発性尿細管障害のような薬物の副作用，アレルギー性尿細管-間質炎で生じるような炎症性のものがある．

　推奨：初診時から治療期間を通じ，尿検査を行う．より正確に評価するため，スポット尿で蛋白/クレアチニン比を提出する．血清クレアチニンが 0.2 mg/dL を超えて増加する場合は必ず，新鮮尿検体を用いた尿検査を行う．尿沈渣に異常が認められれば，原因検索のためにさらなる評価を行うこと．

　患者の腎障害の原因検索には腎臓専門医による包括的な評価が必要である．実際にはすべてのケースで，病歴聴取，診察，薬物療法を受けたタイミング，尿検査，網羅的な血液検査結果，画像診断検査を通して原因を突き止めることができる．場合によっては，確定診断のために腎臓生検が必要となることもある．**表 23-1** はがん患者で一般的な腎障害のリストである．詳細は次節において論じる．

がん患者における腎障害の原因

化学療法薬剤

　ほとんどの化学療法の薬剤には腎毒性はない．しかし，一部の薬物療法には高いリスクがあり，それらは特別な注意と監視の下に使用しなくてはならない．そのような薬剤には白金化合物，ゲムシタビンとマイトマイシン C，イホスファミドとシクロホスファミド，ニトロソウレア化合物，メトトレキサート，ビスホスフォネート（静脈注射用）（**表 23-1**）がある．

　白金化合物は尿細管細胞を傷害する．障害は通常深刻なものではない．生理食塩水による補液で毒性は軽減できる．白金化合物の中でもシスプラチンは特に腎毒性が強く，腎からのマグネシウム漏出につながることもある非乏尿性の急性・慢性障害を起こしうる．カルボプラチンは $400 \sim 600 \, mg/m^2$ までの投薬量では腎毒性は低い．骨髄移植の前処置で用いるような，投薬量が $1,200 \, mg/m^2$ を超える場合，腎毒性がみられやすくなる．オキサリプラチンはこの中では最も腎毒性が低い．尿細管障害は GFR の低下を起こすのみかもしれない．尿細管細胞と顆粒円柱がみられると，腎障害がより深刻であることがわかる．

　メトトレキサートによる腎毒性は，投薬量が $1 \, g/m^2$ を超えると現れる．メトトレキサートの代謝物である 7-ヒドロキシメトトレキサートは，尿細管に沈着しネフロンを閉塞しうる．GFR 低下，結晶尿，血尿，尿細管細胞，尿細管蛋白尿，顆粒円柱によって障害が生じていることが明らかになる．

　マイトマイシン C は急性・亜急性・慢性の腎障害を誘発することがある．マイトマイシン C には血栓性微小血管障害症と溶血性尿毒症症候群を惹起する性質がある．腎臓は糸球体輸入細動脈と糸球体毛細血管での微小血栓によって障害を受ける．これは GFR 低下，血小板とヘマトクリット値の低下，乳酸脱水素酵素の上昇として現れる．尿検査により軽度の蛋白尿，顆粒円柱，場合によっては赤血球が認められる．マイトマイシン C によるこのような障害は用量依存性があるようである．ゲムシタビンもまた細小血管症と溶血性尿毒症症候群を惹起しうる．ゲムシタビンによる障害は比較的軽度であるといえる．

イホスファミドとシクロホスファミドはめったに腎障害を起こさない．この2つのうち，イホスファミドは尿細管障害を起こす可能性が高く，それにより近位細管障害が生じるとGFR低下，糖尿，アシドーシス，リン漏出，カリウム漏出症を呈する．軽度の蛋白尿もみられるだろう．

　パミドロネートとゾレンドロネートは腎障害を起こすと最近認識されるようになった．パミドロネートはGFR低下の有無によらず，蛋白尿でわかる糸球体障害と関連している．ゾレンドロネートはGFR低下によってわかる尿細管障害・低度の蛋白尿・顆粒円柱と関連している．

　推奨：どのような化学療法薬を使う場合でも，腎障害の可能性について患者に伝えておくべきである．そして，肝機能あるいは腎クリアランスに応じて投与量を調整するべきである．投薬の前後で適切な水分補給を確実に行う．投薬前後に血清クレアチニン値と尿検査を行う．累積投与量をカルテに記入しておくこと．また，化学療法以外の理由による腎障害リスクの併存を意識しておくこと．

造影剤

　造影剤を静注することによる腎障害のリスクは投薬量，水分補給の状況，GFRレベル，薬剤の浸透圧濃度，腎毒性のあるその他の薬剤の併用と関連がある．GFR低下または疾患によらず蛋白尿のある患者は，造影剤による腎障害のリスクが高い．造影剤による腎障害は造影剤の静注前後に計画的に生理食塩水あるいは炭酸水素ナトリウムを静脈投与することで抑制することができる．口からの水分補給のみでは不十分である．造影剤腎症のリスクを増す可能性があるので，フロセミドやその他の利尿薬の使用は避ける．N-アセチルシステインの併用治療もまた腎障害リスクを緩和しうる．

　推奨：尿蛋白陽性もしくは血清クレアチニン値が1.2mg/dLを超えるがん患者では，造影剤を用いた検査のたびごとに生理食塩水あるいは炭酸水素ナトリウムの静注，利尿薬の中止，経口N-アセチルシステインといった造影剤障害予防プロトコルを実践する．

抗菌薬

　化学療法を受けるがん患者では感染のリスクがあり，特に好中球減少が生じる場合に高くなる．敗血症そのもので腎障害が生じるが，それは血圧低下による虚血および発生したサイトカインという2つの機序により引き起こされる．がん患者は免疫低下状態に起因する種々の病原体による重篤な感染症を起こすことが多いが，抗菌薬の多くは直接的な尿細管毒性をもつ．高リスク薬剤には，アムホテリシンB，ホスカルネット，アミノグリコシドのほか，様々な抗菌薬がある．障害の機序には細胞毒性の直接作用と尿細管内で沈殿することで間接的に障害が生じるものがある．リスクは投薬量，投薬頻度，GFRレベル，水分補給ができているかどうか，その他の腎障害リスクの併存の有無に関連している．

　推奨：どの抗菌薬についても腎障害の可能性があることを患者に伝えておくこと．肝機能あるいは腎クリアランスに応じて服用量を調整する．投薬前後に適切な水分補給を確実に行う．抗菌薬治療中はすべての患者に定期的に血清クレアチニン値と尿検査を行う．併存する腎障害リスクを意識し，それに対処する．

腫瘍崩壊関連の腎障害

　腫瘍崩壊症候群は放射線治療あるいは化学療法で急激に腫瘍細胞が死滅して，その後に出現する場合がある．時に急速に増殖する腫瘍が自然に腫瘍崩壊することもある．細胞死により尿酸，キサンチン，リン酸塩が放出され，尿細管内腔または腎の間質のいずれかに高濃度で沈殿する．急性腎障害は，尿酸またはキサンチンの沈殿，カルシウムリン酸塩の沈殿のいずれか，またはそのすべてによって生じる．複合沈殿物は普通にみられる．腫瘍崩壊症候群に伴って，崩壊した細胞からのカリウムの流出と急性腎障害も併存するため，腫瘍崩壊症候群に高カリウム血症がしばしば併発する．リン酸塩でカリウムが沈殿させられるため低カルシウム血症も起こりうる．計画的予防が普段から行われるべきである．多い腫瘍量，脱水，治療への腫瘍の反応，GFRレベルが主要な

変数となる．アロプリノールは，その作用でネフロン内で尿酸よりも溶解度が低いキサンチンを蓄積させるが，予防薬として使える．炭酸水素ナトリウムを添加して水分補給を経静脈的に行うことで，尿細管内の尿酸が薄まり，その溶解性も高まる．しかしながら，アルカリ化によりカルシウムリン酸塩の沈殿が促進され，血漿イオン化カルシウムが急激に低下するため，テタニー（強縮性収縮）や低血圧が起こりうる．このため，現在では生理食塩水による水分補給のほうが好まれている．ラスブリカーゼはアロプリノールよりも効果的かつ安全に尿酸値を減少させるため，リスクの高いケースで好まれる．

推奨：特に腫瘍崩壊症候群のリスクがある患者を意識する．生理食塩水の経静脈水分補給を行い，リスクが高い期間中は毎日血清クレアチニン値，リン酸値，カリウム値，カルシウム値，尿酸値を測定する．アルカリ化は避ける．高リスクの場合にはラスブリカーゼを投与する．

腎障害の臨床的コース

急性腎障害は完治することもあれば，部分的に治ることもあり，全く治らない場合もある．引き続いて患者にとっては新たな慢性疾患となる慢性腎臓病（CKD）が現れる場合もある．CKDのステージは，現在ではGFRレベルによって分けられている（**表23-2**）．GFRが60 mL/分よりも低下し改善しなければ，新たに腎臓の問題が生じたといえる．患者のGFRが25～40 mL/分の範囲にあったとしても，血清クレアチニン値が2 mg/dL未満にとどまりうることを覚えておくことは大切である．このレベルの腎障害からは次のような重大な問

表23-2　慢性腎臓病のステージ

ステージ	GFR (mL/分)
1	90以上＋実質的障害
2	60～90
3	30～60
4	15～30
5	15以下

題が生じる．すなわちエリスロポイエチン産生低下，慢性貧血，カルシトリオール産生低下，二次性副甲状腺機能亢進症，免疫不全の増悪，高リン血症，血管疾患の悪化，二次高血圧，左心室肥大症の増悪，脂質異常症，進行性骨ジストロフィ，栄養状態の低下，などである．これらの問題に対しては積極的な発症監視・診断・管理が必要である．

■ **推薦図書**

- Berns JS, Ford PA. Renal toxicities of antineoplastic drugs and bone marrow transplantation. *Semin Nephrol*. 1997；17：54-66.
- de Jonge MJ, Verweij J. Renal toxicities of chemotherapy. *Semin Oncol*. 2006；33：68-73.
- Kintzel PE. Anticancer drug-induced kidney disorders. *Drug Safety*. 2001；24：19-38.
- Lameire NH, Flombaum CD, Moreau D, Ronco C. Acute renal failure in cancer patients. *Ann Med*. 2005；37：13-25.
- Levey AS, Coresh J, Balk E, et al. National Kidney Foundation practice guidelines for chronic kidney disease：evaluation, classification, and stratification. *Ann Intern Med*. 2003；139：137-147.
- Perazella MA. Drug-induced nephropathy：an update. *Expert Opin Drug Safety*. 2005；4：689-706.

24 がんによる眼症状

Ocular Manifestations of Cancer

Rajeev K. Seth, MD
Ron Afshari Adelman, MD, MPH, FACS

要旨

　眼の悪性腫瘍ではなくがんの全身症状のひとつとしての眼症状には次のものがある．(1) がんそのものに直接関連するもの（例：眼への転移または浸潤），(2) がんの全身症状に間接的に関連するもの（例；貧血，血小板減少），(3) がん治療に伴うもの，である．本章ではがんの眼球転移に触れ，がん治療による種々の眼症状について論じる．原発性の眼球・眼窩がんについては本章では扱わない．

序論

　眼は身体の窓であるとも，また心の窓であるともいわれる．眼は別の臓器系統からの組織要素を多く持ち，それによって支えられている独特な臓器である（例えば眼窩骨，眼瞼皮膚，角膜と強膜のコラーゲン，外眼筋と眼瞼筋，結膜粘膜，網膜と視神経の神経組織，血管組織）．このため様々な組織構成要素を侵す多くの疾患（がんを含む）が，その進行過程において眼症状を呈することになる．皮膚と髪を除いて，その構成要素の各々を直接みることができる唯一の器官が眼である．さらに眼底を検査すれば，血管組織と神経組織を直接みることができる．というのも網膜は中枢神経系（central nervous system；CNS）

の一部と考えられているためである．

　その構成要素のすべてが視力の維持にとってきわめて重要であるため，眼は完全なバランス状態を保たなくてはならない．例えば，眼瞼の損傷は眼表面の統合性を脅かし，角膜・結膜の損傷へとつながり，視力の喪失を引き起こすことさえある．我々は感覚によって周囲の環境を認知し，環境と相互作用している．視覚を含む感覚器官のいずれかに損傷が起これば，身体的ハンディキャップのみならず，精神的苦悩を被り，抑うつに至ることになる．

　眼が身体の窓であるのと同時に心の窓であるというのはこのためであり，がんやがん治療による二次的眼症状を認識することは重要である．

がんの眼転移

　成人で眼または眼窩に起こる眼内腫瘍のうち最も多いのは転移性がんである．最近の研究では眼に転移する原発性がんで最も多いものは乳がん（47％），続いて肺がん（21％），消化管がん（4％），腎臓がん（2％），皮膚がん（2％），前立腺がん（2％）とされている[1]．全体的に発生率は男女間で同等であるが，男性で最も発生率の高い原発巣は肺であるのに対し，女性では乳房である．

　眼転移は一般的に血行性転移によって起こるため，眼において血管が豊富な部位である脈絡膜の転移が最多であることはうなずける．まれに，その他の眼の部分にもがんの転移は起こる．しかし脈絡膜は虹彩や睫毛体の10～20倍も転移が起こりやすい[1,2]．

　脈絡膜への転移がんは，不連続な，網膜下/脈絡叢の盛り上がった腫瘤として認識され，通常クリーム色や薄黄色をしている．慎重に眼検査を行い，超音波検査で眼原発のメラニン欠乏性黒色腫を否定してから眼へのがん転移と診断される．時に脈絡膜への転移がその上にある網膜に影響して視力低下を訴える患者もいるが，たいていの場合無症状である．眼の定期検査で見つかった脈絡叢の病変が転移性悪性腫瘍の最初の徴候であることも往々にしてある．

白血病とリンパ腫

　白血病とリンパ腫でも様々な眼症状が生じる．眼症状は腫瘍の浸潤による直接的な場合，あるいは二次性貧血・血小板減少・白血球増多症による間接的な場合がある（これらの症状に関して本章で詳述する）[3-7]．眼症状は慢性白血病よりも急性白血病において頻繁にみられる．リンパ腫では，眼症状は大細胞型B細胞非ホジキンリンパ腫において最も多くみられる．臨床的には，網膜と硝子体が最も侵されやすい部位であるが，組織学的には脈絡膜の病変が最も多いといえる[3-7]．

　調査によると，30～40％の白血病患者に眼症状があり[3-7]，小児での5年全生存率は眼症状がある場合には21％，眼症状がない場合には45％であることが示された[5]．

　眼窩転移で眼球突出を呈することがある．白血病やリンパ腫では時々，サーモンパッチ（salmon patch）と呼ばれる淡紅色の紅斑が結膜に現れることがある．

　転移性がんと同様，白血病やリンパ腫も脈絡叢に転移する．ただし非連続的な病変を呈する転移性がんに対し，白血病やリンパ腫による脈絡叢転移はより平坦で場合によっては一様な肥厚になる．リンパ腫患者は抗炎症療法に反応しない両側硝子体炎（硝子体腔内部の炎症細胞の浸潤）で受診することがある．硝子体の細胞診とフローサイトメトリーで，異型度の高いリンパ腫様の細胞が見出せる．治療に反応しない硝子体炎が高齢の患者に現れた際は，眼リンパ疾患の疑いがあるため，硝子体生検を依頼すべきである[8]．神経系の画像検査と腰椎穿刺による中枢神経の精密検査も同様になされるべきである[8]．

　先述のごとく，網膜は白血病とリンパ腫において侵されやすい部位である．網膜の症状としては網膜への直接浸潤，網膜出血，網膜静脈の拡張と蛇行，血管周囲への浸潤，神経線維層の梗塞（綿花様白斑），網膜剥離，血管閉塞（過粘稠状態に引き続いて起こる）がある[9]．視神経にも直接浸潤が起こる場合があり，視神経腫脹，浮腫，視神経乳頭周囲の出血による視力低下を呈する．中枢神経に病変が及んだ際に頭蓋内圧が亢進し視神経円板の浮腫がみられる場合も

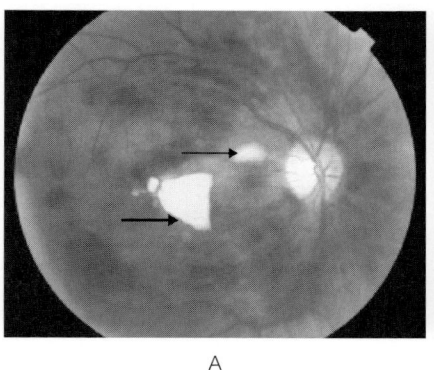

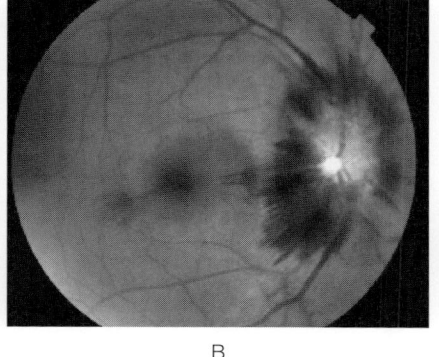

図24-1 (A) 急性骨髄性白血病の患者での網膜出血と大規模な網膜浸潤．綿花様白斑もみられる，(B) 急性骨髄性白血病の患者における視神経に浮腫と乳頭周囲出血がみられる

ある．視神経に所見がある場合には中枢神経の病変あるいは頭蓋内圧亢進を評価するために中枢神経の画像検査と腰椎穿刺が必要となる（図24-1）．

白血病とリンパ腫の眼転移の治療は全身治療の一環として行われる．局所放射線治療と抗がん薬の髄腔内投与が，中枢神経浸潤のある眼内リンパ疾患の治療の一環として行われることがある[10]．

がんの全身症状からくる眼症状

種々の悪性腫瘍とその治療の結果，貧血，血小板減少，白血球減少，白血球増多，免疫抑制，悪性腫瘍が中枢神経系に浸潤したことによる頭蓋内圧亢進，といった全身症状が現れる．これら二次的影響からも種々の眼症状が現れることがある．

貧血と血小板減少により網膜出血または神経線維層の梗塞（綿花様白斑）を呈することがある．白血球増多症の重症化は過粘稠状態につながり，網膜中心静脈または動脈の閉塞に罹りやすくなる．患者はまた過粘稠状態に関連する一過性虚血発作を伴う一過性黒内障症状（断続的な，短時間の視力喪失）を呈す

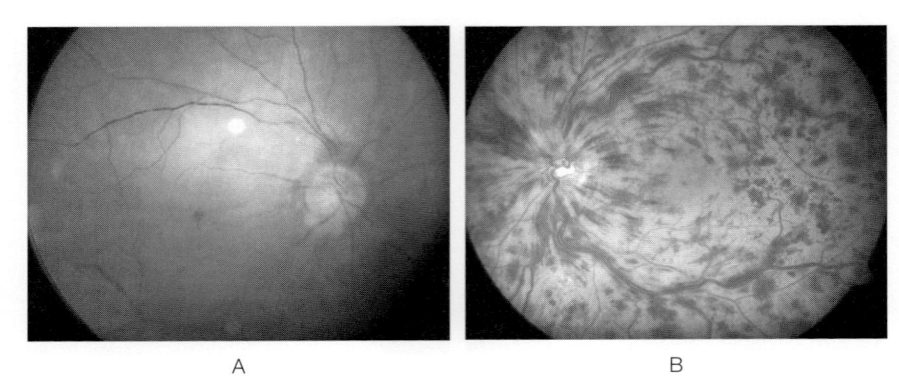

図 24-2 （A）虚血白網膜，網膜動脈狭窄，「チェリーレッド・スポット（cherry-red spot）」を伴う中心網膜動脈閉塞，（B）拡散網膜出血を伴う中心網膜静脈閉塞

る場合がある（図 24-2）．

日和見感染症

多くのがん患者は，がんによって直接的に，または化学療法や放射線治療によって間接的に，免疫不全に陥っている．免疫が低下すると患者は日和見感染症のリスクが高まるが，これはがん患者における合併症・死亡の原因でもある．

細菌性眼内炎

免疫低下した患者は眼の内因性細菌感染を発症しやすい．感染経路は脈絡膜，網膜，硝子体への血流である．内因性眼内炎を起こす最も一般的な細菌は連鎖球菌と黄色ブドウ球菌である[11,12]．患者は視力低下と飛蚊症を訴える．眼内炎は初めのうちは網膜と脈絡膜の平坦な病変として観察されるが次第に大きくなり，硝子体に広がることもある[11,12]．治療は抗菌薬の全身投与や硝子体内への注入である．

真菌性眼内炎

　免疫の低下した患者で眼の細菌感染より一般的なものは内因性真菌感染症である．真菌性眼内炎でよくある原因はカンジダである[9]．内因性真菌性眼内炎のリスク因子には血管内カテーテル留置，免疫低下，長期間の抗菌薬の使用，腹部外科手術，高カロリー輸液，糖尿病がある[9]．がん患者ではこれらのリスク因子の多くが当てはまる．ここでも視力低下と飛蚊症の症状が現れる．真菌性眼内炎は黄白色の脈絡叢または網膜下の病変として現れ，硝子体腔内部に広がることもある．治療には抗菌薬の全身投与，すなわち経静脈的なアムホテリシンBまたはアゾール系抗真菌薬を投与する．全身治療に反応しない場合は，アムホテリシンBの硝子体内投与があわせて行われる[9]．

ウイルス性日和見感染症

　免疫の低下した患者はウイルスの再賦活化リスクも高く，よくみられるのは単純ヘルペス（HSV），帯状疱疹（HZV），サイトメガロウイルス（CMV）である．HSVとHZVは眼のあらゆる部分に起こり，水疱性眼瞼発疹，結膜炎，疼痛を伴う角膜炎（角膜の炎症），虹彩炎（眼の前方内部の炎症），著しい網膜損傷と視力低下を起こす網膜炎を引き起こすことがある．治療は病変部位によるが，抗ウイルス薬の全身投与，抗ウイルス外用薬，またはステロイド外用薬を用いる．

　眼のあらゆる部位を侵すHSVやHZVと異なり，通常CMVは網膜を侵す．CMV網膜炎は緩徐に進行する感染症で，網膜の一部に出血・滲出物・壊死・脈管炎を伴う特徴がある．患者は著しい視覚低下を訴え，飛蚊症と網膜剝離がよくみられる．治療はガンシクロビルまたはホスカルネットの全身投与であり，少数の症例においてガンシクロビルの硝子体内投与またはインプラントが行われている．

化学療法による眼症状

実に様々な化学療法薬が眼に影響を与える．**表24-1**は最もよくみられる眼への副作用について挙げたものである[13]．

表24-2は化学療法による眼への副作用を軽減させると報告された様々な方

表24-1 よくみられる化学療法による眼への副作用

部位	副作用	薬剤	起こりやすさ*
眼窩	眼窩周辺浮腫	5-フルオロウラシル (5-FU) メトトレキサート	やや起こりやすい
	眼痛	5-FU	やや起こりやすい
	動静脈シャント	カルムスチン	やや起こりやすい
涙液排出	流涙	5-FU	起こりやすい
結膜	角膜乾燥症（乾性角結膜炎）	シクロホスファミド ブスルファン	やや起こりやすい
	結膜炎	5-FU デオキシコホルマイシン	やや起こりやすい
角膜	角膜炎	シトシンアラビノシド 5-FU デオキシコホルマイシン	起こりやすい やや起こりやすい
	角膜混濁	シトシンアラビノシド	やや起こりやすい
網膜	斑状色素変化	シスプラチン	やや起こりやすい
	結晶性網膜症	タモキシフェン（**図24-3**）	
	網膜出血	カルムスチン	やや起こりやすい
	動脈狭窄	カルムスチン	やや起こりやすい
視神経	視神経円板浮腫	カルムスチン	やや起こりやすい
第Ⅲ, Ⅳ, Ⅴ, Ⅵ脳神経	脳神経麻痺	ビンカアルカロイド	やや起こりやすい
	下垂	ビンカアルカロイド	やや起こりやすい
中枢神経系	視神経の局所的脱髄	カルムスチン	やや起こりやすい
視覚	霧視	ブスルファン 5-FU	やや起こりやすい
	羞明	5-FU	やや起こりやすい

＊）起こりやすい＝50〜100％，やや起こりやすい＝20〜49％

〔Schmid KE, Kornek GV, Scheithauer W, Binder S：Update on ocular complications of systemic cancer chemotherapy. *Surv Ophthalmol*. 2006；51（1）：19-40 より著者の許可を得て改変〕

法についてまとめている[13].

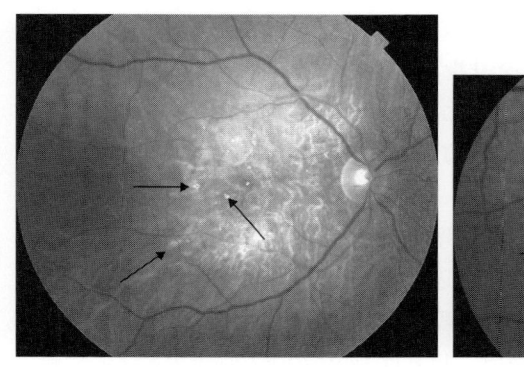

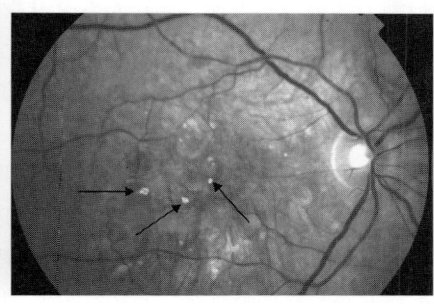

図24-3 (A) タモキシフェン結晶（矢印）がみられる網膜の眼底写真，(B) タモキシフェン結晶（矢印）を強調した同じ眼の無赤色光眼底写真

表24-2 薬剤と治療への提言

薬剤	治療への提言
シスプラチン	頸動脈内注入が避けられない場合は，眼動脈起始部以遠へカテーテルを進めるべきである
カルムスチン/BCNU	頸動脈内注入が避けられない場合は，眼動脈起始部以遠へカテーテルを進めるべきである
シトシンアラビノシド（シタラビン）	・治療前に糖質コルチコイド点眼を行う ・治療前に通常生理的食塩水による眼洗浄と0.1%ナトリウムベタメタゾンリン酸塩液の点眼を行う
5-FU	・治療の5分前から，30分間アイスパックで眼を冷却する ・メチルセルロース点眼 ・デキサメサゾン点眼
メトトレキサート	人工涙液
ドセタキセル	ドセタキセルの毎週投与法を受ける患者に症状がみられる場合には，抜去可能なシリコンチューブを早期に留置する

〔Schmid KE, Kornek GV, Scheithauer W, Binder S：Update on ocular complications of systemic cancer chemotherapy. *Surv Ophthalmol*. 2006；51（1）：19-40 より著者の許可を得て改変〕

糖質ステロイド

糖質ステロイドはがん治療でよく使われており，眼に深刻な副作用，すなわち緑内障と白内障を引き起こしうる．

緑内障は，眼圧の上昇により視神経を緩徐に障害する疾患である．あらゆる剤型のステロイド薬，すなわち全身投与（内服・静注），外用薬（皮膚または眼），吸入薬が，眼圧の上昇を引き起こす可能性があることが知られている．（ステロイド使用とは関係なく）緑内障の既往がある場合はステロイド誘発性の眼圧上昇のリスクが高くなっている．

眼圧上昇がごく緩やかな場合，緑内障が著しく進行するまで症状が出ないかもしれない．これは，緑内障がまず周辺視野を支配する視神経部分を障害し，中心視野を支配する部分は疾患の遅い段階まで侵されないためである（図24-4）．しかし眼圧が急速に上昇すると，患者は（眼圧の著しい上昇によって起こされた角膜浮腫のために）ズキズキする眼の痛みと視界が曇るといった症状を訴えることがある．ステロイド誘発性緑内障の治療には眼圧を下げる薬物療法と緑内障手術がある．

白内障は網膜に光線の焦点を合わせる役割を任う眼の部位である水晶体が曇る疾患である．ステロイドは後嚢下白内障として知られる白内障を引き起こし，水晶体の後方表面に曇りを生じる．視力がぼんやりする，あるいは曇ったようになるほか，特に夜間によりまぶしさを感じる症状が出る．症状が明らか

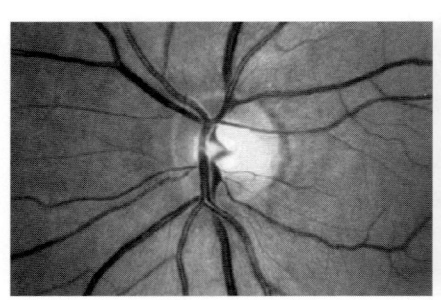

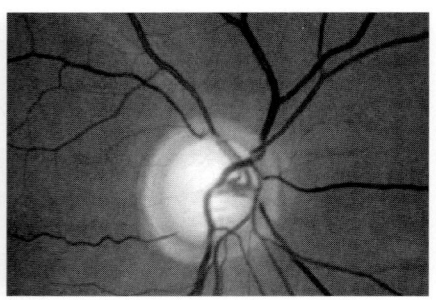

図24-4　(A) 正常の眼神経，(B) 緑内障による障害を受けた眼神経

に深刻な場合，人工水晶体移植による白内障摘出手術が行われることもある．

放射線治療による眼症状

　放射線治療はがん治療でよく行われる．放射線は特定の領域に適用されるが，その隣接領域にも損傷が生じうる．眼症状は頭部，頸部，中枢神経，眼そのものへの放射線治療によって通常は生じる．

　表24-3は放射線治療による眼への副作用について，解剖学的部位と，一般的にこのような損傷を起こすことになる線量に関してまとめたものである[14,15]．

　水晶体は眼の中で放射線に対して最も敏感な部分である．そのため，放射線治療を受けた患者においては白内障がよくみられる．急性期に，放射線による眼表面の合併症で最もよくみられるものは，ドライ・アイと，痛み，灼熱痛，

表24-3　放射線治療による眼への副作用

組織	副作用	合計線量 (Gy)
結膜	結膜炎	55〜75
	毛細 (血) 管拡張	30
角膜	角膜炎，浮腫，上皮欠損	30〜50
	潰瘍，瘢痕，穿孔	＞60
水晶体	白内障	16
網膜	網膜症	＞46.5
視神経	神経障害	＞55
涙器系	萎縮	50〜60
	狭窄	65〜75
眼瞼	睫毛の消失	40〜60
	紅斑	30〜40
	毛細血管拡張	＞55
眼窩	義眼の脱出	特定されず

〔Bardenstein D, Char DH：Ocular toxicity. In：Madhu J, Flam MS, eds. *Chemoradiation*：*An Integrated Approach to Cancer Treatment*, Philadelphia：Lea & Febiger, 1993, pp.591-598 and Barabino S, Raghavan A, Loeffler J, Dana R：Radiotherapy-induced ocular surface disease. *Cornea*. 2005：24 (8)：909-914〕

異物感,乾燥を伴う角膜上皮症である〔ドライ・アイに関する詳細な議論とその治療に関しては,続く移植片対宿主病(GVHD)の項を参照されたい〕.眼表面への放射線障害の晩期毒性には涙腺機能障害による涙液の減少,創傷治癒の遅延,角膜知覚の低下,角膜上皮症あるいは潰瘍形成がある[14].

放射線障害による二次的損傷で生じる最も深刻かつ不可逆的な視力喪失は,網膜や視神経が傷害された場合に起こる.糖尿病網膜症に似て,放射線網膜症は網膜の血管疾患のような症状を呈する場合がある.それは綿花様白斑,網膜出血,微小動脈瘤,毛細管拡張,網膜虚血,黄斑浮腫という所見を伴う[16,17].視神経障害は視神経乳頭浮腫であり,やがて眼底検査で視神経が青白く変化してみられる眼萎縮に至る.

骨髄移植による眼症状

移植片対宿主病(GVHD)

移植片対宿主病(graft-versus host disease;GVHD)は,造血器悪性腫瘍の治療で行われる同種骨髄移植の合併症の主因である.急性あるいは慢性(移植の3か月以降に起こる)GVHDがある.GVHDの眼症状は急性・慢性ともに共通しており,全症例中60〜90%に起こる.ただし眼症状は慢性GVHDにおいて最もよくみられ,かつ最も破壊的である[18-20].

乾性角結膜炎:GVHDにおいて最も頻繁に起こる合併症は乾性角結膜炎(ドライ・アイ)であり,GVHD患者の40〜76%に生じる.GVHDの主訴になる場合もある[18-20].さらに,GVHDによりドライ・アイを発症した患者のほとんどで,GVHDが寛解した後もドライ・アイが続くとみられる[18].

一般に,涙液の産生低下,涙液蒸発亢進,または涙質の低下でドライ・アイ症状は起こる.また,あらゆる形態のドライ・アイに炎症性要素が含まれている.GVHDによるドライ・アイは涙腺機能障害の結果としての涙液減少によるものである[18].ドライ・アイ症状には刺激,焼けつくような痛み,乾燥,砂の入ったような痛み,異物感がある.症状は通常夕方以降に強まり,その他気

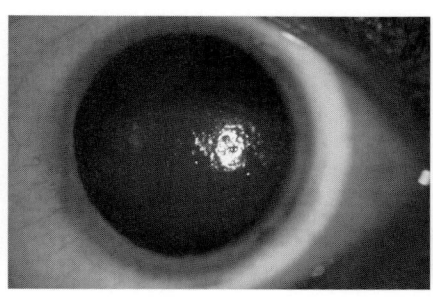

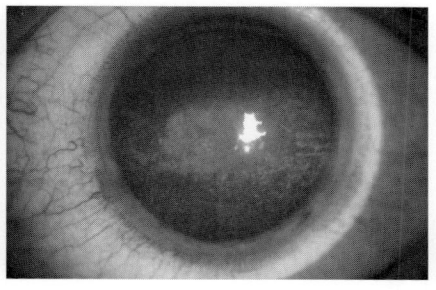

図 24-5 (A) 角膜上皮が不規則なドライ・アイの患者，(B) 同じ眼でフルオレセイン色素の点眼をしたところ，角膜上皮に拡散点状の緑色染色がみられた

候が乾燥するとき，暖房で湿度が下がる冬に悪化する．

　診察所見としては結膜の充血，涙三角（tear meniscus）の減少，不整な角膜表面，フルオレセイン染色を使用した場合にみられる角結膜の点状の染色がある（**図 24-5**）．GVHD が重症化すると，重篤な角膜上皮症により再発性・持続性の角膜びらん／剝離と角膜潰瘍形成が生じる場合があり[18, 20]，視力が永久に喪失する．

　また，患者は糸状角膜症をきたすことがあるが，それは損傷を受け粘液により剝離した上皮細胞によってできたフィラメントが角膜と固着したことによる．このフィラメントは神経刺激性の強い角膜に固く結びつくため，激しい苦痛を伴うことが多い．

　免疫調整薬を用いた GVHD そのものの治療に加え，ドライ・アイの治療としては下に概説するようなステップ・アプローチがある[21-23]．

1. 人工涙液
2. ルブリカント眼軟膏
3. 環境の湿度を増やす（加湿器，保湿眼鏡）．
4. 涙点プラグ：涙点（涙の排出口）をプラグで可逆的に，あるいは焼灼術または外科手術で非可逆的に閉鎖する．
5. 自己血清点眼液
6. 症例が深刻な場合は瞼板縫合
7. 可能であれば，ドライ・アイを悪化させる全身投与する薬剤（例えば利

尿薬，抗ヒスタミン薬，抗コリン薬，向精神薬）の回避．
8. 線維性角膜症の治療には，前述の方法によるドライ・アイのコントロール，角膜からのフィラメントのデブリドマン手術，粘液溶解のためアセチルシステイン投与がある．

結膜炎：GVHDはまた，結膜そのものに対するTリンパ球による攻撃によって生じる非感染性で免疫介在性の慢性結膜炎とも関連している[18]．GVHD患者の12%までもがこの結膜炎を発症する[24]．診察所見には結膜充血，結膜水腫，薄膜形成を伴う漿液性分泌物，瘢痕，視力喪失に繋がる角膜表面の損傷がある[18]．この合併症に対する治療は免疫調節薬を用いたGVHDの全身コントロールである．

腫瘍随伴性眼障害

まれではあるが，眼に発症する次の2つの腫瘍随伴症候群について知っておくべきである．がん関連網膜症（cancer-associated retinopathy；CAR）と悪性黒色腫関連網膜症（melanoma-associated retinopathy；MAR）である．これらの障害はまだ診断されていないがんの初発症状である場合がある．

これらの腫瘍随伴症候群は患者の免疫系が腫瘍抗原蛋白に対抗して作り出した免疫抗体によって二次的に生じる[2]．しかし，患者の生まれ持つ蛋白質とこれらの腫瘍抗原蛋白質には交差反応性がある．腫瘍随伴性眼障害では，腫瘍は網膜の杆体および錐体の蛋白質と交差反応する抗原蛋白を発現している[2]．

がん関連網膜症は小細胞肺がんで最もよくみられる．CARが生じるその他の悪性腫瘍には婦人科がん，乳がん，内分泌腫瘍がある[2]．がん関連網膜症には抗レコベリン抗体が関係する．レコベリンは網膜の視覚伝達経路に含まれる光受容体（杆体および錐体）の23kDaの蛋白質であり，その遺伝子は染色体17番上に位置している[2]．仮説であるが，様々な腫瘍がレコベリンあるいはレコベリンに非常に似た蛋白質をたまたま発現すると，それによって光受容体蛋白質と交差反応する抗体の産出を誘発することで，視覚障害を起こすとされている．

CARの症状には数か月にわたる進行性かつ両側の辺縁あるいは中心性視力喪失，夜盲症，光視症（光が当たっていないのにチカチカした光を感じる）がある．初期には検査は正常であるかもしれないが，進行すると網膜の動脈狭窄と網膜色素変化がみられる[2]．治療は困難であるが免疫調節薬と眼周囲へのステロイドの注射が行われる[2]．

　MARは腫瘍から産出された抗原蛋白質と光受容体蛋白質に交差反応性があるという点で，CARに類似している[2]．たいていのMAR患者は既に黒色腫の診断を受けている．徴候，臨床症状，治療はCARに類似する．

全身悪性腫瘍による様々な眼症状

ガードナー症候群

　家族性腺腫様ポリープ症は常染色体優性で，がん化しうる腸のポリープが多発する遺伝疾患である．ガードナー症候群（Gardner Syndrome）は家族性腺腫様ポリープ症，軟部組織腫瘍，骨の過誤腫が生じる[2,25,26]．ガードナー症候群の眼症状には色素沈着の強い，多巣性で，円形/卵形の小さい，しばしば両側に起こる網膜障害がある[2,25,26]．組織学的には色素沈着した網膜上皮の先天的な肥大がみられる．視力は正常で無症状であるのは，これらの障害が通常視覚辺縁に起こり中心視覚を侵さないためである．こういった所見が多数みられる場合，消化管の検査と大腸ファイバー検査を行うべきである[2,25,26]．

von Hippel-Lindau 病

　von Hippel-Lindau（フォン ヒッペル・リンダウ）病は常染色体性優性で，小脳血管芽腫と網膜毛細血管腫という特徴のある遺伝疾患である．この疾患は腎細胞がん，褐色細胞腫，腎臓・膵臓・肝臓・泌尿生殖器の囊胞を呈する．網膜血管腫は，拡張した動脈から出て，静脈に入る丸い橙色/赤味を帯びた網膜血管腫として認識される．この血管腫からの出血が，網膜の滲出物や網膜剥離

を起こし，視力低下に繋がりうる．

まとめ

　眼のがんではなく，他部位のがんによる眼症状は次のいずれかである．(1) がんそのものに直接関連するもの（例：眼への転移または浸潤），(2) がんの全身症状に間接的に関連するもの（例：貧血，血小板減少），(3) がん治療に伴うもの，である．

　成人の眼の腫瘍で一般的なものは転移性腫瘍であり，その原発巣で多いものは乳房と肺である．白血病とリンパ腫も様々な眼症状を起こすことがあり，主として網膜・硝子体・脈絡膜を侵す．日和見感染症，とりわけ内因性真菌感染症は免疫の低下したがん患者においては著しく罹患率が高くなる．

　様々な化学療法薬剤によって異なった眼症状が出るが，糖質ステロイドの全身投与は緑内障あるいは白内障を起こしうる．放射線治療は，白内障，糖尿病網膜症に類似した網膜血管疾患，視神経障害を起こすことで，視力の低下が起こりうる．骨髄移植は，眼表面への副作用を起こしうる GVHD，主にドライ・アイ症候群と関連する．

■引用文献

1) Shields CL, Shields JA, Gross NE, Schwartz GP, Lally SE. Survey of 520 eyes with uveal metastases. *Ophthalmology*. 1997；104：1265-1276.
2) Solomon SD, Smith JH, O'Brien J. Ocular manifestations of systemic malignancies. *Curr Opin Ophthalmol*. 1999；10：447-451.
3) Schachat AP, Markowitz JA, Guyer DR, Burke PJ, Karp JE, Graham ML. Ophthalmic manifestations of leukemia. *Arch Ophthalmol*. 1989；107 (5)：697-700.
4) Reddy SC, Jackson N, Menon BS. Ocular involvement in leukemia — a study of 288 cases. *Ophthalmologica*. 2003；217：441-445.
5) Ohkoshi K, Tsiaras WG. Prognostic importance of ophthalmic manifestations in childhood leukaemia. *Br J Ophthalmol*. 1992；76 (11)：651-655.
6) Leonardy NJ, Rupani M, Dent G, Klintworth GK. Analysis of 135 autopsy eyes for ocular involvement in leukemia. *Am J Ophthalmol*. 1990；109 (4)：436-444.
7) Sharma T, Grewal J, Gupta S, Murray P. Ophthalmic manifestations of acute leuke-

mias : the ophthalmologist's role. *Eye.* 2004 ; 18 : 663-672.
8) Gill MK, Jampol LM. Variations in presentation of primary intraocular lymphoma : case reports and a review. *Surv Ophthalmol.* 2001 ; 45 : 463-471.
9) Regillo C, Chang TS, Johnson MW, et al. Retina and vitreous. In : Liesegang TJ, Skuta GL, Cantor LB, eds. *Basic and Clinical Science Course, American Academy of Ophthalmology.* American Academy of Ophthalmology ; 2005 : sect 12.
10) Valluri S, Moorthy RS, Khan A, Rao NA. Combination treatment of intraocular lymphoma. *Retina.* 1995 ; 15 : 125-129.
11) Binder MI, Chua J, Kaiser PK, Procop GW, Isada CM. Endogenous endophthalmitis : an 18-year review of culture-positive cases at a tertiary care center. *Medicine (Baltimore).* 2003 ; 82 : 97-105.
12) Okada AA, Johnson RP, Liles WC, D'Amico DJ, Baker AS. Endogenous bacterial endophthalmitis : report of a ten-year retrospective study. *Ophthalmology.* 1994 ; 101 : 832-838.
13) Schmid KE, Kornek GV, Scheithauer W, Binder S. Update on ocular complications of systemic cancer chemotherapy. *Surv Ophthalmol.* 2006 ; 51 (1) : 19-40.
14) Barabino S, Raghavan A, Loeffler J, Dana R. Radiotherapy-induced ocular surface disease. *Cornea.* 2005 ; 24 (8) : 909-914.
15) Bardenstein D, Char DH. Ocular toxicity. In : Madhu J, Flam MS, eds. *Chemoradiation : An Integrated Approach to Cancer Treatment.* Philadelphia : Lea & Febiger ; 1993 : 591-598.
16) Brown GC, Shields JA, Sanborn G, et al. Radiation retinopathy. *Ophthalmology.* 1982 ; 89 : 1494-1501.
17) Mukai D, Guyer DR, Gragoudas ES. Radiation retinopathy. In : Albert DM, Jakobiec FA, eds. *Principles and Practice of Ophthalmology.* 2nd ed. Philadelphia : Saunders ; 2000 : 2232-2235.
18) Anderson NG, Regillo C. Ocular manifestations of graft versus host disease. *Curr Opin Ophthalmol.* 2004 ; 15 : 503-507.
19) Bray LC, Carey PJ, Proctor SJ, Evans RG, Hamilton PJ. Ocular complications of bone marrow transplantation. *Br J Ophthalmol.* 1991 ; 75 : 611-614.
20) Franklin RM, Kenyon KR, Tutschka PJ, Saral R, Green WR, Santos GW. Ocular manifestations of graft-vs-host disease. *Ophthalmology.* 1983 ; 90 : 4-13.
21) Stutphin JE, Chodosh J, Dana MR, et al. Cornea and external disease. In : Liesegang TJ, Skuta GL, Cantor LB, eds. *Basic and Clinical Science Course, American Academy of Ophthalmology.* American Academy of Ophthalmology ; 2005 : sect 8.
22) Pflugfelder SC, Solomon A, Stern ME. The diagnosis and management of dry eye : a twenty-five-year review. *Cornea.* 2000 ; 19 (5) : 644-649.
23) Preferred Practice Pattern Committee, Cornea Panel. Dry Eye Syndrome. San Francisco : American Academy of Ophthalmology ; 1998.
24) Jabs DA, Wingard J, Green WR, Farmer ER, Vogelsang G, Saral R. The eye in bone

marrow transplantation. III. Conjunctival graft-vs-host disease. *Arch Ophthalmol.* 1989 ; 107 (9) : 1343-1348.
25) Amin AR, Jakobiec FA, Dreyer EB. Ocular syndromes associated with systemic malignancy. *Int Ophthalmol Clin.* 1997 ; 37 : 281-302.
26) Iwama T, Mishima Y, Okamoto N, et al. Association of congenital hypertrophy of the retinal pigment epithelium with familial adenomatous polyposis. *Br J Surg.* 1990 ; 77 : 273-276.

25 がん治療による聴覚障害

Otologic Consequences of Cancer Therapy

Elias Michaelides, MD

要旨

　側頭骨は頭蓋底の一部をなし，その構造と機能にとって不可欠な骨である．数多くの脳神経と大きな血管が側頭骨を通り頭蓋内腔から頸部へと繋がっている．また側頭骨には平衡聴覚器が容れられている．がん治療はこの2つの感覚器に機能障害や疾患を引き起こすことがある．

　がん治療関連の問題は大きく感覚障害と構造的疾患に分類することができる．耳鳴り，聴力低下，平衡感覚障害，めまいは，内耳器官である蝸牛・前庭の障害によって起こる感覚障害である．一方，耳管機能障害と放射線骨壊死は，治療に伴って生じる可能性のある，構造変化という過程で生じる．

生活の質の問題

　がん治療による聴覚と平衡に関する後遺症は，治療選択の際にどちらも考慮されなくてはならない．患者は内耳への潜在的リスクとそれが生活の質（QOL）に与える影響について知らされるべきである．

聴力低下

　ヘレン・ケラー曰く，目が見えないことで人は物から遮断されるが，耳が聞こえないことで人は人から遮断される．コミュニケーションにおいて聴覚は五感の中で最も重要な感覚なのである．ほとんどの臨床医は化学療法薬剤や放射線治療による内耳への障害，それに続く聴覚障害について基本的な病態生理学的知識を有してはいるが，患者の聴力が失われることによるQOLへの影響に関しては十全には理解していないようである．例えば，患者にとって医療者や家族とのコミュニケーションが難しくなればそれだけ，治療過程でのやりとりや意思決定が困難になる．また，難聴になった患者は会話を聞きとることが難しくなると社会的に孤立するかもしれない．聴覚障害を有する患者は，複数の人々が会話を交わす状況や著しく騒々しい場所を避けるようになるだろう．レストランや教会など社交の場で明瞭に聞き取ることができない場合，患者は最終的にこのような場で催されるイベントの参加を諦めるようになる．同様に，深刻な難聴は状況の安全性をも低下させる．家庭で火煙報知機の音が聞こえない，運転中や道を歩いているときに交通音が聞き取れないといったことがその典型例である．

耳鳴り

　耳鳴り〔＝耳鳴（じめい）．音が鳴ったり，鳴り響いたりしているように感じる〕はがん治療関連の難聴に伴ってしばしば現れる．軽い耳鳴りでは気付かれないこともある．しかし，気になるとそれにとらわれてしまい，不眠や深刻な抑うつに繋がる可能性がある．

平衡問題

　前庭器官への損傷もまたQOLに大きく影響しうる．がん治療により前庭機能が低下すると，患者は慢性的な嘔気や平衡機能障害をきたし，放射線治療や化学療法薬剤により誘発された嘔気を悪化させることもある．平衡機能障害が

深刻になると，患者は屋外のでこぼこ道を歩いたり，支えなしで出歩いたりすることに不安を覚えるため，自身の活動を手控えがちになることがある．また加速の感覚も変化するため運転が難しくなることもある．平衡機能障害とめまいのある患者は，転倒によるリスクも高くなる．

放射線治療の後遺症

　放射線治療の照射野に側頭骨，脳，鼻咽頭が含まれる場合，聴覚への後遺症が起こりうる．感覚器への合併症である聴力障害や前庭機能障害は内耳の典型的な機能症状である．器質的な合併症も発生することがあり，側頭骨疾患，耳管機能障害，二次がんが生じる場合がある．

聴力障害

　放射線治療の照射野に蝸牛や蝸牛神経が含まれる場合，聴力障害が生じる場合がある[*1]．その場合は緩徐に進行する感音難聴として現れるのが典型的である．この聴力障害は非可逆性であり，純音と音声認識の双方が障害される．聴覚が冒される機序は様々である．蝸牛における微小血管系の血管障害が蝸牛内部で細胞死をもたらす．放射線の蝸牛の有毛細胞への直接障害も起こる．蝸牛神経における放射線神経障害も緩徐に進行する聴覚障害に関与している．一方，可逆的であることが多い伝音難聴は中耳の粘膜炎，耳硬化症，滲出性中耳炎に伴って生じる場合がある．

前庭疾患

　聴力低下の機序と同様，前庭系の有毛細胞も放射線による傷害を受けることがあり，前庭系の全体的な機能低下に繋がる．これは慢性平衡感覚障害，動揺視，転落リスクの高まりとして現れる．三半規管が放射線照射領域の中にある

[*1] 蝸牛への線量が32Gyを超えると生じるとされている．

とき，患者のおよそ20%に一時的な平衡感覚異常が生じると考えられ，患者の45%に前庭機能の低下が現れることが示された[1]．前庭の有毛細胞が永久的な損傷を受けた場合，患者には長期的な平衡感覚障害が現れるかもしれない．

側頭骨疾患

耳下腺，脳，鼻咽頭への放射線照射により周囲の骨構造が変化することがある．側頭骨への放射線治療の主たる効果は微小血管の損傷である．これによって放射線骨壊死，外耳道狭窄症と鼓膜穿孔が生じることがある．放射線壊死は，特に外耳道における無血管性壊死と腐骨形成によって引き起こされる．治療から何年も経ってから発症することもあり，患者は感染症に罹りやすくなる．慢性的な排膿と痛みが伴い，治療は困難である．範囲が狭ければ局所的にデブリドマンを行うことがおそらく適切であるが，壊死範囲が広い場合や局所的・頭蓋内合併症が発生する場合には外科的治療が必要となりうる．

耳管機能障害

鼻咽頭あるいは側頭骨が放射線照射野に含まれるとき，耳管が影響を受けることがよくある．正常な患者では，耳管が中耳の圧を均等にし粘膜分泌物の排泄を行っている．放射線治療中に，初期段階の浮腫で耳管が塞がれる．それによって滲出性中耳炎が起こる．感染による中耳炎とは対照的に，鼓膜切開・チューブ留置が必ずしも最も適切な治療法であるとは限らない．粘膜の炎症によって慢性的な排膿と感染に繋がるためである．その後，鼻咽頭に瘢痕ができることで，永続的な閉塞が起こりうる．放射線治療による耳管閉塞により滲出性中耳炎と伝音難聴が生じた患者には，音声増幅器つき補聴器が役立つことが多い．

化学療法の後遺症

　化学療法薬剤によって二次的に聴力障害が生じることはよくある．耳毒性を起こす可能性のある主な薬剤は，白金化合物とビンカアルカロイドである．さらに，医療者は治療中にアミノグリコシド系抗菌薬で感染症の治療を行うと，深刻な耳毒性が起こりうることも心得ておくべきである．

白金化合物

　耳毒性のある化学療法の薬剤のなかでも，シスプラチンは最も一般に使われており，かつ最も耳毒性が高い．その他の白金化合物はやや異なった副作用があるが，シスプラチンについて論じることで一般的なトピックをカバーできるだろう[2]．シスプラチンの治療を受けた患者の60％までもが何らかの聴力低下を起こす．幸いにもシスプラチンには前庭神経障害はほとんどない．

　白金化合物による耳毒性は一般に両側左右対称で高音域の難聴という特徴をもつ．総投与量が増えると聴力障害は低音域へ拡大する．聴力低下は永続的であるが，通常は治療終了後に安定する．典型的にはシスプラチンの耳毒性はピーク濃度ではなく，総投薬量に基づくことがわかってきている．総投与量が$400\,mg/m^2$を超えると聴力低下を自覚することが多くなる[3]．

　耳毒性の病態生理には様々な要因があるが，蝸牛の外有毛細胞の損傷が主たる障害であり，ラセン神経節と血管条の損傷の関与はそれより少ないと考えられている．外有毛細胞の損傷は周波数の調律を妨げ，それによって特に騒音のもとでの聴覚識別力が乏しくなる．蝸牛神経への神経毒性が聴覚障害に関与しているとも言われている[4]．

　聴力の低下はシスプラチンを用いた治療による聴覚障害の中では最も容易に認識できるものだが，白金化合物による治療を受けた患者の大部分は何らかの耳鳴りを自覚する．耳鳴りはきわめて大きな障害になることがあり，患者の注意力をそこなうため，抑うつや睡眠障害に繋がることもある．耳鳴りのピッチはしばしば聴力低下の度合いと関連している．

ビンカアルカロイド

これまでビンカアルカロイド（ビンクリスチン，ビンブラスチン，ビノレルビン）を高用量で用いた場合，そのすべてが耳毒性と聴力低下に関連するとされてきた．しかし，これらの薬物は白金化合物と組み合わせた治療で用いられることが多いため，ビンカアルカロイドの耳毒性を正確に評価することは難しい．蝸牛の直接損傷と同様，ラセン神経節あるいは聴覚神経への神経毒性も，ビンカアルカロイドでみられるような聴力低下に関与しているのかもしれない．

治療

がん治療による様々な聴覚障害に気をつけておくと，適切な治療方針の策定や問題を抽出し治療を早く確実に行うことができるようになる．もし治療方法としては似ているが副作用が異なるものがあれば，そのリスクについて患者に説明することは重要である．例えば，プロのミュージシャンや歌手は耳毒性のある薬物を減らせるような治療方法を選ぶかもしれない．

他の適切な治療の選択肢がない場合は，聴覚障害を起こしうる治療は慎重にモニターされるべきである．聴力低下を早期に発見して患者のQOLに大きな影響が出る前に治療できるよう，施設内で聴覚障害のモニタリング方法を定めておくことが重要である．モニタリング方法には治療前とその後の定期観察でのオージオグラム検査が含まれる．検査には，耳音響放射（otoacoustic emission；OAE）検査と純音オージオグラムの高音域検査などが行われるべきである．聴覚障害がわかれば，早期に補聴器および音声増幅のためのFMシステムを使用することで正常な機能レベルとコミュニケーションを回復させることが重要である．同様に重要なのは，患者は大音量の騒音に対する痛覚反射が失われた可能性があるため，騒々しい場所では注意して聴覚を保護するように患者に助言することである．しかし蝸牛には騒音による損傷のリスクが残る．耳毒性薬剤によっても患者は騒音損傷になりやすいと考えられている．

平衡障害の診断はさらに困難である．患者がめまいを訴えても，それには別

の原因があるかもしれない．回転性めまいと平衡感覚障害の訴えに対しては，電気眼振検査を含めた前庭機能の検査で評価すべきである．平衡障害の治療には薬物による前庭機能の抑制，前庭トレーニング（vestibular exercise），安定化装置の使用が含まれる．前庭眼運動と前庭脊髄運動による前庭リハビリテーションによって前庭からの新しい刺激を小脳に再順応させることは非常に有益である．これらのトレーニングによってもめまいが治まらない患者に対しては，杖や歩行器といった器具も転倒防止のために必要になるかもしれない．患者が治療中に激しいめまいを起こした場合，メクリジンやジアゼパムといった前庭機能抑制薬を考慮する場合がある．

◆ 症例 25-1

ジャクリーンは 15 歳で，胚細胞腫のためにシスプラチンを含む化学療法を 4 コース受けた．彼女は耳毒性のモニタリングを受けた．治療前のオージオグラムは正常であった．治療が進み再度オージオグラム検査を行うと高音域感音性の聴力低下が進んでいたことが分かった．彼女は通常の会話や電話での通話に困難を感じると訴えた．また学校で先生の話を聞くのも難しかった．音声増幅器が勧められ，ジャクリーンは両耳に補聴器をつけることで良好な結果が得られた．

◆ 症例 25-2

マードゥは 80 歳で，耳下腺の高悪性度の粘表皮腫の既往がある．腫瘍摘出術に引き続き 50 Gy の外照射による放射線治療を受けたが再発し，再切除，術中小線源治療，45 Gy の外照射による放射線治療を受けた．マードゥは聴力低下と耳漏を訴えて受診した．オージオグラムによって蝸牛と中耳における聴力低下と，中等度の混合性難聴がわかった．診察の結果，膿性耳漏は外耳道に露出した骨から出ていることが判明した．鼓膜は無傷で，その後方に漿液滲出があることもわかった．側頭骨の骨壊死への治療を部分的なデブリドマンと点耳薬で抗菌薬を開始した．数週間後，耳漏は完全に解消したが，滲出性中耳炎は残っており，耳管障害があることが示唆された．マードゥには適切な音声振幅器が必要で，定期的に外耳道の洗浄が行われることになった．

■引用文献

1) Gabriele P, Orecchia R, Magnano M, et al. Vestibular apparatus disorders after external radiation therapy for head and neck cancers. *Radiother Oncol*. 1992；25：25-30.
2) Gratton MA, Smyth BJ. Ototoxicity of platinum compounds. In：Roland PS, Rutka JA, eds. *Ototoxicity*. Hamilton, Ontario：BC Decker Inc；2004：60-75.
3) Honore HB, Bentzen SM, Møller K, et al. Sensori-neural hearing loss after radiotherapy for nasopharyngeal carcinoma：individualized risk estimation. *Radiother Oncol*. 2002；65：9-16.
4) Walsh T, Clark A, Parhad L, et al. Neurotoxic effects of cisplatin therapy. *Arch Neurol*. 1982；39：719-720.

■推薦図書

- Leonetti JP, Orgirano T, Anderson D, et al. Intracranial complications of temporal bone osteoradionecrosis. *Am J Otol*. 1997；18：223-229.
- Ondrey FG, Greig JR, Herscher L. Radiation dose to otologic structures during head and neck cancer radiation therapy. *Laryngoscope*. 2000；110：217-221.
- Scott AR, Prepageran N, Rutka JA. Iron-chelating and other chemotherapeutic agents：the vinca alkaloids. In：Roland PS, Rutka JA, eds. *Ototoxicity*. Hamilton, Ontario：BC Decker Inc；2004：76-81.

26 がん治療による内分泌障害

Endocrine Consequences of Cancer Treatment

Elizabeth H. Holt, MD, PhD

要旨

　内分泌系は様々な腺組織の集まりから成り立っており，その作用する組織は身体全体に位置している．内分泌腺は代謝・成長・生殖・恒常性維持という幅広い仕事を引き受けるホルモンを分泌する．がん治療が内分泌系に影響すると通常，ホルモン機能が損なわれる．腫瘍が内分泌腺に浸潤または転移して，その内分泌腺が傷害されるために機能損失が起こることになる．腫瘍摘出手術によって，手術野内または隣接した内分泌腺が損傷を受けることがある．放射線治療も，内分泌腺が照射野にある場合，ホルモン分泌の低下に結びつく．ステロイド薬といくつかの化学療法薬もまた，内分泌機能に影響を与える．骨は内分泌系による代謝機能で制御されており，結果的にがん治療は様々な機序により骨の健康に影響を与えることにもなる．

副腎

　副腎は髄質と皮質からなる．副腎皮質は，糖質コルチコイド（例えばコルチゾール），鉱質コルチコイド（例えばアルドステロン），アンドロゲンといったステロイドホルモンを分泌する．副腎皮質の糖質コルチコイド分泌は内分泌の古典的なフィードバック・ループによって視床下部と下垂体によりコントロー

ルされる．視床下部はコルチコトロピン放出ホルモン（CRH）を放出し，CRHは下垂体からの副腎皮質刺激ホルモン（ACTH）の放出を活性化し，さらにACTHが副腎からコルチゾールの放出を促進する．

　がん治療による副腎への毒性として最も多いのは，外因性の糖質コルチコイド（例えばプレドニゾン，デキサメサゾン）を長期に用いることによって，糖質コルチコイドの分泌が抑制されることである．治療期間が2週間を超えると副腎機能低下が生じる可能性が高い．この副腎機能低下は視床下部と下垂体によって副腎での糖質コルチコイド産生を抑制するネガティブ・フィードバックのために起こる．時間が経つにつれ，ACTHによる刺激が欠如するために副腎は萎縮する．経口・経静脈ステロイドだけが副腎機能低下の原因ではない．吸入薬，口腔内塗布，皮膚用の軟膏でもステロイドがある程度は血中に入るため，いずれも副腎機能低下につながる可能性がある．広い範囲で炎症反応を起こしている組織にステロイド薬を局所投与する場合は，その部分への血液供給量が増加しており保護膜も失われているためステロイドの全身吸収率が上がるので，とりわけ注意が必要である[1,2]．

　病状が安定している外来患者に対して副腎機能不全の検査を行う場合は，午前7時30分～8時00分の間に絶食状態での血清コルチゾール値を測定する．濃度が20μg/dL以上であれば正常と考えられるが，3μg/dL以下であれば副腎機能不全である可能性が高い．朝のうちに濃度が測定できない，あるいは確定的な結果が得られない場合には，コシントロピン（合成ACTH）負荷試験が必要になることもある[1]．外因性の糖質コルチコイドの多くが検査でのコルチゾール濃度に影響するため，これらの負荷試験は患者がデキサメサゾンまたは低用量のヒドロコルチゾンを服用している間に行うことが推奨される．検査を行う午前中，ヒドロコルチゾンの投与は採血が終了するまで待つべきである．

　糖質コルチコイドの投与が長期化した場合は，患者の副腎機能が自分自身のコントロールに「目覚める」ことができるよう，服用量を少しずつ減らすべきである．このような用量の漸減は，患者の受けた糖質コルチコイド療法の長さと服用量によって，完了するまでに数週間～数か月もかかることがある．漸減中には倦怠感や悪心といった徴候に気をつけるよう患者に助言すべきであり，そうなった場合には用量をさらにゆっくりと減らす必要があるかもしれない[2]．

表 26-1　副腎機能不全

- がん治療により一次性・二次性副腎機能不全が起こることはまれではあるが，生じると内分泌疾患緊急症かもしれない．
- 二次性副腎機能不全は高線量の全脳照射（＞4,000 cGy）後にも起こりうるが，だいたいは下垂体の巨大腺腫の手術後，残存腫瘍の治療のために視床下部や下垂体に照射が行われる場合に限られる．
- 副腎機能不全が生じるまでに最大で 10 年かかる場合がある．
- ほとんどの化学療法薬はそれ自体では一次性副腎機能不全を起こさないが，副腎がんの治療に使われるミトタンは例外である．
- 糖質コルチコイドが化学療法薬剤として使用されるとき，しばしば「二次的」に副腎機能不全を引き起こし，副腎の萎縮を誘発する．
- 糖質コルチコイドによるがん治療を受けた患者は，ステロイドを中止して最大 1 年間，副腎機能不全が続くことがある．
- 糖質コルチコイドを毎日補充する必要がない患者でも，大病または手術の際にはストレスドーズが必要となるかもしれない．

なお糖質コルチコイドの服用を中止した患者においては，副腎機能低下が続く可能性も考慮しておくべきである．急性の疾患の場合，健康な副腎であれば，疾患と闘って治癒するために必要なきわめて高濃度の糖質コルチコイドを分泌する．日常生活を送るうえで十分な副腎機能を回復した患者であっても，身体に負担がかかる急性疾患にかかり糖質コルチコイドが高濃度に必要になっても，その需要に副腎が十分反応できないかもしれない．副腎不全が懸念される徴候としては，低血圧・発熱・腹部不快感・嘔吐がある．これらの症状がみられれば，副腎不全症の検査を行い，血清コルチゾール濃度の検査結果を待つ間「ストレスドーズ」のステロイドを経験主義的に投与する必要があるかもしれない[1-3]（**表 26-1**）．

性腺機能

性腺（精巣と卵巣）機能障害はがん治療による意図しない毒性としてよくあるものであり，手術・化学療法・放射線治療によって起こる．性腺機能障害は生殖腺への侵襲から，また下垂体あるいは視床下部の損傷から間接的に生じる場合もある．性ホルモンによって腫瘍が増殖する（例えば前立腺がんや乳がん

の）場合には，意図的に治療で性腺機能低下状態にすることもある．性腺機能への治療の影響は一時的な場合も，永続的である場合もある．

　脳の手術あるいは脳への放射線治療は下垂体を損傷し，妊孕性や性ホルモン（エストロゲンとテストステロン）分泌に必要な性腺刺激ホルモン分泌を妨げることがある．こういった有害事象は放射線治療の完了後ただちにみられるわけではなく，毒性が発現するまでに数年を要することがある[3,4]．

　化学療法と放射線治療は直接精巣と卵巣に損傷を与え，妊孕性と性ステロイド分泌の両方が損なわれることがある．シクロホスファミドとその他のアルキル化薬が，精巣・卵巣の機能障害の原因となることは数多く報告されている[5,6]が，その他にも多数の薬剤がその原因となりうる．治療時点で生殖年齢にある男性は，化学療法を始める前に冷凍保存により健康な精子を保存することができる．未受精卵の冷凍保存は女性患者の妊孕性保護のひとつの方法ではあるが，広く利用可能というわけではない．受精卵（胚）の冷凍保存もまた妊孕性を失うことが予想される女性患者に提供されてきている．残念ながら，この治療はホルモン治療が必要な時間のかかる方法であるため，がん治療という緊急性のある条件下では常に現実的であるわけではない．小児がんおよび思春期のがん患者における妊孕性保存に関する研究の包括的レビューが最近，発表された[7]．

　10代および成人の男性では合成テストステロンの処方により，10代および成人の女性では経口避妊薬またはその他のホルモン療法により，性ホルモンを回復できる．視床下部または下垂体損傷が性腺障害の原因である場合で挙児を希望する女性は，妊孕性の回復のため性腺刺激ホルモン注射による治療を受けることができる[8]．男性がんサバイバーにこうした治療を行う場合について，現在までに発表された文献は限られているが，この方法は中枢性性腺機能低下の男性に対して広く用いられている．がんによっては性ステロイドがあることでがんがより急速に増殖するものもあるため，ホルモン治療はすべての患者に適切というわけではない（**表 26-2**）．

表 26-2　性腺機能障害

- 放射線は，性腺刺激ホルモン放出ホルモン（GnRH），黄体形成ホルモン（LH），濾胞（卵胞）刺激ホルモン（FSH）の低下による中枢性性腺機能低下を起こしうる．
- 採血検査ではエストラジオールまたはテストステロン濃度が低く LH と FSH が低値，あるいは正常下限レベルとなる．
- 化学療法は一次性性腺機能低下を起こすことが最も多い．その場合，エストラジオールまたはテストステロン濃度が低値で LH 値と FSH 値が高くなる．
- 臨床の現場では，女性患者は一次性・二次性無月経を主訴に受診することが多く，男女とも不妊で受診する可能性があり，テストステロン低下症の症状で来院する男性もいる．
- 原発性卵巣機能不全（POF）ではエストロゲンの低下あるいは更年期症状と不妊症が生じる．
- 骨盤への高線量の放射線照射と化学療法のアルキル化薬（すなわち，シクロホスファミド，イホスファミド，プロカルバジン）はとりわけ POF を引き起こす傾向がある．
- 卵巣は男性の生殖細胞よりも高用量の化学療法に対して耐性がある．（細精管内での）精子の産生は放射線とアルキル化薬に対してより感受性が高いためである．
- ライディッヒ細胞は，より高用量の化学療法に耐えることができるため，テストステロン分泌が正常でも無精子症のため不妊となることがある．
- 化学療法による無精子症は時として改善することもあるが，放射線治療による無精子症は非可逆的である．

下垂体

　下垂体はホルモンの直接作用により，もしくは標的器官の活性を間接的に調整することで，様々な内分泌・代謝機能を制御している．腫瘍そのものや手術，放射線治療で下垂体が破壊されることによって下垂体機能障害が生じる．頭蓋咽頭腫は小児における中枢神経悪性腫瘍であり，下垂体を腫瘍が圧迫することによって，もしくは手術や放射線治療の合併症によって下垂体機能低下症が生じるひとつの例である．手術によって下垂体機能がただちに損傷することもあるが，放射線治療による下垂体機能損失は現れるまでに数年を要することもある[9]．下垂体に生じる原発がんはまれであるが，下垂体へのがん転移により下垂体機能低下症が起こることはある．下垂体に転移するがんの中で最も多いのは乳がんと肺がんである[10]．がん治療が副腎と生殖腺に与える影響については前節までで論じた．これらの影響に加えて，甲状腺ホルモン，成長ホルモン（GH），バソプレシン（VP）の低下がみられる．

下垂体による甲状腺の制御

甲状腺の制御は視床下部から始まり，そこで甲状腺刺激ホルモン放出ホルモン（TRH）が作られる．TRH は下垂体を刺激し甲状腺刺激ホルモン（TSH）を分泌し，甲状腺に作用して甲状腺ホルモンを放出させる．甲状腺機能低下は視床下部による TRH 分泌の欠如あるいは下垂体による TSH 放出の欠如に起因するが，これらの機序によって甲状腺から甲状腺ホルモンが放出されなくなる．この状態になると，疲労・寒冷不耐性・便秘といった甲状腺機能低下症でおなじみの症状が出る．下垂体機能低下症の患者は，甲状腺機能低下の際に下垂体が正常に機能していないため TSH が上昇しないことを指摘しておくことは重要である．血清 TSH 値は正常あるいは軽度低下していることさえあり，同時に甲状腺ホルモン濃度を調べていなければ誤解を招くことになる．中枢性甲状腺機能低下症の患者における採血検査では，TSH 値は正常または低く，甲状腺ホルモン値は低くなるのが典型的なパターンである[10]．甲状腺ホルモン補充療法を受ける患者での TSH 値は用量調節に適当ではないため，甲状腺ホルモン濃度を用いて調節されるべきである．

下垂体による成長ホルモンの制御

視床下部からの成長ホルモン放出ホルモンに対応して下垂体から成長ホルモンは分泌される．成長ホルモンは成長期における成長を司っている．成人になってからも成長ホルモンは代謝の調整と骨や筋肉の維持において重要であり続ける．下垂体あるいは視床下部に損傷がある場合，結果として成長ホルモンの欠乏が生じることになる．小児で成長曲線上の年齢に応じた成長がない場合に，成長ホルモンの欠乏とわかるときもある[11]．成人では倦怠感やわずかな体重増加といった非特異的な症状になる．がん患者ではしばしば，腫瘍の部位から，またその他の下垂体ホルモンの欠如が生じている場合に，成長ホルモンの欠乏が疑われる．成長ホルモン欠乏のスクリーニングには血清 IGF-I 値が用いられることもある．通常，確定診断は内分泌専門医によって行われ，ある一定の値を超えて成長ホルモン値を引き上げることを目指した介入（例えば運動

やアミノ酸の点滴）がなされることが多い．欠乏症の患者には遺伝子組換え型成長ホルモンを注射する[11]．成長ホルモン補充療法は悪性腫瘍の既往のある患者に対しては慎重に処方される．成長ホルモンは残存腫瘍の再発をより早める可能性があることが理論的に懸念されるためである[12]．

下垂体によるバソプレシンの制御

　バソプレシンあるいは抗利尿ホルモンは，視床下部で合成され下垂体後葉から分泌される．バソプレシンは腎臓に作用して腎臓の水の再吸収を増加させる．バソプレシンの分泌を刺激するものは脱水と浸透圧の上昇である．バソプレシンの正常な分泌が，視床下部あるいは下垂体への損傷によって妨げられ，尿崩症（DI）を起こすことがある．尿崩症の症状は多飲・多尿である．尿崩症の患者が多量の水分喪失に対処できない場合には脱水症や高ナトリウム血症になるであろう．身体所見では脱水症の徴候がみられるだろう．検査で高ナトリウム血症や不適切に低い尿浸透圧が見出されるかもしれない．入院患者に対しては合成バソプレシンの静注，外来患者に対してはデスモプレシン酢酸塩の錠剤または鼻内噴霧を行うことで，この症状は容易に回復しうる[13]．未治療の尿崩症を家庭で多量に飲水することで対処していた患者が入院した場合，十分な水分を与えられなければ院内で急性脱水状態を起こすことがあるので，注意す

表 26-3　下垂体機能障害

急性疾患
- 中枢性尿崩症と抗利尿ホルモン不適合分泌症候群（SIADH）はいずれも下垂体茎に影響を与える脳腫瘍手術の後に急性障害として起こりうる．
- 患者は「3 段階」反応を経る場合がある．まず手術から数日のうちに尿崩症を発症，1, 2 週間のうちにSIADHを発症，最終的に正常化するか，もしくは中枢性尿崩症を発症する．

慢性疾患
- 脳への放射線治療は永続的な下垂体機能障害を起こす可能性がある．
- 特に下垂体領域に照射された放射線が原因となる．
  ▶ 報告によれば，下垂体腺腫で外部照射による放射線治療を受けた患者は，その後数年間で新たにACTH, TSH, 性腺刺激ホルモン欠乏症を発症する可能性が最大50%にある．
  ▶ 下垂体腺腫の新しい治療法であるガンマ線や陽子線を用いた放射線治療や線形加速装置〔「定位放射線治療（stereotactic）」と呼ばれる〕もまた，治療後10年間で下垂体機能低下症を高い確率で引き起こす．

べきである．したがってこの疾患のリスクがあると思われるすべての患者に対して警戒が必要である（表26-3）．

甲状腺

　甲状腺は，子どもの発育を調整し，身体のほぼすべての組織の代謝にとって不可欠な甲状腺ホルモンを分泌する．視床下部あるいは下垂体への損傷による甲状腺機能障害については本章前半で論じた．甲状腺はまた，頸部あるいはマントル照射野への放射線治療によっても障害を受ける．放射線治療は永続的な甲状腺機能低下症に繋がることになるが，時にそれは治療後数年経てから発症する[10]．この晩期毒性は甲状腺ホルモンの補充により容易に回避できる．

　甲状腺への放射線照射に関してより懸念すべきなのは，良性・悪性ともに甲状腺腫瘍の発症リスクが増加することである[14]．頸部へ放射線照射を受けた患者は定期的に甲状腺の超音波検査を受け，小結節の有無を調べるべきである．適応があれば，悪性腫瘍を除外するために超音波ガイド下で微細針吸引生検を行うこともできる．幸いにも，放射線治療を受けてから起こる甲状腺悪性腫瘍はそうでなく生じる通常の甲状腺がんよりも攻撃的であるわけではない．しかし，すべてのがん同様，早期発見が治療の最良の機会となる（表26-4）．

表26-4　甲状腺機能障害
- 中枢性もしくは二次性甲状腺機能障害と一次性甲状腺機能障害のいずれも，がん治療から起こりうる．
- 視床下部から出たTRH（甲状腺刺激ホルモン放出ホルモン）が前下垂体からのTSH（甲状腺刺激ホルモン）を刺激し，TSHが甲状腺を刺激して甲状腺ホルモンの分泌と放出を増加させる．
- がん治療後の甲状腺機能亢進症は珍しいが，高線量の放射線治療後に急性でみられることがある．
- 甲状腺機能低下症は最もよくみられる甲状腺障害である．

骨粗鬆症

　骨量低下と骨粗鬆症はがん治療後に様々な理由のために発症する．化学療法は生きた骨の細胞に直接有害な影響を与えることがあり，骨の石灰化を妨げることがある．がん治療はまた，成長ホルモンと性腺ホルモン分泌に悪影響を及ぼすことがあり，間接的に骨の健康を妨げる．化学療法はしばしば糖質コルチコイド療法を伴う．糖質コルチコイドは骨を形成する骨芽細胞の機能を抑制することによって骨量低下を引き起こす．さらに消化管からのカルシウム吸収を抑制するため，骨からこの重要な栄養素を奪うことになる[15]．

　長期にわたる糖質コルチコイド療法が骨健康に与える影響に関しては大量のデータがある．例えば，1日の投薬量が7.5mgで数週間治療が続くと，プレドニゾン療法で骨量低下と骨折リスクが増える[16]．小児では，糖質コルチコイドの長期使用はやはり骨格の成長を害することになる[17]．多くの化学療法のレジメンにはデキサメサゾンやメチルプレドニゾロンのような高用量の糖質コルチコイドの間欠大量投与が含まれている．こういった短期間で高用量の糖質コルチコイド投与がもたらす骨への影響に関してはほとんど臨床試験としてのデータはない．

　小児では，慢性疾患と化学療法・高用量の糖質コルチコイドによる影響で直接骨格の成長が妨げられるため，成人してからの最大骨量が得られないかもしれない．性ホルモンが低下して骨量の損失が生じる成人期以降，こういった骨の形成不全は男女ともに人生の妨げとなる．最大骨量に達したことがない個人はより低い骨量から年齢依存性の骨量喪失が始まることになり，想定されるより若年で骨粗鬆症が発症する可能性がある．

　前述のように，がん治療の多くが性腺機能低下をもたらしうる．性腺ホルモンが失われると骨量低下をもたらす．もし禁忌症がなければ，10代から閉経前の女性にはエストロゲン補充療法が考慮されるべきである．10代以上の男性においては，テストステロン補充療法が同様に適応になる．

　乳がんの治療にはアロマターゼ阻害薬が使われることがあるが，これは他の種類のステロイドホルモンからエストロゲンが生成されるのを阻害する．これ

らの薬剤はエストロゲン濃度を減少させ，それによってがんの再発を防いでいる．残念ながら，エストロゲンの欠乏は骨の健康に悪影響を及ぼす．似たような副作用は，男性の前立腺がんの治療でテストステロン濃度を低下させることを目指す薬剤が含まれる場合にも起こる．

　がん治療のために骨量の低下リスクがあると考えられる患者には，骨密度測定を用いた骨粗鬆症のスクリーニングを行うべきである．年齢に応じた指針に基づきカルシウムとビタミンDの補充療法が推奨される．ほとんどの人は食事からこれらの栄養素を不十分な量しか摂取していないためである．骨密度やこれまでの骨折歴から今後の骨折リスクが高いことがわかる患者に対しては，骨吸収阻害薬が考慮されるべきである．運動不足や喫煙，過度のアルコール摂取といった変更可能な骨量損失のリスク要因は減らすよう推奨すべきである[15, 16]．

まとめ

　内分泌系は成長・代謝・生殖という多くの機能をコントロールする腺組織とホルモンからなる複雑なシステムである．がんとその治療は様々なレベルで内分泌系に影響を加える．医療者は患者に適切な助言を行い，また治療による合併症を最小化するために，がん患者の内分泌機能への影響について知っておくべきである．がん治療による内分泌系への毒性の多くは何年も後になって現れるが，その時点では既に患者や医療チームの頭の中ではがんは重要な問題ではなくなっているかもしれない．このように遅れて発症する合併症は，がんを生き延びた患者の健康や生活の質に悪影響を及ぼしうるため，これを覚えておくことは重要である．

■引用文献

1) Oelkers W. Adrenal insufficiency. *N Engl J Med*. 1996；335：1206-1212.
2) Hopkins RL, Leinung MC. Exogenous Cushing's syndrome and glucocorticoid withdrawal. *Endocrinol Metab Clin North Am*. 2005；34：371-384.
3) Van Aken MO, Lamberts SWJ. Diagnosis and treatment of hypopituitarism：an update. *Pituitary*. 2005；8：183-191.

4) Littley MD, Shalet SM, Beardwell CG, et al. Hypopituitarism following external radiotherapy for pituitary tumours in adults. *Q J Med*. 1989；70：145-160.
5) Watson AR, Rance CP, Bain J. Long term effects of cyclophosphamide on testicular function. *Br Med J*. 1985；291：1457-1460.
6) Koyama H, Wada T, Nishizawa Y, et al. Cyclophosphamide-induced ovarian failure and its therapeutic significance in patients with breast cancer. *Cancer*. 1977；39：1403-1409.
7) Fallat ME, Hutter J. Preservation of fertility in pediatric and adolescent patients with cancer. *Pediatrics*. 2008；121：e1461-e1469.
8) Jones AL. Fertility and pregnancy after breast cancer. *Breast*. 2006；15：S41-S46.
9) Bhandare N, Kennedy L, Malyapa RS, et al. Primary and central hypothyroidism after radiotherapy for head-and-neck tumors. *Int J Radiat Oncol Biol Phys*. 2007；68：1131-1139.
10) Sioutos P, Yen V, Arbit E. Pituitary gland metastases. *Ann Surg Oncol*. 1996；3：93-99.
11) Bakker B, Oostdijk W, Geskus RB, et al. Growth hormone (GH) secretion and response to GH therapy after total body irradiation and haematopoietic stem cell transplantation during childhood. *Clin Endocrinol*. 2007；67：589-597.
12) Darendeliler F, Karagiannis G, Wilton P, et al. Recurrence of brain tumors in patients treated with growth hormone：analysis of KIGS (Pfizer International Growth Database). *Acta Pediatr*. 2006；95：1284-1290.
13) Matarazzo P, Genitori L, Lala R, et al. Endocrine function and water metabolism in children and adolescents with surgically treated intra/parasellar tumors. *J Pediat Endocrinol Metab*. 2004；17：1487-1495.
14) Metayer C, Lynch CF, Clarke EA, et al. Second cancers among long-term survivors of Hodgkin's disease diagnosed in childhood and adolescence. *J Clin Oncol*. 2000；18：2435-2443.
15) Wasilewski-Masker K, Kaste SC, Hudson MM, et al. Bone mineral density deficits in survivors of childhood cancer：long-term follow-up guidelines and review of the literature. *Pediatrics*. 2008；121：e705-e713.
16) Devogelaer JP, Goemaere S, Boonen S, et al. Evidence-based guidelines for the prevention and treatment of glucocorticoid-induced osteoporosis：a consensus document of the Belgian Bone Club. Os*teoporos Int*. 2006；17：8-19.
17) Pantelakis SN, Sinaniotis CA, Sbirakis S, et al. Night and day growth hormone levels during treatment with corticosteroids and corticotrophin. *Arch Dis Child*. 1972；47：605-608.

27 がんサバイバーにおける骨・筋・皮膚の問題

Rheumatic Problems in Cancer Survivors

Antoine G. Sreih, MD
Elias Obedid, MD, MPH

要旨

　がんサバイバーでは骨・筋・皮膚の問題が生じることがある．それらは化学療法後にも，寛解してしばらくしてからも生じる．最もよくみられる症状は化学療法後リウマチ，薬物あるいは放射線誘発性の結合組織・筋骨格系疾患，代謝性骨疾患である．これらの症状は一般に自然治癒し，治療可能である．

序論

　早期発見や併用治療の進歩によってがん患者の多くが生き延びている．医療者は，がん自体やがん治療によって新たに現れた身体的・精神的疾患を有する，増え続けるがんサバイバーたちと向き合っている．がん治療後の寛解期には様々な骨・筋・皮膚の症状が生じることがあり，それは合併症の主たる原因でもある．最もよくみられる障害は化学療法後リウマチ，薬物あるいは放射線誘発性の筋骨格系疾患，代謝性骨疾患である（**表27-1**）．適切な治療を確実に行うためにこれらの疾患を知っておくことが重要である．本章では，がんサバイバーにおける様々な骨・筋・皮膚の症状，およびこれまで示されてきたその病因と適切な治療法について論じる．

表 27-1　がん治療関連の筋骨格疾患のまとめ

化学療法後リウマチ	5-FU（5-フルオロウラシル） シクロホスファミド メトトレキサート タモキシフェン
痛風	腫瘍崩壊症候群を起こす細胞毒性薬 シクロスポリン
レイノー現象	5-FU ブレオマイシン シスプラチン ビンブラスチン ビンクリスチン
手足症候群	5-FU カペシタビン
全身性硬化症（強皮症）	ブレオマイシン 放射線治療 タキサン系抗がん薬
筋肉痛，関節痛，線維筋痛症のような症状	パクリタキセル タモキシフェン
自己免疫疾患（関節リウマチ，ループス，血管炎，甲状腺疾患など）	インターフェロンαとγ
骨壊死	ビスホスホネート（顎骨壊死） 骨髄移植（主に股関節） 糖質コルチコイド（大関節） 放射線治療（照射野内）
骨減少，骨粗鬆症	5-FU 抗アンドロゲン薬 アロマターゼ阻害薬（アナストロゾール，レトロゾール） シクロホスファミド ドキソルビシン メトトレキサート

◆ 症例 27-1

　ロバータは43歳女性であるが，Ⅰ期の乳がんのため乳房切除手術を受けた．そのときシクロホスファミドを中心とした併用化学療法を6コース受けた．最終投与の後8週間経過すると関節の腫脹・疼痛・朝のこわばりが生じた．関節リウマチの検査では関節周囲の軟部組織にわずかに浮腫がみられたほかは特に異常はみられなかった．リウマチ因子，抗核抗体，血沈，C反応性蛋白質，

> クレアチンキナーゼ，アルドラーゼ，補体価と骨シンチグラフィの結果はすべて陰性であった．ナプロキセン（500 mg を 1 日 2 回）は疼痛を抑えるのに奏効しなかった．追加治療なく症状は 6 か月後に消失した．

化学療法後リウマチ

　化学療法後リウマチが最もよくみられるのは乳がん治療を受けた患者であるが，卵巣がんや非ホジキンリンパ腫など他の悪性腫瘍に関しても報告されてきている[1-3]．この症候群は通常は移動性で，炎症を伴わない，自然治癒する関節症である．典型的には化学療法が終了し数週間～数か月後に発症し，関節痛，筋肉痛，朝のこわばり，真の関節炎ではない関節周囲の腫脹が現れる．すべての関節が侵されうるが，主としてひざ，足首，手の小関節に起こる[1]．症状は他の炎症性関節炎に似ることがあるため，症状から関節リウマチ（rheumatoid arthritis；RA）と間違えられやすい．しかし RA とは異なり，ほとんどの患者は調べても滑膜の肥厚はみられないかあっても軽度で，また RA を示唆するような X 線検査や血清学的な所見はみられない．

　この障害の原因はまだわかっていない．Siegel[4]によるとこの症候群は化学療法による閉経の症状かもしれないとした．しかし，これまでに閉経前のリウマチや男性患者の関節症の症例も報告されている[3,5]．提唱されている別の機序としては，制吐薬または併用化学療法の一環として糖質ステロイドを投与することにより，ステロイド離脱症状に陥るとするものである．この理論では化学療法直後に症状が発症することを説明できるが，症状が遅れて現れる原因とはいえず，またステロイドが投与されていない症例では説明がつかない[6]．この障害は通常自然治癒し，1 年以内に収まるため，保存的に加療するのが最良である．非ステロイド性消炎鎮痛薬は通常効果的ではない．コデインが配合された鎮痛薬が効果的であることもある．まれに，症状コントロールのため短期間ステロイド投与が必要となる．がんの再発や他の炎症性疾患を除外するための検査が行われるべきである．

　この現象を起こしやすい薬物にはシクロホスファミド，5-フルオロウラシル

(5-FU)，メトトレキサート，タモキシフェンがある[3,7]．興味深いことに，これらの薬物療法の多くがリウマチ疾患の治療としても使われている．例えば，RAと全身性エリテマトーデスを含む炎症性の関節炎の多くに対してメトトレキサートは確立した治療法である．さらにループス腎炎，脳炎，全身性血管炎の患者にはしばしばシクロホスファミドが投与される．これら化学療法の薬剤がなぜ関節症の治療に繋がったり，逆に関節症を引き起こしたりするのかは現時点ではわかっていないが，化学療法はがんを治療したりがんを引き起こしたりするものなので，腫瘍学においてはそれほど奇妙な現象ではない．

　これらの症候群の発生率は知られておらず，大規模な前向き研究が行われなければ不明のままであろう．線維筋痛症と多関節炎はいずれも，多くのがんと同様，成人患者においてごく一般的にみられるという事実が問題を難しくしている．リウマチ性疾患の既往のある患者やその家族歴のある患者と同様に，術後化学療法を受けた閉経期の女性はこれらの症状を発症するリスクが最も高くなると考えられる．

　全身化学療法によって生じうるこれらの合併症について医療者の側が認識しておくことで，多くのがん患者が不必要な精密検査を繰り返されなくてすむだろう．炎症性関節炎の治療は化学療法後リウマチの治療とは異なるため，リウマチ性疾患の確定診断が喫緊の課題である．医療者はこれらの患者をリウマチ専門医に紹介することを考慮すべきである．

薬物および放射線誘発性の筋骨格系障害と結合組織疾患

　がんサバイバーは寛解期に筋骨格系障害を起こすことがある．これらの症状はおそらく化学療法または放射線の直接毒性である．

　悪性腫瘍に対して細胞傷害性抗がん薬を投与した後に腫瘍崩壊症候群が起こると，急性・慢性の痛風性関節炎が生じる場合がある．それらは特にリンパ腫とそれに関連するリンパ増殖性疾患で，死滅した腫瘍細胞から大量の核酸が放出されることによって起こる．さらに，骨髄移植後のシクロスポリンの投与も痛風のリスクを上げる（図 27-1）．治療では，それぞれの患者の併存症に合わ

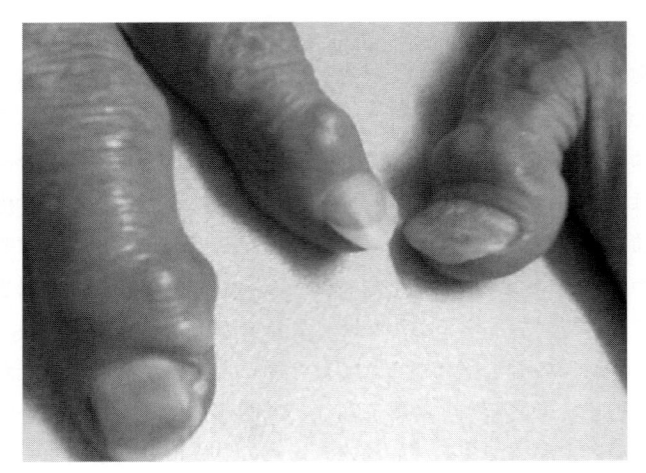

図 27-1　シクロスポリンによって誘発された結節性痛風

せて，コルヒチンまたはプレドニゾンといった抗炎症薬で急性発作をコントロールする．発作の再発を予防するため降尿酸薬（例えばアロプリノール）が処方されることもある．

　ブレオマイシン，ビンブラスチン，ビンクリスチン，シスプラチンを用いた治療後にレイノー現象が生じる場合がある[8]．また，手指の虚血と壊死は5-FUと関連がある[9]．症状は片側であったり，両側性であったりもする．病因としては，小血管の変性と化学療法薬剤による交感神経の緊張亢進で血管攣縮が生じるためと考えられている．禁煙と寒冷曝露の回避でレイノー現象の症状は軽減される場合がある．時にはカルシウム・チャンネル遮断薬やアンギオテンシンⅡ受容体遮断薬のような血管拡張薬が症状コントロールのため必要とされることもある．

　手と足に腫脹が生じひりひりと痛むのが手足症候群の特徴である．この症候群は5-FUやその誘導体であるカペシタビンを投与した場合にみられる．治療には服用の中断または減量が必要である[10]．

　皮膚の肥厚，レイノー現象，肺線維症に特徴づけられる全身性硬化症はブレオマイシン，放射線治療，まれにタキサン系抗がん薬の使用で報告されている[11, 12]．実際，ブレオマイシン誘発性皮膚肥厚症のマウスモデルは，実験モデ

ルとして確立している[13]．ブレオマイシンは遊離基を発生させることにより染色体を障害することでその毒性が生じると考えられている．染色体障害は酸化ストレスへの反応として起こり，優先的に特異的な自己抗原蛋白の形成と放出をもたらす可能性がある[14, 15]．皮膚毒性は通常，累積投薬量が200〜300U[*1]で起こり，累積投薬量が400Uを超えると肺線維症が起こる．皮膚毒性と肺線維症を予防する最も効果的な方法はブレオマイシンの累積投薬総量を下げることと，放射線治療との併用を避けることである[16]．急速静注に比べ生じる肺毒性が軽度であるとして，持続点滴での投与を奨励する人もいる[17]．

　用量依存性の筋肉痛と関節痛は際だった問題であり，パクリタキセル治療後の72時間以内に発症する[18]．これらの症状は，3週ごとの投与に比べ毎週投与でずっと少なくなる[19]．病態生理については不明である．非ステロイド系抗炎症薬やコデイン配合鎮痛薬で症状が収まることもある．重篤なケースでは，糖質コルチコイドの短期間（5〜7日）投与が必要となることもある．いずれの場合も投薬の1〜2日前からと，投薬後の5日の間連続で，予防的にガバペンチンを1回300mg1日3回ずつ投与すると，双方のタキサン系抗がん薬による筋肉痛と関節痛の頻度を減らすことができると報告されている[20]．パクリタキセル誘発性の関節痛や筋肉痛は，顆粒球コロニー刺激因子によって悪化しうる[21]．顆粒球コロニー刺激因子は滑膜炎や発熱の原因とされたことがある[22]．

　タモキシフェンは線維筋痛様症候群の新規発症，既にある関節炎，対称性の炎症性多発性関節障害の悪化に関連するとされている[3, 7]．タモキシフェンはその抗エストロゲン効果により関節炎を悪化または誘発することがあるが，それはエストロゲン濃度が急速に低下する産褥期にみられるRAの再燃に似ている[23]．

　インターフェロンαやγのような免疫調整薬の使用に関連したリウマチ症状も様々にみられる．そこには筋肉痛，関節痛，自己免疫抗体形成のほか，全身性エリテマトーデス，血管炎，自己免疫性甲状腺疾患を示唆する症状が含まれる[24, 25]．ある研究では，慢性骨髄性白血病でインターフェロンの治療を受けた患者の2/3以上が抗核抗体をもつことがわかった．このうち，全身性エリテマトーデスの診断基準を満たした人は少なかったが，調査した集団の半数にリ

[*1]　ブレオマイシン1U≒1mg

ウマチに関連する症状を認めた．インターフェロン α は，悪性黒色腫の治療を受けた患者に，RA に類似した血清陽性・対称性の多関節炎を誘発した[26]．このデータから，インターフェロン治療は自己免疫疾患の発症を誘発する可能性があるため，臨床的に，あるいは検査結果から自己免疫疾患の特性がみられる患者には使用すべきでないことがわかる．

脊柱側弯症と脊柱後弯症は，患者（特に小児）が脊柱，腹部，胸部に放射線を受けた場合，特に手術と組み合わせた場合にみられる．同様に腫瘍が直接脊柱に浸潤し，その後に摘出手術を受けた場合にも生じ得る．治療には装具，理学療法，場合によっては手術がある．

骨障害

骨壊死と放射線骨壊死

無血性壊死または離断性骨軟骨炎としても知られる骨壊死は，骨の血管が障害された骨と骨髄細胞の死に繋がる．これは進行性の疾患で，通常 3～5 年で関節破壊をもたらす．これには様々な原因がいわれているが，ほとんどのケースで高用量の糖質コルチコイドが関係している．多くは診断時点で両側に発症している．骨壊死が最も起こりやすい部位は股関節，膝関節，および肩関節である．関節可動性の悪化や関節拘縮を予防するため，リスク因子のある患者では常にこの疾患を疑っておく必要がある．ビスホスフォネートと造血幹細胞移植（hematopoetic cell transplantation；HCT）などのその他のがん治療法でも骨壊死が生じる場合がある．多発性骨髄腫や転移性乳がん，前立腺がんでビスホスフォネートの投与を受けた患者は，顎骨壊死の発症リスクが高まることが見出された[27]．病状は軽度で悪化しないものから再建手術が必要になる重篤な壊死まで様々である．顎骨壊死の治療は極めて困難であるため，予防が重要である．経静脈的にまたは経口で高用量のビスホスフォネートを用いる前には，歯科検診と歯科治療を十全に行っておくことが必要である．

骨髄・リンパ増殖性疾患の患者においては HCT も骨壊死の原因となりうる．

移植片対宿主病，慢性骨髄性白血病，女性であることはすべて，ステロイドに関係なく幹細胞移植後に生じる深刻な大腿骨頭壊死のリスク因子であるとされている[28, 29]．

放射線治療もまた骨壊死を起こすことがある．頭頸部がんの治療を受けた患者では，あごに放射線骨壊死が起こることが報告されている[30]．

骨粗鬆症

がんサバイバーでは骨塩減少と骨粗鬆症は珍しくはない．化学療法，ステロイド療法，放射線治療の副作用として，または性機能低下状態により起こることがある．がんサバイバーにみられる性腺機能低下症は乳がんや前立腺がんのようなホルモン依存性腫瘍の治療によって，あるいはリンパ腫のようなホルモン非依存性腫瘍に対する化学療法の結果として生じる．性腺機能低下症はメトトレキサート，シクロホスファミド，5-FU，ドキソルビシンを含む併用化学療法により治療を受けた閉経前乳がん患者の少なくとも63％に起こる．これらの薬剤の中で，シクロホスファミドは最も悪名高い．早発閉経のリスクは治療の長さ，年齢，累積投薬量によって決まる[31]．閉経前の女性に卵巣機能抑制の目的に投与された性腺刺激ホルモン放出ホルモン（GnRH）アナログは，治療開始の6か月後には脊椎の骨密度の減少をもたらす[32]．エストロゲン受容体遮断薬として働くタモキシフェンもまた，閉経前の女性の脊椎および大腿骨頸部の骨密度を低下させることが知られているが，閉経後の女性では骨密度を保つ方向で働くようである[33, 34]．

他の乳がん治療戦略として，同様にエストロゲン濃度を低下させるアロマターゼ阻害薬が使用される．しかしこの治療によって骨折リスクが上昇するかどうかは不明である．アナストロゾールとタモキシフェン，レトロゾールとタモキシフェンを比較した最近の研究では，骨折率に統計的に有意な差があることが示され，いずれのアロマターゼ阻害薬よりもタモキシフェンのほうが骨折を起こしにくいとされた[35]．

他方，GnRHアナログで前立腺がんの治療を受けた男性の5％に骨粗鬆症に伴う骨折が生じたことが見出された[36]．したがって，前立腺がんのために外科

的な去勢あるいは抗アンドロゲン薬を用いて薬物的に去勢された男性では骨粗鬆症リスクが高いことに留意するべきである．

最後に，早期胃がんで胃切除手術を受け，ビタミンDとカルシウムの吸収が低下した患者において骨粗鬆症と骨軟化症が生じる可能性がある．

悪性腫瘍の治療によって生じるほとんどの骨粗鬆症は予防可能である．例えば，ホルモン非依存性腫瘍によって生じる性腺機能低下においてはタイミングよくホルモン補充療法を行うと，このような患者で予期される骨塩量減少を予防できる．ホルモン療法に問題があるか，禁忌となるホルモン依存性腫瘍の患者には，ビスホスフォネートが有用である可能性がある．このような状況では，骨代謝への効果という点でビスホスフォネートは性ホルモンとほぼ同等である．

明らかな禁忌症（例えば高カルシウム血症）がなければ，骨塩減少や骨粗鬆症と診断された患者や長期にステロイド療法を受けている患者すべてに，カルシウムとビタミンD_3を用いた基礎治療が考慮されるべきである．

リウマチと悪性腫瘍

悪性腫瘍と筋骨格系およびリウマチ性疾患の関係は複雑である．筋骨格系はおそらくがんと直接・間接的に関連がある（例えば，皮膚筋炎，全身性硬化症，RA）か，あるいは腫瘍随伴症候群として，または既存のリウマチ性疾患（例えば，肥大性骨関節症[*2]，重症筋無力症，アミロイドーシス，シェーグレン症候群）に悪性腫瘍が合併するかもしれない．さらに，リウマチの治療で免疫抑制薬を用いたことが悪性腫瘍を引き起こすことも，また逆に，がんの化学療法によりリウマチに似た症候群が引き起こされることもある．これらの疾患の間の複雑な関係について調べ病因について理解を深めることで，よりよい治療が可能になるだろう．

[*2] ばち指，長管骨の骨膜症，関節炎を認める症候群で肺がんに合併することもある．

結論

近年の治療の進歩により，多くの症例ではがんは致命的な疾患ではなく慢性疾患になってきた．がんサバイバーは，がんそのものまたはがん治療の副作用として多くの急性・慢性の骨・筋・皮膚疾患を呈する．これらの障害は一般に自然治癒するものであり，それらを治療することで患者の合併症やウェル・ビーイングが改善しうるのである．

■引用文献

1) Loprinzi CL, Duffy J, Ingle JN. Postchemotherapy rheumatism. *J Clin Oncol*. 1993；11：768-770.
2) Raderer M, Scheithauer W. Postchemotherapy rheumatism following adjuvant therapy for ovarian cancer. *Scand J Rheumatol*. 1994；23：291-292.
3) Warner E, Keshavjee al-N, Shupak R, et al. Rheumatic symptoms following adjuvant therapy for breast cancer. *Am J Clin Oncol*. 1997；20：322-326.
4) Siegel JE. Postchemotherapy rheumatism：is this a menopausal symptom？ *J Clin Oncol*. 1993；11：2051 (letter).
5) Michl I, Zielinski CC. More postchemotherapy rheumatism. *J Clin Oncol*. 1993；11：2051-2052 (letter).
6) Smith DE. Additional cases of postchemotherapy rheumatism. *J Clin Oncol*. 1993；11：1625-1626.
7) Creamer P, Lim K, George E, et al. Acute inflammatory polyarthritis in association with tamoxifen. *Br J Rheumatol*. 1994,33：583-585.
8) Vogelzang NJ, Bosl GJ, Johnson K, et al. Raynaud's phenomenon：a common toxicity after combination therapy for testicular cancer. *Ann Intern Med*. 1981；95：288-295.
9) Papamichael D, Amft N, Slevin ML, et al. 5-Fluorouracil-induced Raynaud's phenomenon. *Eur J Cancer*. 1998；34：1983.
10) Janusch M, Fischer M, Marsch WCh, et al. The hand-foot syndrome — a frequent secondary manifestation in antineoplastic chemotherapy. *Eur J Dermatol*. 2006；16 (5)：494-499.
11) Kerr LD, Spiera H. Scleroderma in association with the use of bleomycin：a report of 3 cases. *J Rheumatol*. 1992；19：294-296.
12) Behrens S, Reuther T, von Kobyletzki G, et al. Bleomycin-induced PSSlike pseudoscleroderma. Case report and review of the literature. *Hautarzt*. 1998；49：725-729.
13) Yamamoto T, Takagawa S, Katayama I, et al. Animal model of sclerotic skin. I：Local

injections of bleomycin induce sclerotic skin mimicking scleroderma. *J Invest Dermatol.* 1999 ; 112 : 456-462.
14) Casciola-Rosen L, Wigley F, Rosen A. Scleroderma autoantigens are uniquely fragmented by metal-catalyzed oxidation reactions : implications for pathogenesis. *J Exp Med.* 1997 ; 185 : 71.
15) D'Cruz D. Autoimmune diseases associated with drugs, chemicals and environmental factors. *Toxicol Lett.* 2000 ; 112-113 : 421-432.
16) Samuels ML, Johnson DE, Holoye PY, et al. Large-dose bleomycin therapy and pulmonary toxicity : a possible role of prior radiotherapy. *JAMA.* 1976 ; 235 : 1117-1120.
17) Yagoda A, Mukherji B, Young C, et al. Bleomycin, an antitumor antibiotic : clinical experience in 274 patients. *Ann Intern Med.* 1972 ; 77 : 961-970.
18) Garrison JA, McCune JS, Livingston RB, et al. Myalgias and arthralgias associated with paclitaxel. *Oncology (Huntingt)* . 2003 ; 17 : 271.
19) Akerley W Ⅲ. Paclitaxel in advanced non-small cell lung cancer : an alternative high-dose weekly schedule. *Chest.* 2000 ; 117 : 152S.
20) van Deventer H, Bernard S. Use of gabapentin to treat taxane-induced myalgias. *J Clin Oncol.* 1999 ; 17 : 434.
21) Schiller JH, Storer B, Tutsch K, et al. A phase I trial of 3-hour infusions of paclitaxel (Taxol) with or without granulocyte colony-stimulating factor. *Semin Oncol.* 1994 ; 21 (suppl 8) : 9-14.
22) Tsukadaira A, Okubo Y, Takashi S, et al. Repeated arthralgia associated with granulocyte colony stimulating factor administration. *Ann Rheum Dis.* 2002 ; 61 (9) : 849-850.
23) Ostensen M, Aune B, Husby G. Effects of pregnancy and hormonal changes on the activity of rheumatoid arthritis. *Scand J Rheumatol.* 1983 ; 12 : 69-72.
24) Wandl UB, Nagel-Hiemke M, May D, et al. Lupus-like autoimmune disease induced by interferon therapy for myeloproliferative disorders. *Clin Immunol Immunopathol.* 1992 ; 65 : 70-74.
25) Ronnblom LE, Alm GV, Oberg KE. Autoimmunity after alpha-interferon therapy for malignant carcinoid. *Ann Intern Med.* 1991 ; 115 : 178-183.
26) Passos de Souza E, Evangelista Segundo PT, José FF, et al. Rheumatoid arthritis unduced by alpha-interferon therapy. *Clin Rheumatol.* 2001 ; 20 : 297-299.
27) Wang EP, Kaban LB, Strewler GJ, et al. Incidence of osteonecrosis of the jaw in patients with multiple myeloma and breast or prostate cancer on intravenous bisphosphonate therapy. *J Oral Maxillofac Surg.* 2007 ; 65 (7) : 1328-1331.
28) Tauchmanova L, De Rosa G, Serio B, et al. Avascular necrosis in longterm survivors after allogeneic or autologous stem cell transplantation : a single center experience and a review. *Cancer.* 2003 ; 97 (10) : 2453-2461.
29) Schulte CM, Beelen DW. Avascular osteonecrosis after allogeneic hematopoietic stem-cell transplantation : diagnosis and gender matter. *Transplantation.* 2004 ; 78 (7) : 1055-1063.

30) Mendenhall WM. Mandibular osteoradionecrosis. *J Clin Oncol.* 2004；22：4867.
31) Reichmann BS, Green KB. Breast cancer in young women：effect of chemotherapy on ovarian function, fertility, and birth defects. *J Natl Cancer Inst Monogr.* 1994；16：125-129.
32) Johansen J, Riis B, Hassager C, et al. The effect of gonadotropin-releasing hormone agonist analog (nafarelin) on bone metabolism. *J Clin Endocrinol Metab.* 1988；67：701-706.
33) Powles TJ, Hickish T, Kanis JA, et al. Effect of tamoxifen on bone mineral density measured by dual-energy x-ray absorptiometry in healthy premenopausal, and postmenopausal women. *J Clin Oncol.* 1996；14：78-84.
34) Ramaswamy B, Shapiro CL. Osteopenia and osteoporosis in women with breast cancer. *Semin Oncol.* 2003；30 (6)：763-775.
35) Ryan PD, Goss PE. Adjuvant hormonal therapy in peri- and postmenopausal breast cancer. *Oncologist.* 2006；11：718-731.
36) Townsend MF, Sanders WH, Northway RO, et al. Bone fractures associated with luteinizing hormone-releasing hormone agonists used in the treatment of prostate carcinoma. *Cancer.* 1997；79：545-550.

28 認知機能障害—「ケモブレイン」
Cognitive Dysfunction——"Chemobrain" or "Chemofog"

Cara Miller, BS

がんサバイバーの言葉より：

　私の精神的なスタミナには限度があって，動きすぎると疲れ果てて，休まなくてはいけません．かつては同時に複数の仕事をこなしていましたが，今では一回一回，全エネルギーをひとつのことだけに向けて集中する必要があります．調子が最悪のときには，たとえて言えば頭の中が「ずたずたのボール紙」みたいな気分になります．

　　　　　　　　　——バーバラ，65歳，化学療法を受けた乳がんサバイバー

　名前とか，時々ふつうの言葉を思い出すことができません．書いているときはいいんです．その言葉を思い出すのに時間をかけられますから．けれども人と会話しているとき，「前菜」とか「洗濯機」とかいうふつうの言葉を思い出せないと，恥ずかしいし，人にじっと見られているように感じます．あんまり何回も忘れるので，電子レンジのところにはポスト・イットに「フェンネル」と太字で書いて貼り付けています．面白いのは，思い出せないのはたいてい具体的な物を指すふつうの言葉で，抽象的な，例えば「真実」とか「両価性」とか「葛藤」とかいった言葉ではありません．頭の中にははっきりとそのものがあるんですが，ただそれが何と呼ばれているかを思い出すことができないのです．

　　　　　　——クラリッサ，70歳，化学療法と放射線治療を受けた乳がんサバイバー

要旨

　認知機能障害〔cognitive dysfunction；「ケモブレイン（chemobrain）」や「ケモフォグ（chemofog）」としても知られる〕は化学療法を受けた患者の20％以

上に報告されている．一様に注意持続時間，集中力，精神運動速度，情報処理に問題があると訴えるが，すべてでないにせよ治療後に改善することもままある．認知機能障害の病態生理については，この症状を治療するための可能な薬理的介入と同様，現在進行中の研究課題である．認知機能障害に対処するための行動療法とリハビリテーションについて学ぶことで，患者の助けになる場合がある．

序論

　化学療法によって生じる認知の変化はまれではない．実際，調査されたがん患者の20～30％は化学療法誘発性の神経認知的障害（口語では「ケモブレイン」または「ケモフォグ」と呼ばれる）を報告している[1]．この状態を経験する女性の乳がん患者は推定15％，または16～40％である．

　化学療法で誘発された認知機能の変化の諸症状は，乳がんの女性患者で，言葉探し，記憶力，マルチタスク（同時進行），学習，処理速度，注意力，集中力，言語，空間や配置の判断に問題があると訴えたことが最初に報告された（図28-1）．認知機能の変化は貧血，倦怠感，抑うつといった化学療法による他の有害事象の副産物であるとかつて医師たちは考えていた．この想定は，多くのがん患者で異なる認知機能障害が現れるという事実とも結び付き，認知機能の変化の過小報告をもたらしてきた．ある人々にとって認知機能の変化は一時的な「ちょっとしたいらだち」に過ぎないが，別の人々にとってそれは長期にわたり消耗させられる障害であり，復職や病前機能を取り戻すことの妨げとなりうる（表28-1）．

　どの患者が神経認知的変化を起こすかを予想することは困難であり，またこれらの変化はわずかであり測定しにくい．記憶や速度を測定する神経心理学的検査は非常に深刻な脳疾患の患者を評価するために作られたものであり，化学療法誘発性の神経認知的障害のような微小な変化が生じた患者にはふさわしくない．そのため，化学療法による神経学的有害事象をがんによる別の神経学的合併症と区別するのが困難であるのに加え，認知機能障害をもつがん患者でも

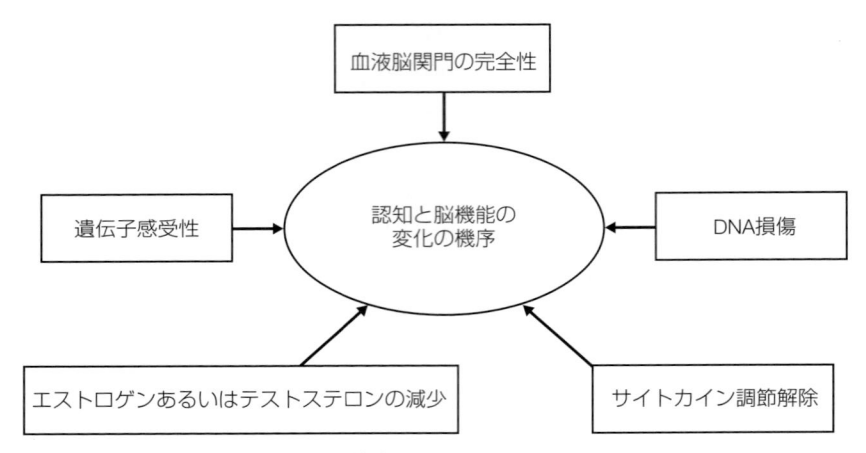

図 28-1　認知と脳機能の変化の機序
〔Ahles TA, Saykin AJ：Candidate mechanisms for chemotherapy-induced cognitive changes. *Nat Rev Cancer.* 2007：7（3）：192-201〕

表 28-1　認知機能の領域

・注意力	・心理運動速度
・集中力	・視空間認知能力
・実行機能	・視覚記憶
・情報処理速度	・知能
・言語記憶力	・言語の流暢さ
・言語	

評価した結果は正常範囲内にとどまるかもしれない．検査結果が「正常」であっても，患者の認知機能は治療前にそうであったであろうレベルよりも確実に下がっていることがある．Barbara Collins 博士が述べるように，「非常に能力が高く，優秀で，暮らしの中で高い認知的能力を必要としている人々ほど，何かがおかしいと訴えやすい」のである[2]．

背景

化学療法誘発性の神経認知的障害についての研究はこの 10 年間で増加して

きている．1990年に，Appleton, Farrell, Zaide, Rogers は寛解に至って2年目の白血病サバイバーの小児を対象に研究を行った．小児は全員が化学療法を受けていた．観察された小児では，半数が明らかに「頭囲が小さく」，頭部の成長度の低い子どもたちは「集中力と短期記憶を評価する神経心理学テストが有意に悪い結果であった」[3]．またこの子どもたちには，臨床的に著明な「教室での学習困難」と，「軽度の神経学的機能障害」がみられた[3]．

1998年，van Dam とその共著者らは高リスクの乳がん患者における認知機能障害を比較した[4]．そこでは，患者はランダム化により大量化学療法を受ける群，または標準量の化学療法を受ける群に割り付けられた．この2群の患者と化学療法を受けなかった統制群の患者が一連の神経心理テストを受け，認知的な問題と患者の主観的な生活の質（QOL）と不安，抑うつを評価するためのインタビューが行われた．この研究の結果，大量化学療法を受けた患者の32%，標準用量の化学療法を受けた患者の17%に認知機能障害がみられた．化学療法を受けなかった統制群では認知への何らかの影響が現れたのは9%に過ぎなかった[4]．

同じく1998年には Schagen とその共著者らが化学療法を受けた乳がん患者を調査し，乳がん患者で手術と放射線治療を受けた統制群とこのグループを比較した[5]．化学療法を受けた患者は統制群よりも，集中力（31%対6%）と記憶力（21%対3%）において有意に多くの問題が認められた．しかし，患者の自覚する認知機能障害と神経心理検査の結果には関連は見出されなかった．それでも，検査では化学療法を受けた患者の28%（統制群では12%）に認知機能障害が生じることがわかった．Schagen とその共著者らに見出された認知機能障害は，注意力障害，精神的柔軟性，視覚機能，運動機能，情報処理速度において明らかであった．この研究では，化学療法を受けた群と統制群における差異は，ホルモン療法，不安，抑うつ，倦怠感，治療からの経過時間，患者の報告する認知機能の問題といったものから説明することはできないと結論した[5]．

Ahles と Saykin は，化学療法を受けたがん患者は局所的治療のみを受けた患者に比べて，精神的・心理的機能を測定する標準検査において点数が有意に低くなることを見出した．患者に抑うつや，不安，倦怠感があるかどうかによらずスコアが平均を下回ったため，スコアの低下は化学療法による認知的障害

によって生じることが示唆された[6]．

　Tannockとその共著者らは化学療法を現在受けているか，または2年前に受けた女性乳がん患者を対象に研究を行った．その研究ではこれらの患者が「ある特定の認知テスト」(詳細は明らかではない)において，がんではない女性の統制群よりも悪かったと結論している．さらに，結果の差異は年齢，教育レベル，気分，あるいは閉経の有無では説明されなかった[7]．

　AhlesとSaykinは後に，乳がんまたはリンパ腫で化学療法を受けた男女と，手術と局所的放射線治療のみを受けたがん患者と比較した．すべての被験者は治療後5年目に寛解状態にあった．化学療法を受けた被験者は認知機能に関する筆記テストの成績が悪いことが見出された[6]．

　2006年，Silvermanは陽電子放射断層撮影(PET)スキャンにより化学療法を受けた患者の脳機能を評価し，手術のみを受けた乳がん患者と，乳がんや化学療法を経験していない統制群でのPETスキャンと比較した．被験者は安静時の脳代謝と血流を測定されながら短期記憶を試す課題を行った．Silvermanとその共著者らは化学療法による神経認知的症状と脳代謝の低下に関連があることを見出した．特に，安静時の脳代謝率が低いほど，記憶テストで困難を感じていた．研究者らは前頭皮質，小脳，大脳基底核の領域における血流にスパイクが観察されたことにより，化学療法を受けた患者は「同じ情報を思い出すために統制群よりも多くのエネルギーを使う」ことが示唆されるとした[8]．

　小児がんサバイバーにおける化学療法の認知への影響を調べた研究もある．Kaydan-Lottickは，海馬における白質脳症と灰白質の成長障害から糖代謝障害に至る構造的変化のスペクトラムを見出した[9]．化学療法後の臨床症状では，全検査IQと言語性IQ，数学の成績，読み取り，書き取り，実行機能における能力が低下したほか，痙攣と行動や注意力における急性症状がみられた．学習面では，この子どもたちは記憶力や読解力のほか，かけ算と割り算に困難を感じていた．また視覚記憶，処理速度，視覚運動統合にも問題があった．この子どもたちは特殊教育の必要性が高く，高校を卒業できないリスクが高かった[9]．

病態生理学

　イェール大学で現在行われているパイロット・スタディでは，小児がんサバイバーにおける注意力・記憶力の障害が基底核と前頭皮質における白質の変化に関連するという仮説を検証している．

　動物実験で化学療法の薬剤を投与された際の認知機能の変化を調べた研究もある．Dietrichは化学療法薬剤であるシスプラチン，カルムスチン，シタラビンを投与し曝露させたマウスの脳細胞とヒトの神経細胞を比較している[10]．これらの薬剤はネズミでは神経幹細胞と稀突起神経膠細胞のいずれも破壊していたことがわかった．稀突起神経膠細胞とはミエリンを形成し，神経伝達の速度と効率に影響する神経細胞である．化学療法薬剤を投与して6週間経過した後でさえ，ネズミの脳細胞は死に続けていた．ヒト細胞では，薬剤に破壊されたがん細胞は40～80％に過ぎなかったが，ヒト脳細胞は約70～100％も破壊されていた[10]．

　現在，化学療法誘発性の神経認知的障害を説明するために4つの理論が提案されている．第1は，化学療法薬剤が血液脳障壁を通過するため直接的に神経毒性を起こすというものである．以前は化学療法の薬剤は大きすぎて血液脳関門を通過できないと考えられていたことは特筆しておかねばならない．この理論によると，化学療法薬剤中の神経毒性をもつ化学物質が血液脳関門を通過し，脳への血液中に入るとしている．

　第2の理論はDNAの変性が生じるとするものである．特に，末端染色小粒であるテロメアが化学療法によって縮められ，その結果としてDNAの安定性を損なうとされる．

　第3の理論は，認知機能の変化は患者が化学療法を受けるときにサイトカインが抑制されるためであるとする．通常はわれわれの免疫機構によって分泌される物質であるサイトカインは，正常な神経認知的操作に重要である．化学療法の間はサイトカイン環境が質・量ともに変化するために神経認知的影響が生じうるとする．

　第4の理論は，化学療法を受けることでホルモンレベルが低下し，そのため

当該の認知機能低下が生じるというものである．エストロゲンとテストステロンの血中濃度が低下することで，これらのホルモンが神経認知的機能に与える影響に変化が生じるとされる．

現在進行中の，そして未来の研究

　これまでの研究で化学療法と認知機能の変化の関連性が確立されてきてはいるが，先行研究の多くには統制できるものも統制できないものも含めた方法論的な限界がある．たとえばサンプル・サイズが限られていること，患者の認知機能のベースラインでの評価が得られていないこと，潜在的な交絡因子を統制していないことがある[11]．Hurricane Voices Breast Cancer Foundation は，化学療法関連の神経認知的障害の領域における将来的な研究で優先されるべき5つの事項を挙げている[12]．

1. 化学療法を受けていないがん患者も合わせて評価する縦断的デザインでの大規模臨床研究．認知機能障害が生じる可能性と認知機能障害の程度，それらを予測する因子，その病態生理を調べる．この種の研究は認知機能の変化に寄与する，または認知機能の変化を説明するような共変数をみるために重要であろう．
2. 認知機能障害の主観的な訴えと認知テストによる客観的結果の間の相違に関する調査．特に「客観的テスト」にはおそらく，その人が知覚している本当の変化を測定するだけの精度がない．
3. 認知機能障害の機序として性ホルモンの血清濃度変化や化学療法誘発性の閉経が関連しているという仮説を検証するため，乳がん以外の疾患で治療を受けている患者（男女）の認知機能の研究を行う．乳がんは非常に多いとはいえ，がん診断を受ける人の大多数は乳がんとは別のがんである．
4. 化学療法誘発性の認知機能障害を軽減するための治療開発．認知障害の特徴づけは確かに価値があるが，それを改善させることは次の重要なステップである．
5. 化学療法に関連した認知機能障害を起こす病態生理を調べるための動物モ

デルと画像技術の開発．原因となる生理学的・構造的機序の理解を深めることで治療介入の効果が向上することになる．

認知リハビリテーションと治療

　薬物的アプローチもいくつかあるが，最初に改善させることができた方式としては主として行動療法アプローチである．多くの患者にとって神経認知的変化は時間とともに次第に改善するため，一時的な障害を補うための戦略は有用となる．メイヨー・クリニックに提案されている戦略には次がある[1]．
- ▶作業負荷を減らす
- ▶1つひとつ作業する
- ▶「今日のうち，明日に備えよ」
- ▶リストを作る
- ▶睡眠を増やす
- ▶語呂合わせや言葉遊びを利用する
- ▶約束の記録のために電子カレンダーを使う
- ▶押すと音の出るキーホルダーを使う
- ▶小物は色分けして，ラベルを張って整理する
- ▶簡単な日記をつけて記憶を追跡する
- ▶クロスワード・パズルや数独をする
- ▶系統的なコンピュータ・トレーニング（例えば MindFit）をやってみる

　薬物治療に関する情報は非常に限られている．注意欠陥多動性障害やその他の神経変性病への治療薬にはいくつか改善させる要素がある．同様に，全く確立はしていないデータによるとエリスロポイエチンが「神経保護作用」をもつことが示唆されている[13]．

　まとめると，化学療法に伴う神経認知的変化は軽微かもしれないが一貫して観察され，永続的であることもあり，多くの個人にとって不便な症状となる．このような認知機能障害を引き起こす機序は知られていないが，予備的研究ではあり得る因子として遺伝的傾向が示唆されている．現在では，患者本人や家

族からの訴えと同様に，認知機能障害に伴う脳の変化を神経画像によって追跡できるかもしれない．

幸いなことに，がんサバイバーの数は増え続けている．MacDonald は次のように述べている[14]：

> がん患者はより積極的な治療を受け，より多くの化学療法を受けて，より長く生き延びるようになった．そして新しい化学療法薬剤が登場し，既存の薬剤はより集中的に，あるいは新しい投与法で用いられるようになり，その結果，化学療法による神経学的合併症はより一般的になり，深刻かつ複雑になるだろう．化学療法誘発性の神経毒性を認識し，治療することは，頻繁かつ重要な臨床的課題になるだろう．

医療者の課題として，有効性を低下させることなく治療による神経認知的な副作用を最小化する努力，神経認知的変化の病態生理に対するより深い理解，そして QOL を最適化するためのリハビリテーション・サービスの提供があるだろう．

■引用文献

1) Chemobrain. MayoClinic.com Web site. http://mayoclinic.com/health/cancer-treatment/CA00044. Published October 11, 2008. Accessed December 17, 2008.
2) Hoag H. The foggy world of chemobrain. *The Star*. http://www.thestar.com/article/273121. Published November 3, 2007. Accessed December 17, 2008.
3) Appleton RE, Farrell K, Zaide J, Rogers P. Decline in head growth and cognitive impairment in survivors of acute lymphoblastic leukaemia. *Arch Dis Child*. 1990；65：530-534.
4) van Dam FS, Schagen SB, Muller MJ, et al. Impairment of cognitive function in women receiving adjuvant treatment for high-risk breast cancer：high-dose versus standard-dose chemotherapy. *J Natl Cancer Inst*. 1998；90（3）：210.
5) Schagen SB, Frits SAM, van Dam FS, et al. Cognitive deficits after postoperative adjuvant chemotherapy for breast carcinoma. *Cancer*. 1999；85：640-650.
6) Ahles TA, Saykin AJ. Candidate mechanisms for chemotherapy-induced cognitive changes. *Nat Rev Cancer*. 2007；7（3）：192-201.
7) Tannock IF, Brezden CB, Abdolell M, Bunston T. Cognitive function in breast cancer patients receiving adjuvant chemotherapy. *J Clin Oncol*. 2000；18（14）：2695-2701.
8) Silverman DHS. Altered frontocortical, cerebellar, and basal ganglia activity in adjuvant-treated breast cancer survivors 5-10 years after chemotherapy. *Breast Cancer*

Res Treatment. 2007 ; 103 (3) : 303-311.
9) Kaydan-Lottick N. Late effects in survivors of childhood cancer. Presentation to Department of Pediatrics, Yale University School of Medicine ; 2007.
10) Dietrich J, Han R, Yang Y, Mayer-Proschel M, Noble M. CNS progenitor cells and oligodendrocytes are targets of chemotherapeutic agents in vitro and in vivo. *J Biol.* 2006 ; 5 (22) .
11) Minisni A, Atalay G, Bottomley A, Puglisi F, Piccart M, Bignaozoli L. What is the effect of systematic anticancer treatment on cognitive function? *Lancet Oncol.* 2004 May ; 5 (5) : 273-282.
12) Cognitive changes related to breast cancer treatment. Hurricane Voices Web site. http://www.hurricanevoices.org. Accessed December 17, 2008.
13) Staat K, Segatore M. The phenomenon of chemo brain. *Clin J Oncol Nurs.* 2005 ; 9 (6) : 713-721.
14) MacDonald DR. Neurologic complications of chemotherapy. *Neurol Clin.* 1991 ; 9 (4) : 955-967.

■推薦文献

- Brain MRI result. Greg's Place Web site. http://hewletts.org : 8080/archives/000263.html#000263. Published February 4, 2004. Accessed December 17, 2008.
- Cancer fast stats. National Center for Health Statistics Web site. http://www.cdc.gov/nchs/fastats/cancer.htm. Updated and accessed December 17, 2008.
- Cancer statistics. National Cancer Institute Web site. http://www.cancer.gov/statistics/. Accessed December 17, 2008.
- Chemotherapy : what it is, how it works. American Cancer Society Web site. http://www.cancer.org/docroot/ETO/content/ETO_1_2X_Chemotherapy_What_It_Is_How_It_Helps.asp. Updated April 4, 2008. Accessed December 17, 2008.
- Fauber J. Lost in cancer's fog : "chemobrain" impairs thinking, memory after chemotherapy ; anecdotal brain effects are just starting to get serious study. JSOnline. http://www.jsonline.com/story/index.aspx?id=655669. Published September 2, 2007. Accessed December 17, 2008.
- Ferguson RJ, Ahles TA, Saykin AJ, McDonald BC. Cognitive-behavioral management of chemotherapy-related cognitive change. *Psycho-Oncol.* 2007 ; 16 (8) : 772.
- Losing the cancer war. Cancer Prevention Coalition Web site. http://www.preventcancer.com/losing/nci/manipulates.htm. Accessed December 17, 2008.
- Smyth S. Chemo brain. Abreast in the World Web site. http://abreastintheworld.blogspot.com/2007/10/chemo-brain.html. Published October 8, 2007. Accessed December 17, 2008.
- Tannock IF, Ahles TA, Ganz PA, van Dam FS. Cognitive impairment associated with chemotherapy for cancer : report of a workshop. *J Clin Oncol.* 2004 ; 22 (11) : 2233-2239.

29 がんサバイバーにおける妊孕性保護

Fertility Preservation in Cancer Survivors

Jason G. Bromer, MD
Emre Seli, MD

要旨

がんサバイバーの75％は将来子どもを持ちたいと考えている．しかし，一般的ながん治療の多くは卵巣と睾丸に有害である．このため，妊孕性保護の様々な戦略が立てられてきており，たとえば配偶子と胚の冷凍保存，卵巣組織冷凍保存，性腺刺激ホルモン放出ホルモン・アゴニスト（GnRHa）の併用治療がある．

序論

がんは若い女性の間でも珍しい疾患ではない．米国では毎年約60万人の女性ががんと診断され，このうち10％が40歳未満である[1]．がんと診断された10代の少女や若い女性のうち，90％が生き延び[2]，2010年までには成人250人のうち1人ががんサバイバーになると推定されている[3]．

若い女性に一般にみられるほとんどのがんは，必要となる治療に生殖器の摘出や細胞毒性のある治療が含まれており，それによって生殖機能は部分的あるいは完全に冒される（表29-1）．そのため，生殖年齢やそれ以前の年齢の女性ががんと診断されたときには，長期生存が不確定であることのみならず，がん治療の結果として妊孕性の一部または全部を失うことにもまた対処しなくては

表 29-1　アルキル化薬と性腺毒性

・アルキル化薬，特にシクロホスファミドは，多くの自己免疫性疾患および腎障害の治療でも使われるが，がんの治療にも使われる．
・すべてのアルキル化薬は卵巣にも精巣にも有毒である．
・性腺機能障害の発生率は年齢・性別・累積投与量により異なる．例えば，Boumpas, et al.（Ann Intern Med, 1993）および Huong, et al.（J Rheumatol, 1993）は，シクロホスファミドの経静脈投与を自己免疫性疾患（SLE，ウェゲナー肉芽腫症）治療のため閉経前の女性に行った場合，25歳未満の女性では0〜12％，35歳を超える女性では60％に，卵巣機能不全が起こることを見出した．

ならない．実際，がんになった女性たちが治療内容における妊孕性保護に強い関心を持つことについて十分なエビデンスがある．最近の調査では75％のがん患者に将来的な挙児希望があり，80％は自らのがん経験によりよりよい親になれると感じ，67％はもし自分が若くして死ぬ運命にあったとしても子を持ちたいと願っており，治療により実子を持つことのリスクが高くなるならば養子をとると回答したのは10％未満であった[4,5]．

それにもかかわらず，妊孕性保護というトピックについては患者の関心と医療者の教育の間にいまだはっきりとした断絶がある．青年期にがんの診断を受けたサバイバーのうち，がんに関連して不妊になることについての話し合いを記憶していたのは60％にすぎなかった．さらに，主要がんセンターの2施設で162人の腫瘍専門医を対象に行われた調査では，妊孕性の損なわれる可能性のある男性全員に精子バンクが提供されるべきだと医師の90％が回答したのに対し，50％の医師はそのような患者に妊孕性保護について滅多に話さない，または全く話さないと答えている[4,5]．40歳未満で乳がんと診断された697人の女性を対象にした調査では，担当医と妊孕性について話し合ったと答えたのは回答者の72％であり，17％は不妊専門家に相談したが，そのうち出産に関する懸念について十分に話し合えたと感じていたのは55％に過ぎなかった[6]．

本章では，がんになった女性のための妊孕性保護戦略について，確立されたもの，実験的なものの両方を論じる．利用可能な選択肢の大部分は悪性腫瘍以外の疾患（たとえば全身性エリテマトーデス）のために性腺毒性のある治療を受ける女性にも適用できる．

確立された治療法

▎胚の冷凍保存

　現在，化学療法や放射線治療の必要がある女性患者の妊孕性保護のために広く利用できる唯一の方法は，受精した卵母細胞の冷凍保存と胚の冷凍保存である．胚の冷凍保存は，まず胚を凍結防御剤にさらした後，零下まで冷却し保存する．胚はその後必要に応じて解凍され，生理学的状態に戻される．

　胚の冷凍保存に関する方法論とその成功率はともに確立している．報告されている解凍胚の生存率は 35～90％ であり，移植率 8～30％ であった[7-12]．米国では，自身の冷凍胚を用いたのべ約 16,000 件の生殖介助術（assisted reproductive technology；ART）が毎年行われており，自己の新鮮胚を用いた場合の 1 回あたり 35％ の妊娠率と比べ，冷凍胚では移植ごとに 25％ の妊娠率が得られている[13]．様々ながんが生殖能力に与える影響についてはまだわかっていないため，これらの統計値が，悪性腫瘍のため妊孕性保護を目的として胚冷凍保存を行った女性たちの結果を予測するものでないことには注意すべきである．

　成功率は明瞭ではあるが，胚冷凍保存にはいくつかの重大な落とし穴がある．第 1 に，採取した卵子を受精させるためには，患者に男性のパートナーがいるか，もしくはドナーの精子を利用する必要があるということである．第 2 に，体外受精（*in vitro* fertilization；IVF）のため卵母細胞を取り出す前に排卵誘発を行うことで，必然的に化学療法や放射線療法の開始が遅れ，その遅れが許容できないかも知れないことである．第 3 に，卵巣刺激に関連して血清エストロゲン濃度が高くなるが，それはエストロゲン感度の高い悪性腫瘍の女性においては禁忌になるかもしれないことである．しかしながら，レトロゾールなどでの排卵誘発によって順調に満期産につながることを考えれば[14, 15]，胚冷凍保存との併用も成功裏に終わる可能性は高い．

■**エストロゲン感度の高い悪性腫瘍の女性における代替卵巣刺激戦略**

　排卵誘発法では，成長過程にある卵胞プールを拡大させることで血清エストロゲン濃度を増加させる．最近では，乳がんの女性を対象に，血清エストロゲ

ン値を著しく増加させずに，かつ自然月経で採取できる卵母細胞数より多く採取するために，IVF前の卵巣刺激について新たな戦略が研究されている．乳がん女性の治療方針ではたいていの場合，手術から化学療法開始までに6週間の猶予があるという点で特別である．この期間に卵巣刺激と採卵を十分行える．

Oktayと共著者らはIVFのために卵胞成長を刺激するため，乳がんの女性12人を対象にタモキシフェンを初めて用いた[16]．月経周期の2～3日目から40～60mgを毎日投与すると，自然周期（排卵誘発なし）IVFを試みていた乳がん患者による後向き統制群よりも，周期あたりで多くの卵母細胞と胚が得られた[16]．しかしながら，タモキシフェン群のエストラジオールのピーク値の平均は自然周期IVFを行った患者より有意に高かった．この初期研究に続いて，Oktayと共著者らは卵胞刺激ホルモン（FSH）とタモキシフェンまたはアロマターゼ阻害薬のレトロゾールを組み合わせた場合に排卵誘発と胚の成長が向上したことを報告した[17]．いずれの群でも周期ごとの採取できた成熟卵母細胞と胚は同数であったが，エストラジオールのピーク値の平均はレトロゾール群で有意に低かった．これまでの最新の研究によると，Oktayらは乳がん患者でアロマターゼ阻害薬と性腺刺激ホルモンを組み合わせることによって，標準的な体外受精法で行った場合に相当する結果が出ると結論している．年齢をマッチさせた対照群と後向きに比較すると，レトロゾールとFSHによる排卵誘発はエストラジオールのピーク値が有意に低く，性腺刺激ホルモンの必要量は44％低下した．しかし，誘発期間・得られた胚の数・受精率は同等であった[18]．

実験的な治療戦略

卵母細胞の冷凍保存

卵母細胞の冷凍保存では精子が必要ないため，胚の冷凍保存と比較してより多くの患者に適用できる．また，胚の冷凍に関連する倫理的・法的問題を卵母細胞の冷凍保存では回避できるかもしれない．さらに少なくとも短期的には，卵巣組織の冷凍保存と比較してきわめて多くの利点をもつといえる．しかし，

冷凍保存された卵母細胞による初めての出生が20年以上前に報告されているが[19]，おそらくは卵母細胞の生化学的・生理学的特性のため，ARTで冷凍卵母細胞を用いた場合の成功率は冷凍胚を用いた場合よりも低い．

卵母細胞を人工的に発育させる効率は低いため，冷凍保存のために最も一般に使われるのは成熟した第二減数分裂中期（MⅡ）卵母細胞である．この卵母細胞は人体で最も大きい細胞のひとつであるため，非常にデリケートな減数分裂紡錘体をもつ．卵の細胞質は他の細胞より含まれる水分の割合が高く，氷晶形成による損傷が冷凍保存後の卵母細胞生存能力に対する最初の障害であった．冷凍中または冷凍前に卵母細胞の水分を減らす最近の方法では，氷晶形成を軽減でき，臨床成績は大いに向上した．

成熟卵母細胞の冷凍保存もまた，透明帯の硬化を引き起こし，受精に逆効果をもたらすことが示された[20]．冷凍保存された卵母細胞の受精が著明に向上したのは，卵細胞質内精子注入法[21,22]を使用することで透明帯硬化が回避できたためであろう．

最も一般的な冷凍方法は，**緩慢凍結法（slow cooling）とガラス化保護法（vitrification）** の2つである．これまでの2年間でいずれの方法も成功率が向上しており，その結果として卵母細胞冷凍保存はより一般的になり実験的な性格は薄くなってきている．

■ 緩慢凍結法

卵母細胞を凍結するため用いられた初めの方法は，胚の冷凍保存で既に成功していた緩慢凍結法と高速融解法に基づくものであった．それ以来，主に凍結防御剤濃度と露出時間の最適化において数多くの進歩が成し遂げられた．この方法による成績を蓄積した最近の報告によれば，卵母細胞の生存率は47％，受精率はそのうち52％で，融解卵母細胞ごとの妊娠率は1.9％であった[23]．

■ ガラス化保護法

ガラス化保護法とは，高濃度の凍結防御剤の溶液が冷却中に氷晶を形成することなく凝固する物理的過程と定義できるだろう[24]．ガラス化保護法は，細胞内の氷晶形成や細胞外の浸透圧効果による損傷を回避するという点で，冷凍保存に比べて一定の利点がある．これまでの妊娠成績は緩慢凍結法と同等であり，卵母細胞ごとの生存率は68.4％，受精率は48.5％，ガラス化された卵母

細胞ごとの妊娠率は2.0%である[23]．

卵巣組織の冷凍保存

卵巣組織中の原始卵胞の冷凍保存は，胚や卵母細胞の冷凍保存に対していくつかの利点がある．未熟な卵母細胞を含む何百という原始卵胞が冷凍保存可能であり，排卵誘発の必要がなくがん治療開始を遅らせることもない．さらに，原始卵胞は小さく，代謝率が低く，透明帯がないため，成熟・未熟いずれの卵母細胞と比較しても冷凍による損傷を非常に受けにくい．卵巣組織の冷凍保存については現在2つの方法が研究されている．卵巣皮質細片の冷凍保存と全卵巣の冷凍保存である．

■卵巣皮質細片の冷凍保存

卵巣の外皮には原始卵胞のほとんどが含まれる．そのため，卵巣皮質組織の一部の冷凍保存が考案されている．卵巣皮質は腹腔鏡または開腹手術で摘出され，凍結防御剤が十分浸透するように厚さ1～3mm，全体で1cm^{2}以下の組織片となるよう短冊に切る[25]．卵胞があることと悪性腫瘍の転移がないことを確認するために皮質組織片の一部を分析する必要がある[12,26]．卵巣組織が冷凍保存されれば，卵巣組織をドナーへの再移植（自己移植），ヌードマウスへの移植（異種移植），試験管内での卵胞培養といったオプションがある．

動物実験での自己移植の研究では，卵巣機能の回復のみならず，妊娠と出産がみられた[27-29]．人での移植には異なる2つの外科的アプローチがとられている．すなわち同所性（骨盤へ）または異所性である．同所性移植では自然妊娠を期待して卵巣組織を卵管漏斗骨盤靱帯の近接に置く．これまでにこの方法で2人の出生が報告されている．異所性移植とは冷凍保存された卵巣組織を骨盤外の部位に移植する代替的なアプローチである．前腕[25,30]や腹部[31]といった異所性部位への移植は技術的にはより容易であり，同所性移植と比べて手術関連のリスクがより少なくてすむ．妊娠を達成するためには体外受精と胚移植が無条件に必要である．

2001年，Oktayと共著者らはこの手技を用いて，2人の女性において卵胞が十分に成長し月経周期の再開が得られたことから卵巣内分泌機能が回復したと

初めて報告した[31]．このうち一方のケースでは，ヒト閉経ゴナドトロピンで排卵誘発を行った後，前腕から経皮的に卵母細胞採取を行った．しかし受精は達成されなかった[31]．より近年では，Oktayと共著者らは冷凍保存された卵巣組織を腹部皮下に移植することによって，乳がん治療を受けた女性の卵巣機能を回復させることに成功した．ここでは，組換え型FSHとヒト閉経ゴナドトロピンを併用して計画的な排卵誘発を8サイクル行った．合計20の卵母細胞が採取され，うちひとつは正常に受精したが，妊娠には至らなかった[31]．

　自己移植に関連する重大な懸念事項としては，転移性がん細胞がくっついていくリスクである．冷凍保存された卵巣組織のヌードマウスへの異種移植では，卵母細胞はそのヌードマウスから採取されるため，がん細胞の転送や再発の可能性はない．もうひとつの利点は，ホルモンによる排卵誘発が禁忌となる女性にも適応できるということである．しかし，動物原性感染症が人に感染する可能性が重大な懸念としてあるため，この方法は近いうちに臨床的に使えるようにはならないだろう．

■ 全卵巣の冷凍保存

　動物研究によると，卵巣全体を保存せずにそのまま移植できることが示唆される．初期には主として血栓症に起因する虚血のため[32]その後の卵巣機能の持続は限定的なものであったが，微小血管吻合術の使用により移植組織の生存率が向上した[32-36]．また，卵巣摘出中に卵巣の血管を注意深く切開し，その血管から凍結防御剤を灌流することで組織の生存率が向上し，卵胞の生存率とアポトーシス割合が卵巣皮質細片の場合と同程度にまで向上した[34]．

　Bedaiwyと共著者らは，血管茎を付けた全卵巣および皮質細片を冷凍保存し，解凍直後に生じる融解性損傷について調査した[37]．子宮摘出を受けた2人の女性（46歳と44歳）で両側付属器切除が行われた．いずれの患者でも，摘出卵巣の一方を分割し卵巣皮質細片として冷凍保存した．もう一方の卵巣はそのまま血管茎と一緒に冷凍保存した．7日後に解凍すると，そのまま冷凍したほうの原始卵胞は全体的な生存割合が75〜78％であり，冷凍した卵巣皮質細片では81〜83％であった．原始卵胞数は同程度であり，壊死の兆候やアポトーシス・マーカーがみられないので，冷凍保存損傷は著しい卵胞損傷とは関連しないと結論が出された．

これらの結果は心強いものであるが，凍結融解された全卵巣の移植によって妊孕性が決定的に回復するかどうかはこれから実証される必要がある．この技術は，卵母細胞や皮層細片の処理と比較しても，患者に転移性腫瘍を体内に戻してしまう潜在的リスクが増すことになる．

卵巣移動

骨盤照射から卵巣を守るため卵巣を骨盤外へ移動させる方法（卵巣固定術）は，1958年に初めて報告された[38]．この方法は悪性腫瘍と診断され，放射線の骨盤照射は必要だが卵巣摘出は必要でない患者に対して行われる．対象として最も多いのはホジキン病，子宮頸がん，腟がん，骨盤の肉腫である．当初は，開腹術で行われた．最近では腹腔鏡下に行われてきている[39]．これまでの40年間に報告された中で，放射線治療終了後の卵巣機能と妊孕性の程度は様々であることが示されてきている．この方法は報告された中では症例の16～90%で成功している[12,40,41]．成功率の違いは，照射野外に当たる線量を計算したり回避したりできないこと，照射された放射線量が様々であること，併用された化学療法によるものであろう[12]．

性腺刺激ホルモン放出ホルモン・アゴニスト（GnRHa）の併用療法

化学療法を受けている男性では精巣機能保護において性腺機能抑制の役割が想定されていることと，思春期前の少女の妊孕性は性腺毒性をもつ治療によって影響を受けないという信念に基づき，思春期前のホルモン環境を作ることで妊孕性を保護する，GnRHa治療の効果が研究されてきている[12]．動物実験では，GnRHa治療は化学療法による性腺損傷に対して保護的な作用をすることが示されている[42,43]．Atayaと共著者らは，シクロホスファミドによる化学療法のために起こる原始卵胞の喪失は，アカゲザルでは，化学療法のみを受けたものよりGnRHa併用治療を受けたもので有意に低かったことを示した[44]．興味深いことに，この研究では放射線治療による性腺損傷に対してはGnRHa併用療法に有効な保護的効果は見出されなかった[45]．

動物モデルの心強い知見に続き，ランダム化されていない短期の追跡調査でGnRHa併用治療の保護的役割が示唆されてきている[46-50]．しかしこれらの研究は，ランダム化されていない点と，エンドポイントに卵巣機能喪失をおいた点で批判されている[12]．若い女性では化学療法の影響で原始卵胞が減っても卵巣機能は保たれるからである．現在，有望な報告はあるものの，GnRHa併用療法の利点と長期的影響についてはまだわかっておらず，卵巣機能抑制の効果に関しては意見の一致をみていない．

まとめ

がんと診断された女性の妊孕性保護は，がん生存率の向上と出産年齢の高齢化のために，重要な研究領域となってきている．早期婦人科がんに対する代替的戦略に関する最近の調査では，生存率と妊孕性保護の両方に有望な結果が得られた．胚の冷凍保存のほかにも，卵母細胞の冷凍保存，卵巣冷凍保存，化学療法にGnRHaの併用療法を行うことで，希望をもてる知見が報告されてきている．外科的治療の可能性のほかに，今日の女性患者は妊孕性保護に関して広い選択肢をもっているので，性腺毒性のある治療を受ける前の段階でこの点に関して議論されるべきである．

■引用文献

1) Cancer Facts & Figures, 2001. American Cancer Society Web site. http://www.cancer.org/downloads/STT/F & F2001.pdf. Accessed December 17, 2008.
2) Ries LAG, Percy CL, Bunin GR. Introduction. In：Ries LAG, Smith MA, Gurney JG, eds. *Cancer Incidence and Survival Among Children and Adolescents：United States SEER Program, 1975-1995*. National Cancer Institute：Bethesda, MD；1999.
3) Bleyer WA. The impact of childhood cancer on the United States and the world. *Cancer*. 1990；40：355-367.
4) Schover LR, Brey K, Lichtin A, Lipshultz LI, Jeha S. Knowledge and experience regarding cancer, infertility, and sperm banking in younger male survivors. *J Clin Oncol*. 2002；20(7)：1880-1889.
5) Schover LR, Rybicki LA, Martin BA, Bringelsen KA. Having children after cancer. A

pilot survey of survivors' attitudes and experiences. *Cancer*. 1999 ; 86 (4) : 697-709.
6) Partridge AH, Gelber S, Peppercorn J, et al. Web-based survey of fertility issues in young women with breast cancer. *J Clin Oncol*. 2004 ; 22 (20) : 4174-4183.
7) Son WY, Yoon SH, Yoon HJ, Lee SM, Lim JH. Pregnancy outcome following transfer of human blastocysts vitrified on electron microscopy grids after induced collapse of the blastocoele. *Hum Reprod*. 2003 ; 18 (1) : 137-139.
8) Wang JX, Yap YY, Matthews CD. Frozen-thawed embryo transfer : influence of clinical factors on implantation rate and risk of multiple conception. *Hum Reprod*. 2001 ; 16 (11) : 2316-2319.
9) Senn A, Vozzi C, Chanson A, De Grandi P, Germond M. Prospective randomized study of two cryopreservation policies avoiding embryo selection : the pronucleate stage leads to a higher cumulative delivery rate than the early cleavage stage. *Fertil Steril*. 2000 ; 74 (5) : 946-952.
10) Frederick JL, Ord T, Kettel LM, Stone SC, Balmaceda JP, Asch RH. Successful pregnancy outcome after cryopreservation of all fresh embryos with subsequent transfer into an unstimulated cycle. *Fertil Steril*. 1995 ; 64 (5) : 987-990.
11) Selick CE, Hofmann GE, Albano C, et al. Embryo quality and pregnancy potential of fresh compared with frozen embryos — is freezing detrimental to high quality embryos? *Hum Reprod*. 1995 ; 10 (2) : 392-395.
12) Sonmezer M, Oktay K. Fertility preservation in female patients. *Hum Reprod*. 2004 ; 10 (3) : 251-266 (update) .
13) Society for Assisted Reproductive Technology (SART) . Assisted reproductive technology success rates. National summary and fertility clinic reports. Centers for Disease Control : USA ; 2002.
14) Baysoy A, Serdaroglu H, Jamal H, Karatekeli E, Ozornek H, Attar E. Letrozole versus human menopausal gonadotrophin in women undergoing intrauterine insemination. *Reprod Biomed Online*. 2006 ; 13 : 208-212.
15) Bedaiwy MA, Forman R, Mousa NA, Al Inany HG, Casper RF. Cost-effectiveness of aromatase inhibitor co-treatment for controlled ovarian stimulation. *Hum Reprod*. 2006 ; 21 : 2838-2844.
16) Oktay K, Buyuk E, Davis O, Yermakova I, Veeck L, Rosenwaks Z. Fertility preservation in breast cancer patients : IVF and embryo cryopreservation after ovarian stimulation with tamoxifen. *Hum Reprod*. 2003 ; 18 (1) : 90-95.
17) Oktay K, Buyuk E, Libertella N, Akar M, Rosenwaks Z. Fertility preservation in breast cancer patients : a prospective controlled comparison of ovarian stimulation with tamoxifen and letrozole for embryo cryopreservation. *J Clin Oncol*. 2005 ; 23 (19) : 4259-4261.
18) Oktay K, Hourvitz A, Sahin G, et al. Letrozole reduces estrogen and gonadotropin exposure in women with breast cancer undergoing ovarian stimulation before chemotherapy. *J Clin Endocrinal Metab*. 2006 ; 91 : 3885-3890.

19) Chen C. Pregnancy after human oocyte cryopreservation. *Lancet*. 1986 ; 1 : 884-886.
20) Matson PL, Graefling J, Junk SM, Yovich JL, Edirisinghe WR. Cryopreservation of oocytes and embryos : use of a mouse model to investigate effects upon zona hardness and formulate treatment strategies in an in-vitro fertilization programme. *Hum Reprod*.1997 ; 12 (7) : 1550- 1553.
21) Porcu E, Fabbri R, Seracchioli R, et al. Birth of a healthy female after intracytoplasmic sperm injection of cryopreserved human oocytes. *Fertil Steril*. 1997 ; 68 : 724-726.
22) Polak de Fried E, Notrica J, Rubinstein M, Marazzi A, Gómez Gonzalez M. Pregnancy after human donor oocyte cryopreservation and thawing in association with intracytoplasmic sperm injection in a patient with ovarian failure. *Fertil Steril*. 1998 ; 69 : 555-557.
23) Oktay K, Cil PA, Bang H. Efficiency of oocyte cryopreservation : a metaanalysis. *Fertil Steril*. 2006 ; 86 : 70-80.
24) Mazur P. Equilibrium, quasi-equilibrium, and nonequilibrium freezing of mammalian embryos. *Cell Biophysiol*. 1990 ; 17 : 53.
25) Oktay K, Buyuk E, Rosenwaks Z, Rucinski J. A technique for transplantation of ovarian cortical strips to the forearm. *Fertil Steril*. 2003 ; 80 (1) : 193-198.
26) Blumenfeld Z. Gynaecologic concerns for young women exposed to gonadotoxic chemotherapy. *Curr Opin Obstet Gynecol*. 2003 ; 15 (5) : 359-370.
27) Gosden RG, Baird DT, Wade JC, Webb R. Restoration of fertility to oophorectomised sheep by ovarian autografts stored at −196 degrees C. *Hum Reprod*. 1994 ; 9 : 597-603.
28) Salle B, Demirci B, Franck M, Rudigoz RC, Guerin JF, Lornage J. Normal pregnancies and live births after autograft of frozen-thawed hemi-ovaries into ewes. *Fertil Steril*. 2002 ; 77 : 403-408.
29) Sztein J, Sweet H, Farley J, Mobraaten L. Cryopreservation and orthotopic transplantation of mouse ovaries : new approach in gamete banking. *Biol Reprod*. 1998 ; 58 (4) : 1071-1074.
30) Oktay K, Economos K, Kan M, Rucinski J, Veeck L, Rosenwaks Z. Endocrine function and oocyte retrieval after autologous transplantation of ovarian cortical strips to the forearm. *JAMA*. 2001 ; 286 (12) : 1490-1493 (comment).
31) Oktay K, Buyuk E, Veeck L, et al. Embryo development after heterotopic transplantation of cryopreserved ovarian tissue. *Lancet*. 2004 ; 363 (9412) : 837-840 (comment).
32) Yin H, Wang X, Kim SS, Chen H, Tan SL, Gosden RG. Transplantation of intact rat gonads using vascular anastomosis : effects of cryopreservation, ischaemia and genotype. *Hum Reprod*. 2003 ; 18 (6) : 1165-1172.
33) Jeremias E, Bedaiwy MA, Nelson D, Biscotti CV, Falcone T. Assessment of tissue injury in cryopreserved ovarian tissue. *Fertil Steril*. 2003 ; 79 (3) : 651-653.
34) Bedaiwy MA, Jeremias E, Gurunluoglu R, et al. Restoration of ovarian function after autotransplantation of intact frozen-thawed sheep ovaries with microvascular anasto-

mosis. *Fertil Steril*. 2003 ; 79 (3) : 594-602.
35) Jeremias E, Bedaiwy MA, Gurunluoglu R, Biscotti CV, Siemionow M, Falcone T. Heterotopic autotransplantation of the ovary with microvascular anastomosis : a novel surgical technique. *Fertil Steril*. 2002 ; 77 (6) : 1278-1282.
36) Wang X, Chen H, Win H, et al. Fertility after intact ovary transplantation. *Nature*. 2002 ; 415 (6870) : 385.
37) Bedaiwy MA, Hussein MR, Biscotti C, Falcone T. Cryopreservation of intact human ovary with its vascular pedicle. *Hum Reprod*. 2006 ; 21 : 3258-3269.
38) McCall ML, Keaty EC, Thompson JD. Conservation of ovarian tissue in the treatment of carcinoma of the cervix with radical surgery. *Am J Obstet Gynecol*. 1958 ; 75 : 590-600.
39) Morice P, Castaigne D, Haie-Meder C, et al. Laparoscopic ovarian transposition for pelvic malignancies : indications and functional outcomes. *Fertil Steril*. 1998 ; 70 : 956-960.
40) Bisharah M, Tulandi T. Laparoscopic preservation of ovarian function : an underused procedure. *Am J Obstet Gynecol*. 2003 ; 188 : 367-370.
41) Morice P, Thiam-Ba R, Castaigne D, et al. Fertility results after ovarian transposition for pelvic malignancies treated by external irradiation or brachytherapy. *Hum Reprod*. 1998 ; 13 : 660-663.
42) Glode LM, Robinson J, Gould SF. Protection from cyclophosphamideinduced testicular damage with an analogue of gonadotropin-releasing hormone. *Lancet*. 1981 ; 1 : 1132-1134.
43) Ataya K, Moghissi K. Chemotherapy-induced premature ovarian failure : mechanisms and prevention. *Steroids*. 1989 ; 54 (6) : 607-626.
44) Ataya K, Rao LV, Lawrence E, Kimmel R. Luteinizing hormone-releasing hormone agonist inhibits cyclophosphamide-induced ovarian follicular depletion in rhesus monkeys. *Biol Reprod*. 1995 ; 52 (2) : 365-372.
45) Ataya K, Pydyn E, Ramahi-Ataya A, Orton CG. Is radiation-induced ovarian failure in rhesus monkeys preventable by luteinizing hormonereleasing hormone agonists? Preliminary observations. *J Clin Endocrinol Metab*. 1995 ; 80 (3) : 790-795.
46) Blumenfeld Z, Avivi I, Linn S, Epelbaum R, Ben-Shahar M, Haim N. Prevention of irreversible chemotherapy-induced ovarian damage in young women with lymphoma by a gonadotrophin-releasing hormone agonist in parallel to chemotherapy. *Hum Reprod*. 1996 ; 11 (8) : 1620-1626.
47) Blumenfeld Z, Avivi I, Ritter M, Rowe JM. Preservation of fertility and ovarian function and minimizing chemotherapy-induced gonadotoxicity in young women. *J Soc Gynecol Invest*. 1999 ; 6 (5) : 229-239.
48) Blumenfeld Z, Shapiro D, Shteinberg M, Avivi I, Nahir M. Preservation of fertility and ovarian function and minimizing gonadotoxicity in young women with systemic lupus erythematosus treated by chemotherapy. *Lupus*. 2000 ; 9 (6) : 401-405.

49) Blumenfeld Z, Dann E, Avivi I, et al. Fertility after treatment for Hodgkin's disease. *Ann Oncol.* 2002 ; 13 (suppl 1) : 138-147 (comment).
50) Recchia F, Sica G, De Filippis S, Saggio G, Rosselli M, Rea S. Goserelin as ovarian protection in the adjuvant treatment of premenopausal breast cancer : a phase II pilot study. *Anticancer Drugs.* 2002 ; 13 : 417-424.

■推薦図書

- Lee SJ, Schover LR, Partridge AH, et al. American Society of Clinical Oncology recommendations on fertility preservation in cancer patients. *J Clin Oncol.* 2006 ; 24 (18) : 2917-2931.

30 手術後リンパ浮腫：評価と治療

Postoperative Lymphedema：Evaluation and Treatment

Dalliah Black, MD, FACS

要旨

がんの手術や放射線治療後のいつでもリンパ浮腫（lymphedema）は発症しうる．ほとんどの患者ではリンパ浮腫は軽度で可逆的な腫脹にとどまり，日常機能に中等度から重度の制限をもたらすような深刻な浮腫はほとんどみられない．本章ではリンパ浮腫の治療における評価・予防・治療・最新の研究動向についてレビューする．

リンパ器系とがん治療

がんにおける病期診断は腫瘍の大きさ，所属リンパ節転移，遠隔転移の有無によって決まる．がんが局所で広がっているかどうかを評価するため，特に悪性黒色腫，乳がん，婦人科がんでは手術中にリンパ節が郭清されることが多い．リンパ節は身体全体で1日当たり約2Lの蛋白質を多く含むリンパ液を濾過している．また病原菌をせき止め，それと闘う．腫瘍細胞はリンパ系を通って広がり，また局所のリンパ節にとどまることがある．

外科的なリンパ節切除とリンパ管切断により，リンパ浮腫（リンパ液の異常蓄積による腫脹）が発症しやすくなる．乳がんと悪性黒色腫ではセンチネルリンパ節生検（sentinel lymph node biopsy；SLNB）ががんのリンパ節転移の有

無を検査する標準的な手技となった．SLNBでは所属リンパ節のある部位（腋窩・鼠径・膝窩）から平均1〜3つのリンパ節を摘出する．転移が見つかれば，通常はその所属リンパ節部位に残った10〜25個のリンパ節も摘出する．摘出されるリンパ節の数が増えると，リンパ浮腫になる可能性も増大する．乳がん手術では，上肢のリンパ浮腫の可能性はSLNBでは4〜7％，リンパ節郭清であれば15〜20％である[1]．

放射線治療はがんの局所再発の予防のためにしばしば行われるが，これもリンパ管を傷つけることで損傷を与え，リンパ浮腫を起こすことがある．術後放射線治療を加えることによりリンパ節郭清後のリンパ浮腫の可能性は増加する[2]．

二次性リンパ浮腫の定義と種類

一次性リンパ浮腫とはリンパ管の未発達あるいは数の不足によるものである．この場合の浮腫は通常，出生時または幼少時に現れる．二次性リンパ浮腫とは，手術後または放射線治療後に最もよくみられる，リンパ節郭清またはリンパ管の断裂後のリンパ液貯留による組織の腫脹である[3]．二次性リンパ浮腫は治療後1年以内に起こることもあれば，治療から20年以上経ってから起こることもある．リンパ節は身体全体にあるため，リンパ浮腫は身体のどこにでも起こりうる．最も一般的な場合，リンパ浮腫は治療を受けた部位である腕，脚，体幹部，頸部に腫脹として現れる．二次性リンパ浮腫には次の3タイプがある．(1) 自然に回復する，(2) 自然に回復しない，(3) 象皮病，である．本章では二次性リンパ浮腫とそのがん治療との関連性について論じる．

二次性リンパ浮腫の評価と鑑別診断

二次性リンパ浮腫は術後や放射線治療後にいつでも起こる．医療者と患者の多くは，リンパ浮腫が手術後1〜2年以内に起こらなければ，もう発症しない

表30-1 二次性リンパ浮腫のリスク要因
- リンパ節切除
- 乳がん，悪性黒色腫，婦人科がん
- 形成外科的手術，心臓・肺の手術
- 放射線照射領域
- 肥満患者
- 手術後創傷感染
- 化学療法を受けた患者で生じやすくなるとする，いくつかのエビデンスがある

だろうと考える．治療後にどの患者がリンパ浮腫を起こすかを予測するのは困難である．しかし，リンパ浮腫を発症させるいくつかのリスク因子がある．リスク因子としては，がんの病期診断のためのリンパ節郭清や，リンパ管とリンパ液の灌流を妨げる手術痕がある．リンパ浮腫はどのような種類の手術後にでも起こるが，多いのは乳房や上腕の腫脹に至る乳房腫瘍摘出術，また胸部の腫脹につながる形成外科的手術や心臓・肺の手術がある．あるいは悪性黒色腫の切除とその所属リンパ節郭清により四肢のリンパ浮腫が生じる場合がある．婦人科がんや泌尿器がんとその骨盤リンパ節の郭清後に，生殖器または両下肢に腫脹が生じる場合もある．放射線が腫瘍細胞を殺傷する傍らでリンパ管をも損傷するため，放射線治療はリンパ浮腫発症のリスク因子である．障害されたリンパ管は瘢痕化しリンパ液を灌流させなくなり，照射領域に腫脹を起こす．なお化学療法もリンパ管に有害で，リンパ浮腫の可能性が増すことを示唆するデータがある．肥満であったり手術部位に感染を起こしたりした人もリンパ浮腫の可能性が増える[4]．患者のリスク因子が多ければ，それだけリンパ浮腫の可能性が高くなる（**表30-1**）．

　二次性リンパ浮腫の発生率は様々であり，医療者がリンパ浮腫の症状や徴候について認識していないために治療が遅れることもよくある．早期に治療を始めるためにはまず病歴を詳しく取り，診察を行うことから始める．患者が経験する症状はたくさんある．皮膚の圧迫感，電撃痛，非対称感，片側だけ衣類の着用感がおかしい，皮膚の奥のむずがゆく重苦しい感じなどである．医療者が手術痕に気付くまで，リンパ浮腫の発症を説明できるような手術を受けたことを思い出さない患者もいる．身体所見だけでは正当に評価しにくい軽度のリンパ浮腫の診断には患部の計測が有用である．外来で患部を測定する簡単な方法

は巻き尺で10cmごとに反対側と比較することである．左右差が5〜10%であれば軽度のリンパ浮腫と考えられる．理学療法士のような医療従事者はリンパ浮腫の診断にキャリパー（輪尺）や水置換法を用いることがある[5]．より正確にリンパ浮腫を測定するための新しい研究では，レーザー取り込み写真を用いてコンピュータで測定を行うものもある[6]．

しかし，腫脹していれば必ずリンパ浮腫というわけではない．片側の下肢腫脹の原因として最も多いのは静脈灌流不全である．もうひとつの原因は，深部静脈血栓としても知られる静脈内での血液凝固である．リンパ管の感染症，すなわちリンパ管炎，リンパ液の流れを妨害するがんも片側の腫脹を起こしうる[7]．炎症性疾患やリウマチ性疾患も片側の下肢や関節に腫脹を起こす場合がある．うっ血性心不全と腎不全も全身性の浮腫を呈する場合が多く，通常は一方の下肢に限局されない．静脈ドプラ超音波で静脈中の血栓を評価することができる．胸部X線写真，心臓超音波検査と血流評価はうっ血性心不全，腎不全，炎症性疾患を診断する一助となる．

◆ 症例 30-1

エドナは68歳の女性で，1997年に径6.5cmの右乳がんで受診した．術前化学療法を経て胸筋温存乳房全摘術を受け，残存腫瘍は3cmとなり，摘出した11個のリンパ節のうち5つに腫瘍が広がっていた．手術後，胸壁と腋窩への放射線治療を受け，追加の化学療法も受けた．2002年に彼女は右腕の腫脹に気付いた．識別診断としてはリンパ浮腫と，腋窩に腫瘍が再発して生じたリンパ流のうっ滞，または血栓による静脈閉塞が考えられた．

身体所見では，右腕が柔らくふくれあがり，左腕の太さのほぼ2倍になっていた．右腕の橈骨動脈の拍動は強く，虚血の徴候はなかった．腋窩リンパ節の腫大や触知可能な胸壁の腫瘤は認められなかった．腕のドプラエコーでは静脈中の血栓はみられなかった．

リンパ浮腫の評価と治療のため理学療法が処方された．用手的ドレナージと腕の弾性スリーブでよい結果が得られた．しかし1年後治療をすべて止めてしまうと，浮腫は再発してしまった．

二次性リンパ浮腫の治療

　リンパ浮腫には治療あるのみで，完治はない．最善の治療法は予防であり，もし予防できなければ，早期発見と治療が必要となる．リンパ浮腫治療を専門とする理学療法士や作業療法士が治療の主役となる[8]．理学療法ではリンパ・ドレナージ，すなわち腫脹した部位からそれ以外のリンパ節が正常な領域へリンパ液を用手で軽くマッサージする．まずは，リンパ浮腫の程度に応じて，この治療が週に2〜5回行われる．リンパ液を戻すルートに手術痕がある場合，医療者は超音波装置などを用いて形成された瘢痕を分類する場合がある．腕の弾性スリーブ，体幹ブレース，ACEラップといった圧縮包帯はリンパ液の再貯留を最小化するのに有用であるが，多くの場合，用手リンパ・ドレナージとの併用が必要である．マッサージポンプは療法士の指導のもと，少なくとも週1回の経過観察のうえで行われるべきである．マッサージポンプとは患者自身がリンパ液の流れを戻すために圧をかける方法で，療法士によって近年確立されたものである．体重管理と徹底的なスキンケアもまたリンパ浮腫治療には不可欠である．利尿薬と低蛋白質食はリンパ浮腫の治療には効果はない[5]．

二次性リンパ浮腫の予防

　リンパ浮腫のリスクが高い患者は予防法について知っておくべきである．手術や放射線治療の後に行う簡単な処置について，表30-2にまとめた．

二次性リンパ浮腫に関する研究の動向

　二次性リンパ浮腫に関する最近の研究では，リンパ浮腫の測定・予防・治療に関してより正確な方法を開発することに焦点があてられている．前述のように，レーザー取り込みスキャンがリンパ浮腫を評価する際の四肢測定法の代替

表30-2　治療後のリンパ浮腫の予防処置

Ⅰ．皮膚を感染から守る
　（a）抗菌せっけんを使う．
　（b）腕を保湿ローションで保湿する．
　（c）体毛の処理には電気シェーバーかワックスを使う．かみそりを使う場合は，皮膚の損傷を避けるため鏡を見ながら慎重に行う．
　（d）ペットによる引っかき傷や，虫さされによる傷を避ける．
　（e）庭仕事やゴミ出しの際には，手袋をはめる．
　（f）マニキュアのために外皮をカットすることは避ける．
　（g）切り傷ややけどを負った場合は抗菌せっけんで患部を洗い，抗菌軟膏をつけ，包帯でおおう．抗生物質を服用する必要があるかもしれないので，すぐに医者に連絡する．

Ⅱ．締め付けられる動作を避ける
　（a）腋窩リンパ節郭清術が行われた場合には，その腕での点滴，血圧測定，採血を避ける．
　（b）袖口の窮屈な衣服や宝石を身につけない．

Ⅲ．熱や日焼けに過剰にさらされないようにする
　（a）日焼け止めを使う．
　（b）サウナや熱い湯につかるのは避ける．

Ⅳ．日常生活へ徐々に復帰する
　（a）手術直後は，掃除機をかけるといった腕の力を使う反復的な運動は避ける．
　（b）10ポンド（約4.5kg）より重いものは持ち上げない．
　（c）重いものは反対側の腕で運ぶ．

手段となりうることを見出した研究グループもある[6]．

　腋窩センチネルリンパ節生検はリンパ浮腫のリスクを最小化するための外科技術であり，腋窩のセンチネルリンパ節へ流れるトレーサーを乳房に注射して行う．トレーサーが流れ着いたリンパ節を外科医が識別して切除し，残りのリンパ節は切除せず腋窩に残す．Thompsonと共著者らは，乳房から流れ込むリンパ節と，腕からのリンパ節を区別するため，腕に青い染料を，乳房に放射性トレーサーを注射する技術について報告した．乳房からのリンパ節のみを切除することで上腕の腫脹は起こりにくくなり，またこの技術で乳がんが転移したリンパ節の同定も正確にできた[9]．

　イタリアの外科医たちは，微小血管吻合術を用いて正常なリンパ節を患部である四肢の静脈とリンパ管の間へ移植する技術で，成功例を報告している[10]．この手術には非常に時間がかかり，長期的な効果についてはわかっていない．

したがって米国では現在のところ，リンパ浮腫の一般的な治療の選択肢としてはこの技術は注目されていない．

　リンパ浮腫は手術とがん治療の副作用として珍しいものではない．発症すると，だいたいは軽度に腫脹することになる．現在，がんの所属リンパ節への広がりを評価するため，外科的切除はほとんどの症例で必要とされている．その結果をもってがんの病期診断は正確に行えることになる．つまり，外科的切除は将来的に最良の結果をもたらす治療方針を選択できる一助であり，リンパ浮腫が生じる潜在的リスクをメリットが上回ることになる．健康体重の維持，感染を避けること，あわてず日常生活に徐々に戻ること，早期発見と早期介入によってリンパ浮腫を予防することが，患者がリンパ浮腫のリスクを最小化するための方法である．

■引用文献

1) Langer I, Guller U, Berclaz G, et al. Morbidity of sentinel lymph node biopsy (SLN) alone versus SLN and completion axillary lymph node dissection after breast cancer surgery：a prospective Swiss multicenter study on 659 patients. *Ann Surg*. 2007；245 (3)：452-461.
2) Aitken RJ, Gaze MN, Rodger A, et al. Arm morbidity within a trial of mastectomy and either nodal sample with selective radiotherapy or axillary clearance. *Br J Surg*. 1989；76 (6)：568-571.
3) Moseley AL, Carati CJ, Piller NB. A systematic review of common conservative therapies for arm lymphedema secondary to breast cancer treatment. *Ann Oncol*. 2007；18 (4)：639-646.
4) Soran A, D'Angelo G, Begovic M, et al. Breast cancer-related lymphedema—what are the significant predictors and how they affect the severity of lymphedema? *Breast J*. 2006；12 (6)：536-543.
5) Harris J, Lippman M, Morrow M, et al. *Diseases of the Breast*. 3rd ed. Philadelphia：Lippincott Williams & Wilkins；2004：1453-1463.
6) McKinnon J, Wong V, Temple WJ, et al. Measurement of limb volume：laser scanning versus volume displacement. *J Surg Oncol*. 2007；96 (5)：381-388.
7) Zakaria S, Johnson R, Pockaj BA, Degnim AC. Breast cancer presenting as unilateral arm edema. *J Gen Intern Med*. 2007；22 (5)：675-676.
8) Hamner JB, Fleming MD. Lymphedema therapy reduces the volume of edema and pain in patients with breast cancer. *Ann Surg Oncol*. 2007；14 (6)：1904-1908.
9) Thompson M, Korourian S, Henry-Tillman R, et al. Axillary reverse mapping (ARM)：

a new concept to identify and enhance lymphatic preservation. *Ann Surg Oncol.* 2007 ; 14 (6) : 1890-1895.
10) Campisi C, Eretta C, Pertile D, et al. Microsurgery for treatment of peripheral lymphedema : long-term outcome and future perspectives. *Microsurgery.* 2007 ; 27 (4) : 333-338.

31 結論
Conclusion

Kenneth D. Miller, MD

　1971年にニクソン大統領が米国がん法に署名したとき，がんサバイバーは推定300万人とされていた．今日その数は約1,200万人に及ぶ[1]．2020年までに，男性，女性，子どもを含めて約2,000万人にも達する見込みである[2]．

　自身ががんサバイバーであるFitzhugh Mullan博士は，自らのがんサバイバー遍歴を「段階としての生存期：がんになった医師の回想（Seasons of Survival；Reflections of a Physician with Cancer）」という論文に著している．その中でMullan博士は次のように記している[3]．

> 　生存期とはあるひとつの状態ではなく，多くの面をもっていた．吐き気と抑うつの悲惨な日々があり，治療の真只中に生まれた娘と過ごす有頂天の日々があった．そして毎月行う胸部X線写真への不安をかみしめる日々があった．……がんから生き延びるということは，すべての患者が自分の病気と闘う中で過ごしていく，絶対的に予想可能でありかつ不明確な状態なのだ．

　Mullan博士は生存に3つの期間があると定義した．第1は急性生存期（acute survivorship）．診断の瞬間から初期治療までを含む医学的段階である．第2は延長生存期（extended survivorship）．経過観察の段階であり，快気祝い，不確定性，移行の時期である．第3は恒常的生存期（permanent survivorship）．再発リスクが低く長期生存の可能性が高いと自信が穏やかに形成される（**図31-1**）．

　今日，多くのがんサバイバーが存在し，その数はなお増え続けており，治療の短期的・長期的合併症についても次々に明らかにされてきている．がんが個人に与える医学的影響には，サバイバーの年齢や併存症，診断名，腫瘍の占拠

急性生存期	延長生存期	恒常的生存期
診断・告知 検査・病気診断 治療	最初の治療からの回復 経過観察 検査と再発監視 回復・コーピング・恐怖	がんに対する注目度が低下する 永続性の感覚を取り戻す 医学的、情動的、社会的、その他の晩期性・長期性、の「残滓」に対処する

図31-1　サバイバーシップの期間
〔Miller K, Merry B, Miller J. Seasons of survivorship revisited. *Cancer J.* 2008 Nov-Dec；14 (6)：369-374.〕

していた部位，治療手段（手術・放射線治療・化学療法），治療強度，がん治療から何年経過したか，など多くの要因が関与している．治療強度が高いときその副作用によって起こる二次がん，また，がんサバイバーがより長く生存するようになったことでみられる異時性がん，重複がんも，より直結した課題となってきている（第15章，p.198参照）．

一方，がんの告知とその治療ががんサバイバーに与える心理社会的な影響については，理解が深まってきている．もっともなことだが，再発の恐怖はがんサバイバーに共通してみられ，不安と抑うつが問題となる場合もある．セクシュアリティの問題については，前立腺がん治療を受けた男性の最高90％，乳がんと婦人科がんのサバイバーの少なくとも50％に認められる[4]．結果的に，告知後の人生は体験したことのない情動的な深さと個人的成長に特徴付けられるとサバイバー自身は語ることが多い．がんサバイバーはしばしば「バラの香りをかぐために立ち止まる（＝小さいけれど確かな幸せに対して敏感になる）」のだと話す．

がんサバイバーとは，多様性を増しながら増えつつある集団である．ますます多くのがんサバイバーががんを乗り越え，健康に過ごしている．その一方で，がんが消えた状態でありながら，がんの合併症によって健康，セクシュアリティ，職業，保険加入能力が損なわれ続けるために「がんから自由になれない」人々もいる．そればかりか，以前のがんとその治療に関連するかどうかにかかわらず，やがて「二次がん」を発症してこのサイクルに再度参入する人もいる．増加しているサバイバーのグループとして，進行がんとともに長い期間を生きる人たちや，（慢性骨髄性白血病の患者のための）イマチニブのような分

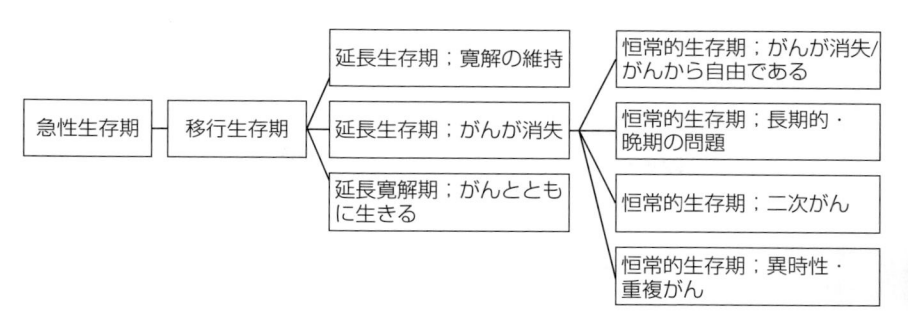

```
急性生存期 → 移行生存期 ┬→ 延長生存期；寛解の維持
                        ├→ 延長生存期；がんが消失 ┬→ 恒常的生存期；がんが消失/がんから自由である
                        └→ 延長寛解期；がんとともに生きる ├→ 恒常的生存期；長期的・晩期の問題
                                                        ├→ 恒常的生存期；二次がん
                                                        └→ 恒常的生存期；異時性・重複がん
```

図31-2 「段階としての生存期」のモデル
〔Miller K, Merry B, Miller J. Seasons of survivorship revisited. *Cancer J*. 2008 Nov-Dec；14（6）：369-374.〕

子標的薬を使用している限りにおいて寛解状態にある人々もいる．

がんサバイバーシップの多様性に鑑みると，これまでの20年間にがんサバイバーシップについて得られた知見を組み入れたよりよい「生存期」モデルが得られる（**図31-2**）．

それぞれのがんサバイバーにとってのサバイバーシップは，多様性に富むものだということに留意すべきである．なぜならサバイバーとは大きな集団であり，その中にいる人々は性別，年齢，文化，社会経済的状況，宗教，家族，教育，その他サバイバーらに影響し彼らを定義付ける様々な要素において，千差万別だからである[5]．がんサバイバーは急性生存期，すなわち診断がなされ治療が始まるまでの期間には共通の経験がいくらかある．急性生存期を越えて生きられない人もいるが，大多数の人々は移行生存期（transitional survivorship）としても知られる，告知と最も強度の高い治療を終えた後に続く経過観察または継続治療の期間に至る．その次に来るのが延長生存期であり，予後のよい，安定した完全な寛解にあるか，継続治療のために寛解状態にあるか，活性化したがんとその合併症とともに生きる様々な患者がいる．最後の恒常的生存期には，ますます多くの人々が至るようになってきている．医学的・情動的にがんの影響から逃れた状態にある人，引き続き過去のがんの「残滓」を抱えて生きる人，二次がんまたは異時性・重複がんに冒されてこのサイクルに再び入る人々がそこにいる[6]．

「段階としての生存期」に対する理解を深めることが重要なのは，それによっ

てわれわれが提供する医療の質を向上できるからである．がん治療による晩期・長期の合併症は早期または継続的介入により改善できる場合があり，それによって患者の長期的健康を向上させられると考えられる．心的外傷後ストレス症候群の根源はおそらく急性生存期に起こっており，その時期に適切な介入を行うことが長期的な順応やコーピングの向上につながる．長期にわたるがんの生存期においては，包括的ながん検診や，運動の継続，分別ある食生活などの健康的ながんサバイバーシップの実践を強調することで，「二次がん」の罹患率や死亡率を減らせるかもしれない．

全米がんサバイバーシップ連合が設立され，診断の瞬間からがんサバイバーシップが始まるとする新しい定義が生まれ，Mullan博士による画期的論文が出た年から，22年が経った．がんの急性生存期を生き延びるチャンスは拡大し，「恒常的サバイバー」の総数も増加した．がんサバイバーが診断後もより長く生きるようになった今，われわれにとって重要な目標は，サバイバーがその期間に最良の生活の質を享受するよう力を尽くすことなのである．

■引用文献

1) National Coalition for Cancer Survivorship（NCCS）：NCCS Charter. Silver Spring, MD：National Coalition for Cancer Survivorship；1986.
2) SEER Cancer Statistics Review, 1975-2005. National Cancer Institute Web site. http://seer.cancer.gov/csr/1975_2005/index.html. Accessed January 27, 2009.
3) Miller K, Merry B, Miller J. Seasons of survivorship revisited. *Cancer J*. 2008 Nov-Dec；14（6）：369-374.
4) Schover LR. Sexuality and fertility after cancer. *Hematol Am Soc Hematol Educ Program*. 2005：523-527.
5) Foley KL, Farmer DF, Petronis VM, et al. A qualitative exploration of the cancer experience among long-term survivors：comparisons by cancer type, ethnicity, gender, and age. *Psycho-Oncol*. 2006；15：248-258.
6) Miller KD. The cancer journal. The journal of principles & practice of oncology. From the guest editor. *Cancer J*. 2008；14（6）：358-360.

訳者あとがき

　医療の環境が根本的に変化するにあわせ，がんサバイバーシップが注目されている．10数年前まで，がん治療は外科病棟の片隅で少数の医師によって担われていた．家父長的な医師がいて，インフォームド・コンセントという言葉はない代わりがん難民という言葉もなかった時代である．近年のがん治療は地域のなかで行われる．がん治療の中心の1つである総合病院では従来の外科，内科に加え，がんを専門に扱う臓器横断的な診療科も登場した．腫瘍内科，放射線治療科，緩和医療科，精神腫瘍科などである．がんサバイバーはこれらの科や施設を移動しながらケアされていく．早期乳がんを例にとると，乳房の腫瘤で近医にかかり総合病院を紹介された患者は，乳腺外科で診断され手術を受ける．そののち腫瘍内科で化学療法が行われ，放射線治療科で放射線治療を受ける．その後，乳腺外科あるいは開業医にて5〜7年間のホルモン療法を受けることになる．その途中に精神科にかかるかもしれないし，リンパ浮腫が生じるとリハビリテーション科で療法士のケアを受けるかもしれない．その間，担当する医療者はそれぞれ別々に存在し，サバイバーは新たに担当となる医師などに毎度自己紹介し，自分自身の希望を伝えていかなくてはならない．一人の医師にすべて委ねられる環境ではもはやないのである．

　がんサバイバーシップのケアのエッセンスは患者（サバイバー）の主体性を引き出し，援助することである．それぞれの診療科と診療科，医療機関から職場・家庭へ移動する際に迷わないようサバイバーの道案内をすること，そして主体性を持って自らの価値観をもとに意思主張できるよう支援することが「がんサバイバーシップ」である．その延長線上に，家族性腫瘍に対する遺伝子検

査や化学療法で生じうる不妊に対するカウンセリング，二次がんの発症監視などが位置づけられることになる．診療科，施設ごとに細切れになったがん治療を患者（サバイバー）の視点でとらえ，結わえ直すことががんサバイバーシップであるといってもよい．

米国で生まれたがんサバイバーシップを当地に根付かせるためには，サバイバーシップの理念を確固たるものにしつつ，本邦の環境に順応させていく必要がある．それぞれの国で，地方で，地域でより個別化されたサバイバーシップが求められているのである．例えば，がん発症に対する感染性要因（B型，C型肝炎ウイルスによる肝細胞がん，ヘリコバクター・ピロリ感染症による胃がんなど）の本邦での推定寄与割合は20％前後であり，欧米に比べ高い．このことより感染症対策も身体活動，食事療法と並んでがん一次・二次予防に求められていると解される．また，就労の問題を考えるとき，労働法は国ごとで大きく異なり，さらに各職場・職種においても考慮するべき事項は異なる．家父長的な医師-患者関係が色濃く残る本邦では，医療者や患者に求められるコミュニケーションのそれぞれの技法は当然に諸外国と異なってくる．残念ながらこういった事柄について本書では触れられていないが，さらなる検討が是非に必要とされている分野である．

今まで医学・医療を中心とした視点でがんとがんサバイバーケアをみてきた．身体，心理の一部はこの視点で語られうるが，がんの心理，社会，霊的（実存的）側面は人文科学的な視点をも持って語られねばならない．すなわち，メタファーとしての「がん（悪性腫瘍）」である．

人びとが「がん」の病名告知を躊躇するのは「この病気が死刑宣告であるからではなく，そこに何かおぞましいものが—不吉なもの，感覚的におぞましく，吐き気のするようなものが感じられるからだ」とソンタグは論じている[1]．「がん」が持つ隠喩である．端的にいえば，「がん」は社会的にも心理的にも人を呪い，殺すのである．がんと診断されて職を失うのも，うつ病に陥りはい上がってこられなくなるのも「がん」の隠喩がそうさせている．ここでいう隠喩とは内田 樹氏のいう「記号化の過剰」すなわち"呪い"[2]である．

記号化の過剰である呪い，あるいは隠喩を解除するためには記号化の逆，いわば「具体的なものの写生」が必要で，それは"祝福"であると内田は論じる．

「世界を単純な記号に還元するのではなく，複雑なそのありようをただ延々と写生し，記述してゆく」ことが祝福である．先に述べた「がん」の呪いを破る前線には医療者がたっているべきで，そのためには「中年の乳がん患者」と記号化してとらえてはならない．「ピアノが好きで仕事で教えてもおられて，子どもさんが高校生で受験の心配もされておられ，夫は会社員だけれど必要なときには側にいてくれて，負けず嫌いだけれど頼れる友人もいる……（方である）」とナラティブに延々とそのひとを描写していくべきなのである．その"祝福"をふまえ行う癒しであるが，対処策を1つひとつ，具体的に詰めていけばよい．がん治療に伴い起こりうる有害事象を予測してともに備えつつ，それが起こらないことを祈る．そういった医療の現場で本書が役立てられれば訳者冥利に尽きるといえる．

　本書の出版に際し，訳出の機会を与えてくださった医学書院編集部の安藤恵さんに，また一語一語原文と照らし合わせ拙い訳文を確認・訂正してくださった同じく編集部の志澤真理子さんに感謝します．使命感に燃えるのはよいが，そのぶん無愛想になった私を家庭でおおらかに見守ってくれた妻と息子たちにありがとう．

　2012年4月

金　容壱

1　スーザン・ソンタグ（著），富山太佳夫（訳）：隠喩としての病い．みすず書房，1982
2　内田　樹：呪いの時代．新潮社，2011

索引

和文

あ

アクチノマイシン　284
アクティブな患者（Patient Active Concept）30, 160
アザチオプリン　241
アシクロビル　312
アスペルギルス　312
アゾール系抗真菌薬　335
アディポサイトカイン　175, 179
アディポネクチン　175, 179
アテローム性動脈硬化症　307
アドリアマイシン（adriamycin）
　　　85, 201, 225, 226, 266
アナストロゾール　321, 373
アバスチン　268
アミトリプチリン　314, 316
アミノグリコシド　327
アムホテリシンB　327, 335
アルキル化薬
　　　67, 85, 89, 200, 225, 239, 240, 284
　──，肺がん発症　203
　──と性腺毒性　389
アルコール摂取　191
アルドステロン　355
アレムツズマブ　268
アロディニア（異痛症）　313
アロプリノール　328, 370
アロマターゼ阻害薬　89, 363, 391
アンギオテンシンⅡ受容体遮断薬
　　　275
アンギオテンシン変換酵素阻害薬
　　　268, 275
アントラサイクリン　264, 266
　──心障害の発症リスク　267
アンドロゲン　355
亜全リンパ節照射（subtotal nodal irradiation ; STNI）　219, 222
愛着関係　138
赤身の肉　191
悪性黒色腫　372
　──，精巣がんサバイバー　205
悪性黒色腫関連網膜症（melanoma-associated retinopathy ; MAR）　342

い

イコサペンタエン酸　187
イダルビシン　240
イホスファミド　325, 359
　──による副作用　311
イホマイド　85
イマチニブ　410
インスリン，乳がん　177
インスリン様成長因子Ⅰ（IGF-Ⅰ）
　　　177
インターフェロンα　311, 371
インターフェロンγ　371
インターロイキン2　311
インターロイキン6　179
インフォームド・コンセント
　──，遺伝カウンセリング　118
　──，小児患者の妊孕性　70

インフルエンザ菌　312
医学的影響　10
医師の健康研究Ⅱ（Physicians' Health Study；PHS）　194
胃がん，植物性食品　188
胃の放射線障害　297
異時性がん（second malignancy）　5, 410
異痛症　313
移行生存期（transitional survivorship）　411
移植後リンパ球増殖性障害（posttransplant lymphoproliferative disorder；PTLD）　312
移植片対宿主病（graft versus host disease；GVHD）　300, 312, 315, 340
　──，骨髄移植　340
意思決定プロセス　105
意思決定を助けるための記入フォーム　108
意味付け（meaning-making）　43
遺伝カウンセリング（genetic counseling）　112, 117
　──，親ががんサバイバーである子どもの　142
遺伝子組換え型成長ホルモン　361
遺伝子検査（genetic testing）　112
遺伝性出血性毛細血管拡張症（hereditary hemorrhagic telangiectasia；HHT）　114
遺伝性腫瘍症候群　117
遺伝性非ポリポーシス大腸癌（hereditary nonpolyposis colo-rectal cancer；HNPCC）　116
　── 症候群　122
痛み　24
一次性甲状腺機能障害　362
一次性リンパ浮腫　402
咽頭がん，植物性食品　188

う

ウイルス性日和見感染症　335
ウェル・ビーイング
　──，介護者の　160, 162, 166
　──，患者の　158
ウェルネス・コミュニティ（The Wellness Community；TWC）　28, 29, 155
ウェルネス・コミュニティ・オンライン（The Wellness Community Online）　28, 31, 155, 162
ウェルネス・コミュニティ・モデル　33
ウルソジオール　301
うっ血性心不全　266
運動　24
運動療法　22

え

エストラジオール　177, 391
エストロゲン　175, 178
エストロン　177
エトポシド（etoposide）　201, 205, 241, 243, 309, 315
エピルビシン（epirubicin）　228
エリスロポイエチン　385
　── 産生低下　329
永続的無精子症　86
栄養　183
腋窩リンパ節郭清　305
延長生存期（extended survivorship）　409
炎症性筋疾患　315
援助希求行動，性的機能障害についての　60

お

オキサリプラチン　314
オンコビン（oncovin）　201, 224

オンマイヤ（Ommaya）リザーバー 304, 312
オンラインでの介護者サポート 162
オンライン支援グループ 31, 162
── , 介護者 155, 162
欧州がん研究治療機関（European Organization for Research and Treatment of Cancer；EORTC） 228
黄疸 300
親
── が直面する課題 135
── としてのがんサバイバー 132
── になる 91
── の死 144
── の身体的な変化 139
親ガイダンス 135
温度覚 313

か

カウデン（Cowden）病 116, 117
カウンセリング 57
カップル・カウンセリング 58, 92
カペシタビン 309, 370
カルシウム・ポリープ予防研究（Calcium Polyp Prevention Study） 192
カルシトリオール産生低下 329
カルボプラチン 85, 325
カルムスチン 304
カルモフール 309
カロチンとレチノール有効性試験（Carotene and Retinol Efficacy Trial；CARET） 194
カンジダ 312, 335
カンジダ症 297
ガードナー症候群（Gardner syndrome） 343
ガバペンチン 314, 316, 371
ガラス化保護法（vitrification） 392

ガンシクロビル 312, 335
がんサバイバー（cancer survivor，がん生存者） 2
── , 親としての 132
── の総数 7
── の定義 2, 17
がんサバイバーシップ（Cancer Survivorship） 2
── , 新しい定義 412
がんサバイバーシップ室 54
がん遺伝カウンセリング 112, **117**
がん感受性遺伝子 113
がん関連網膜症（cancer-associated retinopathy；CAR） 342
がん告知 156
── , 子どもに対する親の 135
── に順応する過程 36
がん診断後に身体活動を増やす 180
がん専門看護師 6
がん登録プログラム〔SEER（Surveillance, Epidemiology, and End Results）Program〕 11, 198, 199, 209
がんとその治療の影響 10
がんを知らせるタイミング 136
下垂体 359
下垂体機能障害 361
下垂体機能低下症 359
化学予防 122
化学療法後リウマチ 367, 368
化学療法
── と心血管疾患 266
── による眼症状 336
── による神経障害 308
── による短期的肺障害 284
── による聴力障害 351
── 誘発性の神経認知的障害 379
化学療法薬剤，腎障害の原因 325
加工肉 191
可逆性後頭葉白質脳症症候群（reversible posterior

leukoencephalopathy syndrome) 309, 312
家系図の抽出 113
家族（family） 154
── , 意思決定プロセス 107
── の知る資格 136
家族性腫瘍 115
── のリスク・アセスメント 113
家族性腺腫様ポリープ症 343
家族性大腸腺腫症（familial adenomatous polyposis；FAP） 117, 125
家族力動 135
家族歴 113
顆粒球コロニー刺激因子（G-CSF） 240, 371
顆粒球マクロファージコロニー刺激因子（GM-CSF） 240
画像誘導放射線治療 234
介護 154
── の過酷さ 167
介護者（caregiver） 155
── , がん患者の 137
── とがん患者の間での類似点 159
── のバーンアウト 161
── の負担 156
── の役割 158
介護者支援グループ 155
── , オンライン 155, 162
回腸直腸吻合術 124
回転性めまい 353
回避 34, 38, 49, 105
回復力（レジリエンス） 14, 21
── , 子どもの 134
外因性エストロゲンの使用 178
外傷後ストレス（post-traumatic stress） 5
外照射での放射線治療, 前立腺がん 100

外側卵巣転位術 90
角膜炎 335
角膜上皮症 341
拡散テンソル画像, 線維トラクトグラフィによる 305
拡大照射野放射線治療（extended field radiotherapy） 221
顎骨壊死 372
顎骨嚢胞 117
葛藤解決 50
肝細胞がん（肝がん）, アルコール 191
肝障害, がんサバイバー 295
肝生検 300, 301
肝臓
── , 急性 GVHD 300
── の放射線障害 299
── への鉄沈着 301
肝中心静脈閉塞症（veno-occlusive disease；VOD） 301
乾性角結膜炎 340
患者権利擁護団体 82
患者の選択重視の（preference-sensitive）決定 105
寛解中, 親であるがんサバイバーの 142
感音性聴力障害 314
感音難聴 349
感情の開示, 書くことによる 49
関節痛 367
関節リウマチ 367, 368
緩慢凍結法（slow cooling） 392
含浸ウエーハ 304
眼萎縮 340
眼窩筋炎 309
眼球突出 332
眼症状 330
── , 化学療法による 336
── , 骨髄移植による 340
── , 白血病の 332
── , 放射線治療による 339

―――，リンパ腫の 332
眼転移，がんの 331
眼内腫瘍 331

き

キサンチン 327
キャリパー（輪尺） 404
ギラン・バレー症候群（GBS） 315
きょうだい 154
気分障害 22
希望の喪失 156
機能的MRI 305
偽脳腫瘍（pseudotumor cerebri） 309
偽膜性腸炎 298
喫煙 191, 208
―――，ホジキン病サバイバーの治療関連肺がんリスク 204
―――，若いホジキン病患者 234
急性腎障害 321, 322, 328
急性生存期（acute survivorship） 409
急性脳症 309
急性肺臓炎 290
急性白血病 87, 309
急性放射線障害，食道の 297
魚油 187
胸膜腫瘍，前立腺がん後の 210
強度変調放射線療法（IMRT） 209, 211, 234
強皮症 367
教育の好機 5, 7, 14
教訓，がんサバイバーから得られる 13
境界悪性卵巣腫瘍 88
筋骨格系障害 369
筋障害 313
筋肉痛 367
筋膜炎 315
筋無力症様症候群 315
禁煙カウンセリング 274

く

クッシング様顔貌 315
クリプトコッカス・ネオフォルマンス 312
クレアチニン・クリアランス 322
クロストリジウム・ディフィシル 298
―――感染症 300
クロラムブシル 299
グリーソン・スコア（Gleason score） 56
グループ・カウンセリング 58, 92
苦悩 36, 37, 105
果物 188

け

ケア・モデル，小児がん長期サバイバーへの 252
ケモフォグ（chemofog） 378, 379
ケモブレイン（chemobrain） 14, 378, 379
ゲフィチニブ 284
ゲムシタビン 325
経過観察，前立腺がん 101, 104
経口避妊薬，卵巣がん 123
頸動脈内膜剥離術 307
頸部郭清術 305
血液・腫瘍内科医とのコミュニケーション 90
血液脳関門 383
血管炎 367
血管新生 179
血管性脳浮腫 306
血管透過性 272
血管肉腫，乳がん後の 208
血漿カロチノイド 188
血小板凝集抑制薬 307
血清クレアチニン値 322
血栓溶解薬 301
結核菌 312

結合組織疾患　369
結腸・直腸がん　193
　　──，前立腺がん後の　210
結腸・直腸がんリスク，繊維摂取量
　　　　　　　　　　　　　　189
結膜炎　335, 342
月経　89
月経周期　178
倦怠感　22, 23
健康管理，長期的な　112
健康体重の維持，がん予防　185
健康保険，小児がんを経た成人サバイ
　　バーの　251
健康保険の差別的待遇　125
原始卵胞　393
原発性中枢神経血管炎　312
原発性脳腫瘍　311
原発性腹膜がん　122
原発性卵巣機能不全（POF）　359

こ

コーピング・スキル訓練　50
コーピング・スキルの向上　44
コーピング・スタイル　25
コシントロピン（合成ACTH）負荷試
　　験　356
コデイン　368
コバルト照射　210
コミュニケーション
　　──，医師と患者の　195
　　──，親であるがんサバイバーの　149
　　──，がんである親とその子どもの
　　　　　　　　　　　　　　139
コミュニティ・センター　141
コルチコステロイド　306
コルチコトロピン放出ホルモン（CRH）
　　　　　　　　　　　　　　356
コルチゾール　355
コルヒチン　370
コントロールの喪失　156

ゴーリン（Gorlin）症候群　117
子育て（parenting）　132
子ども　132, 154
　　──，親ががんである　132
　　──とのコミュニケーション　149
　　──に対する親のがん告知　135
　　──の回復力（レジリエンス）　134
　　──の気質　134, 140, 149
　　──の行動，親ががんの　140
　　──のことについて尋ねる　148
　　──の発達段階　134, 140, 149
　　──の反応　139
　　──への死の説明　145
　　──への第三者による支援　141
呼吸同期照射法　234
固形腫瘍　200
　　──，横隔膜下の　205
　　──，化学療法後の　239
　　──，精巣がんサバイバー　205
　　──，放射線照射量　225
　　──，ホジキン病後　201
固有受容感覚障害（深部覚障害）　313
個人的資源　44
個人的セラピー　39
個人の世界観　37
雇用　42
　　──，小児がんを経た成人サバイバー
　　の　251
口腔がん，植物性食品　188
甲状腺　362
　　──の制御，下垂体による　360
甲状腺機能亢進症　362
甲状腺機能障害　362
甲状腺機能低下症　362
甲状腺刺激ホルモン（TSH）　360, 362
甲状腺刺激ホルモン放出ホルモン
　　（TRH）　360, 362
甲状腺髄様がん　116
交絡因子（confounding factors）
　　　　　　　　　　　　　211, 230

光視症　343
行動療法アプローチ，認知機能障害
　　　　385
抗核抗体　371
抗菌薬，腎障害の原因　327
抗てんかん薬　310
抗ミューラー管ホルモン（AMH）89
抗利尿ホルモン不適合分泌症候群
　（SIADH）361
更年期障害の減少　62
拘束型心筋症　270
後悔，治療方針決定後　106
後嚢下白内障　338
恒常的生存期（permanent
　survivorship）409
高インスリン血症，アディポサイトカ
　イン　179
高音域聴覚障害　306
高カリウム血症　327
高血圧　274
高次医療機関　32
高脂血症　274
高用量シクロホスファミド　268
喉頭がん，植物性食品　188
喉頭神経麻痺　305
硬膜下出血，化学療法後　309
鉱質コルチコイド　355
告知→がん告知
国際勃起機能スコア（International
　Index of Erectile Function；IIEF）
　　　　77
黒色腫，MAR 患者　343
心の準備，子どもの　139, 146
骨壊死　367, 372
骨塩減少　373
骨髄移植による眼症状　340
骨髄・幹細胞移植による合併症
　　　　312, 315
骨粗鬆症　363, 367, 373
骨量低下　363

困難な時期の子育て（Parenting At a
　Challenging Time；PACT）プログ
　ラム　135

さ

サーモンパッチ（salmon patch）332
サイトメガロウイルス（CMV）
　　　　312, 335
 ── 感染症　300
 ── 脳炎　312
 ── 網膜炎　335
サバイバー・コミュニティ　253
サバイバーシップ　2
 ── におけるケア計画　255-257
 ── の期間　3, 410
サバイバーシップ・ケア・プラン　25
サプリメント，がん予防のための
　　　　192
サリドマイド　314, 316
左心室機能測定法　267
作業療法士　405
再発，親であるがんサバイバーの　143
細菌過剰繁殖（bacterial overgrowth）
　　　　298, 299, 303
細菌性眼内炎　334
細菌性髄膜炎　311
細胞傷害性抗がん薬　239, 282
在宅ホスピス，親であるがんサバイ
　バーの　147
三次がん　5
酸化ストレス　179

し

シード線源　100
 ── 移植　210
 ── 永久挿入治療，前立腺がん　101
シアリス　57
シクロスポリン　241, 312, 369
シクロホスファミド
　（cyclophosphamide）85, 201, 208,

240, 241, 284, 316, 325, 358, 359, 368, 373, 389
シスプラチン
　　　85, 205, 309, 314, 325, 351, 370
シタラビン（Ara-C）240, 284, 315
──による副作用　310
シャルコー・マリー・トゥース病
　　　　　　　　　　　　　313
シルデナフィル　75
シングルファーザー　137
シングルマザー　137, 146
ジアゼパム　353
ジレンマ　145
子宮頸部切除術　90
子宮内膜がん　206
──，タモキシフェン関連の　207
支援グループ　23, **28**, 150
──，介護者のための　155
支援ネットワーク，親ががんである家族の　138
支持的-表現療法　35
糸状角膜症　341
知る資格，家族の　136
視床下部　306
視神経乳頭浮腫　340
視神経浮腫　333
視力喪失　307, 309
歯科検診　372
歯科的異常　117
嗜眠症候群　306
耳音響放射（otoacoustic emission；OAE）検査　352
耳管　350
耳管機能障害　350
耳硬化症　349
自虐的行動　25
自己効力感　15
自己統制感　25
自己評価　15
自助グループ　23

自律神経失調症　313
失語症　305
実存的影響　12
社会的支援　38
社会的資源　44
社会的相互行為　38
社会的引きこもり　74
若年発症型乳がん　119
手術による神経障害　304
腫瘍随伴性眼障害　342
腫瘍専門医　389
腫瘍崩壊症候群　327, 367, 369
終末期，親であるがんサバイバーの
　　　　　　　　　　　　　144
就労，がん患者と介護者　160
集学的治療　226
重症筋無力症　315
出産　178
純音オージオグラム　352
順応　37
準備（プレパレーション），心の　139
──，子どもの心の　146
初潮　178
女性の健康な食と生活研究（Women's Healthy Eating and Living Study；WHEL）　174, 188
除細動器　273
小血管の石灰化　306
小細胞肺がん　342
小線源治療，前立腺がん　100
小線源治療の副作用　103
小腸の放射線障害　298
小児がんサバイバー　249
──，化学療法の認知への影響　382
──，乳がん検診　291
──，肺線維症　291
──における二次がん　200
小児がんサバイバー研究（Childhood Cancer Survivor Study；CCSS）
　　　　　　　　　　　　　249

小児がんセンター　253
小児ホジキン病　223, 242
小脳腫瘍　305
小分子阻害薬　282
消化管障害，がんサバイバー　295
硝子体　332
硝子体生検　332
上皮性悪性腫瘍　191
情動表現　50
情報格差，患者と医療者の　74
食事　183
　── と活動のガイドライン　185
食事ガイドライン，米国人のための
　　　　　　　　　　　　188
食事内容の改善，乳がん　174
食道がん，植物性食品　188
食道の急性放射線障害　297
食物繊維　189
心RIアンギオグラフィー　267
心エコー検査　267
心駆出率　268
心臓血管疾患　265
心臓への長期的影響，がん治療による
　　　　　　　　　　　　264
心的外傷　3
心的外傷後ストレス障害　42
心的外傷後ストレス症候群　28, 412
心的外傷後成長（post-traumatic growth；PTG）　43
心的外傷後成長尺度（Posttraumatic Growth Inventory；PTGI）　45
心内膜心筋生検　267
心嚢水　272
心不全　266, 268
心理教育的プログラム　39
心理士　6
心理社会的影響　12
心理社会的「後遺症」　12
身体活動と乳がん　172, 186
身体活動を増やす，がん診断後　180

侵入思考　**34**, 38, 42
神経壊死，放射線による　306
神経膠腫　307
神経障害，がん治療による　304
神経痛性筋萎縮症　307
神経毒性　304
浸透圧利尿薬　306
真陰性（true negative）　120, 121
真菌感染症　297
真菌性眼内炎　335
進行性多巣性白質脳症　312
滲出性中耳炎　349, 350
親戚　138
腎障害（kidney concerns）　321
　──，腫瘍崩壊関連の　327
　── の原因　324
腎臓専門医　324

す

スター・キャンペーン（Star Campaign）
　　　　　　　　　　　　168
ステロイド・ホルモン　177, 355
ステロイド薬　338
ステント留置　307
ストレス，介護の　155
ストレス関連成長（stress-related growth）　43
ストレッサー，介護者の　157
ストレッサー，がん患者の　156
スラミン　315
水痘帯状疱疹ウイルス　312
水疱性眼瞼発疹　335
睡眠障害　22, 23
髄液循環異常，化学療法後　309
髄腔内メトトレキサートによる副作用
　　　　　　　　　　　　310
髄膜炎，化学療法後　309
髄膜腫　307

せ

セカンド・オピニオン　107
セクシュアリティ　61, 70, 410
——，がん後の　54
——，男性　66
——と妊孕性　70
セレニウム　193
センチネルリンパ節生検（sentinel lymph node biopsy；SLNB）　305, 401
世界がん研究基金　188, 191
正常圧水頭症　309
正の寄与尺度（Positive Contributions Scale；PCS）　45
生活の質，クオリティ・オブ・ライフ（quality of life；QOL）　7, 21, 97
生殖介助術（assisted reproductive technology；ART）　390
「生存期」モデル　411
生物学的（反応）修飾物質（biological response modifier；BRM）　283
生物心理社会的治療モデル　24
生命保険差別のリスク　125
成人サバイバー，小児がんを経た　249
成長ホルモンの制御，下垂体による　360
声帯麻痺　305
性機能　74
性機能障害，前立腺がん　101
性ステロイド　358
性腺機能障害　357, 359
性腺機能低下症　373
性腺刺激ホルモン　358
性腺刺激ホルモン放出ホルモン（GnRH）アナログ　373
性腺刺激ホルモン放出ホルモン・アゴニスト（GnRHa）　71
——の併用療法　395
性腺保護　71
性的愛情表現　75
性的問題　54
——，がん関連の　55
性ホルモン　358
——，乳がん　177
精子　390
——の冷凍保存　71, 73, 86
精子減少症　69
精子バンク　87, 389
精神医学的症状　310
精製穀類　189
精巣がん　67, 84
——，妊孕性　69
——サバイバーとボディ・イメージ　74
——と化学療法関連悪性腫瘍　243
——と「二次がん」　205
脊柱管狭窄症　316
脊柱後弯症　372
脊柱側弯症　372
積極的治療，親であるがんサバイバーの　137
腺腫性ポリープ　190
線維筋痛症　367
線維筋痛様症候群　371
線維性角膜症　342
選択バイアス（selection bias）　211
繊維-大腸がん研究（European Prospective Investigation into Cancer and Nutrition；EPIC）　189
全身性硬化症（強皮症）　367, 370
全脳照射　310
全米がんサバイバーシップ連合（National Coalition for Cancer Survivorship）　2
全卵巣の冷凍保存　394
全粒穀類　189
前駆B細胞性急性リンパ芽球性白血病　316
前庭器官への損傷　348

前庭疾患　349
前庭トレーニング（vestibular exercise）　353
前立腺がん　74, 85, **97**, 193
　——, QOL　97
　——, 性的問題　54
　——, 肥満　186
　—— 患者の副作用　101
　—— サバイバー　56, 302
　—— 治療方針決定, 初期　105
　—— と「二次がん」　209
前立腺摘出手術　99
　——, QOL　101
前立腺特異抗原（PSA）　101

そ

ソーシャル・ワーカー　6, 150
ゾレンドロネート　321, 326
訴訟　76
早期乳がん　207
早発閉経　373
相対危険度（RR）　186
造影剤腎症　326
造血幹細胞移植（hematopoetic cell transplantation；HCT）　241, 372
造血器悪性腫瘍の合併症　301
象皮病　402
臓器移植　241
側頭骨　347
　—— 疾患　350
続発性悪性腫瘍, 異時性の　11

た

タイケルブ　265
タキサン　284, 314
タクロリムス　312
タダラフィル　57
タモキシフェン
　　89, 122, 206, 207, 369, 371, 373, 391
ダウノルビシン　250, 264, 316

ダカルバジン（dacarbazine）
　　85, 201, 225
多剤併用化学療法　308
多発筋炎　315
多発性炎症性白質脳症　311
多発性内分泌腫瘍症候群　125
代謝拮抗薬　284
代謝血流画像検査　307
体外受精（in vitro fertilization；IVF）
　　86, 390
体格指数（body mass index；BMI）
　　176
　——, アディポサイトカイン　179
体幹ブレース　405
体脂肪, 乳がん　176
体重コントロール, 乳がん　176
対面支援グループ　39
帯状疱疹ウイルス（HZV）　308, 335
大細胞型B細胞非ホジキンリンパ腫, 眼症状　332
大腿骨頭壊死のリスク因子　373
大腸炎　298
大腸がん　8
　——, 性的問題　54
　——, 肥満　186
　——, 野菜と果物の摂取　188
　—— サバイバー　114
大腸がんリスク　189
　——, 赤身の肉・加工肉摂取　191
大動脈逆流症　273
代理母　91
第1度近親（first-degree relative）
　　121
脱毛, 外照射放射線治療　103
単純ヘルペスウイルス（HSV）　312, 335
男性性的健康尺度（Sexual Health Inventory for Men；SHIM）　78
弾性スリーブ　404, 405

ち

チェリーレッド・スポット（cherry-red spot） 334
チュブリン 314
チロシンキナーゼ 268
地域のがんケア 32
地域のリソース 141
地域密着型支援 32
治療関連悪性腫瘍（therapy-related cancer） 239, 240
治療関連白血病のリスク 244
治療強度 410
治療計画 112
治療方針決定と後悔 106
知識，男性の手術後の適応 105
遅発性合併症 306
遅発性白質脳症 317
遅発性メトトレキサート関連白質脳症 316
中間エンドポイント（intermediate endpoint） 174
中耳，放射線治療 306
中心性視力喪失 343
中枢神経（central nervous system；CNS） 304
―― の精密検査 332
中枢神経細胞腫 306
中枢性性腺機能低下 359
注入時反応（infusion reaction） 268
長期経過観察の指針，COG の 254, 256
重複がん（second malignancy） 205, 410
――，続発性の 5, 220
――，放射線に関連する 220
聴覚障害 347
聴力障害 349
聴力低下 306, 348
直腸炎 103

つ

つらさの寒暖計（distress thermometer） 164
痛覚 313
痛風 367
痛風性関節炎 369

て

テタニー 328
デキサメサゾン 356, 363
デクスラゾキサン 275
デブリドマン 342, 350
デルマトーム 308
手足症候群 367, 370
低エネルギー放射線，小線源治療 103
定位放射線照射 234, 306
転倒 349
伝音難聴 349, 350
電気眼振検査 353
電撃痛 403

と

トキソプラズマ原虫 312
トポイソメラーゼ 240
トポイソメラーゼⅡ阻害作用 264
トポイソメラーゼⅡ阻害薬 239, 240, 243
トラウマ的経験 42
トラスツズマブ 240, 264, 266
トランス脂肪酸 187
トリプル・ネガティブの乳がん 117
トロポニン濃度 275
ドキシル 275
ドキソルビシン 240, 241, 242, 250, 264, 266, 373
ドコサヘキサエン酸 187
ドセタキセル 314
ドブタミン負荷ストレス検査 267

ドライ・アイ　339, 340
投与強度（dose-intensity）　209, 244
疼痛　22
糖質コルチコイド　310, 315, 355
糖質ステロイド　338
糖尿病　274, 313, 314
頭蓋内圧亢進（症状）　306, 333
頭部白癬　307
同化　37
同種幹細胞移植（allogeneic stem cell transplantations；ASCTs）　312
動機付けられた幻想　46
独ホジキンリンパ腫研究グループ（German Hodgkin's Lymphoma Study Group；GHSG）　228

な

ナチュラルキラー細胞（NK細胞）　179
内因性抗酸化物質　267
内因性真菌感染症　335
内耳，放射線治療　306
内臓脂肪量，アディポサイトカイン　179
内分泌疾患緊急症　357
内分泌障害　306, 355
内分泌専門医　360
軟部肉腫，妊孕性　69

に

ニトロソウレア（化合物）　284, 309, 325
―― に関連する肺障害　288
二次がん（second canser, second malignancy）　5, 11, 239, 240, 410
――，小児がんサバイバーにおける　200
――，ホジキン病後の　219, 242
――，薬剤と　241
―― の相対危険度　246
「二次がん」（secondary cancers）　198, 240, 410

――，親であるがんサバイバーの　143
――，精巣がん　205
――，前立腺がん　209
――，乳がん　206
――，ホジキン病　200
―― の影響を軽減させるための重要な戦略　212
―― 発症の主たる病因　199
二次性甲状腺機能障害　362
二次性鉄過剰　301
二次性白血病，精巣がんサバイバー　205
二次性白血病，ホジキン病患者　200
二次性副甲状腺機能亢進症　329
二次性副腎機能不全　357
二次性リンパ浮腫　402
―― のリスク要因　403
二次直腸がんリスク　210
肉腫　208
――，前立腺がん後の　210
乳がん（breast cancer）　172
――，アルコール　192
――，化学療法後リウマチ　368
――，下垂体　359
――，果物・野菜摂取　189
――，食事内容の改善　174
――，性的問題　54
――，対側の　206
――，肥満　186
―― 患者，認知障害　381
―― 後の血管肉腫　208
―― 後の白血病のリスク　208
―― サバイバー　367, 404
―― と化学療法関連悪性腫瘍　244
―― と身体活動　172, 186
―― と「二次がん」　206
乳がんリスク　203
――，閉経後女性の　177
――，ホジキン病の放射線療法後の　231

乳糖呼気検査　299, 303
乳頭周囲出血　333
乳房温存療法　207
　――　後の放射線療法　208
乳房照射，部分的な　209
乳房切除後の放射線治療　207
尿意切迫　103
尿崩症（DI）　361
尿漏れ，前立腺がん　102
妊娠中のがん治療　82
妊孕性　3, 42, 66, 82, 358
　――，ABVD療法　225
　――，女性　88
　――，男性　85
妊孕性温存，男性　69
　――　に関連する方法　70
妊孕性保護（fertility preservation）
　　　　388
認知機能障害（cognitive dysfunction）
　　　　378
認知行動的ストレス・マネジメント
　　　　49
認知行動療法　22, 24, 25
認知的統合　37
認定がん運動訓練士　180

ね・の

ネフロン　325
ノカルジア　312
脳下垂体　306
脳出血，化学療法後　309
脳障害，化学療法による　308
脳卒中　305
脳卒中様白質脳症（delayed leukoencephalopathy with stroke-like presentation；DLEPS）　309
望まない孤独　156

は

ハーセプチン　264

バーンアウト，燃え尽き（burnout）
　　　　161
バイセクシュアル　61
バソプレシンの制御，下垂体による
　　　　361
パーソネージ・ターナー（Parsonage-Turner）症候群　307
パートナー　154
　――，セクシュアリティ　62
パクリタキセル　314, 371
パミドロネート　326
肺炎球菌　312
肺がん　193
　――，下垂体　359
　――，ホジキン病後　202
肺がんリスク，果物の摂取　188
肺障害，がんサバイバーにおける
　　　　282
肺生検　283
肺線維症　284, 370, 371
　――，放射線による　290
胚細胞腫　285, 306
胚の冷凍保存　390
配偶者　154
排尿障害，前立腺がん　101
排便障害，前立腺がん　102
排卵誘発　390
排卵誘発薬　88, 89
敗血症　327
白内障　338
白金化合物　325
　――，聴力障害と　351
　――　の耳毒性　351
白金系抗がん薬　89
白金製剤　85, 314
白血病　86
　――，化学療法後　239
　――，精巣がん後　205
　――，乳がん後　206, 208
　――，妊孕性　69

── 患者，全脳照射を受けた　307
　　　── の眼症状　332
　　　── の小児　381
白血病リスク，ホジキン病患者　200
発がん(initiation)，放射線治療による
　　　　　　　　　　　　　　202
発がん性物質への曝露　247
発症監視　122
発症監視法
　　　──，HNPCC 変異保因者　124
　　　──，子宮内膜がん　124
晩期毒性　219
　　　──，小児がんサバイバー　252
　　　──，心臓への　265
晩期毒性研究グループ（Late Effects
　　Study Group）　230

ひ

ヒト閉経ゴナドトロピン　394
ヒト・ヘルペスウイルス 6　312
ヒドロコルチゾン　356
ビスホスフォネート　325, 372
ビタミン C　194
ビタミン D　194
ビタミン E　193
ビンカアルカロイド，聴力障害と
　　　　　　　　　　　　　　352
ビンクリスチン　313, 316, 370
　　　── 神経毒性　314
ビンブラスチン（vinblastine）
　　　　　　　85, 201, 225, 228, 370
ピア・カウンセリング　58, 62, 92
日和見感染症　311, 334
皮膚がん　193
皮膚筋炎　315
皮膚血管肉腫，乳房の　208
皮膚知覚帯　308
否認　105
肥満，乳がん　176
肥満予防　186

非対称感　403
非ホジキンリンパ腫（non-Hodgkin
　　lymphoma；NHL）　201
　　　──，化学療法後の　239
飛蚊症　334, 335
病理診断書　113

ふ

ファシリテート　155
ファシリテイター　164
ファンコーニ（Fanconi）貧血　114
フォン ヒッペル・リンダウ
　　（von Hippel-Lindau）症候群　125
フォン ヒッペル・リンダウ
　　（von Hippel-Lindau）病　343
フルオレセイン染色　341
フルダラビン　284, 315
フロセミド　326
ブスルファン　284, 299
ブリティッシュ・コロンビア腫瘍デー
　　タベース　210
ブレオマイシン（bleomycin）
　　　　　　　85, 201, 225, 228, 284, 370
　　　── 関連の急性肺障害　285
ブログ　150
プライマリ・ケア
　　　──，ED に関する自己アセスメント
　　　　　　　　　　　　　　77
　　　──，小児がんサバイバー　254
プライマリ・ケア医　5, 251
プレドニゾン（prednisone）
　　　　　　　201, 224, 228, 316, 356, 370
プロカルバジン（procarbazine）
　　　　　　　201, 224, 242, 315, 359
プロトンポンプ阻害薬　297
プロブコール　275
不妊　69
　　　──，がん関連　83
　　　──，女性　88
　　　──，男性　84

不妊カウンセリング 92
不妊専門家 389
不能症 69
不飽和脂肪酸 187
浮腫 401
婦人科がん，性的問題 54
副作用 156
　――，前立腺がん 101
　――，中枢神経への 306, 308
　――，電離放射線による 305
　――，末梢神経への 307, 313
副腎 355
副腎機能不全 357
副腎皮質 355
副腎皮質がん 116
副腎皮質刺激ホルモン（ACTH） 356
副腎不全症 357
復職 22
腹腔鏡手術 99
腹膜原発腺がん 124
「復帰」問題 15
分子標的薬 11, 282
分担養育者 137

へ

ベネフィット・ファインディング（benefit-finding） 42, 43
ベネフィット・ファインディング・モデル 47
ベバシズマブ 268, 284, 307
　――による副作用 311
ペイン・クリニック 25
ペースメーカー 273
平穏期間 146
平衡感覚障害 353
平衡機能障害 348
平衡障害の診断 352
平衡聴覚器 347
閉経 61, 90, 124, 178
　――，アルキル化薬 204

閉経後女性の乳がんリスク 177
閉塞性冠動脈疾患 272
米国医学研究所 25, 151
米国がん協会（American Cancer Society；ACS） 180, 184
米国がん研究協会 188, 191
米国国立衛生研究所（National Institute of Health；NIH） 83, 174
米国国立がん研究所 11, 199
米国国立放射線防御測定審議会（National Council of Radiation Protection and Measurements；NCRP） 211
米国スポーツ医学会 180
米国生殖医学会（American Society for Reproductive Medicine；ASRM） 83
米国臨床腫瘍学会（American Society of Clinical Oncology；ASCO） 70, 83
片側不全麻痺 305

ほ

ホジキン病（Hodgkin disease；HD） **200**, 312
　――，小児 223, 242
　――と化学療法関連悪性腫瘍 242
　――と「二次がん」 200
　――の新治療戦略 243
　――の治療，現代における 226
　――の治療法の変遷 221
ホスカルネット 327, 335
ホスピスケア，親であるがんサバイバーの 147
ボディ・イメージ 58, 66
　――，精巣がんサバイバーにおける 74
ボルテゾミブ 314
　――多発性神経障害 316
ポリープ予防試験（Polyp Prevention

Trial）190
保険における差別的待遇　125
補足運動野（supplementary motor area；SMA）305
補聴器　350
放射線，前立腺がん　100
放射線骨壊死　373
放射線障害，胃の　297
放射線障害，小腸の　298
放射線照射，前立腺がん　100
放射線性肝障害　299
放射線性食道炎　297
放射線性大腸炎　299
放射線性直腸炎　299
放射線腸炎　298
放射線治療　219
　──，前立腺がん　100
　──と化学療法の併用　246
　──と心血管疾患　270
　──と肺障害　289
　──による眼症状　339
　──による神経障害　305
放射線肺臓炎　289
放射線網膜症　340
飽和脂肪酸　187
膀胱炎　103
膀胱がん　85
　──，前立腺がん後の　209
　──サバイバー　63
勃起機能障害（ED）54, 66, **74**

ま

マイトマイシン　268, 284, 325
マスターゲン（mustargen）201, 224
マッサージポンプ　405
マントル照射野　219, **222**
マントル放射線照射　203
マンモグラフィ乳腺密度　175, **179**
末梢神経障害，化学療法による　313
慢性結膜炎　342

慢性骨髄性白血病，インターフェロン治療　371
慢性疾患としてのがん　31
慢性腎臓病（CKD）328
慢性疼痛　24
慢性白質脳症　310
慢性白血病　312
慢性貧血　329

み

ミエロパチー　307, 310
ミオキミア（筋波動症）308
ミオパシー　315
ミトタン　357
水置換法　404
耳鳴り（耳鳴）348, 351
脈絡膜　332
　──への転移がん　331
民族性　116

む

無嗅覚　306
無菌性中耳炎　306
無血性壊死　372
無言症，一過性の　305
無精子症　69, 85, 86, 359
無力感　156

め

メクリジン　353
メクロレタミン　242, 246
メチルプレドニゾロン　363
メチレンブルー　311
メディケア（Medicare）210
メトトレキサート（MTX）284, 309, 316, 325, 369, 373
　──による副作用　310
メラニン欠乏性黒色腫　331
メルファラン　208, 241, 246, 284
メンタル・ヘルス，ベネフィット・

ファインディング　48
めまい　349
免疫機能の変化，乳がん　179
免疫調整療法　311
免疫抑制薬　241
綿花様白斑　332, 333, 340

も

モップ（MOPP）　71, 201, 224
モノクローナル抗体　282
燃え尽き，バーンアウト（burnout）
　　　　　　　　　　　　　161
毛細血管拡張性運動失調症　114
網膜　332
網膜炎　335
網膜芽細胞腫（retinoblastoma）
　　　　　　　　　　116, 220
網膜血管炎　309

や

夜盲症　343
野菜　188

ゆ

友人　138, 154
有毛細胞，前庭系の　349
遊離エストラジオール　177

よ

予後，乳がん　172
予後不良因子，ホジキン病の　226
予防，乳がん　172
予防的外科手術　122
予防的結腸亜全摘術　124
予防的両側乳房切除術　123
予防的両側付属器切除術　120, 124
用手的ドレナージ　404
用手リンパ・ドレナージ　405
陽子線治療　235
腰仙骨神経叢障害　307

腰椎穿刺　332, 333
養子　91
抑うつ　22

ら

ライディッヒ細胞　359
ラスブリカーゼ　328
ラパチニブ　265, 268
卵管がん　122
卵細胞質内精子注入法（intracytoplasmic sperm injection：ICSI）
　　　　　　　　　　　69, 392
卵巣移動　395
卵巣がんサバイバー　302
卵巣がんの発症監視　123
卵巣固定術　395
卵巣組織の冷凍保存　393
卵巣皮質細片の冷凍保存　393
卵巣ホルモン　202
卵巣予備能力　89, 92
卵胞刺激ホルモン（FSH）　391
卵胞プール　390
卵母細胞　91, 390
　── の冷凍保存　391

り

リウマチと悪性腫瘍　374
リウマチ専門医　369
リスク・アセスメント　115
リスク因子，家族性腫瘍　115
リステリア・モノサイトゲネス　312
リツキシマブ　284, 312
リドカイン　297
リポソームアドリアマイシン　275
リポソームシタラビン　309
リラクゼーション・エクササイズ　50
リンチ（Lynch）症候群　116, 122
リンパ芽球性リンパ腫　309
リンパ腫
　──，妊孕性　69

──患者，認知機能障害　382
　　──の眼症状　332
リンパ節郭清　402
リンパ節転移　305
リンパ・ドレナージ　405
リンパ浮腫（lymphedema）　305，401
リンホカイン活性化キラー細胞（LAK
　細胞）　179
利尿薬　268
理学療法士　404，405
離断性骨軟骨炎　372
両側硝子体炎　332
緑内障　338
輪尺（キャリパー）　404

る

ループス　367
涙三角（tear meniscus）　341
類線維腫　117

れ

レイノー現象　367，370
レコベリン　342

レジリエンス（回復力）　14，21
　　──，子どもの　134
レズビアン　61
レチノイン酸　309
レチノイン酸症候群　283，284
レトロゾール　373，390，391
レプチン　175，179
レベチラセタム　310
レルミット徴候　306，314
劣性遺伝病　114

ろ

ロイコボリン救援療法　310
ロボット手術　99
ロボット前立腺摘出手術　100
ロンベルグ徴候　316

わ

悪い知らせ　156
　　──，親であるがんサバイバーの
　　　　　　　　　　　　　　　143
腕神経叢　307
腕神経叢損傷　305

欧文

ギリシャ・数字

α トコフェロール・β カロチン（ATBC）がん予防試験　193
β カロチン　193
β ブロッカー　268, 275
ω（オメガ）3 系統脂肪酸（魚油）　187
Ⅰ型複合性局所疼痛症候群（complex regional pain syndrome；CRPS）　305
5-フルオロウラシル（5-FU）　309, 368, 370, 373
── による副作用　311
5, 10-methylenetetrahydrofolate reductase　310
6-メルカプトプリン　316
7-ヒドロキシメトトレキサート　325

A

ABVD　71, 201, **225**
　──, より最近に用いられる　242
ACE ラップ　405
ACTH（副腎皮質刺激ホルモン）　356
acute survivorship（急性生存期）　409
adriamycin（アドリアマイシン）　85, 201, 225, 226, 266
allogeneic stem cell transplantations；ASCTs（同種幹細胞移植）　312
American Cancer Society；ACS（米国がん協会）　180, 184
American Society for Reproductive Medicine；ASRM（米国生殖医学会）　83
American Society of Clinical Oncology；ASCO（米国臨床腫瘍学会）　70, 83
Ann Arbor 病期分類　221
APN　6

Ara-C（シタラビン）　240, 284, 315
ASCTs　315
assisted reproductive technology；ART（生殖介助術）　390

B

bacterial overgrowth（細菌過剰繁殖）　298, 299, 303
BCG　71
BEACOPP　201
benefit-finding（ベネフィット・ファインディング）　42, **43**
biological response modifier；BRM〔生物学的（反応）修飾物質〕　283
bleomycin（ブレオマイシン）　85, 201, 225, 228, 284, 370
body mass index；BMI（体格指数）　176
BRCA1　116, 234
　── 変異　122
BRCA2　116, 234
　── 変異　122
breast cancer（乳がん）　172
burnout（燃え尽き, バーンアウト）　161

C

C 反応性蛋白質（CRP）　175, 180
Calcium Polyp Prevention Study（カルシウム・ポリープ予防研究）　192
cancer-associated retinopathy；CAR（がん関連網膜症）　342
Cancer Support Community　28
cancer survivor（がんサバイバー, がん生存者）　2
Cancer Survivorship（がんサバイバーシップ）　2, 412
caregiver（介護者）　155

Carotene and Retinol Efficacy Trial；CARET（カロチンとレチノール有効性試験） 194
central nervous system；CNS（中枢神経） 304
chemobrain（ケモブレイン） 14, 378, 379
chemofog（ケモフォグ） 378, 379
cherry-red spot（チェリーレッド・スポット） 334
Childhood Cancer Survivor Study；CCSS（小児がんサバイバー研究） 249
Children's Oncology Group（COG） 254
CKD（慢性腎臓病） 328
cognitive dysfunction（認知機能障害） 378
complex regional pain syndrome；CRPS（Ⅰ型複合性局所疼痛症候群） 305
confounding factors（交絡因子） 211, 230
Cowden（カウデン）病 116, 117
Cox 比例ハザード解析 210
CRH（コルチコトロピン放出ホルモン） 356
CRP（C 反応性蛋白質） 175, 180
CYADIC 71
cyclophosphamide（シクロホスファミド） 85, 201, 208, 240, 241, 284, 316, 325, 358, 359, 368, 373, 389
CYVADIC 71

D

dacarbazine（ダカルバジン） 85, 201, 225
delayed leukoencephalopathy with stroke-like presentation；DLEPS（脳卒中様白質脳症） 309

Delphi 法 251
DI（尿崩症） 361
dihydropyrimidine dehydrogenase（DPD）欠損者 311
distress thermometer（つらさの寒暖計） 164
DNA，精子の 84
DNA バンク 120
dose-intensity（投与強度） 209

E

EBCTCG（Early Breast Cancer Trialists' Collaborative Group） 207
EBVP 療法 228
ED（勃起機能障害） 54, 66, 74
ED 治療薬 59
EGFR 270
EORTC H7F 試験 228
EPIC コホート研究 191
epirubicin（エピルビシン） 228
Epstein-Barr ウイルス（EBV） 312
── 感染 241
etoposide（エトポシド） 201, 205, 241, 243, 309, 315
European Organization for Research and Treatment of Cancer；EORTC（欧州がん研究治療機関） 228
European Prospective Investigation into Cancer and Nutrition；EPIC（繊維-大腸がん研究） 189
extended field radiotherapy（拡大照射野放射線治療） 221
extended survivorship（延長生存期） 409

F

familial adenomatous polyposis；FAP（家族性大腸腺腫症） 117, 125

family（家族） 154
Fanconi（ファンコーニ）貧血 114
Fertile Hope 82, 91
fertility preservation（妊孕性保護） 388
first-degree relative（第1度近親） 121
fMRI；functional magnetic resonance imaging 305
Framingham 研究 271

G

Gardner syndrome（ガードナー症候群） 343
G-CSF（顆粒球コロニー刺激因子） 240, 371
genetic counseling（遺伝カウンセリング） 112, **117**
genetic testing（遺伝子検査） 112
German Hodgkin's Lymphoma Study Group；GHSG（独ホジキンリンパ腫研究グループ） 228
Gleason score（グリーソン・スコア） 56
GM-CSF（顆粒球マクロファージコロニー刺激因子） 240
GnRHa（性腺刺激ホルモン放出ホルモン・アゴニスト） 71, 90
Gorlin（ゴーリン）症候群 117
graft versus host disease；GVHD（移植片対宿主病） 300, 312, 315, 340

H

hematopoetic cell transplantation；HCT（造血幹細胞移植） 241, 372
hereditary hemorrhagic telangiectasia；HHT（遺伝性出血性毛細血管拡張症） 114
hereditary nonpolyposis colo-rectal cancer；HNPCC（遺伝性非ポリポーシス大腸癌） 116
—— 症候群 122
Hodgkin disease；HD（ホジキン病） **200**, 312
Hodgkin, Thomas 221

I

IFRT（involved-*field* radiation） 202
IGF-I（インスリン様成長因子I） 177
IIEF-5 勃起機能テスト 77
IL-2 284
IL-6 175, 179
Impact of Event Scale（IES） 34
IMRT（強度変調放射線療法） 209, 211, 234
in vitro fertilization；IVF（体外受精） 86, 390
infusion reaction（注入時反応） 268
intermediate endpoint（中間エンドポイント） 174
International Index of Erectile Function；IIEF（国際勃起機能スコア） 77
intracytoplasmic sperm injection；ICSI（卵細胞質内精子注入法） 69, 392
involved-*field* radiation 202
involved-*node* radiation 202

J・K

JC ウイルス 312
kidney concerns（腎障害） 321

L

L-アスパラギナーゼ 316
—— による副作用 310
LAK細胞（リンホカイン活性化キラー細胞） 179
Late Effects Study Group（晩期毒性

研究グループ) 230
Li Fraumeni 症候群 234
lymphedema (リンパ浮腫) 305, 401
Lynch (リンチ) 症候群 116, 122

M

meaning-making (意味付け) 43
Medicare (メディケア) 210
melanoma-associated retinopathy;
　MAR (悪性黒色腫関連網膜症) 342
MLH1 115
MLL 遺伝子 240, 244
MOPP (モップ) 71, 201, 224
MSH2 115
MTX (メトトレキサート)
　　　　　　284, 309, 316, 325, 369, 373
multi-lineage leukemia gene
　(*MLL* 遺伝子) 240, 244
mustargen (マスターゲン) 201, 224
MVPP 71
myositides 315

N

N-アセチルシステイン 275, 326
National Coalition for Cancer
　Survivorship (全米がんサバイバー
　シップ連合) 2
National Council of Radiation Protec-
　tion and Measurements; NCRP (米
　国国立放射線防御測定審議会) 211
National Institute of Health; NIH (米
　国国立衛生研究所) 83, 174
NCI 209
NK 細胞 (ナチュラルキラー細胞)
　　　　　　　　　　　　　　179
non-Hodgkin lymphoma; NHL (非ホ
　ジキンリンパ腫) 201

O・P

Ommaya リザーバー 304, 312

oncovin (オンコビン) 201, 224
parenting (子育て) 132
Parsonage-Turner (パーソネージ・
　ターナー) 症候群 307
Patient Active Concept (アクティブな
　患者) 30, 160
PDE5 阻害薬 59
permanent survivorship (恒常的生存
　期) 409
Physicians' Health Study; PHS (医師
　の健康研究 II) 194
POF (原発性卵巣機能不全) 359
Polyp Prevention Trial (ポリープ予
　防試験) 190
Positive Contributions Scale; PCS
　(正の寄与尺度) 45
posttransplant lymphoproliferative
　disorder; PTLD (移植後リンパ球増
　殖性障害) 312
post-traumatic growth; PTG (心的外
　傷後成長) 43
Posttraumatic Growth Inventory;
　PTGI (心的外傷後成長尺度) 45
post-traumatic stress (外傷後ストレ
　ス) 5
prednisone (プレドニゾン)
　　　　　　201, 224, 228, 316, 356, 370
procarbazine (プロカルバジン)
　　　　　　201, 224, 242, 315, 359
pseudotumor cerebri (偽脳腫瘍) 309
PTEN 116
　──変異 118

Q

quality of life; QOL (生活の質, クオ
　リティ・オブ・ライフ) 7, 21, 97
　──, ED の 75

R

Rb 遺伝子 234

RB1 遺伝子変異　220
retinoblastoma（網膜芽細胞腫）
　　116, 220
reversible posterior leukoencephalopathy syndrome（可逆性後頭葉白質脳症症候群）　309, 312

S

salmon patch（サーモンパッチ）　332
second malignancy/cancer
　――（異時性がん）　5, 410
　――（重複がん）　5, 205, 220, 410
　――（二次がん）　5, 11, 239, 240, 410
second primary cancers　198
secondary cancers（「二次がん」）
　　198, 240, 410
SEER（Surveillance, Epidemiology, and End Results）Program（がん登録プログラム）　11, 198, 199, 209
selection bias（選択バイアス）　211
sentinel lymph node biopsy；SLNB（センチネルリンパ節生検）　305, 401
Sexual Health Inventory for Men；SHIM（男性性的健康尺度）　78
SIADH（抗利尿ホルモン不適合分泌症候群）　361
slow cooling（緩慢凍結法）　392
SMA（補足運動野）症候群　305
Star Campaign（スター・キャンペーン）　168
stress-related growth（ストレス関連成長）　43
subtotal nodal irradiation；STNI（亜全リンパ節照射）　219, 222
supplementary motor area；SMA（補足運動野）　305

T

T 細胞　300
T 細胞介在免疫不全　312

tear meniscus（涙三角）　341
The Wellness Community（ウェルネス・コミュニティ，TWC）
　　28, 29, 155
The Wellness Community Online（ウェルネス・コミュニティ・オンライン）　28, 31, 155, 162
therapy-related cancer（治療関連悪性腫瘍）　239, 240
TNF-α　175, 179
transitional survivorship（移行生存期）
　　411
TRH（甲状腺刺激ホルモン放出ホルモン）　360, 362
true negative（真陰性）　120, 121
TSH（甲状腺刺激ホルモン）　360, 362

V

veno-occlusive disease；VOD（肝中心静脈閉塞症）　301
vestibular exercise（前庭トレーニング）　353
vinblastine（ビンブラスチン）
　　85, 201, 225, 228, 370
vitrification（ガラス化保護法）　392
von Hippel-Lindau（フォン ヒッペル・リンダウ）症候群　125
von Hippel-Lindau（フォン ヒッペル・リンダウ）病　343

W

Women's Health Initiative Trial　174
Women's Healthy Eating and Living Study；WHEL（女性の健康な食と生活研究）　174, 188
Women's Intervention Nutrition Study　174, 186

X

X 線治療，前立腺がん　100